全国中等卫生职业教育护理专业"十三五"规划教材

供护理、助产等专业使用

护理学基础

主　编　秦淑英　廖颖辉　余　琳
副主编　付克菊　陈　英　张钿钿　倪晓菲　张　宁
编　者　(以姓氏笔画为序)

王　雪	黑龙江省林业卫生学校	张钿钿	武汉市护理学校
付克菊	湖北省潜江市卫生学校	陈　英	黑龙江省林业卫生学校
朱玮珂	丽水护士学校	周晓菁	江苏省宿迁卫生中等专业学校
刘雪莲	北京市昌平卫生学校	郑　雪	安阳职业技术学院
刘锦锦	安阳职业技术学院	郑　楠	邓州市卫生学校
孙雪松	江苏省宿迁卫生中等专业学校	胡　洁	湖北省潜江市卫生学校
李　玲	鄂尔多斯市卫生学校	姚　欢	邓州市卫生学校
李　艳	西双版纳职业技术学院	秦淑英	安阳职业技术学院
李　敏	黑龙江省林业卫生学校	倪晓菲	枣庄科技职业学院
佘　兰	湖南环境生物职业技术学院	彭丹丹	遵义市播州区中等职业学校
余　琳	咸宁职业教育(集团)学校	董晓伟	黑龙江省林业卫生学校
张　宁	枣庄科技职业学院	廖颖辉	湖南环境生物职业技术学院
张　宪	威宁自治县中等职业学校		

编写秘书

郑　雪　安阳职业技术学院

华中科技大学出版社
http://www.hustp.com
中国·武汉

内 容 简 介

本书是全国中等卫生职业教育护理专业"十三五"规划教材。

本书以护理临床工作任务为核心,突出理实一体化的教学要求,将内容以患者入院到出院的护理需求为主线进行整合,内容包括护理相关理论、医院环境与出入院护理、医院感染的预防与控制、患者的生活护理、临床诊疗护理、危重患者的抢救与护理、临终患者的护理七个项目。

本书可供中职护理、助产等相关专业学生使用。

图书在版编目(CIP)数据

护理学基础/秦淑英,廖颖辉,余琳主编. —武汉:华中科技大学出版社,2017.5(2022.7重印)
全国中等卫生职业教育护理专业"十三五"规划教材
ISBN 978-7-5680-2681-9

Ⅰ.①护… Ⅱ.①秦… ②廖… ③余… Ⅲ.①护理学-中等专业学校-教材 Ⅳ.①R47

中国版本图书馆 CIP 数据核字(2017)第 068078 号

护理学基础
Hulixue Jichu

秦淑英　廖颖辉　余　琳　主编

策划编辑:罗　伟
责任编辑:谢贤燕　罗　伟
封面设计:原色设计
责任校对:刘　竣
责任监印:周治超
出版发行:华中科技大学出版社(中国·武汉)　　电话:(027)81321913
　　　　　武汉市东湖新技术开发区华工科技园　　邮编:430223
录　　排:华中科技大学惠友文印中心
印　　刷:武汉开心印印刷有限公司
开　　本:787mm×1092mm　1/16
印　　张:28.25
字　　数:735 千字
版　　次:2022 年 7 月第 1 版第 5 次印刷
定　　价:68.00 元

全国中等卫生职业教育
护理专业"十三五"规划教材
编委会

Introduction 总 序

随着我国经济的持续发展和教育体系、结构的重大调整，职业教育办学思想、培养目标随之发生了重大变化，人们对职业教育的认识也发生了本质性的转变。我国已将发展职业教育作为重要的国家战略之一，中等职业教育成为我国职业教育的重要组成部分。作为职业教育重要组成部分的中等卫生职业教育也取得了长足的发展，为国家输送了大批高素质技能型、应用型医疗卫生人才。

为了更好地顺应我国卫生职业教育教学与医疗卫生事业的新形势，贯彻落实《国家中长期教育改革和发展规划纲要(2010—2020年)》中"以服务为宗旨，以就业为导向"的思想精神，以及国家《职业教育与继续教育2017年工作要点》的要求，充分发挥教材建设在提高人才培养质量中的基础性作用，同时，也为了配合教育部"十三五"规划教材建设，进一步提高教材质量，在认真、细致调研的基础上，我们组织了全国20余所医药院校的近150位老师编写了这套以工作过程为导向的全国中等卫生职业教育护理专业"十三五"规划教材，并得到了参编院校的大力支持。

本套教材充分体现新一轮教学计划的特色，强调以就业为导向、以能力为本位、以岗位需求为标准的原则，按照技能型、服务型高素质劳动者的培养目标，坚持"五性"(思想性、科学性、先进性、启发性、适用性)和"三基"(基本理论、基本知识、基本技能)要求，着重突出以下编写特点：

(1)紧扣新专业目录、新教学计划和新教学大纲，科学、规范，具有鲜明的中等卫生职业教育特色。

(2)密切结合最新中等职业教育护理专业课程标准，紧密围绕执业资格标准和工作岗位需要，与护士执业资格考试相衔接。

(3)突出体现"工学结合"的人才培养模式，以及课程建设与教学改革的最新成果。

(4)基础课教材以"必需、够用"为原则，专业课程重点强调"针对性"和"适用性"。

（5）内容体系整体优化，注重相关教材内容的联系和衔接，避免遗漏和不必要的重复。

（6）探索案例式教学方法，倡导主动学习。

这套新一轮规划教材得到了各院校的大力支持和高度关注，它将为新时期中等卫生职业教育的发展作出贡献。我们衷心希望这套教材能在相关课程的教学中发挥积极作用，并得到读者的青睐。我们也相信这套教材在使用过程中，通过教学实践的检验和实际问题的解决，能不断得到改进、完善和提高。

全国中等卫生职业教育护理专业"十三五"规划教材
编写委员会

Preface 前 言

护理学基础是护理专业课程体系中一门重要的核心课程,是连接护理基础理论与临床护理的桥梁,也是护士执业资格考试和全国护理技能大赛的必考课程。本书的编写依据护理职业岗位的任职要求,结合国家中职护理专业课程标准,融入理实一体化的理念,以就业为导向,突出任务引领、项目承载、人文渗透的教材编写模式,力求在编写中体现护理学生岗位胜任力的培养。

本书以护理临床工作任务为核心,突出理实一体化的教学要求,将教材内容以患者入院到出院的护理需求为主线进行整合,划分为护理相关理论、医院环境与出入院护理、医院感染的预防与控制、患者的生活护理、临床诊疗护理、危重患者的抢救与护理、临终患者的护理七个项目。

根据教育对象为中职学生的特点,结合《护士执业资格考试大纲》,在项目任务前分层次设立知识目标(掌握、熟悉、了解)和能力目标(运用);在每个任务前设立"要点导航",以典型的教学病案作为"案例引导",让学生带着任务去学习;在正文适当位置加入"知识链接",增加教材的可读性和知识拓展性;文中列出"考点提示",方便学生学习记忆和掌握;接轨"双证书"制度,紧扣资格考试大纲,在每个任务后加入历年国家护士执业资格考试真题或相关同型题——"直通护考"模块,注重学生对基本知识的运用能力、创新能力、应变能力的培养;按照护理程序设计护理操作流程,并运用大量的表格与插图,图文并茂,增加了教材的实用性、可读性、趣味性和创新性。

本书的编写得到了华中科技大学出版社、各编者所在学校和单位的大力支持,在此一并致谢。

由于时间仓促,加之编者水平有限,教材中难免存在疏漏和不足之处,恳请各位教师、学生和护理专业同仁批评指正,并提出宝贵意见,以便今后修订完善。

编 者

目　录

Contents

项目一 护理相关理论

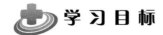 学习目标

知识目标：

掌握南丁格尔对护理学的主要贡献,现代护理学发展三个阶段的特点,护理的任务,护理的工作方式,护士素质及行为规范,护理学的基本概念,护理相关理论的基本概念及主要内容,护理程序及整体护理的概念;熟悉护理学发展历程,护士的角色功能;了解护理学未来发展趋势。

能力目标：

能运用护理学的相关理论对护理对象实施护理,满足其需要;能正确运用护理程序的工作方法对护理对象实施整体护理;培养学生评判性思维的能力和解决问题的能力。

护理学是一门以自然科学和社会科学为理论基础,研究有关预防保健、疾病治疗及康复过程中护理理论、知识、技术及其发展规律的综合性应用科学。其研究内容及范畴涉及影响人类健康的生物、心理、社会、文化及精神等各个方面,是通过应用科学思维方法和多学科的技术成果对护理现象和护理问题进行整体的研究,以揭示护理服务过程中各种护理现象的本质及规律的科学。

任务一 认识护理学

 要点导航

重点:南丁格尔对护理学的主要贡献。

难点:现代护理学的发展。

案例引导

　　患者,男,60岁,因"脑出血"入院,收住重症监护室,护士长安排护士小张负责该患者的全部护理工作。问题:
　　1. 请问此种工作方式属于护理工作方式中的哪一种?
　　2. 此种护理工作方式的优点和缺点是什么?

一、护理学的形成与发展

　　护理学的形成及发展与人类的文明及健康密切相关。在不同的历史阶段,护理专业不断发展及进步以适应社会对护理实践的需求。了解护理学的发展史,有助于提高对护理学本质的认识和理解,明确护理工作目标和时代所赋予护士的历史责任。

(一)古代护理的孕育

　　1. 人类早期的护理　原始社会人类为了谋求生存,在与自然灾害抗争的过程中,逐渐学会了用火制作食物;消化不良、腹痛时,用手按摩腹部以减轻疼痛,并认识到饮食和胃肠道疾病的关系;用舌头舔伤口,用溪水冲洗血污,防止伤口感染、恶化等,形成了"自我保护式"的医疗照顾。

　　早期人类为抵御恶劣的生活环境,人们逐渐按血缘关系聚居,形成了以家族为中心的母系氏族社会,很多护理工作由患者母亲或家庭中其他女性成员担任,形成了原始社会"家庭式"的医护合一的照顾方式。

　　在原始社会,由于当时人类缺乏对疾病的科学认识,人们将疾病的起因归于各种超自然的力量,把疾病看成是灾难,是神灵主宰或魔鬼作祟,对疾病的诊疗及护理经常使用巫术,因而出现了迷信和宗教,人们通过祷告、念咒、画符等方法祈求神灵的帮助,以减轻病痛,形成了早期的"宗教护理"的雏形。

　　人们在征服自然、战胜疾病的过程中,经过长期的实践和思考,摒弃了巫术,而采用了原始的医术,使医巫逐渐分开。在一些文明古国(如中国、埃及、希腊、罗马、印度等)开始运用止血、包扎、催吐、导尿、灌肠等方法治疗和护理患者,并有了关于疾病预防、治疗及公共卫生等医疗护理活动的记载。

　　2. 中世纪的护理　中世纪的护理发展主要受战争及宗教两个方面的影响。中世纪的欧洲,由于政治、经济、宗教的发展,战争频繁、疾病流行,伤病员数量大量增加,因此对医院和护理人员的需求增加。当时在战争之外的欧洲各国,普遍建立了医院,大多数医院由教会控制,从事护理工作的主要是修女,她们没有接受过正规的护理训练,缺乏护理知识,护理工作仅限于简单的生活照料,但她们出于宗教的博爱、济世宗旨,认真护理患者。这一时期,形成了一些为患者提供初步护理的宗教、军队和民俗性的护理团体,使护理服务逐渐由"家庭式"自助与互助模式转向"社会化和组织化服务"。

　　3. 文艺复兴时期的护理　文艺复兴时期,受宗教改革及工业革命的影响,文学、科学、艺术、医学等领域有了很大的进步及发展,近代医学开始朝着科学的方向发展,并逐渐演变成了一门独立的专业。而当时护理的发展与医学进步极不相称,由于当时社会重男轻女,护理人员得不到良好的教育,加之宗教改革及工业革命的影响,人们价值观的改变,社会上很少有人愿意参与济贫扶弱的福利事业,护理工作不再由充满爱心的修女来担任,而是由因生活所迫的贫困的妇女担任,她们没有接受过护理培训,也没有护理经验,缺乏工作热情及爱心,爱慕钱财,服务态度恶劣,使护理事业进入了长达 200 年的黑暗时期。

(二)近代护理学的诞生

1. 南丁格尔简介

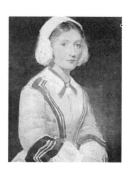

图 1-1　南丁格尔

19 世纪前叶,随着科学的不断发展,欧洲相继开设了一些护士训练班,护理质量及护理人员的地位有了一定的提高。1836 年,德国牧师西奥多·弗里德尔在德国凯塞威尔斯城建立了医院和女执事训练所,招收年满 18 岁、身体健康、品德优良的妇女,给予专门的护理训练。弗罗伦斯·南丁格尔(图 1-1)曾在此接受护理训练。

19 世纪中叶,南丁格尔首创了科学的护理专业,使护理学逐步走上了科学的发展轨道。这是护理专业化的开始,也是护理学发展的一个重要转折点。

知识链接

南丁格尔生平

弗罗伦斯·南丁格尔,英国人,1820 年 5 月 12 日出生于意大利的佛罗伦萨,五岁时随父母返回英国定居。南丁格尔从小受过良好的教育,精通英语、法语、德语、意大利语、希腊语及拉丁语,并擅长数理统计、哲学、历史和音乐等。少女时代的南丁格尔受母亲慈爱秉性的影响,富有爱心,并且对护理工作产生了浓厚的兴趣,立志要成为一个为患者带来幸福的人。南丁格尔年轻时,过着十分优越的上流社会生活,虽然表面看来是令人羡慕,但南丁格尔内心却感到十分空虚,一直到她决心选择成为一名护士后,才强烈感受到充实的生命意义。1837 年她在日记中写到:"我听到了上帝在召唤我为人类服务"。

1850 年,南丁格尔不顾家庭的强烈反对和社会上对护士的鄙视,冲破重重阻力,毅然前往德国凯塞威尔斯城的女执事训练所受训 3 个月,开始了她的护士执业生涯。她曾经到法国、德国、希腊等国家考察护理概况,不但丰富了自己的阅历,而且坚定了立志于护理事业的决心。她自学有关护理知识,积极参加一些医学社团关于社会福利、儿童教育及医院设施的改善等问题的讨论,并深入调查英、法、德护理工作中存在的严重问题。1853 年,南丁格尔到法国巴黎"慈善事业修女会"参观考察护理组织和设施,回国后担任英国伦敦妇女医院的院长。她强调新鲜的空气和舒适、安静的环境对患者身体康复的重要性,在她领导下,医院的护理工作大为改观,同时也展现了她在护理、行政与组织管理方面的智慧和才能。

1854—1856 年,为争夺巴尔干半岛的控制权,英国、法国、土耳其与俄国爆发了克里米亚战争,当时英军的医疗设备及条件非常落后,在前线浴血奋战的英国士兵由于得不到合理的救护而大批地死亡,伤员的死亡率高达 42%。这一消息被新闻媒体披露后,引起了英国朝野与社会的极大震惊及舆论的一片哗然。南丁格尔闻讯后,立即致函给英国陆军大臣,主动要求前往战地医院救护伤员。她率领 38 名护理人员抵达前线，顶住前线医院人员的抵制及非难，凭着对护理事业执着的追求与抱负，克服重重困难，在战地医院提供护理服务。在前线医院，她充分显示了自己各方面的才能，利用自己的声望与威信，用自己募捐的 3 万英镑为医院添置药物及医疗设备，组织护士立即清理垃圾，改善了战地医院的环境及条件，并优化了医院的组织结构。她设法改善伤病员的饮食，增加伤员的营养；为伤员清洗伤口，消毒物品，控制感染；自筹资金建立阅览室，活跃伤员的生活；帮助伤员书写家信，满足其思乡的心理需要；同时加强病情观察，每个夜晚，她都手执油灯巡视病房，仔细检查士兵们的伤口，了解伤员的饮食情况，为解除伤员的身心痛苦而夜以继日地工作。南丁格尔忘我的奉献精神赢得了医护人员和伤员们的尊敬，被士兵誉为"提灯女神"（图 1-2）、"克里米亚天使"。在她所率领的护理人员的共同努力下，在短短的半年内伤员的病死率由 42% 下降到了 2.2%。她们的行为及卓有成效的工作业绩，不仅震惊了英国社会各阶层，而且也改变了人们对护理工作的看法，护理工作的重要性被人们认可，护理工作从此受到社会的重视。回国后，她受到全国人民的热烈欢迎，英国政府授予她巨额奖金，但南丁格尔把政府授予的奖金全部捐献给了护理事业。

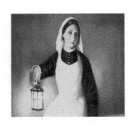

图 1-2　南丁格尔被誉为"提灯女神"

由于南丁格尔功勋卓著，为了表彰她，1907 年，英国国王授予她最高国民荣誉勋章，她是英国历史上第一个受此殊荣的妇女；为了纪念她，英国伦敦和意大利的佛罗伦萨都铸有她的铜像；1912 年国际红十字会在华盛顿召开的第九届大会上，正式确定设立南丁格尔奖，作为各国护士的最高荣誉，每两年颁发一次。我国自 1983 年首次参加第 29 届南丁格尔奖评选以来，至 2015 年已有 75 名优秀护理工作者获此殊荣。

南丁格尔将自己的一生都奉献给了护理事业，终身未婚，1910 年 8 月 13 日逝世，享年 90 岁。南丁格尔被誉为近代护理学创始人，护理教育的奠基人。1912 年国际护士会为了表彰南丁格尔对护理事业的贡献，确定将南丁格尔诞辰日作为国际护士节，即每年的 5 月 12 日为国际护士节。

知识链接

南丁格尔奖章简介

南丁格尔奖章是国际护理界的最高荣誉奖，1912 年国际红十字会在华盛顿召开的第九届大会上，正式确定设立南丁格尔奖章，作为各国护士的最高荣誉，每两年颁发一次，奖给在护理学和护理工作中做出杰出贡献的优秀护士。

南丁格尔奖章表面镀银，正面有弗罗伦斯·南丁格尔肖像及"纪念弗罗伦斯·南丁格尔，1820—1910 年"的字样，反面周围刻有"永志人道慈悲之真谛"，中间刻有奖章持有者的姓名和颁奖日期，由红白相间的绶带将奖章与中央饰有红十字的荣誉牌连接在一起。同奖章一道颁发的还有一张羊皮纸印制的证书。

2. 南丁格尔对护理学的主要贡献

（1）创建世界上第一所护士学校：克里米亚战争的护理实践，使南丁格尔更加坚信护理是一门科学，护士必须经严格的科学训练，促进了护理教育的迅速发展。1860 年，南丁格尔在英国伦敦的圣托马斯医院创办了世界上第一所正规的护士学校。1860—1890 年共培养了 1005

名学生,她们遍布欧洲各国,弘扬南丁格尔精神,使护士学校如雨后春笋般纷纷成立,并采用新的教育体制及方法来培养护理人员,其办学模式、课程设置及组织管理模式为现代护理教育奠定了基础,形成具有专业知识,受过专门训练的护士队伍,推动了护理事业的迅速发展,国际上称这个时期为"南丁格尔时代"。

（2）著书立说指导护理工作:南丁格尔通过著书立说阐述其基本护理思想,其一生中撰写了大量的笔记、报告和著作,其中《影响英军健康、效率与医院管理问题摘要》的报告,被认为是当时医院管理最有价值的文献;她在1858年及1859年分别撰写了《医院札记》及《护理札记》。在《医院札记》中,她阐述了自己对改革医院管理及建筑方面的构思、意见及建议;在《护理札记》中,她以随笔的方式阐明了自己的护理思想及对护理工作的建议,如对环境、个人卫生、饮食对患者的影响等多方面的阐述,被认为是护士必读的经典著作。直至今日她的理念和思想对护理实践仍有其指导意义。

（3）首创了科学的护理事业:南丁格尔对护理学的伟大贡献,还在于她使护理走向科学的专业化轨道,使护理从医护合一状态中成功地分离出来。她认为护理是一门艺术,有其组织性、务实性及科学性。她确定了护理学的概念和护理人员的任务,提出了公共卫生的护理思想,重视患者的生理及心理护理,并发展了自己独特的护理环境学说,为护理事业向专业化和科学化的方向发展奠定了理论基础,确立了护理专业的社会地位和科学地位,推动护理学成为一门独立的科学。

知识链接

中国荣获南丁格尔奖章者

第29届（1983年）　王琇瑛

第30届（1985年）　梁季华、杨必纯、司堃范

第31届（1987年）　陈路得、史美黎、张云清

第32届（1989年）　林菊英、陆玉珍、周娴君、孙秀兰

第33届（1991年）　吴静芳

第34届（1993年）　张水华、张瑾瑜、李桂美

第35届（1995年）　孙静霞、邹瑞芳

第36届（1997年）　汪塞进、关小英、陆冰、孔芙蓉、黎秀芳

第37届（1999年）　曾熙媛、王桂英、秦力君

第38届（2001年）　吴景华、王雅屏、李秋洁

第39届（2003年）　叶欣、钟华荪、李淑君、姜云燕、苏雅香、章金媛、梅玉文、李琦、陈东、巴桑邓珠

第40届（2005年）　刘振华、陈征、冯玉娟、万琪、王亚丽

第41届（2007年）　聂淑娟、陈海花、丁淑贞、泽仁娜姆、罗少霞

第42届（2009年）　王文珍、鲜继淑、张爱香、杨秋、潘美儿、张桂英、刘淑媛

第43届（2011年）　吴欣娟、陈荣秀、孙玉凤、姜小鹰、赵生秀、索玉梅、陈声容、张利岩

第44届（2013年）　蔡红霞、成翼娟、林崇绥、王海文、王克荣、邹德凤、曹溢莲

第45届（2015年）　杜丽群、宋静、王新华、邢彩霞、赵庆华

（4）创立了护理制度：南丁格尔创立了一整套护理制度，提出护理要采用系统化的管理方式，强调在设立医院时必须先确定相应的政策，使护理人员担负起护理患者的责任，并要适当授权，以充分发挥护理人员的潜能，还要求护理人员必须接受专门的培训。在护理组织的设立上，要求每个医院必须设立护理部，并由护理部主任来管理护理工作，制定了医院设备及环境方面的管理要求，提高了护理工作效率及护理质量。她同时强调了护理伦理及人道主义护理观念，要求平等对待每位患者，不分信仰、种族、贫富，给患者平等的护理。

（三）现代护理学的发展

1. 以疾病为中心的阶段　20世纪前叶，社会的进步和发展使医学科学逐渐摆脱了宗教和神学的影响，在解释健康和疾病的关系时，认为疾病是细菌和外伤等引起的机体结构改变和功能异常，即"有病就是不健康，健康就是没有病"，产生了"以疾病为中心"的医学思想，从而形成了近代医学发展的最主要特征，即"生物医学模式"，一切医疗行为都围绕疾病进行，因此，协助医生诊断和治疗疾病，成为这一时期护理工作的主要内容。

此阶段的护理特点：①护理已成为专门的职业，护士从业需经过专业的训练；②护理从属于医疗，护士被看作是医生的助手；③护理关心的只是人体的局部病灶，忽视人的整体性；④护理工作的主要内容是执行医嘱和完成各项护理技能操作；⑤护理尚未形成独立的理论体系，因此，护理教育类同于医学教育，课程内容涵盖较少的护理内容。

2. 以病人为中心的阶段　20世纪40年代，社会科学及系统科学的发展，使人们重新认识人类健康与生理、心理、环境的关系，相继提出了系统论、人类基本需要层次论、人和环境的相互作用的学说，为护理学的发展奠定了理论基础。1948年，世界卫生组织（WHO）提出了新的健康概念，进一步扩展了健康的研究和实践的领域。1955年，美国护理学家莉迪亚·海尔首次提出"护理程序"的概念，使护理工作有了科学的方法。1977年，美国医学家恩格尔提出了"生物-心理-社会医学模式"，在现代医学模式的指导下，护理理念发生了根本性变化，由"以疾病为中心"转向了"以病人为中心"的发展阶段。

此阶段的护理特点：①强调护理是一个专业，逐步建立了护理的专业理论基础，护理人员是健康保健中的专业人员；②护士与医生成为合作伙伴关系；③护理工作不再是单纯地、被动地执行医嘱，而是应用护理程序对患者实施整体护理，满足患者的健康需要；④护理学逐步形成了独立理论知识体系，建立了"以病人为中心"的护理教育和临床实践模式。

3. 以人的健康为中心的阶段　随着社会经济的发展和人民健康水平的不断提高，以"病人为中心"的护理已不能满足人们对健康的需要。随着疾病谱的变化，人们的健康观念也在发生转变，加深了人们对健康和疾病关系的认识，主动寻求健康的行为获得人们的积极认同。1977年WHO正式提出"2000年人人享有卫生保健"目标；1980年美国护士学会（ANA）对护理的定义为"护理是诊断与处理人类对现存的或潜在的健康问题的反应"，对护理事业的发展产生了巨大的推动作用，护理工作向着"以人的健康为中心的护理"的方向发展。

此阶段的护理特点：①护理学成为现代科学体系中一门独立的、综合的为人类健康服务的一门应用科学；②护士角色多元化，护士不仅是医生的合作伙伴，还是护理计划者、照顾者、决策者、病人代言人等；③护理的工作场所由医院扩展到家庭和社区，护士成为社会初级卫生保健的最主要力量；④护理工作的对象由个体扩展到群体，工作范畴扩展到对人的生命全过程的护理；⑤护理教育有多层次的教育体制和雄厚的理论基础，有良好的科研体系，有专业自主性。

二、我国护理学发展历程

(一)古代护理

我国传统医学历史悠久,当时的特点是医、药、护不分,古代的护理是包含在医疗活动之中的,强调"三分治,七分养",其中"养"即为护理。早在远古时代,原始人用烧热的石块和砂土局部热疗,用尖利的石块刺破脓肿治疗疾病、减轻疼痛。春秋战国时期我国医药学发展迅速,名医扁鹊总结出"望、闻、问、切"等诊病方法,并使用针灸、汤药、热敷等方法为患者治病,这是我国早期的护理实践;秦、汉时期的《黄帝内经》是我国最早的医学经典著作,记载着疾病与饮食调节、精神因素、自然环境和气候变化的关系,如"怒伤肝,喜伤心""肾病勿食盐"等,并提出"扶正祛邪";东汉末年名医张仲景著有《伤寒杂论》,并发明了灌肠术、人工呼吸、胸外心脏按压、舌下给药等医护措施;三国时期外科鼻祖华佗创造出"五禽戏",强身健体、预防疾病;唐代杰出的医药家孙思邈著有《备急千金药方》,其中认为"凡衣服、巾、枕、镜不宜与人同之",提出预防、隔离观点,还首创了细葱管导尿法;宋朝名医陈自名的《妇人十全良方》中,提供了妇女产前、产后护理的一些资料,此外,有关口腔护理的重要性也有记载;明代巨著《本草纲目》的作者李时珍用中药治病;明清时期记载了蒸汽消毒法消毒衣物和空气。

祖国医学把人体看成是统一的有机整体,并把人的健康与内在心理状态和外在环境紧密联系起来,为我国护理学的产生和发展奠定了丰富的理论和实践基础。

(二)近代护理

我国近代护理学的发展是在鸦片战争前后,是受西方护理的影响逐渐兴起的。

1835年,美国传教士巴克尔在广州开设中国第一所西医院,两年后这所医院以短训班的形式培训护理人员。

1884年,美国派到中国的一位护士麦克奇尼在上海妇孺医院推行南丁格尔护理制度。

1888年,美籍约翰逊女士在福州开办了我国第一所护士学校。

1900年,随着外国传教士、医生、护士陆续来到中国,在各大城市开办了许多教会医院等慈善机构。

1909年,中华护士会在江西牯岭正式成立(1937年改名为中华护士学会,1964年改名为中华护理学会)。

1920年,我国第一份护理专业报刊《护士季报》创刊。

1920年,北京协和医院开办高等护理教育。

1922年,国际护士会(ICN)正式接纳中华护士会为第十一个会员国。

1931年,江西开办了"中央红色护士学校"。

1934年,成立中央护士教育委员会,成为中国护士教育的最高行政领导机构。

1941年,延安成立了"中华护士会延安分会"。

1941和1942年的护士节,毛泽东同志先后亲笔题词:"护士工作有很大的政治重要性""尊重护士,爱护护士"。

1949年,全国建立护士学校183所,有护士32800人。

(三)现代护理

1. 护理教育

(1)中等护理教育:1949年后,随着医疗卫生事业的发展,我国护理工作进入了一个崭新的时期。1950 年国家卫生部召开第一届全国卫生工作会议,将护理教育纳入正规教育体系,列为中等专业教育之一,并规定了护士学校的招生条件,成立了教材编写委员会,出版了 21 本有关的中等护理专业教材,为国家培养了大批中等专业护理人才。1966—1976 年,十年动乱,护理教育停滞,直到 1979 年才陆续恢复招生。

(2)高等护理教育:1979 年 7 月卫生部发出《关于加强护理教育的意见》,1980 年,南京医学院开办高级护理培训班;1983 年,天津医学院率先在国内开设了五年制的本科护理专业,毕业授予学士学位。此后其他院校也开设了四年制或五年制的本科护理专业,截至 2003 年年底,我国护理有本科院系 133 所,护理专科教育院校 255 所。

(3)硕士、博士教育:1992 年北京医科大学开始招收护理硕士研究生。据不完全统计,全国目前已有 20 多个护理学硕士学位授予点。2004 年北京协和医科大学及第二军医大学分别开始招收护理博士研究生。目前,我国已形成了多层次、多渠道的护理学历教育。

(4)继续护理教育:1987 年,国家发布了《关于开展大学后继续教育的暂行规定》。1997 年卫生部继续教育委员会护理学组成立,标志着我国的护理学继续教育正式纳入国家规范化的管理。同年 5 月,中华护理学会制定了护理继续教育的规章制度及学分授予办法,使继续护理教育开始走上了制度化、规范化、标准化的轨道。

2. 护理实践 随着改革开放政策的实施,国内外频繁的护理学术交流,逐渐引入新的护理理念和护理理论,随着生物-心理-社会医学模式的转变,以及健康观念的更新,使临床护理开始探讨并实践"以病人为中心"的整体护理模式,为患者提供积极、主动的护理活动。同时,护理工作的内容和范围不断扩大,新的护理技术的发明和应用得到普及,器官移植、显微外科、重症监护、介入治疗、血液透析等专科护理、中西医结合护理、家庭护理、社区护理广泛开展,推动了护理实践的创新发展。

3. 护理管理

(1)建立健全护理指挥系统:为加强护理工作,完善护理管理体制,1982 年国家卫生部医政司设立了护理处,制定了有关政策、法规,负责全国护理的管理。各省、市、自治区、直辖市卫生厅(局),在医政处下设专职护理干部,负责管辖范围内的护理管理工作。300 张以上床位的医院设立护理部,实行护理三级管理制度;300 张以下床位的医院由总护士长负责,实行护理二级管理制度。护理部负责护士的培训、任免、调动、奖励、考核及晋升等,充分发挥护理部的职能作用,保障了医院的护理质量。

(2)建立晋升考核制度:1979 年国务院批准卫生部颁发《卫生技术人员职称及晋升条例(试行)》,明确规定护理专业人员的技术职称,并使护理专业具有完善的护士晋升考核制度。其中初级技术职称为护士、护师,中级技术职称为主管护师,高级技术职称为副主任护师、主任护师。

(3)建立护士执业注册制度:1993 年国家卫生部颁发了新中国成立以来第一个关于护士执业和注册的部长令和《中华人民共和国护士管理办法》。1995 年 6 月全国举行首次护士执业资格考试,考试合格获得护士执业资格证书后,方可申请注册。

4. 护理科研 随着护理教育的发展,护理科研水平不断提高,护理论文的数量和质量也显著提升。全国护理期刊由 1 种增至 20 余种,护理论著、护理教材相继出版。1993 年中华护理学会设立了护理科技进步奖,每两年评选一次,标志着我国护理科研进入快速发展的科学轨道。

5. 学术交流 1980 年以后,随着我国改革开放政策的实施,我国与国际护理学术交流日益增多,互派访问学者,相互交流,开阔了视野,促进了护理事业的发展。

三、护理学未来发展趋势

(一)护理教育高层次化

护理教育体系进一步完善,建立多层次、多元化的护理教育体系,加速中等护理教育的改革,以高等护理教育为主流。大专、本科、硕士、博士及博士后的护理教育将不断地完善和提高,并在培养护士扎实的护理理论和技能的基础上,注重心理素质和人文素质的培养,使其具有较强的社会适应能力,培养符合社会需求的现代化护理人才。在课程设置中将更加体现"以人为本"的理念及整体护理的思想;在教学组织中将更加注重知识、能力、素质的有机结合。根据社会的需求,形成基础宽厚、知识结构合理、能力较强、具有较高综合素质的护理人才培养模式。

(二)护理实践社会化

1. 社区护理 我国社会老龄化加快,老年病和慢性病增多,为了适应社会需要,我国已将发展社区医疗、护理列入医疗改革重点。随着社区卫生保健网络的建立和加强,越来越多的护士深入社区、家庭,开展预防保健工作,对老年人和慢性病患者进行家庭护理,充分发挥护理人员在预防疾病、促进和恢复健康中的作用,提高人民的健康水平。

2. 专科护理 我国社区卫生保健网络逐步健全,"小病在社区,疑难病进专科医院"将成为未来发展趋势。因此,要求护士对不同专科进行深入学习,掌握先进仪器、设备的使用,掌握护理急、危、重症患者的知识和技能,能独立解决专科护理工作中的疑难问题,从而适应专科护理工作。

(三)护理工作法制化

随着我国法律法规不断健全,国务院和卫生部相继颁布了《护士管理办法》和《医疗事故处理条例》等一系列法律法规,保障患者、医疗机构、医护人员的合法权益,维护了医疗秩序,保证了医疗安全,促进了医疗和护理事业的发展。2008 年 5 月 12 日,国务院颁布的《护士管理条例》正式实施,以立法的形式,保障护士的合法权益,完善护士执业准入制度,规范护士执业行为,使护理管理进一步纳入到法治轨道。

(四)护理工作国际化

随着全球经济一体化,护理专业的国际化交流与合作日益扩大,跨国护理援助和护理合作增多,知识和人才的交流日趋频繁。世界性的护理人力资源匮乏,使中国护士有机会迈出国门,进入国际市场就业。因此,21 世纪的护士应具有国际意识、国际交往、竞争能力与相应知识和技能的高素质护理人才。

四、护理学的任务与范畴

(一)护理学的任务

1978 年 WHO 指出:护士作为护理的专业工作者,其唯一的任务就是帮助患者恢复健康,帮助健康的人促进健康。随着护理学科的发展,护理对象发生了变化,护理工作范围扩展到人的生命全过程,促使护理学的任务发生了深刻的变化。

1. 促进健康 促进健康是指帮助个体、家庭、社区获得增进健康时所需要的知识和资源。

促进健康的护理实践活动包括：教育人们对自己的健康负责，树立正确的健康观念，建立健康的生活方式，提供合理营养和平衡膳食方面的指导，解释积极锻炼的意义，告知吸烟和酗酒对人体的危害，指导安全有效用药，预防意外伤害和合理应用医疗保健服务等。促进健康的目标是帮助护理对象维持最佳健康水平或健康状态。

2. 预防疾病　预防疾病是指人们积极采取行动控制不良行为和健康危险因素，预防和对抗疾病的过程。预防疾病的护理实践活动包括：开展健康教育、增强机体免疫力、预防各种传染病，提供疾病的自我监测技术、提供临床和社区的保健措施等。预防疾病的目标是通过预防措施，帮助护理对象减少或消除不利于健康的因素，避免或延迟疾病的发生，或尽早发现，以降低可能造成的伤残，促进健康，使之达到最佳的健康状态。

3. 恢复健康　恢复健康是指帮助护理对象在患病或有影响健康的问题后，改善其健康状况，提高健康水平。恢复健康的护理实践活动包括：为患者提供直接的护理，如生活护理、饮食护理、排泄护理、病情观察、执行药物治疗、心理护理等；和其他卫生保健专业人员共同协助残障患者进行康复训练。恢复健康的目标是运用护理学的知识和技能，帮助已经出现健康问题的护理对象解决健康问题，改善其健康状况。

4. 减轻痛苦　减轻痛苦是指护理人员运用知识和技能在临床护理实践中，帮助处于疾病状态的护理对象解除身心痛苦、战胜疾病。减轻痛苦的护理实践活动包括：帮助患者尽可能舒适地带病生活、提供必要的支持以帮助人们应对功能减退或丧失、对临终患者提供安慰和关怀照护，使其在生命的最后阶段能舒适、平静、安详、有尊严地走完人生的旅程。

（二）护理学的范畴

1. 护理学的理论范畴

（1）确定护理学研究的对象、任务、目标：随着护理学科的发展，护理学的对象、任务、目标也不断变化。护理服务的对象不仅包括患者，还包括健康人；护理学的主要任务是运用护理理论、知识、技能进行促进健康、预防疾病、恢复健康、减轻痛苦；护理学的主要研究目标是人类健康。

（2）建立护理学理论体系：护理学理论是指导护理实践的基础，是对护理现象系统的、整体的看法，从而描述、解释、预测和控制护理现象。20世纪中叶，护理先驱者开始研究并发展了一些护理概念框架和理论模式，如奥瑞姆的自理理论、罗伊的适应理论、纽曼的保健系统模式等，这些理论从科学的角度诠释了护理工作的性质，明确了护理理念和价值观，指明了护理专业的发展方向。随着护理实践新领域的开辟，将会建立和发展更多的护理理论，使护理学理论体系日益丰富和完善。

（3）研究护理学与社会发展的关系：主要研究护理学在社会中的地位、作用、价值，研究社会对护理学的影响及社会发展对护理学的要求等。例如，社会老龄化进程的加速，慢性病患者增多，医疗保险的实施等，扩大了护理工作领域，促进了护理科学的发展。信息技术的普及，改变了护理工作的模式，加快了护理专业向信息化和网络化发展的进程。

（4）形成护理学分支学科及交叉学科：护理学与自然科学、人文科学、社会科学等学科交叉渗透，形成了许多新的综合型、边缘型的交叉学科，如护理美学、护理心理学、护理教育学、护理管理学、社区护理学、急救护理学等一批分支学科，促进了护理学科体系的构建和完善。

2. 护理学的实践范畴

（1）临床护理：护理学范畴很广，根据护理工作的内容分基础护理和专科护理。①基础护理是应用护理学的基本理论、基本知识、基本技能，结合患者的生理、心理特点，满足患者的基本需要,如饮食护理、排泄护理、病情观察、临终关怀等,是临床各专科护理的基础。②专科护理是以护理学及相关学科理论为基础,结合临床各专科患者的特点为患者进行整体护理,包括各专科的急救护理、各种引流管的护理、器官移植等。

(2)社区护理:随着医疗制度改革的不断深入,社区卫生服务机构也将得到进一步的发展。社区护理作为社区卫生服务的重要组成部分,也将成为我国护理的发展方向。社区护理以临床护理的知识和技能为基础,结合社区的特点,对个人、家庭、社区提供促进健康、预防疾病、早期诊断、早期治疗、减少残障等服务,开展家庭护理、健康教育、健康咨询、妇幼保健、预防接种及防疫灭菌等工作,从而提高社区人群的健康水平。

(3)护理教育:以护理学和教育学理论为基础,适应现代医学模式的转变和护理学发展的需要,培养有知识、有技能、有素养的护理人才。护理教育一般分为基础护理教育、毕业后护理教育和继续护理教育三大类。基础护理教育分为中专、大专和本科教育。毕业后护理教育包括岗位培训教育和研究生教育。继续护理教育是为从事护理实践的人员提供的一种终身的在职教育。

(4)护理管理:运用管理学的理论和方法,对护理工作中人、财、物、时间、信息进行科学的计划、组织、指挥、协调和控制,以提高护理工作的效率和质量。在我国,未来护理管理的科学化程度会越来越高,相关的法律法规将不断完善,护理标准化管理逐步取代经验管理,护理质量保障体系的建立及完善成为护理管理的重点。

(5)护理科研:护理科研是促进护理理论、知识、技能更新的有效措施,是通过科学的方法反复探索护理领域的问题,从而直接或间接地指导护理实践的过程。包括护理理论、护理新技术和新方法的科学研究,护理研究的方法也会出现多元化的发展趋势,推动了护理学的发展。

五、护理工作方式

(一)个案护理

个案护理是指临床上由专人负责实施个体化护理的方式,即一名护理人员负责一位患者的全部护理工作的方式,适用于抢救危重患者或某些特殊患者和临床护理教学的需要。此种护理工作方式的特点是:护士责任明确,责任心较强,能全面掌握患者的病情,对患者护理周到、细致,满足患者的各种护理需要,可体现护士的个人才能,满足其成就感,并能建立良好的护患关系,但这种工作方法耗费大量的人力,并且不能实施连续性护理。

(二)功能制护理

功能制护理是指以执行医嘱和完成各项常规护理为主要工作内容,依据工作性质机械性地将护理工作分配给护理人员,如将护士分为"办公室护士""治疗护士"等,是一种流水作业的工作方法。适用于护理人力资源缺乏,工作任务繁重的科室患者的护理。此种护理工作方式的特点是:护士分工明确,任务单一,易于组织管理,节省人力,但这种工作方法缺少与患者沟通交流,工作机械重复,易导致护士疲劳厌烦,忽视患者身心整体护理,护士较难掌握患者的全面情况,护士工作满意度下降。

(三)小组制护理

小组制护理是指以小组的形式对患者进行整体护理。每个小组由7~8名护士组成,每组分管10~15名患者,小组成员由不同级别的护理人员组成,由组长制定护理计划和措施,共同合作完成对患者的护理。此种护理工作方式的特点是:能充分调动各级护士的潜能,发挥团队合作精神,共享护理工作成果,维系良好的工作氛围,护士工作满意度及地位得到提高,但这种工作方法使护士个人责任感和成就感相对减弱。

(四)责任制护理

责任制护理是指由责任护士和辅助护士按照护理程序对患者全面、系统、连续地整体护理。患者从入院到出院均由责任护士对患者实施 8 h 在岗、24 h 负责制。由责任护士评估患者情况、制订护理计划、实施护理措施。当责任护士不在岗时,由辅助护士和其他护士按照责任护士制订的护理计划实施护理。此种护理工作方式的特点是:护士责任明确、主动性增强,便于全面了解患者情况,能提供连续、整体的、个性化护理,但这种工作方法对护士能力水平要求较高,人力资源需求量也较大,护士心理压力和风险明显增多,且要求 24 h 对患者全面负责难以实现。

(五)综合护理

综合护理是指将小组制护理和功能制护理相结合,通过有效地利用人力资源,恰当地选择并综合利用上述几种工作方式,为服务对象提供低成本、高质量、高效率护理服务的工作方式。此种护理工作方式的特点是:有利于为服务对象提供整体护理,工作效率高,注重成本效益,可为护理人员提供良好的个人发展空间,护士责任心、成就感增强,但这种工作方法对护理人员的能力要求较高,护理人力投入较多。

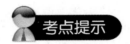

南丁格尔对护理学的主要贡献、护理学的主要任务、现代护理学发展的三个阶段、护理工作的方式。

直通护考

一、A1/A2 型题(以下每一道考题下面有 A、B、C、D、E 五个备选答案,请从中选择一个最佳答案)

1. 南丁格尔发表的论著中最经典的是(　　)。
A. 医院札记　　　　　　　B. 护理札记　　　　　　　C. 护理福利札记
D. 卫生统计札记　　　　　E. 护理社会学札记

2. 国际护士节开始于(　　)。
A. 1902 年　　B. 1904 年　　C. 1908 年　　D. 1910 年　　E. 1912 年

3. 我国的第一所护士学校成立于(　　)。
A. 1780 年上海　　　　　　B. 1788 年北京　　　　　　C. 1880 年广州
D. 1888 年福州　　　　　　E. 1898 年天津

4. 国际红十字会首次颁发南丁格尔奖是在(　　)。
A. 1907 年　　B. 1910 年　　C. 1920 年　　D. 1953 年　　E. 1912 年

5. 南丁格尔奖颁奖的间隔时间是(　　)。
A. 1 年　　B. 2 年　　C. 3 年　　D. 4 年　　E. 5 年

6. 护理发展史上的"南丁格尔时代"是指(　　)。

A. 1840—1850 年　　　　　　　B. 1850—1860 年　　　　　　C. 1860—1890 年

D. 1890—1907 年　　　　　　　E. 1907—1912 年

7. 国际护士节定于每年(　　　)。

A. 4 月 12 日　　B. 5 月 1 日　　C. 5 月 4 日　　D. 5 月 12 日　　E. 9 月 10 日

8. 世界上第一所护士学校创建于(　　　)。

A. 1854 年意大利佛罗伦萨　　　B. 1888 年中国福州　　　　　C. 1860 年英国伦敦

D. 1920 年德国开塞维慈　　　　E. 1921 年法国巴黎

9. 南丁格尔率领的护理队伍使克里米亚战争中伤病员的病死率由 42% 下降到了(　　　)。

A. 1.2%　　　B. 2.2%　　　　C. 3.2%　　　　D. 4.2%　　　　E. 5.2%

10. 护理学是医学领域的一门(　　　)。

A. 自然学科　　　　　　　　　B. 社会学科　　　　　　　　　C. 人文学科

D. 行为学科　　　　　　　　　E. 综合性应用学科

11. 世界卫生组织的战略目标是 2000 年(　　　)。

A. 人人享有健康　　　　　　　　　　　B. 人人享有卫生保健

C. 人人享有均衡的营养　　　　　　　　D. 消灭烈性传染病

E. 人人享有公费医疗

12. 我国首次护士执业考试举行于(　　　)。

A. 1990 年 6 月　　　　　　　B. 1995 年 6 月　　　　　　　C. 1991 年 6 月

D. 1993 年 6 月　　　　　　　E. 1996 年 6 月

13. 首次提出"责任制护理"概念的是(　　　)。

A. 美国的莉迪亚·海尔　　　　B. 英国的南丁格尔　　　　　C. 美国的恩格尔

D. 中国的钟茂芳　　　　　　　E. 美国护士学校

14. "以病人为中心"的护理特点是(　　　)。

A. 护患是合作伙伴　　　　　　B. 医护是合作伙伴　　　　　C. 医患是合作伙伴

D. 护士被看作是医生的助手　　E. 护士角色多元化

15. 现代医学模式为(　　　)。

A. 生物-心理医学模式　　　　　　　　　B. 生物医学模式

C. 生物-心理-社会医学模式　　　　　　　D. 生物-生理-社会医学模式

E. 生物-社会医学模式

二、A3/A4 型题(以下提供若干个案例,每个案例下设若干个考题。请根据各考题题干所提供的信息,在每道题下面的 A、B、C、D、E 五个备选答案中,选择一个最佳答案)

(16～18 题共用题干)

护士小王,作为病区的治疗护士,负责整个病区患者的静脉输液工作。

16. 此种工作方式属于哪种护理工作方式?(　　　)

A. 个案护理　　　　　　　　　B. 功能制护理　　　　　　　C. 小组制护理

D. 责任制护理　　　　　　　　E. 综合护理

17. 此种护理工作方式的优点是(　　　)。

A. 能全面掌握患者的病情　　　　　　　B. 易于组织管理、节省人力

C. 能充分调动各级护士的潜能　　　　　D. 能发挥团队合作精神

E. 有利于为服务对象提供整体护理

段哮喘急性发作,呼吸困难,口唇发绀。王护士立即将床
~80°,为刘某安置端坐位,并给予氧气吸入。问题:
理患者时体现了哪种角色功能?
理工作中体现的素质的内容有哪些?

质

念

动与任务所具备的基本条件与潜在能力,是人与生俱来的自然
特点与后天获得的一系列稳定的社会特点的有机结合,是人所特有的一种实力。素质是心理
学上的一个专门术语,指人的一种较稳定的心理特征,可分为先天与后天两个方面。先天的自
然性的一面,是指人的机体与生俱来的某些特点和原有基础,即机体天生的结构形态、感知器
官、神经系统,特别是大脑结构和功能上的一系列特点。后天的社会性的一面是主要的,是指
通过不断地培养、教育、自我修养、自我磨炼而获得的一系列知识技能、行为习惯、文化涵养、品
质特点的综合。

素质不仅是人的一种心理特征,也是人所特有的一种实力。素质高的人能成功地应对社
会的各种需求,并在不断变化的环境中做出有价值的创新和获得自我实现的目标。提高护士

素质,有利于护理人才的成长和护理质量的提高,有利于护理学科的发展。

知识链接

钟茂芳生平简介

钟茂芳,1884年出生于南洋群岛一个华侨家庭。1909年毕业于英国伦敦葛氏医院,同年回国,任职于天津北洋女医院。留学国外前,她曾在天津九洋医学堂学习看护,从事护士训练和管理工作,成为我国历史上第一位留学国外学习护理教育的女性。

钟茂芳曾译著出版了《牛津护理手册》,这本译著成为当时西方护理学传入中国的理论书籍,成为中国护校当时的专用教材。

1914年,在上海召开第一次全国护士代表大会,钟茂芳当选为中华护士会副会长。在会上她首次提议用"护士"之称,在"中华护士学会"第一次代表大会上正式宣布并沿用至今。

1915年,钟茂芳已是国际护士会的会员、荣誉副会长,为中国护士在国际上赢得了一定的荣誉和地位,为推动和发展我国护理事业作出了历史性的贡献。

(二)护士素质的内容

护士素质是指在一般素质基础上,结合护理专业特性,对护理工作者提出的特殊的职业要求。具有良好的职业素质是护士从事护理工作的基本条件,也是护理专业发展的决定性要素。

1. 思想品德素质　思想品德是指人品、德行及正确的人生观、价值观。以追求人类健康幸福为己任,全心全意为人民服务,是高尚思想品德的集中体现。思想品德素质包括政治思想素质和职业道德素质两个方面。

(1)政治思想素质:热爱祖国、热爱人民、热爱护理事业,对护理事业有坚定的信念、深厚的情感,具有崇高的理想、高尚的道德情操及正确的人生观、价值观,能做到自尊、自爱、自立、自强,具有为人类健康服务的奉献精神。

知识链接

慎　独

慎独是儒家的一个重要概念。《辞海》称:慎独是"在独处无人注意时,自己的行为也要谨慎不苟。"即不论何时何地,或明或暗,或在人群,或单身独处,都要小心谨慎,不可在思想和言行上稍微离"道"。"道"是衡量好与坏、对与错的标准。

医学中的"慎独",就是说在独处无人注意时,自己的行为必须谨慎不苟,为重要的医德修养之一。因为护理工作常常是在患者及家属不知情或患者意识不清时独自进行,比如单独值夜班、无菌操作、抽吸药物、昏迷患者护理等。护士的工作往往是在没有任何人监督的情况下进行的,最能体现一个人的素质和道德水平。慎独不仅是医德修养的方法,也是医德修养的目标和标准,是护士必须具备的一种美德。

(2)职业道德素质:具有高尚的情操,崇高的护理道德,诚实的品格和较高的慎独修养;具有高度的社会责任感和同情心。护士具备良好的职业道德素质才能忠于职守、不畏风险、挺身而出,走在救死扶伤的最前列,为增进人民健康、减轻人民痛苦、预防疾病而努力工作,全心全意为人民的健康服务。

2. 科学文化素质

（1）基础文化知识：护士良好的科学文化素质,必须建立在科学的知识结构基础上。现代护理学的发展要求护士具备一定的基础文化知识,以便更好地适应护理学科的发展,更快地接受现代科学发展的新理论、新技术,为终身学习打下良好的基础。

（2）人文科学及社会科学知识：护士应具备一定的人文科学及社会科学知识。与传统护理实践相比,现代护理学的最大特点之一就是在护理过程中,更加尊重"人",尊重"生命",尊重人的需要。无论是护理学科的完善与提高,还是护理工作内容、范围的转变与扩大,都需要人文科学与社会科学知识,如心理学、伦理学、哲学、美学等。因此,护士应具有渊博的人文科学及社会科学知识,才能更好地把握护理对象的心理特点,融洽人际关系,尊重患者的人格,以人为中心实施整体护理。

3. 专业素质

（1）扎实的专业理论知识：护士的专业知识是决定一个护士能否胜任护理工作的基本条件之一。护士应完成基本的护理教育课程,经过考试,成绩合格申请注册"护士执业资格证书"后方能从业。作为为人类健康事业服务的一线工作者,护士必须具备一定的文化修养,掌握护理学的基本知识与基本技能,并不断通过临床实践和业务技术的钻研总结,完善自身知识结构,充实理论知识,提高护理质量。

（2）规范的实践操作能力：护士应具备规范、精确、娴熟的护理技能,规范的护理操作对护理安全起着保障作用。如在危重患者的抢救中,呼吸机的使用、心电监护、建立静脉通道等,都需要护士做到操作熟练、准确、敏捷,从而有效降低护理风险,为患者提供安全的护理服务。

（3）敏锐的洞察能力：护士应用专业知识及技巧,准确收集患者的资料,通过细致入微的观察,及时发现患者的病情变化,判断问题的轻重缓急并及时处理。

（4）分析、解决问题的能力：护理学是一门应用性很强的学科,要求护士在护理过程中,有较强的分析问题和解决问题的能力,应用护理程序的工作方法,解决患者现存的或潜在的健康问题。

（5）评判性思维能力：评判性思维是一种理性思维,是反思和推理的过程。在临床护理实践中应用评判性思维可以帮助护士进行有效的护理决策,为护理对象提供高质量的服务。

（6）机智灵活的应变能力：通常护士是最早发现患者病情变化的人,面对突然发生的意外情况,护士在工作中应做到灵活机智,果断敏捷,针对性强,以最大限度地满足患者的需求。

（7）有独立学习和创新能力：护理事业在不断发展进步,为适应现代医学模式的转变,护士要关注学科新的发展变化,培养自己更新知识结构的能力,形成一定的专业知识储备。同时要善于发现工作中问题,运用创造性思维加以解决。

4. 心理素质 护理工作的特点要求护士具有良好的心理素质,善于调节自己的情绪,始终保持一种平和的心态,并以很好的心境影响患者,体现在护士对患者的耐心、爱心、责任心、诚意和善意,尊重患者。

5. 身体素质 护士应具有健康的体魄、充沛的精力、整洁大方的仪表、端庄稳重的举止,具有良好的耐受力、敏捷的反应力和始终如一的工作热情。身体素质是人体活动的一种能力,是指人体在运动、劳动、工作与生活中所表现出来的力量、速度、耐力、灵敏度及柔韧性等。护士在平时要注意休息、加强营养,并注意锻炼身体。

护士素质的形成和提高是一个终身学习的过程,护士要不断加强自身素质的修养,与时俱进。因此,每个护士都应明确护士素质的内容,在临床护理工作中,积极学习、主动锻炼,经常对照检查,找出差距,在实践工作中不断加以完善和提高,努力成为一名素质优良的合格护士。

二、护理行为规范

人的一言一行、一举一动、一颦一笑是其内心活动的外在表现,是人类文明的标志。人们在履行对社会所承担的责任义务过程中,每个人的思想、行为都遵循着具有自身职业特征的准则和规范。护理学的奠基人南丁格尔曾经说过:"护理是一门最精细的艺术"。艺术需要想象力,需要情感和创造力。就护士的职业特点而言,在遵循人们公认的规范和行为准则中,其仪表仪容、言谈举止的要求更为严格。因此,护士在与患者交流中,其仪表、微笑、眼神、举止、言谈甚至片刻的沉默,都必须注意技巧,以体现自身良好的基本素质,更好地为患者服务。

(一) 护士的仪表和举止

护士高雅大方的仪表,端庄稳重的仪容,和蔼可亲的态度,训练有素的举止,不仅构成护士的外在美,而且在一定程度上反映其内心境界与良好修养。一个人的言谈举止、服饰姿态、仪表仪容不仅是风度雅俗的体现,也是护理工作环境的需要,同时也体现了护士群体的职业道德水准。因此,护士应重视自己的仪表举止,加强文化道德修养,培养高尚的审美观,使自身形象日趋完善。

1. 护士的仪表仪容　护士的仪表应整洁简约,端庄文雅,不戴影响护理操作的饰物,不浓妆艳抹,给人以亲切、端庄、纯洁、文明的印象。

整洁合体的护士服是护士职业的象征,服装的统一是医院窗口的形象表现,要保持洁净、平整,内衣颜色尽量与护士服协调,衣服领口、袖口及裙边不能外露,白色裤脚不宜过长、不卷裤脚,胸牌、护士表佩戴整齐,位置合适,口袋内不乱放杂物,护士服外不戴任何饰物。

燕帽应整洁无皱褶,用发卡固定于头顶,位置适当。

适宜的妆容是礼貌的体现。头发要保持自然色,整齐、清爽。短发前不遮眉、不宜过多,后不过衣领,侧不掩耳;长发要梳理整齐并盘于脑后,发髻高低适中,发式素雅,不戴花哨、怪异的头饰,以体现对职业的热情和对患者的尊重。手部保持整洁,不留长指甲,不涂指甲油,不戴戒指;鞋袜干净,颜色与护士服、裤协调;护士鞋以白色或乳白色软底平跟或小坡跟为宜。

2. 护士的举止　举止端庄、稳重大方,符合人体力学原则,站姿、坐姿、行姿保持最佳生理姿势。作为护士,对自己的日常举止和行为要加强规范和要求。它不仅反映一个人的素质教育,也展示一个人才华和修养的外在形象。

(1)站姿:护士的站姿应头正颈直,双目向前平视,嘴唇微闭,面带微笑,下颌微收。挺胸、收腹、展肩、提臀、立腰,双肩放松,稍向下压,躯干挺直,身体重心在两腿中间,防止重心偏移;双肩自然下垂于身体两侧或重叠置于腹前,双腿直立,保持身体正直;膝和脚后跟要靠紧,脚尖分开呈 $45°\sim60°$ 角,或左脚在前,右脚在后呈丁字形。切忌抬头傲视,身体颠晃,手叉腰,轻佻或佝偻。

(2)坐姿:护士的坐姿应优雅端庄,上半身挺直、两肩放松,下颌内收,颈直,腰立,使背部和臀部成一直角,双膝并拢,两手自然放于双膝或椅子扶手上,亦可双手叠握置于一侧大腿上,或两手相握置于两腿上方中部。谈话时可以侧坐,上身与腿同时转向一侧,双膝靠拢,脚跟紧靠,也可右脚后退半步;穿裙子入座时,双手双腿同时向右平行 $45°$ 。椅子不能坐得太满,一般坐椅子前 1/3 部,也不能在椅子上前仰后合。切忌趴在桌上,跷二郎腿,脱鞋,将脚放在桌上或凳上。

（3）行姿：护士行走时应精神饱满，收腹立腰，步态轻快、稳健，两臂自然均匀摆动，幅度为30°左右；昂首挺胸，双目平视，下颌微收，面容平和自然，身体重心居中。切忌走路时东摇西晃、勾肩搭背、嬉笑打闹等不文明表现，注意行姿的端庄、自然。

（4）蹲姿：在站姿的基础上，右脚后退半步，单手向后抚衣裙，两腿靠紧下蹲，左脚全脚掌着地，小腿基本垂直于地面，右脚脚跟抬起，脚掌着地，臀部向下。

（5）持治疗盘：以手托治疗盘底部，拇指不可跨越盘内，肘关节呈90°，贴近躯干，盘与身体距离相距2～3 cm。

（6）持病历夹：左手握病历夹右缘上段6 cm处，夹在肘关节与腰部之间，病历夹前缘略上翘，右手自然下垂或摆动。

（二）护士的语言行为

语言是人类用来交流的重要工具，语言可以反映一个人的文化素质和精神风貌，护士的语言也是护士素质的外在表现。人与人交往之间约有35％运用语言沟通技巧，因为它能清楚且迅速地将信息传递给对方。有效的沟通主要是建立在护士对患者真诚相助的态度和彼此能懂的言语上，这是非常重要的。护士应评估患者的教育程度及理解能力，以便选择合适的语言表达，做到护患沟通有效。护士语言的基本要求如下。

1. 语言的规范性　语言内容要严谨、高尚，符合伦理道德原则，具有教育意义。语言要清晰、温和，措词要准确、达意，语调要适中，交代护理意图要简洁、通俗、易懂。

2. 语言的情感性　良好的语言能给患者带来精神上的安慰。

3. 语言的保密性　护士必须尊重患者的隐私权，如对生理缺陷、精神病、性病等要保密。

（三）护士的非语言行为

人的非语言行为是一种符号，能传递一定的信息，能为处于特定文化的人们所理解与接受。人与人之间的交往，约有65％是非语言沟通技巧，如倾听、皮肤接触、面部表情和沉默等，人的非语言行为能较好地表达个人内心的真实感受。所以，护士在与患者交流中，应恰到好处地应用非语言行为，以弥补在某些状态下语言交流的不足。

1. 倾听　要善于听人讲话，要注意观察对方讲话声音、声调、流畅程度、语言的选择、面部表情、身体姿势及动作，尽量理解他想表达的内在含义。在倾听过程中，要全神贯注、集中精力、注意听讲。谈话时，要使用能表达信息的举动，如点头、微笑等。认真倾听是护士对患者关注和尊重的表现，有助于护患间形成良好的关系。

2. 面部表情　面部表情是人类心理活动的晴雨表，是世界通用语言，不同文化或国家对面部表情的解释具有高度的一致性，人类的各种情感都能非常灵敏地通过面部表情反映出来。护士的微笑，应展现真诚、亲切、关心、同情和理解，要有情感交流。在微笑中为患者创造出一种愉悦的、安全的、可信赖的氛围。

3. 专业性皮肤接触　皮肤接触的作用与精神、神经系统有关，如经常为卧床患者按摩、翻身、擦身等，不仅可使患者感到舒适、放松、促进血液循环、预防压疮，还可以治疗和预防婴儿某些疾病。

4. 沉默　沟通中利用语言技巧固然重要，但并不是唯一的可以帮助人的方法。在适当的时候，我们需要运用沉默。以沉默的态度表示关心，也是尊重对方的愿望，可以表达护士对患者的同情与支持，起到此时无声胜有声的作用。尤其是在对方有焦虑或谈起伤心事时，若能保持一段时间的沉默，会给患者传递护士更多的关爱、体贴、理解和同情，从而获得更坚定的战胜疾病的信心。

三、护士的角色

（一）护士角色的概念和特征

随着护理事业的不断发展,人们对健康的重视和需求不断地提高,护士角色及功能范围不断扩展。护士作为一种社会角色,在各项医疗、护理及健康教育等活动中发挥着重要的功能,承担着其他角色不可替代的作用。护士角色的获得要经过以护理教育为重要手段的角色社会化过程,承担独特的工作内容,具有自己的权利和义务。

1. 角色概念　角色原为戏剧舞台上演出用语,指剧本中的人物。其含义为:处于一定社会地位的个体或群体,在实现与这种地位相联系的权利与义务中,所表现出的符合社会期望的行为和态度的总模式。每个社会角色都代表着一系列有关行为的社会标准,每个人在社会中一切行为都与各自特定的角色相联系,社会要求每个人必须履行自己的角色功能。护士角色就是由学生在学校经过不断努力学习才获得的,并要在护理工作中按护士的行为规范来约束自己的行为。

2. 角色特征

（1）角色具有多重性:角色的多重性是指当多种角色集于某一个体时,该个体所处的位置,也称复式角色或角色集。如一位女性:在家庭中,她是妻子、母亲;在医院里,她是护士,可能同时又是某学术团体的成员;在社会上,她是顾客、乘客等。每个社会成员都有角色集,但最主要承担的角色是与职业和家庭相关的,如护士、母亲、妻子是这位女性最重要的角色。

（2）角色之间相互依存:任何角色在社会中都不是孤立存在的,而是与其他角色相互依存,也就是说一个人要完成某一角色,必须有一个或一些互补的角色存在。如要执行学生的角色,必须有教师角色的存在;要完成护士的角色,必须有患者角色、医生角色等存在。

（3）角色行为由个体完成:社会对每一个角色均有"角色期待"。角色期待是指一个人在社会系统中的角色地位,其周围的人也总是要按照社会角色的一般模式对他的态度、行为方式提出合乎身份的要求和寄予的期望。如医护人员应具备良好的医德医风,学生应遵守学校的规章制度。个体根据自身对角色期待的认识,表现出相应的角色行为。个体要充分发挥角色功能,必须对角色的行为规范和自身扮演的角色是否适宜有准确的判断和衡量。若个体或群体的行为符合角色期待,则社会或群体将能和谐、圆满地共同生活;反之,则导致角色冲突。

3. 角色转变　所谓角色转变是个体承担并发展一种新角色的过程。每个人的一生都会获得多种角色。例如一位从学校毕业的护理专业学生踏上工作岗位后,通过系统化的学习培训,逐步适应新环境,通过考试获得了注册护士的资格,成为一名合格的临床护士,即完成了从学生角色到护士角色的转变。角色转变是一种正向的成长,是发展过程中不可避免的,必须通过知识的学习,不断地实践,才能逐步了解社会对角色的期待,并改变自己的情感、行为,以符合社会对个体新角色的要求,完成角色转变。

（二）护士角色的功能

护士角色是指护士应具有的与职业相适应的社会行为模式。随着社会的变迁和进步,护理学也从医学的辅助学科发展为现代独立的一门科学,护士角色也发生了根本性变化,由传统的形象逐渐发展到接受专门教育,有专门知识和技能、受到社会尊重的护理实践者。因而,赋予了当代护士多元化的角色,使之履行多重角色功能。

1. 照顾者 护士的独特功能就是协助患者或健康人从事有益于健康、恢复健康与安详死亡的活动。这种功能是通过满足人的基本需要来实现的。护士的任务是应用专业知识满足患者生理、心理、社会文化、精神等需求,如食物的摄取、排泄、呼吸的维持、感染的预防和控制、药物的给予、安全、心理疏导等,以促进康复。

2. 计划者 护士运用护理专业知识和技能,收集护理对象的生理、心理、社会等相关资料,评估护理对象的健康状况,找出健康问题,为患者制订护理计划,并按照护理计划为患者实施护理服务,尽快恢复患者健康。

3. 管理者 在临床护理工作中,护士必须对日常工作中的人、财、物、信息、时间、空间有计划地组织管理。充分发挥护士的管理才能,运用管理的艺术和技巧,合理利用资源,以患者为中心,提供人性化、个性化护理,最大限度地满足患者需要。

4. 咨询者 护士运用沟通技巧及自己的知识与技能,解答护理对象及家属的具体问题,提供相关信息,给予情感支持及健康指导。澄清护理对象对疾病与健康有关问题的疑惑,使护理对象清楚地认识自己的健康状况,从心理上和行为上适应患者角色,更好地配合治疗,尽快恢复健康。

5. 协调者 患者所获得的医疗护理照顾是整体性的,这需要健康保健系统中所有成员的密切配合才能完成。护士有责任维持有效的沟通,以保证诊断、护理工作能够有序、高效地进行,保证护理对象获得最适宜的整体性医护照顾。

6. 教育者 护士可以在医院、家庭和社区等各种场所,针对护理对象不同的特点,完成其教育者的职能。以期待改善人们的健康状态和健康行为,达到预防疾病、促进健康的目的。

7. 研究者 护理事业的不断发展、护理质量的不断提高与护理科研是密不可分的。护士在实践工作中,要善于发现问题,勇于探索,寻找问题的答案,验证和提炼现有知识及创造新知识,并总结和推广研究成果,从而指导实际工作。

8. 代言人和保护者 护士是患者权益的维护者,有义务反映患者及其家属的要求,并与有关人员联系和沟通,为患者解决困难,尽量满足其需求。尤其对无法表达自己意见的患者,护士应采取各种预防措施以保护护理对象不受伤害和威胁。随着医学科学的发展和各种新技术在医疗上的应用,患者入院后所面临的是各种检查手段和电子仪器的使用,以及与医疗有关的各种专业人员组成的复杂环境。在这种环境中,患者的权益可能会受到伤害,护士应保证患者有安全的治疗环境,以预防患者损伤和治疗带来副作用的影响。护士还具有评估有碍全民健康的问题和事件,向有关机构提供健康报告和建议的责任、权利和义务。

当今社会对护士角色的需求越来越多。为实现角色期待,护士必须加强角色学习,以便更好地完成角色功能。

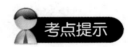 **考点提示**

护士素质的内容、护士仪表举止的要求。

直通护考

A1/A2 型题(以下每一道考题下面有 A、B、C、D、E 五个备选答案,请从中选择一个最佳答案)

1. 素质是心理学上一个专门术语,是指(   )。
   A.人的行为规范　　　　　　B.人的一种较稳定的心理特征　　C.人的健康心理
   D.人的自身修养　　　　　　E.人的心理活动

2. 护士应具备的专业素质不包括(   )。
   A.有一定的文化修养　　　　B.勇于钻研业务　　　　　　C.有较强的实践技能
   D.有健康的心理　　　　　　E.具有冒险精神

3. 不符合坐姿的一项是(   )。
   A.上半身挺直　　　　　　　B.下颌内收　　　　　　　C.两手轻握置于上腹部
   D.双膝并拢　　　　　　　　E.单手或双手向后把衣裙下端抚平

4. 有关护士的语言行为,不正确的是(   )。
   A.语言内容谨慎　　　　　　　　　　　B.符合伦理道德原则
   C.不必顾忌患者的隐私　　　　　　　　D.措词简洁、明确
   E.一般应选用专业术语

5. 人与人之间交往,用非语言沟通技巧约占(   )。
   A.35%　　　　B.36%　　　　C.56%　　　　D.65%　　　　E.63%

6. 护士首要的专业角色是(   )。
   A.计划者　　　B.照顾者　　　C.研究者　　　D.管理者　　　E.教育者

7. 护士向患者或家属讲述有关用药、治疗、护理的方法,传授预防疾病的知识,此时护士担任的角色是(   )。
   A.咨询者　　　B.协调者　　　C.教育者　　　D.护理计划者　　E.照顾者

8. 护士角色功能不包括(   )。
   A.照顾者和计划者　　　　　B.管理者和教育者　　　　　C.咨询者和协调者
   D.研究者和代言者　　　　　E.护士角色的承担者

9. 护士的能力不包括(   )。
   A.规范操作能力　　　　　　B.敏锐洞察能力　　　　　　C.能言善辩能力
   D.创新能力　　　　　　　　E.综合性分析能力

10. 护士职业素质不包括(   )。
    A.扎实的专业理论知识　　　　　　　　B.规范的实践操作能力
    C.敏锐的洞察、分析、解决问题的能力　　D.机智灵活的应变能力
    E.诚实的品格

(余　琳)

任务三　护理学的基本概念

 要点导航

重点：健康和护理的概念，健康与疾病的关系，护理与健康的关系。
难点：护理与健康的关系，护理的内涵。

 案例引导

　　张某，女，17岁，刚上护校的她认为，健康就是没有疾病，护理的对象只有患者，护理工作的主要内容就是执行医嘱和完成各项护理技术操作，不必考虑外部环境、社会因素等对患者的影响。问题：

　　1. 她的理解全面吗？

　　2. 你认为应如何正确理解人的概念？

一、关于人的概念

（一）人是统一的整体

　　人是独特的生物有机整体，是由生理、心理、精神、社会、文化等各个方面构成的。整体的概念强调两点：一是组成整体的各个要素之间相互作用、相互影响，任何一个要素的功能失调，都会在一定程度上引起其他要素的功能变化；二是整体所产生的行为结果大于各要素简单相加的和。而作为整体的人必须要身心统一，做到内外协调、不断地发展变化，才能促进人体整体功能的发挥，从而全面提高整体的功能，把人视为整体是现代护理理论体系的核心。

　　1. 人具有双重属性　人具有生物和社会双重属性。人的生物属性体现在人是一个生物有机体，是由各组织、器官和系统组成，与其他动物一样，受生物学规律的控制；人的社会属性体现在人在社会发展中担当一定的角色，同时又是有思想、有感情、从事创造性劳动、过着社会生活的人。两者相互影响、相互依赖、密不可分，形成一个统一的整体。因此，人具有生物和社会双重属性。

　　人是生理、心理、精神、社会、文化等各方面构成的统一的整体。生理上的疾病会影响人的情绪和心理，长期的心理压力和精神抑郁都会造成身体的不适，而出现各种身心疾病。因此，护士在护理实践中应从护理对象的生理、心理、社会、文化等各方面评估护理对象的健康问题，最大限度满足个体的需求，以取得最佳的护理效果。

2. 人是一个开放系统　人是由循环、神经、运动、呼吸、消化等多个子系统组成的一个生物系统,各子系统之间不断地进行物质、能量、信息的交换;人又是生活在复杂社会中的有机体,无时无刻不在与周围的自然环境和社会环境进行着物质、能量、信息的交换。例如:人通过呼吸不断地从外界吸入氧气呼出二氧化碳;人从外界不断地获取信息,经过整合,形成了自己的思想并向外界表达。因此,人是一个开放的系统。

机体通过内部各子系统间的协调与平衡,以及与环境间的和谐与适应,达到一个健康的状态,而护理的主要功能是帮助个体调节内环境,去适应外环境的动态变化,以达到人生命活动的基本目标,即人体内外环境的协调与平衡。此外,护士在帮助护理对象维持内环境平衡的同时,也应重视环境中的其他因素(人、家庭、社区等)对机体的影响,努力改善环境因素,提高个体对环境的适应能力。

3. 人是护理的服务对象　随着护理学科的发展,护理的服务对象、服务内容也在不断地拓展和扩大,已经从患者扩大到健康人,既指个体,又指家庭、社区、社会的群体。护士不仅要注重患者的康复,更要注重维护人的健康。

护理是以人的健康为中心,对人的认识是护理理论、实践的核心基础。护士应正确认识人的整体特征,掌握人的需求特点,了解人的成长与发展规律,以及与周围环境的广泛联系,对今后的专业服务是非常必要的。

随着护理专业功能和护士角色的变化,护士已经开始走出医院,走进家庭和社区,关心每个人和群体的健康状况,达到个人的希望,既有健康的体魄,又有健全的心理,充分调动人的主观能动性,提高整个人类社会的健康水平,以达到预防疾病,促进健康的目的。

(二) 人的基本需要

人的基本需要是指个体为了维持身心平衡,求得生存、成长与发展,在生理和心理上最低限度的需求。个体自出生到衰老、死亡,每个人都经历了不同的生长发育阶段,而每个阶段都有其不同层次的基本需求,当个体的基本需求得到满足时,就处于一种相对平衡的健康状态;当个体的基本需求得不到满足时,就可能出现机体的失衡进而导致疾病。护理可以帮助护理对象满足其需要,以促进健康。

人是有着复杂需要的有机体,其基本需要可归纳为以下几个方面。

1. 生理需要　生理需要是人类维持生命必须满足的最基本的需要,包括呼吸、进食、休息、睡眠、排泄等。其主要作用是维持机体代谢平衡,生理需要是优先产生并有限度的,当生理需要得到满足时,它就不再成为个体行为的动力,个体就会产生更高层次的需要。

2. 社会需要　社会需要是指个体适应社会的角色期望并与他人或集体互动的需要,如与他人交流、交友、沟通、被认同、被肯定、被爱等。其主要作用是维持个体精神与心理的平衡,如得不到满足,就会产生不舒服或不愉快的感觉。

3. 情感需要　情感需要是指人对能使机体产生心理感受的外界刺激的需要。人有喜、怒、哀、乐等各种情感,如遇到高兴的事会愉快、满意;相反,可能会产生孤独、焦虑、恐惧、愤怒等情绪反应。

4. 认知需要　认知需要是指个体寻求知识、认识、理解未知事物的需要,从个体幼儿期就表现出来,成为人的终生需要。其主要作用是实现自身生存价值,如得不到满足,将会产生自卑、无助等感觉。

5. 精神需要　精神需要是指有关人的精神文化方面的需要,如认识、交往、信仰等。其主要作用是寻求心灵上的慰藉,其中交往需要是个体心理正常发展的必要条件,长期缺乏会导致个体的精神空虚、心理障碍等。

需要是个体从事活动的基本动力,是个体行动的指南,而人在不同的阶段会有着不同的需要,正是个体这种或那种的需要,促使人们在各方面进行积极的活动。

(三)人的成长与发展

护理工作贯穿于人的生命全过程,护士面对的是处于各个年龄阶段的服务对象,具有不同的生长发展水平,表现出不同的身心特征。因此,护士需了解人的有关成长与发展理论,把握各年龄阶段护理对象特有的身心特征和基本需要,提供有效的个性化的整体护理服务。

1．成长与发展的基本概念

(1)成长:指由于细胞增殖而产生的生理方面的改变,表现为各系统、器官的长大和形态改变,是量的变化,可以通过量化指标来测量。一般成长的形态包括四种基本类型,即增量性生长,细胞的增生、肥大、更新。

(2)发展:指个体在整个生命周期中身心有规律的变化过程,表现为细胞、组织、器官功能的成熟和机体能力的演进,它是学习的结果和成熟的象征,是人在质的方面发生的变化,一般不容易通过量化的指标来测量。

2．成长与发展的特征

(1)顺序性:成长与发展是一个持续的过程,有规律、有顺序,遵循由低级到高级、由上到下、由近到远、由粗到细、由简单到复杂的顺序。

(2)阶段性:每个个体都要经过相同的生长发展阶段,这种阶段性表现为年龄特征,如1周岁内生长迅速,出现第一个生长高峰,1周岁后基本稳步成长,至青春期又迅速加快,出现第二个高峰,成年后处于相对稳定的阶段。每个阶段的成长发展过程中,都有其发展任务,在进入下一个阶段的发展时期时,必须完成本阶段的发展任务,完成好的有助于下阶段的发展,心理社会的发展同样具有阶段性。

(3)不均衡性:个体的发展速度具有非等速、非直线的特征。表现为同一方面的发展在不同年龄段发展的速度不同,如淋巴系统从出生时即快速增长,到12岁时达到高峰,到20岁停止;神经系统自出生到1岁发育最快;生殖系统在青春期发展最快;肌肉组织到学龄期发育加速。

(4)差异性:虽然个体都要经过相同的发展阶段,但由于遗传及其他因素的影响,个体成长发展的速度、水平也存在着一定的差异,表现为同一年龄阶段的个体可以有不同的发展水平、不同的个性特征。

3．影响成长与发展的因素

(1)遗传因素:它是人类成长与发展的基本因素,为个体的身心发展提供了物质前提,对人的身高、体重、肤色、外貌等方面都有很大的影响,而且也会影响人的性格、气质、能力等。

(2)环境因素:包括自然环境和社会环境,是影响人类成长发展的重要因素之一,为个体的生长发展提供了条件、对象和各种可能性。它包括:①家庭:家庭是个人主要的生活环境,家庭的成员关系、经济状况,父母的价值观、人生观、文化程度等都会对个体的成长与发展产生影响。②学校:人在学校阶段是个体迅速成长的时期,而人生的前段时期大部分是在学校度过的,教师的教书育人的能力、师生关系、同学关系及学校的管理水平等均会影响个体的成长和发展。③社会:在社会这个大环境中,个体对社会的适应程度会直接影响个体的成长与发展。

(3)其他因素:个体对待事物、对待他人、对待自己的倾向性态度及健康、营养状况会影响个体的发展。充足、合理的营养是生长发育的物质基础,是保证健康成长与发展的重要条件。尤其在发展的关键期,长期营养不良会导致体格发育的迟滞,并影响智力、心理和社会能力的发展。

二、关于健康的概念

案例引导

　　患者,男,20岁,左股骨下段肿胀、疼痛2个月余,尤以夜间疼痛明显。查体:左股骨下段肿胀,表现有少许静脉怒张,局部皮温增高,体温37.3 ℃、脉搏90次/分、呼吸18次/分、血压120/80 mmHg。X线表现:左股骨下段可见"日光放射"现象。诊断为"骨肉瘤",应尽早做截肢术或关节离断术。患者听后情绪极度低落,心理压力极大。问题:

　　1. 该疾病与治疗给患者造成了哪些影响?

　　2. 你认为影响患者健康的因素有哪些?

(一) 健康的概念

　　健康是人类追求的永恒目标,是生命存在的正常状态,是生活质量的一种反映,是经济发展、社会进步、民族兴旺的保证,是个人成就、家庭幸福、社会安定、国家富强的基础及标志。护理工作的最大目标就是使每个人达到最大限度的健康,以提高社会群体的健康水平。从远古到现代,随着社会的发展,人们生活水平的提高,科学技术的进步及医学模式的转变,人类对健康内涵的认识不断深化,对健康有了不同的理解和认识。

　　1. 健康观

　　(1) 古代健康观:在古代,由于医学本身对人体生命的认识有限,加之宗教的束缚,人们认为人类生命与健康是神或上帝所赐,而疾病是鬼神附体所致。随着生产力的发展,人们对健康的认识不断深化,而当时的健康观,受朴素哲学思想的影响较大,对健康与疾病的判断全凭直观感觉,通过对自然界的模糊认识来解释人体的生理和病理变化,是一种自发的朦胧的"整体观",有一定的主观猜测。

　　(2) 近代健康观:①生物个体健康观:它是一种传统的健康观,是生物医学模式的产物,认为人体各组织器官和系统发育良好,功能正常,没有疾病就是健康,它忽视了人们的社会特征和心理特征,无法解释通常没有疾病,也非健康地处于健康与疾病边缘状态的现象。②生态平衡健康观:重视人体的各种平衡(体液、代谢),注重生物病原体、宿主和环境三者之间的动态平衡,认为上述平衡处于协调状态为健康,平衡失调或被破坏则发生疾病,这种健康观忽视了平衡始终是相对的。

　　(3) 现代健康观:人不仅是一个生物体,而且是有着复杂的心理活动、生活在一定社会环境中的完整的人。1948年,世界卫生组织(WHO)将健康定义为:健康不仅是没有疾病和身体缺陷,还要有完整的生理、心理状态和良好的社会适应能力。1978年,世界卫生组织(WHO)在《阿拉木图宣言》中重申"健康不仅是疾病与赢弱的匿迹,而且是身心健康和社会幸福的完美状态",并再次提出了健康是人的基本需要和基本人权,世界范围内的一项重要的社会性目标就是尽可能高地达到健康水平这一健康理念。此定义从人的整体出发,把健康与人类的生活联系起来,不但重视有机体的生物特征,还强调了人的精神心理活动过程对生理功能和社会环境适应状态的影响,有力地推动了生物-心理-社会医学模式的形成和发展。

1990 年,世界卫生组织(WHO)关于健康的概念又有了新的发展,把道德修养纳入了健康的范畴,提出了新的概念,即"健康不仅是没有疾病,而且包括躯体健康、心理健康、社会适应良好和道德健康"。"道德健康"强调通过提升社会公共道德来维护人类的健康,要求每个社会成员不仅要为自己的健康承担责任,而且也要对社会群体的健康承担社会责任。把健康的内涵扩展到了一个新的境界,对深入认识健康起到了积极的指导作用。

知识链接

世界卫生组织简介

世界卫生组织(WHO)是联合国专门机构之一,是国际上最大的政府间卫生组织。1946 年国际卫生大会通过了《世界卫生组织宪章》,1948 年 4 月 7 日世界卫生组织宣布成立,总部设在瑞士日内瓦。

世界卫生组织的宗旨是使全世界人民获得尽可能最高水平的健康。该组织给健康下的定义为"身体、精神及社会生活中的完美状态"。中国是该组织的创始国之一。1972 年第 25 届世界卫生大会恢复中国的合法席位。2006 年,香港前卫生署署长陈冯富珍女士成功当选世界卫生组织总干事。

2. 健康的模式   健康不是绝对的,患病时也并非完全失去健康。健康是一个复杂的概念,护理学者从不同的角度和层面去诠释它,提出以下两个健康模式。

(1)健康-疾病连续体模式:该模式认为健康是相对的概念,是指人为了适应内外环境的变化,不断维持生理、心理、社会等诸多方面动态平衡的过程;而疾病则是人的某方面功能较之健康状况处于一种偏移的状态。如果我们用一条轴线来表示健康和疾病,健康与疾病是个线型连续统一体,则最佳的健康状态和死亡就是这个轴线上的两个极端(图 1-3)。健康-疾病连续体上的任何一个点都是个体身、心、社会等诸多方面功能的综合表现。每人每时每刻的健康状况都处于这一线型连续体两端之间的某一位点上,并且处于动态变化中。个体从健康到疾病或从疾病回到健康的过程中,并没有一个明确的界限。如某人某天心情舒畅、精力旺盛、反应敏捷、办事效率高,其健康状况偏向最佳健康状态;第二天,他生病了,头痛、恶心、全身不适、注意力无法集中,其健康状况就偏向健康不良侧。

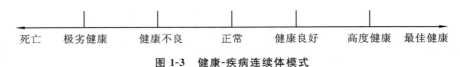

死亡　极劣健康　健康不良　正常　健康良好　高度健康　最佳健康

图 1-3　健康-疾病连续体模式

(2)最佳健康模式:该模式认为健康就是"一种没有疾病的相对稳定状态。在这种状态下,人与环境协调一致,表现出相对恒定的现象"。而人应该设法达到最佳健康水平,即在其所处环境中,使人的各方面功能得以最佳发挥,以发展其最大潜能。最佳健康模式更多地强调促进健康与预防疾病的保健活动,而非单纯的治疗活动。因此,护士可应用最佳健康模式,帮助服务对象进行着眼于发挥机体最大功能和发展潜能的活动,从而帮助其实现最佳健康。如美国著名作家海伦·凯勒因疾病失去了听力和视力,面对生理残障的命运挑战,她没有沮丧和沉沦,先后完成了 14 本著作,同时,致力于为残疾人造福,建立了许多慈善机构,并荣获"总统自由勋章",对人生充满了信心,乐观、开朗,充分发挥其尚存的功能,保持正常的社会交往,力所能及地为社会作贡献,使其在自身条件下达到最佳的健康水平。

3. 影响健康状况的因素　影响健康的因素有生物因素、心理因素、环境因素、生活方式、医疗保健及社会因素等。

(1)生物因素:是影响人类健康的主要因素,包括遗传结构、年龄、种族、性别和发展状态等。如人类的染色体带有各种各样的显性或隐性基因,可造成染色体遗传性疾病,如色盲、血友病、白化病、糖尿病等。

(2)心理因素:古人认为"喜伤心、怒伤肝、思伤脾、忧伤肺、恐伤肾",较好地总结了心理因素对健康产生的影响。人的心理情绪反应可以治病,也可以致病。良好的心理情绪状态不仅有利于疾病的治疗和康复,而且还可发挥药物难以达到的治疗效果。因此,关注护理对象的心理状况,实施适宜的心理护理是非常重要的护理工作。

(3)环境因素:近年来,环境对人类健康和安适水平的影响程度不断增加,同时,科学界对环境影响人类健康的重视程度也在不断增加。除一些遗传性疾病外,许多疾病都或多或少与环境有关,空气、水、土壤、气候、住宅、卫生条件、食物等因素均对健康和疾病产生影响。

(4)生活方式:指人们在特定环境中形成的惯有的行为和意识,个体的生活方式可对健康产生积极或消极的影响。能产生积极影响的生活方式称为健康生活方式,如适当的运动、节制饮食、戒烟戒酒、远离毒品、定期体检、家庭和睦、自尊自重、生活规律等;产生消极影响的生活方式称为健康危险因素,如缺乏锻炼、吸烟酗酒、饮食过量、长期静坐、经常熬夜等。研究发现,过量吸烟的人容易患肺癌和心血管疾病,缺乏锻炼或摄入过多易导致的肥胖与心脏病、糖尿病、高血压等疾病有关。

(5)医疗保健:医疗保健体系是否完善、医疗保健网络是否健全、群体是否容易获得及时有效的医疗护理服务和卫生保健等,均会对健康产生较大的影响。

(6)社会因素:人们的健康水平和健康意识受社会政治经济因素、职业环境因素、社会治安等因素的影响。社会因素与人的健康有密切的关系,如收入高的人群多倾向于采纳促进健康和预防疾病的行为,而低收入的人群较少寻求医疗保健服务。因此,社会经济水平的提高有利于增加卫生资金的投入,改善卫生保健服务的设施,从而提高人们的健康水平;而职业的有害因素,如劳动强度过大,劳动制度不合理,劳动环境中的物理、化学或生物有害因素等,均可导致从业人员的职业损伤甚至引发职业病。因此,健康是受多方面因素影响的,为了更好地促进和维护护理对象的健康,应该对其健康的因素有清楚的认识。

(二)疾病的概念

随着生产力的发展及科技的进步,人们对健康有了更深的了解,同时对疾病的理解也发生了质的改变,引起疾病的不再是单纯的生物因素(遗传、细菌、病毒、寄生虫等),而是机体在多种因素的影响下发生的复杂过程。

1. 现代疾病观　现代疾病观对疾病的认识,不仅局限于身体器官的组织结构与功能的损害,还包括人体各器官、系统之间的联系,人的躯体因素与心理因素的联系,人体与外界社会环境之间的联系。

(1)疾病的定义:疾病是机体的身心在一定内外因素作用下而引起的某部分的结构形态、代谢和功能的变化,表现为损伤与抗损伤的整体病理过程,是机体内部及机体与外部环境动态平衡的破坏或机体偏离正常状态的过程。

(2)疾病的特征:①疾病是生命活动中与健康相对立的一种特殊征象,是机体的整体反应过程;②疾病是机体正常状态的偏离或破坏,即机体内部各系统之间和机体与外界环境之间的协调发生障碍,使生命活动偏离正常;③疾病不仅是体内的病理过程,也是内外环境适应的失败,是内外因作用于机体的一种损伤的客观过程;④疾病不仅是躯体上的疾病,也是心理、精神方面的疾病,是身心因素相互作用和影响的过程。

2. 疾病的影响 患病不是一个孤立的生活事件,会对机体产生多方面的影响。而每位患者对疾病的反应都各不相同,因此,护士应与护理对象建立良好的人际关系,了解疾病所带来的冲击,给予个性化的护理干预,找寻协助患者适应疾病的方法,避免不良行为及情绪的发生。

(1)角色的改变:每个人在家庭和社会中都扮演着一定的角色,由于疾病的影响,患者可暂时免于承担一些家庭、社会角色,而进入患者角色。他们有配合医疗和护理的义务,患者对于其陷入疾病状态是没有责任的,他们有权利接受帮助,安心休养。

(2)行为和情绪的改变:行为和情绪的改变与疾病的性质及严重程度有关。如果患者的疾病无生命危险,而且是短期的,就不会引起明显的行为及情绪的改变,而重病尤其是威胁患者生命的疾病则可引起强烈的行为及情绪反应,如焦虑、震惊、愤怒、恐惧、失望、无助感甚至自杀等。

(3)对个人自主性与生活方式的影响:疾病可以降低人的自主性,许多患者为了疾病的康复,愿意放弃自己原有的生活方式和生活习惯。而护士应向患者解释行为和生活方式改变与调整的必要性及注意事项,使他们尽快适应新的生活方式,能更好地做到依从或遵医行为。

(4)对个人形象的影响:有些疾病可引起个体形象的改变,特别是在肢体或有特殊意义的器官缺失时。体像的改变程度取决于改变的类型和部位、个人的适应能力、改变发生的速度以及可获得的支持和帮助。躯体外形的改变会导致患者出现一系列的心理反应,反应的过程一般包括震惊、否认、逐步承认与接受和配合康复四个阶段。

(5)对自我概念的影响:尤其是一些久治不愈的疾病,患者可能无法实现家庭的期望,不能完成社会角色功能,其经济状况和自我价值感也受到影响,一些社会上存在一定偏见的疾病如精神病、性病等,常影响患者的自尊心或使其难以回到自己原有的角色。因此,护士必须帮助护理对象表达自己的情感和思想,观察护理对象自我概念的改变,应给予适当的干预,帮助他们有效地适应变化。

(6)对家庭经济的影响:患病后到医院就诊或接受住院治疗,甚至需要手术治疗,都会增加家庭的支出,对于经济收入有限的一般家庭来说是一个很大的负担。有的患者为了减轻家庭的经济负担,甚至放弃治疗,从而影响了疾病的康复。如果患者本身是家庭生计的主要承担者,患病会使家庭的经济来源出现问题,更会加重其家庭的经济负担。

知识链接

疾病谱的变化

20世纪50年代以来,由于工业的进步、经济的发展、生活方式和劳动方式的改变,人类生活水平的不断提高,人类的疾病谱也发生了重大的变化。

(1)疾病死因顺位的变化:20世纪50年代以前,威胁我国人们健康和生命的主要疾病是传染病、寄生虫病和营养不良等躯体性疾病,随着时间的推移,这一现象发生了重大的变化。据统计,2003年城市居民的死因依次为恶性肿瘤、脑血管疾病、呼吸系统疾病、心血管病等身心疾病。

(2)致病因素的变化:致病的主要因素由引发传染病的生物因素(如细菌、病毒、寄生虫)转变为环境污染、生活节奏加快、人的行为和生活方式的改变等。

（三）健康与疾病的关系

1. 健康与疾病在一定条件下可以相互转化　健康与疾病是生命连续统一体中的一对矛盾,这对矛盾随时都在变化,并在一定条件下可以相互转化。在当今竞争日趋激烈的状态下,人们长期超负荷地付出,身体主要器官长期处于入不敷出的非正常状态,使人的健康完整性受到破坏,诱发器官功能的障碍,而导致疾病的发生;相反,当人成功地保持内外环境的和谐稳定时,人就处于健康完好状态。最佳健康主要是强调促进健康和预防疾病的保健活动,而非简单的治疗,护理人员应帮助护理对象实现最佳健康。

2. 健康与疾病之间没有明确的分界线　在任何时候,一个人的健康总是相对的,没有完全的健康,两者之间存在"过渡形式",即所谓的"亚健康"状态。如一个人自觉身体不适,可能是由于疲劳所致,处于亚健康状态,并不一定是患了某种疾病,但也可能是某些疾病的先兆,如一个早期癌症的患者,可能毫无症状,但疾病已潜伏在其体内并在继续发展中。

知识链接

亚　健　康

亚健康是一个新的医学概念,是指机体没有现存的健康问题,但却存在着潜在的健康问题,介于健康与疾病之间的边缘状态,临床检查无明显疾病,但机体各系统的生理功能和代谢过程活力降低,表现为身心疲劳、失眠、心悸、学习效率低下、记忆力减退等状态,这种生理状态称为亚健康状态。世界卫生组织(WHO)称其为"第三状态"。世界卫生组织一项全球性调查结果表明,全世界真正健康(第一状态)的人占5%、患病者(第二状态)占20%、75%的人处于亚健康状态。亚健康状态具有动态性和两重性,机体的自稳状态发生紊乱,但尚未表现出疾病状态。此时医护人员应积极采取措施,给予及时的健康教育和调整,促进其向健康转化,否则会转向疾病状态。

三、关于环境的概念

人类赖以生存的周围一切事物称为环境。环境也是护理学的基本概念之一。南丁格尔认为,环境是影响生命和有机体发展的所有外界因素的总和。这些因素能够加重或缓解疾病和死亡的过程。环境是人类生存的空间,对人类健康的影响越来越被人们所重视,良好的生态环境能促进人的健康,不良的环境则给人带来危害。环境包括内环境和外环境,内、外环境之间不断地进行物质、信息、能量的交换,保持动态的平衡。

（一）人的内环境

内环境是影响生命和成长的机体内部因素,由生理环境和心理环境组成。

1. 生理环境　生理环境包括呼吸系统、循环系统、消化系统、泌尿系统、神经系统、内分泌系统等,各系统之间通过神经、体液的调节维持生理平衡,这种调节机制是在无意识状态下以自我调整的方式来控制和维持的。当一个系统出现问题时,其他系统也会随之发生变化而引起整体功能变化。如心血管系统担负着运送血液和氧气的任务,当心脏功能衰竭时,血管内的有效循环血量减少,使血液和氧气的运送受到影响,导致气体交换受损,营养物质吸收和利用、代谢产物排泄等功能出现障碍。

2. 心理环境　心理环境是指人的心理状态,对健康影响较大。人们在生活中,无时无刻不在接受着来自外界的各种刺激,引起人的肯定或否定的心理反应。尤其是当出现突发事件或意外挫折时,更会引起强烈的心理反应,如果不能进行很好的心理调节,机体长期处于紧张状态,可使机体免疫机能发生改变,导致某些疾病的发生。

(二) 人的外环境

外环境是可影响机体生命和生长的全部外界因素的总和,由自然环境和社会环境组成。

1. 自然环境　自然环境是存在于人类周围的各种自然因素的总和(也称生态环境),是人类赖以生存和发展的物质基础,包括空气、阳光、水、土壤等物理环境和动物、植物、微生物等生物环境。在我国,随着经济的快速增长,人民的物质生活水平的提高,人们不自觉地忽略生态环境的平衡,使环境污染日渐突显,影响着人类的健康,护士有责任和义务通过各种方式和途径宣传保护人类赖以生存的自然环境。

2. 社会环境　社会环境是指人类生存及活动范围内的物质和精神条件的总和。经济条件、社会制度、文化背景、宗教信仰、风俗习惯、人际关系等社会环境因素均可引起人们产生不同的心理反应,从而影响人的身心健康。人口过度增长、文化教育滞后、人际关系不和谐、医疗保健服务体系尚不够完善等都可影响人类的健康。

(三) 健康与环境的关系

人类的生存、生活和发展及其活动都离不开环境,并与环境相互依存、相互影响。

1. 环境质量的优劣影响人类的健康　良好的环境促进人体健康,不良的环境则危害人的健康。有些疾病完全是由于环境因素导致的,并不是人体自身的因素所引起。在现实生活中,人类为了满足生活和生产活动的需要,一方面是从环境中索取自然资源,一方面又将生活和生产过程中产生的废物排泄到环境中去。随着社会生产力的发展和科学技术的进步,人类利用和控制环境的能力也在不断增强,伴随着地球上人口数量的不断膨胀和人类活动能力的不断增加,环境污染也愈发严重,如开发和利用自然能源的范围不断扩大,人工合成的化学物质(农药、化肥、橡胶、塑料等)与日俱增,大量工业三废(废水、废气、废渣)和生活废弃物的排放缺乏控制,森林被过度砍伐,水土流失日趋严重,使空气、水、土壤等自然环境的生态平衡遭到破坏并威胁着人类的健康。

2. 人能有意识地改造人类生存的环境　随着危及人类生存环境问题的出现,人类开始反省自己,并采取了一些相应的措施,诸如封山、造林、种草、建立自然保护区、重视对环境的治理保护和对资源的控制开发等。人类只有依靠自身的智慧和能力,不断地改造着自己的生存与生活环境,使人类的生存和发展适应环境的发展规律,并与环境保持动态平衡、和谐统一,才能维持自身的健康。

四、关于护理的概念

护理是一门艺术,同时也是一门以自然科学与社会科学为理论基础,研究有关预防保健、疾病治疗及康复过程中护理理论、知识、技术及其发展规律的综合性应用科学。

(一) 护理的概念

护理的概念是随着护理专业的建立和发展而不断变化和发展的。由于历史背景、环境、文化、社会发展以及教育等因素的不同,人们对护理的概念有了不同的解释和说明。纵观护理发展历史,其概念和内涵随着其理论研究和临床实践的发展,逐步从简单的"照料、照顾"向纵深方向延伸和拓展。

南丁格尔认为"护理既是艺术,又是科学。"在1859年她提出"护理的独特功能在于协助病人置身于自然而良好的环境下,恢复身心健康。"1885年她又指出"护理的主要功能在于维护人们良好的状态,协助他们免于疾病,达到他们最高可能的健康水平。"

1966年,弗吉尼亚·韩德森认为:护士的独特功能是协助病人或健康人,进行保持健康和恢复健康(或在临死前得到安宁)的活动,就是协助个人尽早不必依靠别人来执行这些活动,直到病人或健康人能独立照顾自己。

1973年,国际护士会对护理的定义是:护理是帮助健康的人或患病的人保持或恢复健康,或者平静地死去。同年,美国护士协会提出的定义是:护理实践是直接服务并适应个人、家庭、社会在健康或疾病时的需要。

1980年美国护士协会又将护理定义为:护理是诊断和处理人类对现存的或潜在的健康问题所产生的反应。这一定义指出:①护理的服务对象是整体的人,既包括病人,也包括健康人,以及由人组成的家庭、社区和社会。护理的最终目标是提高整个人类的健康水平。②护理研究的是人对健康问题的反应,强调"人的行为反应",即人在生理、心理、文化、社会和精神各方面的行为反应。③此定义是和护理程序紧密联系的,护理通过护理程序这一科学的工作方法,评估、诊断、计划、实施和评价,完成对护理对象健康问题的诊断和处理。这一定义较好地表达了护理的科学性和独立性,目前被大多数国家的护理界认同和采用。

根据上述护理概念,从中可以看到护理的对象、任务和目标发生了深刻的变化,即:护理对象不仅限于病人,而是扩展到所有的人群;护理工作的重点不仅仅是疾病而且是整体的人,其除完成治疗疾病外,还担负着心理护理、社区保健等任务;护理的目标是在尊重人的需要和权利的基础上,提高人的生存质量,并通过"促进健康、恢复健康、预防疾病、减轻痛苦"来体现。

(二)护理的内涵

尽管护理在近一百年来发展迅猛,变化颇大,然而它所具有的基本内涵,即护理的核心始终未变,主要包括以下几方面内容。

1. 照顾 照顾是护理永恒的主题。纵观护理发展史,无论是在什么年代,或是以什么方式提供护理,照顾病人或护理对象永远都是护理的核心。

2. 人道 护士是人道主义忠实的执行者。在护理工作中提倡人道,首先要求护士视每一位护理对象为具有个性特征的个体、有各种需求的人,从而尊重个体,注重人性,提倡人道,同时也要求护士对待护理对象一视同仁,积极救死扶伤,为人类的健康提供优质的服务。

3. 帮助 护患之间的帮助性关系是护士用来与护理对象互动以促进健康的手段,这种帮助性关系是双向的。首先护士与护理对象是一种帮助与被帮助、服务者与被服务者之间的关系,这就要求护士以自己特有的专业知识、专业技能来提供帮助与服务,以满足护理对象特定的需求,与护理对象建立起良好的帮助性关系;同时护士在帮助护理对象时也从中积累了工作经验、深化了自身的专业知识,使自身的专业素养逐步提升。

(三)护理与健康的关系

护理贯穿于人的生命全过程,通过护理活动,为护理对象创造一个良好的环境,帮助护理对象提高适应能力,以满足他们多方面的需要,促进机体的健康状况向最佳健康方面转化,实现"帮助病人恢复健康,帮助健康人促进健康"的目标。护理在健康服务领域中发挥着无可替代的作用,护士被誉为"生命的守护神""健康的天使"。

1. 护理与健康促进的关系 健康促进是促进人们维护和改善其自身健康的过程。健康促进是要尽一切可能使人们的精神和身体保持在最佳状态,宗旨是使人们知道如何保持健康,在健康的生活方式下生活,并有能力作出健康的选择。健康促进是新的公共卫生方法的精髓,是"健康为人人"全球战略的关键要素。

(1) 开展健康教育:避免健康危险因素,以有关吸烟、酗酒、药物滥用、免疫接种、安全和事故、营养等内容为主题,通过宣传栏、报纸、书籍、广播、录像等媒体发布健康信息,通过健康教育促进人们采取健康行为,帮助人们树立健康观念、正确选择健康行为。

(2) 健康危险因子的评价和安适的评估:鼓励护理对象主动参与,对威胁人们健康的危险因子(人的生物学特征、卫生习惯、生活方式、环境等有害因素)进行评价,并进行安适状态的评估(身体健康的评估、健康信念和精神状态的评估等),这些都为制订护理计划提供了重要的信息,并鼓励人们建立积极的生活方式和行为习惯。

(3) 帮助护理对象矫正不良的生活方式和行为:护士在健康生活方式、行为习惯和态度方面,应为护理对象做榜样,使人们养成更健康的生活方式和行为习惯,帮助护理对象合理制订健康计划及适应社会的活动计划等。

(4) 建立促进健康的社区环境:针对日益增长的环境污染,积极倡导环境的保护,消除环境中不利于健康的因素,提高环境质量,力争为服务对象创造一个适合身心休养的社区环境。

> **知识链接**
>
> **世界卫生组织提出人体健康的十条标准**
>
> 1. 有足够充沛的精力,能从容不迫地应付日常生活和工作的压力而不感到过分紧张。
> 2. 善于休息,睡眠良好。
> 3. 处事乐观,态度积极,乐于承担责任,事无巨细不挑剔。
> 4. 应变能力强,能适应环境的各种变化。
> 5. 体重得当、身体匀称,站立时头、臂、臀位置协调。
> 6. 能够抵抗一般性感冒和传染病。
> 7. 牙齿清洁,无痛感,无空洞,齿龈颜色正常,无出血现象。
> 8. 眼睛明亮,反应敏锐。
> 9. 头发有光泽,无头屑。
> 10. 皮肤、肌肉富有弹性,走路感觉轻松。

2. 护理与健康保护的关系　健康保护是指人们采取行动预防和对抗疾病的过程,其主要目的是积极地控制健康危险因素和不良行为,早期发现疾病并控制疾病,减少残疾,保持功能。护士在健康保护中扮演着重要的角色。

(1) 控制传染病:预防传染病扩散,进行免疫接种,提高人们对传染病的抵抗力等,如采取隔离等方式控制传染源、切断传播途径等。

(2) 开展健康普查:早期发现疾病,及时治疗。如为有乳腺癌家族史的妇女定期进行乳腺检查等。

(3) 维持患者正常的功能型态:帮助患者满足基本需要,提高健康水平。如指导患者摄入营养膳食,维持正常的排泄方式、充足的睡眠、合理的休息等,使患者保持正常的生活。

（4）预防并发症：采取积极有效措施，预防感染、便秘及长期卧床所致患者的肌力丧失等。

（5）参与执行环境安全措施：如指导家庭控制室内空气污染，帮助老年人布置安全、舒适、适宜休养的家庭环境。

（四）护理学四个基本概念的相互关系

人、健康、环境、护理四个基本概念之间是相互作用、相互关联的。四个概念的核心是人，人是护理服务的对象；护理是以人的健康为中心的实践活动；健康是指机体处于内外环境的平衡、多层次需要得到满足的状态。人类生存于环境中并与环境互相影响，环境质量的好坏直接影响到人的健康，保护环境，维持生态平衡，能使人类与环境相互协调，否则环境一旦遭到破坏，人的健康就要受到威胁。而护理的任务就是创造良好的环境并帮助护理对象适应调整其内环境，以适应外环境，从而达到最佳健康状态。

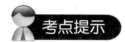
考点提示

护理学的四个基本概念、疾病的概念、影响健康的因素、人的内环境和外环境的组成。

直通护考

A1/A2 型题（以下每一道考题下面有 A、B、C、D、E 五个备选答案，请从中选择一个最佳答案）

1. 关于"人"的概念，描述错误的是（　　　）。
  A."人"是由生物、心理、社会等综合因素组成　　B."人"包括患者和健康人
  C."人"是护理学研究和服务的对象　　D."人"仅包括个体的服务对象
  E."人"具有生物属性和社会属性

2. 护理学的四个基本概念指的是（　　　）。
  A. 人、健康、护理、社会　　　　　　　　　B. 患者、健康、社会、护理
  C. 人、环境、健康、护理　　　　　　　　　D. 患者、疾病、护理、康复
  E. 人、社会、护理、健康

3. 1990 年世界卫生组织提出的健康新概念为（　　　）。
  A. 不但没有疾病，还要有良好的生理状态
  B. 不但没有躯体疾病，还要有良好的社会适应能力
  C. 不但没有疾病和身体缺陷还要有完整的生理、心理状态和良好的社会适应能力
  D. 不仅没有疾病，而且包括躯体健康、心理健康、社会适应良好和道德健康
  E. 不仅没有躯体疾病，还要有良好的心理状态

4. 属于社会环境的是（　　　）。
  A. 阳光　　　　　B. 空气　　　　　C. 居住条件　　　　D. 树木　　　　　E. 社会交往

5. 对健康的描述不正确的是（　　　）。
  A. 健康受多方面因素的影响　　　　　　　　B. 健康是一个连续的过程
  C. 健康是一个整体的概念　　　　　　　　　D. 健康是一个动态的过程
  E. 健康就是没有疾病

6. 属于自然环境的是（　　　）。
  A. 居住条件　　　B. 风俗习惯　　　C. 法律　　　　D. 政治　　　　E. 社会交往

7. 内环境指的是(　　　)。

A. 自然环境的变化　　　　　　　　　　B. 社会环境的变化

C. 居住环境的变化　　　　　　　　　　D. 生理环境的变化

E. 政治环境的变化

（董晓伟）

任务四　护理相关理论

要点导航

重点：马斯洛的人类基本需要理论内容及在护理中的应用，压力与适应的概念，压力与适应理论在护理中的应用。

难点：系统论在护理中的应用。

案例引导

患者，男，52 岁，无明显诱因发热达 39 ℃，食欲减退、恶心、右上腹部不适、皮肤黄染、睡眠较差，收治入院。患者对医院的环境不熟悉，产生恐惧心理；子女工作较忙，不能经常来探视及护理；患者担心住院影响工作。问题：

1. 根据案例分析该患者哪些方面的需要没有得到满足，并进行分类。

2. 结合案例阐述各个层次需要之间的关系。

任何学科的发展，都需要建立在一些可用于指导实践的理论知识体系之上。护理学科作为一门实践性很强的学科，拥有自己独特的知识体系。在护理学发展的过程中，运用和借鉴了系统理论、需要层次理论、压力与适应理论等其他相关学科的理论，以丰富和完善护理理论的知识体系，促进护理专业的发展。这些护理学的相关理论，从不同侧面为现代护理理念及护理理论的形成与发展奠定了基础，指明了护理专业发展的方向。

一、系统理论

系统作为一种思想源远流长，但作为一门科学的系统论，源于美籍奥地利理论生物学家贝塔朗菲。贝塔朗菲在 1937 年提出了"一般系统论"的概念，并且在他的倡导下，系统论得到广泛的发展和应用。在 20 世纪 60 年代后，系统论的理论与方法渗透到有关自然和社会的一切科学领域并且广泛地发展，日益发挥着重大而深远的影响。

知识链接

贝塔朗菲生平简介

　　贝塔朗菲 1901 年 9 月 19 日生于奥地利首都维也纳附近的阿茨格斯多夫。1972 年 6 月 12 日在纽约州布法罗逝世。1926 年获维也纳大学哲学博士学位,并在该校任教。1937 年起,先后在美国芝加哥大学、加拿大渥太华大学、阿尔贝塔大学、纽约州立大学等处任教。1925—1926 年,他提出"将有机体当做一个整体或系统来认识"的观点。1932—1934 年,他先后发表了《理论生物学》和《现代发展理论》,提出"开放系统理论",可视为系统论的萌芽。1937 年,贝塔朗菲首次提出"一般系统论"的概念。1954 年,以贝塔朗菲为首的科学家们创办了"一般系统论学会"。1968 年,贝塔朗菲发表了《一般系统论——基础、发展与应用》,全面总结了自己 40 年来研究一般系统论的成果,确立这门科学的学术地位,为系统科学提供了具有指导意义的理论纲领,被公认为是一般系统论的经典性著作。

（一）系统的概念

　　系统是由若干相互联系、相互作用的要素所组成的具有一定功能的有机整体。这个定义包含了以下双重意义:一是指系统是由多个要素所组成的,这些要素相互联系,相互作用;二是指系统中的各个要素又具有自己独特的结构和功能,这些要素集合起来构成一个整体,整体系统形成后又具有各要素所不具备的整体功能。例如,泌尿系统由肾、输尿管、膀胱及尿道等器官组成,而各器官分别有自己的结构和功能,这些要素集合到一起构成整体系统后,它就具有了各器官所没有的整体功能。

（二）系统的分类

　　1. 按组成系统的内容进行分类　系统可分为物质系统和概念系统。物质系统是指由物质实体构成的系统,如机械系统。概念系统是指由非物质实体构成的系统,如计算机软件系统。物质系统是概念系统的基础,概念系统则为物质系统提供指导服务,即两者是相互联系、以整合的形式出现的。

　　2. 按组成系统的要素性质进行分类　系统可分为自然系统和人为系统。自然系统是由自然物所组成的、客观存在的系统,如生态系统、人体系统等。人为系统是指为达到某种目的而人为建立起来的系统,如计算机系统、护理质量监督系统等。现实生活中,大多数系统是自然系统与人为系统的结合,称为复合系统,如医疗系统、教育系统等。

　　3. 按系统与环境的关系分类　系统可分为开放系统和封闭系统。开放系统是指可以与外界环境不断地进行能量、物质和信息交换的系统。开放系统与环境的联系是通过输入、转换、输出与反馈同环境保持平衡和协调来完成的。封闭系统是指不与外界环境进行能量、物质和信息交换的系统。绝对的封闭系统是不存在的,而是相对的、暂时的。

　　4. 按系统运动的状态分类　系统可分为静态系统和动态系统。静态系统是指系统状态不随时间变化的,如建筑群。而动态系统则是随着时间的变化而变化的,如生态系统。静态系统具有相对稳定性,是动态系统一种相对的、暂时的极限状态。绝对静止不变的系统是不存在的。

（三）系统的基本属性

1. 整体性　整体性是指系统的整体功能大于系统各要素功能之和。这是因为系统将各要素以一定方式组织起来,并构成一个整体时,各个要素间相互联系、相互作用,在局部服从整体、部分服从全局以及优化原则支配下,产生了孤立要素所不具备的新功能。

2. 动态性　动态性是指系统随环境与时间的变化而变化。系统要进行发展与活动,必须通过内部各个要素的相互作用,能量、物质和信息的转换。以内部结构的不断调整来达到最佳的功能状态;系统总是存在于一定的环境之中,不断地与环境进行能量、物质和信息的交换,以此达到适应环境,保持系统稳定并维持自身的生存与发展。

3. 目的性　任何系统的存在均有其明确的目的。系统结构的建立并不是盲目的,而是根据系统的目的和功能的需要,建立起各子系统与系统之间的联系。如医疗系统的主要目的是治疗疾病、救死扶伤。

4. 层次性　任何系统都是有层次的。系统的层次间存在支配与服从的关系。高层次(超系统)支配低层次(子系统),起主导作用。低层次从属于高层次,是系统的基础结构。但对某一个系统来说,它是子系统还是超系统是相对而言的,例如,消化系统是由各器官组成的,但它又是人的组成部分,而人又是家庭的组成部分。

5. 相关性　相关性是指系统各个要素之间是相互联系、相互制约的,任何要素的行为或性质发生变化时,都会影响其他要素甚至整体的行为或性质的变化。

（四）系统理论在护理中的应用

1. 用系统理论的观点看待人　护理的对象是人,人是由生理、心理、社会、精神和文化组成的统一体,是一个系统,具有以下基本特点。

（1）人是一个自然系统:人的生命活动过程中人只有内环境处于稳定的状态时,才能不断适应外界环境的持续变化。这种协调与平衡则依赖于人体自身在对环境发生变化时的适应性调整,以及人体内部各个要素结构和功能的正常与相互协调。

（2）人是一个开放的、动态的系统:人与人体内部和外界环境之间,时刻都在进行着能量、物质和信息的转换与交换活动。

（3）人是具有主观能动性的系统:人对自身机体的功能状态具有一定的意识与监控的能力,同时对自己的活动具有选择和调节能力。

2. 系统理论构成了护理程序的理论框架　护理程序包括评估、诊断、计划、实施和评价五个步骤,它是临床护理中一个完整的工作过程,可以将护理程序看成是一个开放系统。输入信息的内容是护士经过评估后的护理对象的健康状况、护士解决相应问题的知识与技能、医疗设备的条件等,经过诊断、计划和实施后,输出信息的内容是经过护理人员的护理后患者的健康状况,然后通过评价来确定护理效果,以此决定护理活动是终止还是修订后继续执行。

3. 系统理论促进了整体护理理念的形成　人是自然系统,也是开放系统,总是在不断地与周围环境进行能量、物质和信息的交换。当人体某个器官或组织发生病变并表现出患病的征象时,根据一般系统论的观点,护理人员仅仅为患者提供疾病护理是不够的,还应对患者的生理、心理、社会等方面进行整体护理。因此,一般系统论促进了整体护理理念的形成。

4. 系统理论为护理管理者提供了理论支持　护理系统是国家医疗卫生系统的重要组成部分。护理系统包括护理教育、护理研究、护理管理、社区护理、临床护理等子系统。它们之间功能互相影响,关系复杂。随着科技的发展,社会的进步,人们对护理的需求增加,同时对护理工作有了更高的要求,如护理工作方法、思维方式等,要充分发挥护理系统的最大效益,必须运用系统的方法,持续优化护理结构,调整各部分之间的关系,不断地去创新,使之稳定协调地发展。

二、需要层次理论

人是生物体,在社会中生存,因此具有生物属性和社会属性,必须持续满足一些基本的需要以维持其生存和发展,如氧气、食物、睡眠、交往等。当这些需要得不到满足时,人就会处于紧张、焦虑不安、愤怒等情绪失衡状态,从而出现各种身心问题,影响人的健康或疾病的恢复;反之,当人的需要得到满足时,身心处于平衡状态,使健康得以维持。护理人员需通过对需要层次理论的学习,认识其特征与作用,从而帮助人们预测和满足其基本的需要,促进和维护人类的健康。

(一) 概述

1. 需要的概念　需要又称需求,是有机体、个体、群体对其生存、发展条件所表现出来的依赖状态,是个体和社会的客观需求在人脑中的反映,是人的心理活动与行为的基本动力。人的基本需要是指个体为了生存、成长、发展及维持其身心平衡的所有最基本的需求。

2. 需要的特征

(1) 需要的动力性与无限性:需要是个体从事各种活动的基本动力,它促使人们朝一定的方向,追求一定的目标,通过行为来获得自身需要的满足。人的需要并不会因为暂时的满足而终止。当有些需要得到满足之后,又会产生新的需要。

(2) 需要的共同性与独特性:有些需要是人类所共有的,如水、食物、呼吸、睡眠等。但由于每个人所属的群体及社会文化背景不同,需要会呈现出明显的个体差异,如需要的水平、内容、方式等方面。

(3) 需要的社会历史制约性:人会产生各种各样的需要,需要的产生与社会因素及所处环境有密切关系,需要的满足会受到一些条件的制约,如社会、文化背景、所属的群体等。

(4) 需要的整体关联性:人的各种需要之间存在一定的联系,它们相互作用,相互影响。也就是说,当一种需要得以满足时便会影响另一种需要的存在和发展。各个需要之间相互补充,互为条件。

3. 影响需要满足的因素　人的基本需要满足的方式和程度与其健康状况密切相关。需要的满足受所处环境和个体自身内在因素的影响和限制。因此,了解影响需要满足的因素显得尤为重要。

(1) 生理因素:包括损伤、疾病、疲劳、疼痛和活动受限等,可导致一些需要不能被满足。如高血压患者出现头晕、头痛、烦躁、心悸、失眠等,影响休息、安全、活动等需要的满足。

(2) 情绪因素:情绪状态与个体躯体功能密切相关,痛苦、愤怒、焦虑、内疚等情绪状态会导致失眠、食欲下降、思维不能集中、人际沟通能力下降等,不仅使人营养的摄入受到影响,还会影响到工作、学习、生活等,使其一些基本的需要无法得到满足。

(3) 认知因素:认知水平会影响个体对信息的接受、理解和应用,进而影响个体对自身需要的认识和满足,如婴幼儿、认知障碍的患者。此外,营养、安全、保健等各种知识缺乏,会影响个体能否有效地满足自身的需要。

(4) 个人因素:生活习惯、个性特点、个人信仰、价值观和生活经验等,都会影响个体基本需要的满足程度及方式。如性格外向的人热情大方、活泼开朗、乐观进取、擅长交际,与性格内向的人相比更容易结交新朋友,适应新环境。

(5)环境因素:温湿度不适宜、光线过亮、通风不良、噪声、陌生的环境等均可影响需要的满足。如湿度过高会使人感到闷热、不适,尿量增加,噪音会使人情绪不安,头痛等影响休息和睡眠。

(6)社会文化因素:宗教信仰、风俗习惯、社会道德观、经济、文化传统、教育程度等会影响个体对需要的满足和认知方式。

(二)需要层次理论

人的基本需要具有共性,许多哲学家、心理学家和护理学家从不同的角度对人的基本需要进行了探讨,从而形成了不同的理论。其中以马斯洛的人类基本需要层次论,应用最广泛,也最具有影响力。

知识链接

马斯洛生平

马斯洛1908年出生于纽约市布鲁克林区一个犹太家庭。他童年时体验了许多的孤独和痛苦。1926年进入康奈尔大学,三年后转至威斯康星大学攻读心理学,1930年获学士学位,次年获得理学硕士学位,1934年获心理学哲学博士学位。他在1943年发表的《人类动机理论》一文和1954年发表的《动机与人格》一书中,提出人的需要有不同层次,论述了不同层次之间的关系,从而形成了人类基本需要层次理论。

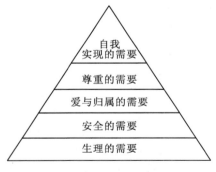

图1-4 马斯洛的人类基本需要层次理论

1. 马斯洛的人类基本需要层次理论 美国人本主义心理学家马斯洛将人的基本需要按其发生的先后顺序及重要性,由低级到高级排列成五个层次,依次为生理的需要、安全的需要、爱与归属的需要、尊重的需要、自我实现的需要,并用"金字塔"的形状进行描述(图1-4)。

(1)生理的需要:人类维持自身生存的最基本要求,如空气、食物、水、休息、排泄、适宜的温度、清洁、避免疼痛、睡眠、住房等,是人类最基本、最低层次、最强有力的需要,是其他需要产生的基础。

(2)安全的需要:指人类希望保障自身安全、生活稳定、免于遭受痛苦和疾病等。如职业安全方面,人们会关注职业是否满足安全稳定,有医疗保险、退休福利和失业保险这些方面的需要。

(3)爱与归属的需要:指个体对友谊、爱情、亲情方面的需要,希望归属于某一个群体的需要,希望成为群体中的一员,并相互关心和照顾,从而避免被遗弃、空虚、孤独等。

(4)尊重的需要:包括自尊和尊重两个方面。自尊是指个体充满信心、能独立自主等。尊重是指个体希望有威信、有地位、得到认可,受到别人的尊重、信赖。当尊重需要得到满足时,可以使人充满信心,感受到自身的价值,反之则会使人感受到无能、自卑等。

(5)自我实现的需要:指个人的才能与潜力得到最大限度的发挥,这是人类最高层次的需要,可从其实现自身的理想和抱负、发挥个人聪明才智等方面获得需要的满足。

2. 各层次需要之间的关系 马斯洛认为,人的基本需要具有层次高低之分,并且各个层次需要之间相互关联。

(1)必须满足较低层次的需要,再考虑较高层次的需要。如水、食物、空气等这些维持生命所必需的最基本的需要,必须优先满足。

(2)一般较低层次的需要得到满足后,才会出现更高层次的需要。

(3)各种层次需要得到满足的时间不一定相同,有些需要必须立即、持续地予以满足,如氧气,有些需要可以暂时延缓满足的时间,如休息、水、食物、尊重等需要。即使一些需要的满足可以被暂时延缓,但是这些需要仍然存在,不能因延缓而忽视。

(4)各个层次需要之间的顺序并非是固定不变的。古人云"饿死不受嗟来之食",体现出人为了维护自尊的需要而放弃生理需要的满足。因此,不同的人在不同的条件下各层次需要会有所改变。

(5)各层次需要可重叠出现。各个层次需要的满足并非是在较低层次需要完全得到满足之后才会出现高一层次的需要,往往表现为各个层次需要之间略有重叠。

(6)越高层次的需要满足的方式和程度差异越大。在满足人的生理需要时,如水、氧气、排泄等,其满足的方式基本相同;但满足较高层次的需要时,如自我实现的需要,因每个人所处的社会文化背景不同,所受的教育水平不同等原因,需要满足的方式差异较大。

(7)基本需要满足的程度与健康密切相关。有些较高层次需要的满足并非生存所必需的,但其可促使人的生理机能更加旺盛,生活质量更高,如果不能被满足,会引起个体产生恐惧、抑郁等情绪,从而导致疾病的发生,严重时甚至危及生命。如传染病患者住院隔离时,出现孤独、情绪低落等情绪反应。

(三)需要层次理论在护理中的应用

需要层次理论对护理活动和思想有着深刻的影响,护士在工作中应及时预测服务对象可能出现的需要,充分了解未被满足的需要,从而更好地为服务对象实施护理。

1. 需要理论对护理实践的意义

(1)帮助护士识别患者未被满足的需要:护士根据人的基本需要层次理论,系统地收集和整理资料,正确地识别患者不能自行满足的需要,以便及时制定和实施相应的护理措施,帮助患者满足其需要。

(2)帮助护士领悟和理解个体的行为和情感:人的基本需要层次理论有助于护士领悟和理解个体的行为和情感。例如,因化疗而脱发的患者,即使在夏天也要戴上帽子或头巾等饰物,这是对尊重需要的表现;手术前患者表现为焦虑不安,这是对安全需要的表现;患者住院后想家,希望亲友常来探视和陪伴,这是爱与归属的需要。

(3)帮助护士确定护理计划的优先顺序:需要层次理论是按照对人的生存与发展的重要程度来排列的,各层次之间相互影响,护士依此来识别护理问题的轻、重、缓、急,按其优先次序制订和实施护理计划,并针对影响需要满足的因素,采取最有效的护理措施,满足患者的各种需要。通常情况下,首先应满足患者的生理需要,如人们对氧气的需要优先于对营养的需要。

(4)指导护士同时满足护理对象不同层次的需要:由于疾病干扰了个体满足不同层次需要的能力,在提供护理帮助时,不应只顾及满足其较低层次的需要,还应同时考虑其较高层次的需要。

(5)指导护士采用有效的方式满足护理对象的基本需要:对于完全无法自行满足基本需

要的患者(如中风、昏迷、精神病患者),护士可通过采取有效的护理措施满足其需要;对于只能部分满足自身基本需要的患者,护士可鼓励患者满足其能力范围内的自理活动,如肢体偏瘫患者的功能锻炼,通过护士的帮助,促使患者发挥最大的潜能;对于基本能满足自身需要的患者,由于存在一些影响需要满足的因素,因此需要护士根据实际情况采取措施予以消除影响因素,如通过健康咨询、科普知识讲座、卫生宣教等形式,避免健康问题的产生和恶化。

2. 应用需要理论满足患者的基本需要 当患者患病时,不能正确地识别自己疾病状态下的一些需要,同时也有许多需要不能自行满足,必须依靠护士协助。因此,护士应具备正确评估患者需要的能力,明确其尚未满足的需要,根据护理诊断的排序原则制订和实施护理计划,以满足患者的基本需要。

1)生理的需要 疾病常常导致患者各种生理需要无法得到满足。

(1)氧气:最先应被满足的生理需要,尤其是对危重患者,必须立即和优先给予满足,否则会危及患者的生命。常见的问题有呼吸困难、呼吸道阻塞等所致的缺氧,护士应对患者缺氧情况迅速做出完整的评估,针对缺氧的原因,立即采取措施,满足患者对氧气的需要。

(2)水分:患者常因腹泻、呕吐等原因,造成水、电解质紊乱和酸碱平衡失调。护士应在全面评估患者的病因及症状的基础上,及时采取有效措施,满足患者对水分的需要。

(3)营养:由于疾病导致的食欲减退、吸收不良、呕吐、腹泻及不良的饮食习惯、偏食或心理因素等,可使患者对营养的需要得不到满足。常见的问题有营养失调、不同疾病(如糖尿病、肾脏疾病)的特殊饮食需要等。应评估患者的营养状况,确定引起患者营养不良的原因,积极采取措施,帮助患者满足营养的需要。

(4)排泄:引起排泄异常的因素非常复杂,如消化系统疾病、泌尿系统疾病、长期卧床、手术、饮食结构不合理、心理因素等。常见的问题有便秘、腹泻、大小便失禁、尿潴留、多尿、少尿或无尿等。护士应及时评估患者此方面的需要,给予满足。

(5)温度:包括人的体温和环境温度。体温过高或过低、环境温度急骤变化、长期处于过冷或过热的环境中,不仅给患者造成一系列身体上的不适,如寒战、头痛等,还会给患者带来精神上的不良反应。护士应注意评估患者体温的变化,并提供温度适宜的环境。

(6)休息和睡眠:影响患者睡眠需要不能满足的原因有很多,如疾病、环境改变、心理因素、频繁的治疗与护理等。常见的问题有疲劳、各种睡眠型态紊乱等。护士应用自己的专业知识,满足患者的睡眠需要。

(7)避免疼痛:各种急、慢性疼痛都会给患者带来生理及心理的反应。护士应及时正确地评估患者的疼痛情况,针对原因采取积极的预防和处理措施,满足患者避免疼痛的需要。

2)刺激的需要 患者在患病的急性期,对活动、性、探索、好奇等刺激的需要表现不太明显,但并非完全消失,待急性期过后逐渐明显。如长期卧床的患者,需要经常翻身、进行主动或被动的肢体活动,以防止压疮和肌肉萎缩的发生。因长期缺乏感官刺激和娱乐活动,可导致情绪低落、反应变慢等。护士应根据患者的具体情况以及医院的具体条件,安排适当的娱乐活动,满足患者刺激的需要。

3)安全的需要 人在患病住院时,安全感会降低。如对医院环境不熟悉,不了解疾病的诊断和治疗,担心治疗效果和医护技术,对各种检查和治疗感到焦虑和恐惧,担心住院带来的经济问题等。护士应采取各种措施帮助患者提高安全感,内容包括:为患者提供安全的住院环境,防止发生意外;进行入院介绍,提供恰当的疾病及其诊疗信息,耐心解答患者的各种问题和疑虑;采取良好的服务态度和娴熟的护理操作技能等,满足患者安全的需要。

4）爱与归属的需要　患者患病住院时,因无助感的增加及住院与家人分开,患者的爱与归属的需要显得更为强烈,希望得到亲友及周围人的关怀、爱护、理解和支持。护士应通过建立良好的护患关系,让患者感受到被关怀和重视;鼓励家属和朋友多关心患者,允许亲友探视;介绍病友相互交流等,满足患者爱与归属的需要。

5）尊重的需要　患者患病时,因能力受限、需要依赖他人照顾、隐私得不到保护、某些疾病导致的形象改变等,会使患者失去自我价值感。护士应使用礼貌和尊重的语言,重视和听取患者的意见,尊重其个人习惯和宗教信仰,协助患者尽可能达到自理,注意保护患者的隐私,指导患者适应疾病带来的形象改变,帮助患者感受到自我存在的价值,满足其尊重的需要。

6）自我实现的需要　疾病会影响患者各种能力的发挥,特别是偏瘫、截肢、失语和失明等严重的能力丧失时。但疾病也会对某些人的成长起到促进作用,从而对自我实现有所帮助。由于自我实现需要的内容和满足方式因人而异,在满足其基本需要的基础上,护士应鼓励患者表达自己的感受,教会患者适当的技巧以发展其潜能,重新确立人生目标,通过积极康复和加强学习,为自我实现创造条件。

三、压力与适应理论

随着社会的进步,生活和工作节奏的加快、竞争的日趋激烈,压力也越来越大。适度的压力是具有积极意义的,有助于维持人的生理、心理和社会功能。如生活中适度压力可使人走向成熟、取得成就。而过重的压力则会对人的生理、心理和行为产生一系列负面的影响,导致机体内环境失衡或内、外环境之间的关系被破坏,从而导致疾病的发生,如失眠、高血压、溃疡、自信心不足、攻击性行为等与压力因素有着密切关系。因此,护士应进一步认识压力,掌握压力及适应理论的知识,以帮助护士明确服务对象的压力,并能根据情况采取相应的措施避免或减轻压力的影响,提高服务对象的适应能力,协助其维护身心平衡。

（一）概述

1. 压力的概念　关于压力的概念,不同的学科有不同的含义。但目前普遍认为,压力是个体对作用于自身的内、外环境刺激作出认知评价后引起的一系列非特异性的生理及心理紧张性反应状态的过程,包括刺激、认知评价、反应三个环节。

2. 压力源的概念　任何能使个体产生压力反应的内、外环境刺激称为压力源,也可称为紧张源或应激源。按其性质可分为以下四类。

（1）躯体性:指对个体直接产生刺激作用的各种刺激物,包括生物因素、生理病理因素、物理化学因素的刺激。如:寄生虫、细菌、病毒等生物因素;月经期、妊娠期、更年期等生理因素;外伤、手术等病理因素;温度、湿度、噪音、光线等物理因素;空气、水污染、化学药品等化学因素。

（2）心理性:指主要来自大脑中的紧张信息而产生的压力。如竞赛、参加考试等。

（3）社会性:指因为各种社会现象及人际关系而产生的刺激。如洪水、地震、下岗、孤独、人际关系紧张等。

（4）文化性:指因为文化环境的改变而产生的刺激。当个体从原来所熟悉的文化环境进入到一个陌生的文化环境之后,因突然面临语言、信仰、风俗习惯、价值观等方面的改变,从而引起心理冲突。

3. 压力反应　个体对所受压力产生的一系列反应称为压力反应。一般分为生理反应和心理反应两类。

（1）生理反应：具体表现有呼吸加快、心率增加、血压升高、腹泻、尿频、恶心、呕吐、免疫力降低等。

（2）心理反应：可归纳三种类型。①认知反应常出现思维迟钝、记忆力减退、行为失控、做选择和决定的能力下降等；②情绪反应常见表现有恐惧、愤怒、焦虑、抑郁、孤独、自卑、依赖、自怜等；③行为反应常见表现有酗酒、抽烟、频繁出错、语速增快等。人体在压力状态下，生理反应和心理反应常常是同时发生，相互作用的。根据不同情况下对压力源与压力反应进行研究归纳后得出以下规律：一种压力源作用于人体时，可以引起多种压力反应的出现。如投资失败，个体可能会出现失眠、抑郁、决定能力下降、抽烟、酗酒等；多种压力源作用于人体时可以引起同一种压力反应，如胃肠道疾病、药物不良反应、饮食或环境改变等因素都会引起腹泻；人们对极端的压力源，如遇到地震、洪水等事件，大部分人反应是相似的；以往的经历、社会交往等会影响压力反应的持续时间及强度；对于疼痛、外伤等这些一般性的压力源大多数人都会设法避免。

（二）压力的应对

人的一生中会遇到各种各样的压力源，当个体面对压力源时会有意识地选择或潜意识地应用一些应对方式、技巧或策略，主动地应对压力，以维持身心健康。

1. 减少压力的刺激　压力在人们的生活中虽然广泛存在，但是如果选择恰当而正确的处理方法，不仅可以减少压力，甚至可以避免压力的产生。具体方法：①加强自身修养，保持良好的心态，积极面对难题，学会自我调节；②改善人际关系，运用有效的沟通技巧，有助于缓解紧张的气氛，加深人际间的情感；③采取适当方式宣泄自己内心的不快和抑郁，解除心理压抑和精神紧张，以乐观积极的态度对待生活，如通过看书、聊天、看电影、听音乐、旅游等方式释放压力；④科学管理时间，设定明确的目标，制订详细有效的计划，无论在工作还是生活中，学会恰当而有艺术性的拒绝，婉拒超出你责任范围且超出能力的事情，处事不优柔寡断等方法避免压力源的刺激。

2. 正确评价压力　应对压力首先要提高对压力的认知能力，合理应对压力。如正确认识自己的身体素质、知识才能、社会适应力等。准确的定位能帮助人们建立合理的奋斗目标，既不能好高骛远，又不宜妄自菲薄，尽量做到扬长避短。采取积极的认知方式，不仅要认识到压力的消极方面，还要认识到压力的积极方面。多看事物好的一面，如克服困难后的成功、创造后的喜悦、战胜对手后的胜利等。

3. 减轻压力反应　大多数压力是无法避免的，只有正确分析压力的来源，寻找合理应对压力的方法，提高身心承受压力的能力，才能保持身心健康。具体方法：①可通过正确认识与评价自己，增强自信，保持一颗平常心，不把目标定得过高，凡事量力而行；②锻炼自己的意志，增强抗压能力，合理安排工作和时间，分清主次，可以将事情按轻重缓急进行分类排列，进行有序处理，并保证每天有一些自由支配时间，用来处理自己的事情、放松自己，做自己感兴趣的事情，有利于避免或减轻紧急任务带来的压力感；③善于沟通，正确面对自己和他人，不过分苛求自己及他人，建立良好的人际关系，及时排解压力，调整状态可寻求适当的发泄方式，宣泄压力所产生的情感反应；④进行有规律的有氧运动，促进肌肉放松，提高机体的耐力，合理饮食，均衡营养并适当休息。

4. 及时寻求专业帮助　当强烈的压力作用导致人的身心失衡，并且无法通过上述方法减轻压力，进而引发身心疾病时，必须及时寻求专业人员的帮助，如心理医生、专业咨询师等，这些专业人员根据情况提供有针对性的治疗与护理，如健康咨询和教育，心理治疗或物理治疗等,可增强个体的应对能力,提高其身心健康水平。若不及时或不恰当地寻求专业帮助,则会导致病情加重或演变为慢性疾病,如胃溃疡、抑郁症等。这些疾病又会成为新的压力源,加重患者的负担。

(三)对压力的适应

适应是指生物体以各种方式调整自己,以适应环境的一种生存能力及过程。适应是呈动态变化的过程,是一种长期的应对行为。这一过程是人体维持内外环境平衡和对抗压力的基础。

1. 生理适应　生理适应是指当内外环境的刺激作用于机体,影响机体的内环境稳定时,机体以代偿性的生理变化来应对刺激的过程。如进行长跑运动时,初次会感觉心率加快、呼吸困难、肌肉酸痛,如果长期坚持下去,人体的肌肉、呼吸、循环系统逐渐适应了运动的需要,就不再感觉到压力的存在。此外,当人体面对某种固定情况下的连续刺激时会引起感觉强度的减弱,如室内长时间喷一种气味的空气清新剂,持续一段时间后,人们就会对这种气味的感觉强度逐渐降低进而适应。

2. 心理适应　心理适应是指人体经受心理压力时,调整自己的态度去认识压力源,缓解或消除压力,以减轻心理上的紧张与焦虑。一般可通过运用心理防御机制或学习新的行为(如松弛术)来适应。

3. 社会文化适应　社会文化适应是指调整个体的行为,使之与社会规范、习惯、信仰及某一特殊文化环境相协调。如刚参加工作的护士不仅需要熟练掌握专业知识和基本技能,还需要尽快熟悉医院的环境、规章制度等,注意提升自身良好的沟通能力和修养,构建和谐的人际关系。如在不同的场所应遵守该场所的规则及要求,护理不同国籍、不同民族的患者时,应注意尊重其本国文化和民族习俗。

4. 技术适应　技术适应是指人们在使用文化遗产的基础上,不断进行创新和技术改革,改造周围的环境,以控制环境中的压力源。但现代先进科学技术在帮助人类的同时,也给人类带来新的压力源。如使用抗生素可以把病原体杀灭,控制疾病或治疗疾病,但是同时也带来了问题,需要进一步研究适应,如滥用广谱抗生素,造成菌群失调,致使不敏感的细菌或真菌大量繁殖,引起继发感染等。因此,技术适应也是指人类对现代化的先进科学技术所造成的新压力源的适应。

(四)压力与适应理论在护理中的应用

1. 患者面临的压力及护理　人的生命过程中疾病作为一种压力源是难以避免的,患者面对疾病产生的压力源,适应不良时会使病情加重。因此,护理人员应帮助患者适应其现状的改变,以便应对疾病和住院带来的压力,提高其适应能力,以恢复和维持身心平衡。

1)住院患者常见的压力源

(1)环境陌生:住院患者对为其服务的医生和护士不了解,对病区环境不熟悉,对医院的作息时间不适应,对医院的饮食不习惯等。

(2)疾病威胁:当患者知道自己可能患了难以治愈或者不治之症、突然生病没有心理准备,即将进行的手术有可能导致残疾影响自身的形象、工作、生活或导致机体功能改变等。

(3)缺少信息:患者不了解自己所患疾病的诊断和治疗,不清楚将会采取哪些护理措施等,对手术和使用药物后的效果及是否存在其他影响有疑虑,对医务人员所说的一些医学术语不理解,或患者对所提出的问题得到的答复不满意等。

（4）丧失自尊：患者因患病而失去自我照顾的能力，由他人帮助清洁、进食、如厕、穿脱衣裤或必须卧床休息，因问诊、检查、治疗等需要而不能保护自己的隐私，不能按照自己的意愿行事等。

（5）不被重视：医护人员没有及时地协助患者获得基本需要，忽视了与患者及家属的沟通等。

2）帮助患者适应压力的策略

（1）协助患者适应医院的环境：护士应为患者提供一个温馨、安静、舒适、整洁、安全的住院环境，以热情的态度、亲切的语言确认并接待患者，使患者和家属感受到被关心，消除入院的紧张、焦虑等不良情绪，介绍医院及病区的环境、有关的规章制度、作息时间及医务人员等，使患者尽快适应医院环境。

（2）缓解患者受疾病威胁所带来的压力：患者患病后受到疾病威胁，心理紧张，压力增大，护理人员应积极做好心理护理，消除患者的不良情绪，指导患者适应疾病所带来的形象改变，重新树立自我形象及自我概念。

（3）提供有关疾病的信息：护士应将与疾病有关的诊断、治疗、护理、预后等方面的信息及时告知患者，鼓励患者和家属参与治疗和护理计划的制订过程，有助于患者更好地接受和配合护理活动，耐心地解答患者的各种疑问和疑虑，减少患者的焦虑和恐惧情绪，增强患者的安全感和对护理人员的信任。

（4）培养患者的自理能力：由于疾病对患者自理能力产生影响，护士应告知患者自理的重要意义，尽可能地给患者机会参与到自身的治疗和护理活动中来，以恢复患者的自尊心、自信心、自我控制感、价值感。

（5）协助患者建立良好的人际关系：协助患者建立良好的护患关系，重视倾听患者的意见，并介绍同病室的病友相互交流，促进其融洽相处。动员患者家属和朋友多关心和帮助患者，让患者感受到被关怀和重视。

2. 护士面对的工作压力与适应　　护理工作是脑力劳动和体力劳动相结合的工作，所面临的职业压力往往更大，认真分析护士压力的原因，探讨其应对措施，缓解护士的工作疲溃感，对更好地推动护理工作的开展具有重要的意义。

1）护士常面对的压力源

（1）不良的工作环境：医院环境中令人不舒服的气味、拥挤的工作空间，还有许多有害的致病因素如细菌、病毒、放射线等威胁，都是护士应对的环境因素。

（2）紧张的工作性质：护士常面临急重症患者的抢救、生死离别、复杂多变的病情等诸多紧急而复杂的工作，同时还需要不断地掌握各种新理论、新技术，这些都增加了护士的工作压力。

（3）工作负荷过重：由于人们对医疗卫生服务的需求越来越高，护理人力资源不足，频繁的轮班，使护士长期处于一种超负荷工作状态，导致护士睡眠质量下降，体力恢复不足，情绪波动较大，对家庭生活和社交活动也产生了不良影响。

（4）复杂的人际关系：护理工作中的人际关系错综复杂，如果处理不当会导致护士之间、医护之间、护患之间发生矛盾，不能相互尊重和很好地合作。尤其涉及护患关系时，即使遇到对护理工作不理解、情绪激动的患者，也必须保持冷静平和，并帮助患者解决问题。从而压抑了自身感受，使护士产生工作压力。

（5）高风险工作性质：护士临床工作中不仅面临职业损伤因素，还要时刻避免工作中出现差错事故，使护士长时间处于高度紧张的心理状态。

2）护士适应工作压力的对策

（1）改善护士的工作环境，为护士提供一个舒适温馨的工作氛围，优化办公室和治疗的环境，整洁有序地摆放各种物品。

（2）鼓励护士积极参加继续教育，不断提升自己的职业素养和专业知识，增加知识储备，提高解决问题的能力。

（3）提高护士的身心素质和护理道德修养，注意培养广泛的个人兴趣和爱好，合理安排休息时间，避免过度劳累，保证充足的睡眠，养成健康的生活方式。不断学习有关法律、法规，增强自我防护意识。

（4）定期应用压力源量表自我测量。如可采用生活事件量表、压力源量表等进行自我评估，及时分析压力源的性质，了解压力的强度。便于采用适宜的方法进行自我调节，如打球、散步、听音乐、阅读、绘画等，为不良情绪寻求适当的缓冲途径。

（5）建立支持系统。在面对工作压力时寻求可以倾诉的对象，如亲属、朋友等。学会与领导和同事多交流、多沟通，积极参加单位组织的一些活动等，不仅可以增加集体荣誉感及人际交往能力，还可加深与领导和同事之间的感情，取得他们的支持。

知识链接

心理暗示与自我暗示

在心理学上，心理暗示是指能通过人体的语言、行为、心理或者是环境的特殊语言，对人们的心理和行为产生影响的过程，是影响潜意识的一种最有效的方式。自我暗示是指通过主观想象某种特殊的人与事物的存在来进行自我激励。积极的自我暗示是对某种事物的积极叙述，是一种能在短时间内改变人们对生活的态度和期望的技巧，它对生理和心理都能产生积极的作用。

法国心理学家爱弥儿·柯尔20世纪初所发明的"心理暗示与自我暗示"方法被称为"柯尔效应"。他经过20多年孜孜不倦的努力，证明了潜意识对身体机能的影响。他说：最好的医生是自己，最强的力量在内心，最好的教育者就是自己！他的实践证明，通过心理暗示与自我暗示，患者可以消除疾病，健康者可以延长寿命，父母可以得到完美的孩子，不幸者可以获得幸福，屡屡受挫者只是方法不得当，其实离成功只有一步！

因此，护士应该每天给予自己和患者积极的心理暗示与自我暗示。

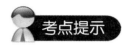
考点提示

马斯洛的人类基本需要层次论的基本内容、各层次需要之间的关系、压力与适应的概念。

直通护考

一、A1/A2 型题（以下每一道考题下面有 A、B、C、D、E 五个备选答案，请从中选择一个最佳答案）

1. 有关系统理论描述错误的是（　　）。

A. 按组成系统的内容分类可以分为物质系统和概念系统

B. 绝对封闭的系统是存在的

C.动态系统是相对的、暂时的极限状态

D.人是一个开放的动态的系统

E.系统的整体功能大于各要素功能的总和

2. 下列不属于系统的基本属性的是（   ）。

A.整体性　　　B.动态性　　　C.目的性　　　D.层次性　　　E.阶段性

3. "饿死不受嗟来之食"体现了人的哪种需要？（   ）

A.生理的需要　　　　　　B.安全的需要　　　　　　C.尊重的需要

D.爱与归属的需要　　　　E.自我实现的需要

4. 患者担心住院会影响工作,体现了下列哪种需要没有得到满足？（   ）

A.生理的需要　　　　　　B.安全的需要　　　　　　C.尊重的需要

D.爱与归属的需要　　　　E.自我实现的需要

5. 孤独、空虚感的产生,源于下列哪种需要没有得到满足？（   ）

A.生理的需要　　　　　　B.安全的需要　　　　　　C.爱与归属的需要

D.尊重的需要　　　　　　E.自我实现的需要

6. 各种需要之间相互补充,互为条件体现了需要的（   ）。

A.共同性　　　　　　　　B.整体关联性　　　　　　C.社会历史制约性

D.动力性　　　　　　　　E.独特性

7. 关于需要各层次之间的关系,下列描述中错误的是（   ）。

A.有些需要必须立即并且持续地予以满足

B.低层次需要的满足是高层次需要产生的基础

C.层次越高的需要其满足方式和程度差异越大

D.各层次需要的出现与满足可重叠

E.生理需要是最低层次的需要,可间断地给予满足

8. 张某,男,53岁,直肠癌定于明日上午手术,患者精神紧张、恐惧,晚间睡觉需要开灯才能入睡,此时护士应予以满足（   ）。

A.生理的需要　　　　　　B.安全的需要　　　　　　C.爱与归属的需要

D.尊重的需要　　　　　　E.自我实现的需要

9. 使个体产生压力反应的内外环境刺激称为（   ）。

A.压力　　　B.压力源　　　C.焦虑　　　D.挫折　　　E.恐惧

10. 在全新的生活环境中,突然面临语言、信仰、风俗习惯、价值观等方面的改变,从而引起心理冲突。这种压力源属于（   ）。

A.躯体性压力源　　　　　B.心理性压力源　　　　　C.社会性压力源

D.文化性压力源　　　　　E.精神性压力源

11. 因经济危机导致工厂倒闭、工人下岗而对人们产生的压力属于（   ）。

A.社会性压力源　　　　　B.躯体性压力源　　　　　C.心理性压力源

D.文化性压力源　　　　　E.精神性压力源

二、A3/A4 型题(以下提供若干个案例,每个案例下设若干个考题。请根据各考题题干所提供的信息,在每道题下面的 A、B、C、D、E 五个备选答案中,选择一个最佳答案)

(12～14 题共用题干)

刘女士,32岁,行子宫肌瘤切除术,术前插导尿管,被刘女士拒绝。

12. 护士可能忽视了患者的(　　)。

A. 生理的需要　　　　　　　B. 安全的需要　　　　　　　C. 爱与归属的需要

D. 尊重的需要　　　　　　　E. 自我实现的需要

13. 根据患者此种情况应采取的措施是(　　)。

A. 耐心向患者解释并用屏风遮挡　　　　　B. 让患者自行排尿

C. 对患者批评批评教育　　　　　　　　　D. 请家属劝说

E. 请示医生是否可以不插导尿管

14. 患者对护士所说的医学术语不理解,此压力源为(　　)。

A. 环境陌生　　B. 疾病威胁　　C. 缺少信息　　D. 丧失自尊　　E. 不被重视

(李　敏)

任务五　护理程序

 要点导航

重点: 护理程序的概念及五个步骤,护理病案文书的一般格式。

难点: 护理诊断的组成,护理诊断与医疗诊断的区别,在临床工作中正确书写护理病案。

 案例引导

王某,男,36岁,因间歇性上腹部疼痛,呕血、黑便入院。患者主诉近5年经常出现上腹部灼热感,伴反酸、嗳气,进食后可自行缓解,多于寒冷季节发作。2天前下午3点左右,突感上腹部剧烈疼痛,随后吐出大量暗红色血水,混有少量食物,吐后自觉眩晕、口渴,注射"止血药"后腹痛缓解。半小时前排出较多黑便,起立时晕倒在厕所,被发现后送来本院。有烟酒嗜好,喜辛辣食物,饮食不规律。

体检:体温37 ℃,脉搏124次/分,呼吸20次/分,血压80/60 mmHg。神志清醒,面色苍白,巩膜无黄染。心率124次/分,律齐,未闻及杂音。两肺无异常。腹平软,未见曲张静脉,剑突下偏右有轻度压痛,无反跳痛,肝脾未触及。化验:血常规,血红蛋白74 g/L,白细胞11.5×10^9/L,中性粒细胞76%,淋巴细胞24%。大便隐血试验呈强阳性。问题:

1. 请问该患者首要的护理问题是什么?

2. 针对首要护理问题制定护理措施。

护理程序是现代护理学和医学模式发展到一定阶段，以系统论为框架，以人类基本需要层次论、信息交流论等为依据产生的一种系统、科学的思想方法和工作方法。在临床护理实践过程中，护理人员通过发现护理对象的健康问题，确定护理对象的健康需要，寻求解决问题的最佳措施并对护理效果进行评价，从而使护理对象得到全面的、适应个人需要的整体护理。护理程序提高了临床护理服务的质量，为护理学的科学发展奠定了基础，同时也促进了护理科研、护理教育的发展。

一、概述

（一）护理程序的概念

护理程序是为了给护理对象提供全面的、主动的整体护理，使其达到最佳健康状态，进行的一系列以促进和恢复患者健康为目标的有目的、有计划的护理活动，是一个综合的、动态的、具有决策和反馈功能的过程。

综合性是指在处理护理对象的健康问题时，需要运用多学科的知识；动态性是指护理措施在整个护理活动中并不是固定的，要随着护理对象病情的变化及时地进行调整；决策性是指结合护理对象的健康需要采取有针对性的护理措施；反馈性是指采取措施后的效果可反过来影响下一步的措施制定。

（二）护理程序的发展背景

1955年美国护理学者莉迪亚·海尔（Hall）首先提出护理程序一词，她认为护理工作是"按程序进行的工作"。1961年奥兰多（Orland）撰写了《护士与患者的关系》一书，第一次使用了"护理程序"一词。1967年尤拉（Yura）和沃斯（Walsh）完成了第一本权威性的《护理程序》教科书，书中将护理程序分为评估、计划、实施和评价四个步骤。1973年美国护士协会将护理诊断列入护理程序，护理程序发展成为目前的五步，即评估、诊断、计划、实施、评价。1977年美国护理学会正式发表声明，把护理程序列为护理实践的标准，使护理程序走向合法化。

20世纪80年代初期，美籍华裔学者李式鸾博士来中国讲学，引进了美国的责任制护理，按照这种护理制度，患者住院期间的所有护理工作都由一名责任护士遵循护理程序的方法开展。

1994年，经美籍华人学者袁剑云博士介绍，以护理程序为核心设立的模拟病房，在全国部分医院开始试点开展。1996年，根据卫生部相关文件，正式组建全国整体护理协作网。

1997年6月，卫生部下发《关于进一步加强护理管理工作的通知》，全国各医院根据要求，积极推行整体护理。

2001年袁剑云博士再次到中国介绍以护理程序为框架的临床路径，促进了护理程序在临床护理中的应用。

目前，广大护理人员正在积极探索具有中国特色的符合中国国情的整体护理实践模式。

（三）护理程序的意义

护理程序是护理人员科学地、系统地为护理对象提供主动的、全面的整体护理的工作方法，对护理各方面具有深远的影响。

1. 对护理专业的影响　体现了护理学的专业化，促进了护理的专业化发展；推动了我国护理专业的国际化，促进了中国护理与国际护理的接轨；明确了护理专业的工作范畴和护士角色的特征，规范了护士角色的专业行为；对护理管理工作提出了更高的要求，使临床护理的质量评价有了新突破；促进了护理人才培养模式的转变，适应临床护理实践的需求是教育的目的;提升了护理科研的学术水平,研究的重点和方向是将护理对象作为一个整体。

2. 对护理人员的影响

(1)护理工作性质由被动变为主动:运用护理程序的工作方法使护理工作由传统的被动执行医嘱模式转化为主动参与护理活动实施的模式,使护理工作不再从属于医疗工作,使护理人员与医生成为合作伙伴。

(2)明确了护理工作的职责范围:护理人员通过护理程序有目的、有计划地为护理对象制定满足患者自身健康需要的护理措施,并根据护理对象的病情变化及时调整护理措施,使护理对象得到有效的照顾,体现了以人的健康为中心的工作方式。

(3)提高了护理人员的综合能力:护理人员在促进或恢复患者健康的过程中运用护理程序的工作方法去发现问题、分析问题、解决问题,从而提高了护理人员的人际沟通能力、评判性思维能力和专业知识的临床应用能力等。

(4)增强了工作成就感:护理程序在护理实践中的运用,实现了护理过程中思考与行动的结合,体现了护士的角色与功能,使护士的自我价值感和社会价值感得到认同和提升。

3. 对护理对象的影响

(1)是直接受益者:护理对象是护理程序研究的核心内容,开展的一切护理活动都是围绕满足护理对象的个体需求,促进和恢复护理对象的健康。

(2)获得个体化护理:护理程序以患者为研究对象,系统地收集、整理、分析每一位患者的资料,根据每一位患者的具体情况,制订满足护理对象个体健康需求的护理计划,实现了护理工作的个体化服务。

(3)接受持续性护理:患者从入院开始,护士为其建立入院病历、进行入院评估,住院期间进行满足个体需要的护理措施,出院时给予出院评估、健康教育,出院后进行随访工作等,这些护理为患者提供了持续性的护理服务。

二、护理程序的步骤

护理程序由评估、诊断、计划、实施和评价五个步骤组成(图1-5)。在临床护理实践过程中,五个步骤相互影响,相互关联,周而复始,构成一个持续循环过程。

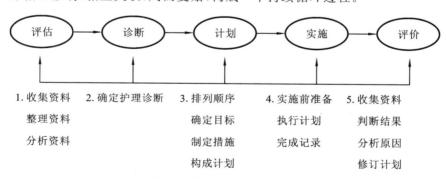

图 1-5　护理程序的基本步骤

（一）护理评估

护理评估是护理程序的起始步骤,是护士通过观察、与护理对象交谈等方法,有计划、有目的、系统地收集资料,并对资料进行分析与整理的过程。护理评估是整个护理程序的基础,贯穿于护理活动的整个过程,为护理活动提供可靠依据。护理评估可以分为收集资料、整理资料、分析资料和记录资料四个步骤。

1. 收集资料

1）收集资料的目的

（1）明确护理对象的健康问题。

（2）为护理诊断的正确提出提供依据。

（3）为护理计划的正确制订提供依据。

（4）为护理效果的评价提供依据。

（5）为护理科研提供资料。

2）资料的分类

（1）主观资料：护理对象的主诉，即护理对象对自身健康状况的主观感觉，是通过与护理对象及有关人员交谈获得的资料，如"头晕""恶心""我感觉腰疼得像要断了一样"等。

（2）客观资料：指护理人员运用自己的感官，通过望、触、叩、听、嗅等方法或借助医疗仪器和实验室检查所获得的有关护理对象健康状况的资料，如血压 170/100 mmHg、腹部肿块、呼吸烂苹果味等。

3）资料的来源

（1）直接来源：护理对象是资料的直接来源，也是资料的主要来源。

（2）间接来源：①与护理对象有密切关系的人员：护理对象的主要照顾者和家属，如配偶、父母或监护人、兄弟姐妹、同事、朋友等。②健康记录或病历：与护理对象有关的健康体检记录、社区卫生记录、护理病历、住院病历、实验室检查报告单等。③其他医疗卫生人员：与护理对象相关的医师、护理人员、营养师、康复师、心理咨询师等。④医疗、护理相关文献资料：通过查阅与护理对象的健康问题相关的医疗、护理文献也是获取资料的一种途径。

4）资料的内容

（1）一般资料：患者的姓名、性别、年龄、职业、民族、婚姻状况、文化程度、宗教信仰、家庭住址及联系方式，本次入院的主要原因、入院方式、收集资料的时间等。

（2）护理体检结果：身高、体重、生命体征、意识、瞳孔、皮肤及口腔黏膜状况、身体各系统的阳性体征、伤口情况及营养情况等。

（3）既往健康状况：既往病史、婚育史、手术及住院史、用药及过敏史、输血史、传染病史、家族遗传病史等。

（4）生活状况及生活自理程度：睡眠与休息、清洁卫生情况、营养、排泄等。

（5）近期实验室及其他检查结果：血液检查、心电图检查、彩超报告等。

（6）心理、社会状况：精神及情绪状况、对疾病的认识或态度，对康复有无信心、家庭关系、经济状况、享受的医疗保险待遇等。

（7）其他：对护理的要求、希望达到的健康状态等。

5）收集资料的方法　收集资料的方法主要有四种，包括观察、交谈、护理体检和查阅资料。

（1）观察：护士运用自己的感官、知觉或借助简单诊疗器具，有目的、系统地收集有关护理对象的资料的方法，是一个连续的过程。患者一入院就意味着观察的开始，通过观察，对护理对象的健康情况做出正确的判断。①视觉观察：护士通过视觉观察了解患者基本情况的检查方法，如面容与表情、精神状态、营养发育状况、步态、呼吸情况、皮肤黏膜、四肢活动情况等。②触觉观察：护理人员通过手的感觉判断患者的某些器官或组织的物理特征的检查方法，如皮肤的温湿度、脏器的形态及大小、脉搏的测量、肿块的大小、位置及性质等。③嗅觉观察：护士通过嗅觉辨别患者发出的各种气味的检查方法，如皮肤黏膜、呼吸道、胃肠道、呕吐物、分泌物或排泄物等的异常气味,从而判断疾病的性质和变化。④听觉观察:护士通过耳朵辨别患者的各种声音的检查方法,如护理对象的说话语调、呼吸的声音、组织或器官的叩诊音,也可借助听诊器听诊心音、咳嗽声音及血管杂音等。

（2）交谈:护士运用沟通技巧通过与患者及其家属或者其他医护人员交流获得有关患者的健康状况的资料或信息,以协助确定护理诊断所需的资料。另外,交谈还可帮助护理人员与护理对象之间建立良好的关系。

一般来说,交谈的形式有正式交谈和非正式交谈。有效、切题地交谈时需注意下面几点:①安排合适的环境:选择的环境要使患者感觉压力小,能够放松地表达自己的内心感受。交谈的环境应安静、舒适、光线适中、温度适宜。②说明交谈的目的及时间:交谈前应先给护理对象说明交谈的目的和交谈所需的时间,使患者有充分的思想准备。③引导患者抓住谈话主题进行交谈:交谈之前做好准备工作,如提前拟定好交谈大纲;引导护理对象抓住交谈主题,对患者的陈述应给予适当的回应,如目光交流、点头、微笑等,患者诉说时护士要认真听,不要生硬地打断患者的讲话;交谈时注意尊重患者隐私,患者不愿说的内容不应套问、追问,交谈时不要使用护理对象难以理解的专业医学词汇;交谈完毕,要进行小结,对患者或家属表示感谢。

（3）护理检查:获得患者客观资料的一种方法,护理人员通过视诊、触诊、叩诊、嗅诊和听诊等方法,对护理对象进行体格检查,从而收集患者相关资料,为制定护理诊断、确定护理目标做准备。

（4）查阅相关资料:查阅患者的医疗或护理病历、各种实验室检查结果及相关文献、资料等。

2. 整理、分析资料

1）整理资料　资料的分类方法常有以下几种。

（1）按马斯洛的需要层次进行分类:①生理的需要:如生命体征、饮食、休息、睡眠等。②安全的需要:如对陌生环境的紧张、对手术的担忧等。③爱与归属的需要:如想念亲属,期盼亲友看望、安慰等。④尊重的需要:如因手术产生的自卑,希望得到重视等。⑤自我实现的需要:如担心住院影响照顾孩子、疾病使梦想无法实现等。

（2）按戈登的功能性健康型态进行分类:①健康感知-健康管理型态:如健康知识或健康行为等。②营养-代谢型态:如营养情况、饮食等。③排泄型态:皮肤的排汗、排尿、排便等。④活动-运动型态:日常生活的活动方式、活动量的多少等。⑤睡眠-休息型态:包括睡眠情况、每日休息状况。⑥认知-感知型态:如对疾病的认识能力、对疼痛的感知能力等。⑦自我感受-自我概念型态:包括对自我的认识、自己的情感反应。⑧角色-关系型态:如朋友关系、同学关系、家人关系等。⑨应对-应激耐受型态:如重大事故导致的丧亲、残疾等的心理反应状态。⑩性-生殖型态:如生育情况、月经情况等。⑪价值-信念型态:如个人理想、信仰情况等。

（3）按北美护理诊断协会的人类反应型态分类法Ⅱ进行分类:促进健康、营养、排泄、活动/休息、感知/认知、自我感知、角色关系、性/生殖、应对/应激耐受性、生活准则、安全/防御、舒适、成长/发展。

2）分析资料

（1）检查资料是否完整:复查资料有无遗漏,必要时补充新资料,确保收集资料的完整性、全面性。

（2）核对资料是否正确:对有疑点的、含糊不清的资料需进一步调查、确认,以保证资料的准确性。

（3）合理评估危险因素:有些因素虽然在正常范围内,但若不及时预防,有可能损害患者

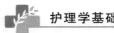

的健康或者危及患者的生命。因此,要求护理人员能够准确评估这些危险因素,发现潜在性的健康问题。

3. 记录资料　记录资料的过程中应注意以下几个方面。

(1) 及时记录收集的资料,不可涂改;记录时不可使用含糊不清的词语。

(2) 记录主观资料时尽量使用患者自己的语言,并加引号。如"我头疼得像裂开了一样"。

(3) 记录客观资料时正确应用医学术语,描述要确切,能正确反映患者的健康问题,避免护士的主观判断和结论。

(二) 护理诊断

护理诊断是护理程序的第二步,护士将收集到的资料运用评判性思维进行评估,确定引起患者健康问题的原因。

1. 护理诊断的概念　北美护理诊断协会(NANDA)在1990年提出并通过定义,即护理诊断是关于个人、家庭、社区对现存的或潜在的健康问题及生命过程中问题的反应的一种临床判断,是护士为达到预期结果选择护理措施的基础,这些预期结果应能通过护理职能达到。

2. 护理诊断的分类　根据患者的健康形态可分为以下三类。

(1) 现存的:现存的护理诊断是对护理对象目前已经存在的健康问题的描述。如"疼痛""便秘""体液不足""皮肤完整性受损""体温过高"等。

(2) 潜在的:潜在的护理诊断又称"危险的护理诊断",是指目前尚未发生但有危险因素的存在,在患者的健康状况和生命过程中,若不采取护理措施进行预防,就可能会发生的问题,用"有……的危险"进行描述。如瘫痪需长期卧床的患者,存在"有皮肤完整性受损的危险"。

(3) 健康的:健康的护理诊断是对个人、家庭、社区护理对象从某一特定的健康水平向更高的健康水平发展的护理诊断,如"母乳喂养有效""有增强精神健康的趋势""执行治疗方案有效"。

3. 护理诊断的组成　护理诊断由名称、定义、诊断依据及相关因素四部分组成。

1) 名称　名称是对护理对象健康问题的概括性描述,每一项公认的护理诊断都有特定的名称。一般用受损、改变、障碍、减少、不足或无效等词语描述。

2) 定义　定义是对护理诊断名称的一种清晰、准确的描述和解释,北美护理诊断协会对每项护理诊断都给出了明确的定义,并以此与其他护理诊断相鉴别。如"体温过高"定义为"个体体温高于正常范围的状态";"活动无耐力"定义是"个体处于在生理能力降低,不能耐受日常所希望或必要的活动的状态"。

3) 诊断依据　诊断依据是做出正确护理诊断的前提,是护理诊断的临床判断标准,可以是患者的一系列症状和体征,也可以是健康问题的相关危险因素和相关的病史。根据在不同诊断中的重要程度,诊断依据可以分为必要依据、主要依据和次要依据。

(1) 必要依据:做出某一护理诊断所必须具备的依据,是护理诊断成立的必要条件。

(2) 主要依据:做出某一诊断通常具备的依据,即大多数患者在确定此诊断时应具备的一组症状和体征。

(3) 次要依据:对形成某一护理诊断有支持作用,但不一定每次都必须存在的依据。例如"体温过高",主要依据是体温40 ℃,次要依据是呼吸加深加快,心跳加速,皮肤灼热,颜面潮红。

4) 相关因素　相关因素是引发护理对象出现健康问题的直接原因、诱发因素或危险因素。常见的因素有以下四个方面。

(1) 病理生理因素:指与改变病理生理有关的因素。如"体液过多:与肝功能减退、门静脉高压引起的钠水潴留有关"。

（2）心理因素：指与患者的心理状况相关的因素，如"无望感"可能是由于疾病后患者严重抑郁导致。

（3）治疗因素：指治疗疾病过程中与医疗措施有关的因素，如"有感染的危险"可能与手术过程中没有严格执行无菌操作有关。

（4）情境因素：指环境、生活方式和习惯、应激刺激等方面的因素，如"焦虑"可能与住院后环境的改变、不习惯病房的作息时间有关。

（5）年龄方面：指在个体生长发育或成熟过程中与年龄有关的因素，如"体温调节无效：与新生儿体温调节中枢发育不完善有关"。

知识链接

护理诊断的组成举例

名称：活动无耐力。

定义：个体处于生理能力降低，不能耐受日常所希望或必要的活动的状态。

诊断依据：

主要依据（一定存在，一个或多个）：

1. 活动中：疲乏虚弱、头晕、呼吸困难。

2. 活动后：头晕、呼吸困难；精疲力竭、呼吸＞24 次/分、脉搏＞100 次/分；心电图显示缺血表现。

次要依据（可能存在）：

1. 面色苍白或发绀。

2. 意识模糊。

3. 眩晕。

相关因素：

病理生理因素：供养障碍性疾病（心、肺疾病、贫血）；慢性消耗性疾病；肥胖、营养不良等与能量来源不足有关的疾病。

治疗因素：诊断性检查，手术，药物影响等。

情境因素：工作、生活负荷过重；长期卧床导致身体状况下降；炎热或潮湿气候等。

4. 护理诊断的陈述　护理诊断的陈述包括三个要素，即 P（健康问题，即护理诊断的名称）、S（症状和体征）、E（相关因素）。

（1）三部分陈述：多用于现存的护理诊断，即 PES 方式。

例如：<u>焦虑</u>：<u>焦躁不安、失眠</u>　<u>与身体健康受到威胁有关</u>
　　　　P　　　　S　　　　　　　　E

　　　<u>气体交换受损</u>：<u>呼吸困难、嗜睡</u>　<u>与呼吸道梗阻有关</u>
　　　　　P　　　　　S　　　　　　　E

目前临床常将 PES 三部分简化为 PE 两部分陈述，将其中的 S 部分省略。

（2）二部分陈述：多用于潜在的护理诊断，即 PE 方式。

例如：<u>有皮肤完整性受损的危险</u>：<u>与瘫痪所致的长期卧床有关</u>
　　　　　　　P　　　　　　　　　　S

　　　<u>有体液不足的危险</u>：<u>与禁食、大量呕吐有关</u>
　　　　　　P　　　　　　　　S

（3）一部分陈述：多用于健康的护理诊断，即 P 方式。

例如：<u>执行治疗方案有效</u>

$\quad\quad\quad$ P

$\quad\quad$<u>有增强调节婴儿行为的趋势</u>

$\quad\quad\quad\quad\quad$ P

5. 合作性问题 合作性问题需要护理人员严密监测病情，及时发现病情变化，与医生共同处理从而减少预防并发症的发生。但要注意的是，并不是所有的并发症都是医护合作性问题。临床上护理对象的健康问题：一类是护理人员直接采取护理措施就可以解决的，即护理诊断；另一类是需要护士与其他医疗人员合作共同解决的问题，即医护合作性问题。陈述方式是"潜在并发症：××××"，英文缩写为 PC，如"潜在并发症：失血性休克"可简写为"PC：失血性休克"。

知识链接

护理诊断与医护合作性问题的区别

	护理诊断	医护合作性问题
问题解决者	护理人员	医生与护理人员合作
护理重点	独立性护理	监测病情变化，预防并发症
陈述方式	PES 公式	潜在并发症：×××
护理目标	需要为患者确定护理目标，并以此评价护理效果	不需确定预期目标，因其结果不单属于护理职责范畴
实施原则	减轻、消除、预防不适促进健康	医护人员共同干预从而监测病情，防止并发症的发生

6. 护理诊断与医疗诊断的区别 医疗诊断是用一个名词描述一个疾病或病理生理改变导致的一组症状或体征，用来指导如何治疗；护理诊断是对患者现存的或潜在的身心健康问题的描述，这些问题在护理工作范围内，护士可以通过护理措施解决。两者的主要区别如表 1-1 所示。

表 1-1　护理诊断与医疗诊断的区别

内容	护理诊断	医疗诊断
临床研究对象	关于个人、家庭或社区的健康问题或生命过程的反应	对个体疾病状态或病理改变的描述
描述内容	个体对健康问题的反应	一种疾病
问题状态	现存的或潜在的问题	通常是现存问题
适用范围	个体、家庭及社区	个体
决策者	护理人员	医疗人员
职责范围	护理的职责范围	医疗职责范围内进行
数量	可同时出现多个护理诊断	一个疾病只有一个
稳定情况	随患者病情变化不断改变	确诊后一般保持不变

7. 护理诊断书写的注意事项

（1）书写时注意规范性和统一性，描述时应使用 NANDA 认可的护理诊断名称。

（2）一个患者可有多个护理诊断，但一个护理诊断只能针对一个健康问题。

（3）描述护理诊断的相关因素时要准确、具体、合理。

（4）护理诊断避免与护理措施、目标、医疗诊断相混淆。

（5）确定的问题必须是护理人员通过护理措施可以解决的。

（6）护理诊断避免使用有可能引起法律纠纷的语句。

（7）护理诊断应贯彻整体护理的观点，能指出护理措施的方向。

（三）护理计划

护理计划作为护理程序的第三步，是根据护理诊断制定具体护理措施和预期目标，是对患者实施护理措施的行动指南。通过制订护理计划可使患者得到有针对性的护理，保证护理工作的连续进行，有利于医护交流并有助于评价。

1. 排列优先次序　一位患者可有多个护理诊断，为了及时、有效地帮助患者解决问题，护理人员可根据问题的轻、重、急、缓对护理诊断进行排序，采取相应的护理措施，从而保证护理工作的高效性。按照患者受到威胁的严重程度，将护理诊断依次分为首优问题、中优问题、次优问题。

1）排序分类

（1）首优问题：如不尽快处理将会危及患者生命，需要在第一时间解决的问题。如低效性呼吸型态、组织灌注无效、自伤等。某些特殊情况下，多个首优问题可以同时存在。

（2）中优问题：虽然对患者的生命不会构成威胁，但会对患者的健康构成威胁或者影响患者的心理、情绪等变化的问题。如躯体移动障碍、进食自理缺陷、排尿障碍等。

（3）次优问题：患者在恢复正常生活过程中或应对生活的变化时出现的问题。这些问题并非不重要，而是在护理过程中可以放在后面解决。如知识缺乏、社交障碍、缺乏娱乐活动等。

2）排序原则

（1）首先解决对患者生命构成威胁的问题。

（2）按照马斯洛基本需要层次论由低层次到高层次依次解决，必要时可根据情况适当调整。

（3）在不违反治疗、护理原则的情况下，尊重患者的主观感受，按照患者的意愿优先解决患者最迫切需要解决的问题。

（4）所列的主次顺序并不是一成不变的，需要根据患者病情的变化及时做调整。

（5）需注意的是，有危险但还没出现的问题，并不一定就是不需要优先考虑的问题，像血液病患者化疗期间"有感染的危险"，也会危及生命。

2. 确定预期目标　预期目标是护理人员给予患者护理措施后，期望护理对象能都达到的健康状态或行为上、情感上的变化。预期目标作为评价护理效果的标准，可以指导护理行为。

1）预期目标的种类

（1）近期目标：指在较短时间内就能达到的目标，一般不超过 7 天，如用药 2 h 后体温降至正常水平。

（2）远期目标：指需要较长时间才能达到的目标，如出院时患者学会皮下注射胰岛素。

2）目标的陈述方式　目标的陈述通常包括主语、谓语、行为标准、时间状语、条件状语等部分。陈述公式通常为：主语＋谓语＋行为标准＋时间状语＋条件状语。

（1）主语：护理对象或其机体、生理功能的一部分、在目标的陈述中可以省略，如患者的皮肤、体重、呼吸、口腔黏膜等。

（2）谓语：指护理对象能够完成的行为，此行为必须是可观察、可测量的，不可使用含糊不清的谓语，如运动适量，"适量"无法测量，难以评价。

（3）行为标准：指患者完成此行为所要达到的程度，包括时间、速度、次数或距离等，如每次能行走 10 min。

（4）条件状语：指护理对象完成行为必须具备的条件，比如在护士的指导下或借助支撑物等，但在有些目标中可不出现。

（5）时间状语：指患者达到目标中陈述的结果所需要的时间。

例 1：　出院时　　患者　　能说出　　糖尿病的饮食原则。
　　　　时间状语　　主语　　谓语　　　　行为标准

例 2：　3 周后　　患者　　借助拐杖　　能行走　　60 m。
　　　　时间状语　　主语　　条件状语　　谓语　　　行为标准

3）预期目标的注意事项

（1）强调的主语应该是患者，目标是护理活动的结果，既不是护理活动本身也不是护理措施。如"1 周后教会自己测量脉搏"应该为"1 周后患者学会自己测量脉搏"。

（2）一个目标只能出现一个行为动词，若出现多个行为动词将造成目标难以评价。

（3）一个目标应只能来自一个护理诊断，而一个护理诊断可有多个护理目标。

（4）目标是通过护理措施可以实现的，应该在护理工作范畴内。

（5）制定目标时要注意可行性和现实性，能够在患者的能力范围内实现，还要考虑患者的身体状况、心理状态、经济状况等。

（6）制定目标时建议让患者参与，只有患者认可并接受，目标才能更好地实现。

（7）制定的目标不可与医疗工作相冲突。

3. 制定护理措施　护理措施是为了帮助患者达到预期目标，护士采取的具体方法和行为、手段，是确立护理诊断与目标后的具体实施方案。

1）护理措施的类型

（1）依赖性护理措施：护理人员遵循医嘱采取的措施，如遵医嘱灌肠、导尿、采血等。

（2）独立性护理措施：在护理职责范围内，不依赖医嘱，护士根据收集到的患者资料，进行思考、分析、判断而独立完成的护理活动，如晨晚间护理、住院期间的健康宣教等。

（3）合作性护理措施：护理人员与其他医务人员共同合作完成的护理活动，如护士与康复师合作对患者进行的康复训练等。

2）护理措施的内容　主要包括对患者病情的观察、患者的饮食护理、各项基础护理、护理体检、手术前后护理及健康教育、医嘱执行、对症护理及用药护理、心理护理、功能锻炼等。

3）制定护理措施的注意事项

（1）护理措施要有针对性：制定的护理措施要能实现预期目标。

（2）护理措施要切实可行：要根据护理对象的具体情况采取护理措施，体现护理活动的个性化，还应考虑医院现有的人力资源和医疗设备情况。

（3）护理措施应具体、明确：采取的护理措施要有可操作性，便于护理人员或护理对象执行。

（4）护理措施要具有科学性：每一项护理措施的制定都要以科学理论为依据，要遵循医学知识、行为科学和人文科学等的原理。

（5）让患者或家属参与护理措施的制定：患者愿意接受，家属乐意配合，才能更好地开展护理活动，从而确保护理工作的高效性。

4. 护理计划成文 将护理诊断、预期目标、护理措施等信息按一定格式书写成护理文件，即护理计划单(表1-2)。

表1-2 护理计划单

科别:内科　　　　姓名:刘明　　　　床号:12　　　　性别:男

年龄:39　　　　疾病诊断:原发性高血压　　　住院号:3745618

开始日期	时间	护理诊断	预期目标	护理措施	签名	评价		
						停止时间	结果	签名
2014.10.06	10:00	疼痛(头痛):与血压高有关	1日后患者诉说疼痛减轻或消失	为患者提供安静及舒适的环境 减少家属探视,防止干扰患者 遵医嘱使用硝普钠等血管扩张药物或利尿剂,用药后注意观察不良反应 头痛时卧床休息,将床头抬高 对其进行操作时动作轻柔,减少刺激	王磊	10.07 11:00	目标完全实现	李婷
2014.10.06	10:00	有受伤的危险:与头痛、视力模糊、意识改变有关	住院期间无头痛、视力模糊、意识改变造成的受伤	定时测量患者血压,做好记录 上厕所或外出时,家属陪伴,如头晕严重,协助床上大小便 拉起病床的护栏,防止坠床 若患者恶心、呕吐,痰盂放于患者方便拿取的地方	王磊	10.17 11:00	目标完全实现	李婷
2014.10.06	10:00	潜在并发症:高血压急症	护士及时发现并报告医生	遵医嘱服用降压药物 监测血压值 避免劳累、寒冷等刺激因素 嘱患者保持积极乐观的态度,避免情绪激动	王磊	10.10 10:00	未发生并发症	李婷

(四)护理实施

护理实施是护理程序的第四步,是执行护理计划的过程,进一步实现护理目标。理论上实施在制订护理计划之后进行,但是在临床工作中,特别是某些紧急情况下,应该先对急症、危重症患者采取救治措施,之后再书写完整的护理计划。

1. 实施方法

(1)责任护士直接为患者提供护理活动。

（2）护士与其他医务人员合作完成。

（3）指导患者及家属共同参与护理活动的实施。

2．实施的过程

1）准备

（1）进一步评估患者情况,再次审阅护理计划。

（2）分析实施所要用到的护理知识、护理技术。

（3）分类、分工护理措施,确保护理措施的顺利完成。

（4）根据患者的具体情况与要求,合理安排实施的时间与地点。

（5）预测潜在并发症,提前做好并发症的预防工作。

2）实施　在护理计划的实施过程中,护士要与其他医护人员相互配合、鼓励患者及家属积极参与护理活动,充分发挥他们的积极性。同时密切观察执行计划的效果及患者的反应,评估护理对象的健康状况,及时收集相关资料,及时处理新的健康问题、病情变化。

3）记录　各项护理措施实施后,护理人员应将护理活动中的各项护理措施及患者的反应等进行系统、完整的记录,即护理记录。

（1）记录格式　常见的书写方式为 PIO 格式(表 1-3)。

P(problem):患者的健康问题。

I(intervention):针对患者的健康问题所采取的护理措施。

O(outcome):护理后的效果。

表 1-3　PIO 护理记录单

科别:内科　　　　姓名:刘明　　　　床号:12　　　　性别:男
年龄:39　　　　疾病诊断:原发性高血压　　　住院号:3745618

日期	时间	护理记录	护士签名
10.06	10:00	P_1　疼痛(头痛):与血压高有关	杨洋
10.06	10:00	I_1　1. 硝普钠 50 mg,静脉滴注 2. 卧床休息,抬高床头 3. 减少探视	杨洋
10.06	10:00	P_2　焦虑:与血压控制不满意有关	杨洋
10.06	10:00	I_2　1. 评估患者焦虑的原因 2. 对患者进行心理护理 3. 必要时给予镇静剂	杨洋
10.06	13:00	O_1　疼痛缓解	杨洋
10.07	11:00	O_2　焦虑减轻	杨洋
10.10	14:00	P_3　知识缺乏:缺乏疾病预防及高血压用药知识	杨洋
10.10	14:00	I_3　1. 向患者讲解高血压的危险因素,劝其戒烟限酒 2. 告知患者减少盐的食用量,保证钙、钾摄入 3. 嘱其保持积极乐观的心态 4. 适量运动,控制体重 5. 遵医嘱用药,不可擅自停药 6. 告知降压药的作用及不良反应,强调长期用药的必要性	杨洋

（2）记录的意义　①方便其他医护人员了解患者健康问题的情况；②是护理人员对患者进行护理活动的证明；③是评价护理质量所需的依据；④为护理教学及科研工作提供资料；⑤作为处理医疗纠纷的依据；⑥护理人员总结护理工作的依据。

（五）护理评价

护理评价是将护理对象目前的健康状态与确定的预期目标进行有计划、系统的比较，作出判断的过程。护理评价虽然是护理程序的最后一步，但不意味着护理程序的结束。通过评价可以了解护理对象是否达到了预期的护理目标，也可以通过发现的新问题，重新修订护理计划，从而保证护理程序的连续进行。

1. 评价内容

（1）护理过程评价：指在进行护理活动中，护士的行为是否符合护理程序的要求。如护理诊断是否规范、正确，设定的护理目标是否切实可行，护理措施的执行是否及时、合理等。

（2）护理效果评价：对护理措施执行完以后的结果进行的评价，评价患者的健康状况是否被改善、是否达到预期目标，是评价中最重要的部分。

2. 评价方式

（1）护理人员自我评价。

（2）护士长、护理部主任、护理教师及专家检查评定。

（3）护理查房评价。

（4）医院质量监控委员会。

3. 评价步骤

1）收集资料　护理人员收集与患者目前健康状况相关的主、客观资料。

2）评价预期目标的实现程度　根据执行护理措施后，患者健康状况的改善情况，将护理目标的实现程度分为以下几类。

（1）目标完全实现：即患者当前的健康状况基本达到预期目标。

（2）目标部分实现：即执行护理措施后，患者的部分问题得到解决，患者的健康状况部分恢复。

（3）目标未实现：即预期目标没有实现，患者的健康问题没有改善。如预期目标为"患者2周后能独立行走"，2周后的评价结果为：

患者能独立行走——目标完全实现

患者需拄拐行走——目标部分实现

患者拒绝行走——目标未实现

3）分析原因　对目标部分实现或未实现的原因分析，通常可从以下几方面进行。

（1）收集的资料是否全面、准确。

（2）护理诊断是否正确。

（3）制定的目标是否切实可行。

（4）设定的护理措施是否实施有效。

（5）患者及家属是否参与，是否配合。

（6）患者病情有无好转或是否出现了新的问题。

（7）护理计划是否根据病情变化及时进行了调整。

4）重审计划

（1）停止：已实现的目标或已解决的问题，停止原有的护理措施。

（2）继续：健康问题得到部分改善，预期目标正确，原计划继续执行。

（3）取消：原有的潜在性护理问题未发生，也不再存在危险因素，原计划可取消。

（4）增加：患者出现的新问题，重新收集资料，制定新的护理诊断、预期目标及护理措施，开展新的护理活动，促进患者的健康状态。

（5）修订：对未解决的护理问题，修正不正确的护理诊断、目标或护理措施。

三、护理病案的书写

（一）护理病案的概念

护理程序在应用过程中，护理对象的有关资料、护理诊断、预期目标、护理措施、效果评价，均应以书面形式进行记录，就构成了护理病案。

（二）护理病案的内容

1. 患者入院护理评估单　见表1-4。

表1-4　患者入院护理评估单

科别：　　　　床号：　　　　住院号：

（一）一般资料

姓名：　　性别：　　年龄：　　民族：　　文化程度：　　宗教信仰：

联系人：_____联系电话：_____

家庭住址：_____

职业：干部　工人　务农　自由职业　其他

婚姻情况：已婚　未婚　丧偶　离异

入院时间：_____

入院方式：步行　搀扶　轮椅　平车　担架　背送　抱送　其他_____

入院原因：_____

既往病史：_____

过敏史：无　有（食物_____药物_____其他_____）

家族史：高血压　冠心病　糖尿病　癫痫　传染病　遗传病　精神病　其他_____

（二）基本情况

1. 饮食方式：自理　协助　鼻饲

　食欲：正常　增加　减退　厌食　其他_____

2. 睡眠：正常　入睡困难　多梦　易醒　早醒　失眠　药物辅助　其他_____

3. 排泄：排便：正常　便秘　腹泻　失禁　造瘘　其他_____

　排尿：正常　尿潴留　失禁　排尿困难　尿管导尿　膀胱造瘘　其他_____

4. 嗜好：无　有　烟（偶尔　经常____年____支/天）　酒（偶尔　经常____年____支/天）　浓茶　咖啡　甜食　咸食　其他_____

5. 活动能力：正常　他人辅助　卧床（自行翻身：是　否）　器械协助

6. 意识状态：清醒　嗜睡　昏睡　意识模糊　谵妄　昏迷　烦躁　其他_____

7. 语言表达：正常　含糊　言语困难　失语　其他_____

8. 皮肤情况：

(1) 颜色：正常　潮红　苍白　发绀　黄染　淤斑　淤点　水肿

(2) 温度：温　凉　热

(3) 湿度：正常　干燥　潮湿　多汗

(4) 完整性：完整　皮疹　淤斑　淤点　水肿　破损　压疮（Ⅰ Ⅱ Ⅲ Ⅳ度　部位_____）

9. 口腔黏膜：正常　出血点　充血　溃疡　其他_____

10. 面容表情：正常　表情淡漠　痛苦面容　慢性病面容　其他_____

11. 营养状况：正常　肥胖　消瘦　恶病质　其他_____

12. 视力：正常　远视　近视　失明（左　右　双侧）　视力下降　其他_____

13. 听力：正常　重听　耳鸣　耳聋（左　右　双侧）　助听器辅助　其他_____

14. 语言表达：正常　言语困难　失语　其他_____

15. 自理情况：自理　缺陷（洗漱　进食　如厕）　完全依赖　其他_____

16. 对疾病的认识：全面了解　部分了解　不了解　其他_____

17. 疼痛：无　有（部位_____性质_____）　其他_____

18. 坠床/跌倒风险：零风险　低风险　高风险　预防措施

19. 压疮风险：无风险　低风险　中风险　高风险　预防措施

20. 入院宣教：自我介绍　住院须知　环境设施　腕带使用　主管医生/责任护士　科主任/护士长

21. 其他：_____

护士长签名

护士签名　　　　　　　　　　　　　　　　　　　日期：　年　月　日

2. 护理计划单　见表1-2。

3. 护理记录单　见表1-3。

4. 健康教育计划单　见表1-5。

表1-5　健康教育计划单

科别：内科　　　　姓名：刘明　　　　床号：12　　　　性别：男

年龄：39　　　疾病诊断：原发性高血压　　　住院号：3745618

项目		日期	宣教形式			宣教对象		签名			评价			日期	签名
			书面	讲解	示范	家属	患者	护士	家属	患者	讲述	示范	不解		
高血压	饮食护理	2014.10.06		√			√				√			2014.10.06	李伟

5. 患者出院护理评估单　包括以下两方面内容（表1-6）。

(1) 出院小结：患者住院期间，护士按护理程序的方法对患者进行的护理活动的概括性记录。内容包括对患者出院现状的评估、是否达到预期目标、健康问题是否解决、是否落实护理措施、护理结果是否满意等。

(2) 出院指导：针对患者出院时的现状，进行饮食、休息、活动、生活习惯、用药、复诊等方面的健康教育,也可以以书面材料的形式对患者及家属进行宣教,目的是促进患者更高层次的健康。

表 1-6　患者出院护理评估单

科别:内科　床号:12　姓名:刘明　性别:男　年龄:39　出院诊断:原发性高血压

住院号:3745618　入院日期:2015-3-14　出院日期:2015-3-23　住院天数:9 天

一、出 院 小 结

出院现状评估

1. 病愈情况:痊愈　好转√　未愈

2. 心理问题:完全解决√　部分解决　未能解决

3. 自理情况:自理√　协助(进食、如厕、沐浴、穿衣、活动)　完全依赖

4. 出院方式:步行√　轮椅　平车

5. 患者对所患疾病的防治知识:有√　无

6. 卫生习惯和科学的饮食起居知识:有√　无

7. 患者对现存的或潜在的健康问题的认知:有√　无

护理小结(住院期间护理程序的实施情况与存在问题)

　　患者刘明,男,39 岁,以"原发性高血压"于 2015 年 3 月 14 日 9:00 入院,神志清楚,头痛,眩晕,心悸。经过入院评估,护理诊断:1.疼痛(头痛):与血压升高有关。2.有受伤的危险:与头痛、视力模糊、意识改变有关。3.潜在并发症:高血压危象。4.知识缺乏:与缺乏疾病预防、保健、用药等知识有关。措施:嘱患者卧床休息,减少探视,提供安静、舒适的环境,遵医嘱应用降压药物,密切监测血压变化,入院 3 天后疼痛缓解,未发生潜在并发症。向患者讲解控制血压的重要性和终身治疗的必要性,教会患者和家属正确的血压测量方法,告知患者按时按量服药,不可擅自停药,嘱患者排便时勿用力,戒烟限酒,限制钠盐摄入,适量运动,控制血压值,预防并发症。

二、出 院 指 导

(一)健康教育

1. 遵医嘱按时按量服药,不可擅自突然停药。

2. 保持积极乐观的生活态度,避免情绪激动。

3. 戒烟限酒,低盐低脂饮食,防止便秘。

4. 劳逸结合,适量活动。

5. 定期复查,如有病情变化及时就诊。

(二)特殊指导

1.

2.

(三)复诊时间＿＿＿＿＿＿　地点＿＿＿＿＿＿

三、评　　价

护士长全面了解情况后给予评价

1. 护理对象评价:优√　良　中　差

2. 护理效果整体评价:优√　良　中　差

患者/家属签名＿＿＿＿＿＿

护士长签名＿＿＿＿＿＿

护士签名＿＿＿＿＿＿

日期:　年　月　日

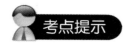

考点提示

　　护理评估的概念、资料的来源及类型；护理诊断的概念及陈述方式、诊断的依据、合作性问题；护理计划的排序原则和预期目标的制订；护理记录单的 PIO 格式；护理病案的概念及书写方法。

直通护考

　　一、A1/A2 型题（以下每一道考题下面有 A、B、C、D、E 五个备选答案，请从中选择一个最佳答案）

　　1. 护理程序的理论框架是（　　）。

　　A. 系统论　　　　B. 控制论　　　　C. 信息论　　　　D. 应激论　　　　E. 解决问题论

　　2. 有关护理程序的概念描述，错误的是（　　）。

　　A. 是以促进或恢复患者的健康为目标　　　　B. 是指导护士工作及解决问题的科学方法

　　C. 是以系统论为理论框架　　　　D. 具有计划、决策与反馈的功能

　　E. 是由评判、诊断、计划、实施、评价五个步骤组成

　　3. 下列信息属于客观资料的是（　　）。

　　A. 恶心　　　　　　　　B. 头晕两天　　　　　　　　C. 血压 140/160 mmHg

　　D. 入睡困难　　　　　　E. 胸闷咳嗽

　　4. 患者资料最主要的来源是（　　）。

　　A. 患者家属　　　　　　B. 患者的主管护士　　　　　　C. 患者本人

　　D. 患者的检查报告　　　E. 患者的主管医生

　　5. 关于护理诊断排序原则的描述，错误的是（　　）。

　　A. 先解决低层次的需要，再解决高层次的需要

　　B. 必须优先解决现存的护理问题

　　C. 危及生命的护理问题优先解决

　　D. 某些特殊情况下，可优先解决潜在的护理诊断

　　E. 在不违背医疗及护理原则的基础上，可优先解决患者认为重要的问题

　　6. 应用 PIO 格式记录护理活动时，I 指（　　）。

　　A. 护理问题　　　B. 护理措施　　　C. 护理目标　　　D. 护理诊断　　　E. 护理效果

　　7. "有感染的危险：与机体抵抗力下降有关"属于护理诊断的哪一种格式？（　　）

　　A. PSE 方式　　　B. PE 方式　　　C. PES 方式　　　D. P 方式　　　E. PS 方式

　　8. 患者，女，40 岁，因夜间阵发性呼吸困难 5 天入院，入院后诊断为二尖瓣狭窄，入院评估时发现患者呈"二尖瓣面容"，收集上述资料的方法属于（　　）。

　　A. 视觉观察法　　B. 触觉观察法　　C. 听觉观察法　　D. 嗅觉观察法　　E. 味觉观察法

　　9. 患者，男，50 岁。患肝硬化 3 年，半小时前呕血 850 mL，患者主诉心慌乏力。体检：精神萎靡，皮肤干燥。体温 36.5 ℃，脉搏 120 次/分，血压 80/60 mmHg。下列资料中属于主观

资料的是（　　　）。

    A.心慌乏力　　　　　　　　B.皮肤干燥　　　　　　　　C.脉搏120次/分

    D.呕血850 mL　　　　　　E.体温36.5 ℃

  10. 患者,女,因头痛、头晕入院,护士对其进行评估时收集到下列资料,其中属于主观资料的是（　　　）。

    A.头痛　　　　　　　　　　B.头晕　　　　　　　　　　C.咽部充血

    D.睡眠不好、多梦　　　　　E.感到恶心

  11. 患者,男,55岁,初中文化。因头晕、头痛2天在妻子的陪同下入院。护士收集患者资料的主要来源是（　　　）。

    A.患者妻子　　　B.患者本人　　　C.接诊医生　　　D.患者女儿　　　E.病历资料

  12. 下列哪项不是护理诊断?（　　　）

    A.真性尿失禁　　B.营养失调　　　C.脑出血　　　D.体液不足　　　E.体温过高

  13. 患者,男,48岁,以"急性阑尾炎"收住院。入院观察患者呈急性面容,蜷曲体位。这种收集资料的方法属于（　　　）。

    A.视觉观察法　　B.味觉观察法　　C.嗅觉观察法　　D.听觉观察法　　E.触觉观察法

  14. 患者,男,28岁,因腹痛、腹泻2天入院,诊断为"急性肠炎"。护理体检:精神萎靡,体温39.3 ℃,水样便。护士为其收集的资料中,属于主观资料的是（　　　）。

    A.体温39.3 ℃　　　　　　　　　　　　　　B.呕吐物有酸臭味,量约300 mL

    C.脐周阵发性隐痛　　　　　　　　　　　　D.痛苦面容,精神萎靡

    E.粪便稀黄,含有少量脓血

  15. 患者,男,28岁,肺炎球菌性肺炎。体温39.8 ℃、脉搏112次/分、呼吸24次/分、咳嗽、痰液黏稠不易咳出,颜面潮红、皮肤干燥。请选出"体温过高"这一护理诊断的主要依据是（　　　）。

    A.体温高于正常　　　　　　B.颜面潮红　　　　　　　　C.痰液黏稠

    D.呼吸、心跳加快　　　　　E.皮肤苍白

  二、A3/A4(以下提供若干案例,每个案例下设若干考题。请根据各考题题干所提供的信息,在每道题下面的 A、B、C、D、E 五个备选答案,从中选择一个最佳答案)

  患者,男,46岁。因腹痛伴发热、恶心呕吐,以"急性胃肠炎"收入院。入院时患者呈急性面容,精神萎靡。查体:体温38.3 ℃,粪便呈水样。

  16. 下列哪项不属于客观资料?（　　　）

    A.水样粪便　　　　　　　　B.恶心呕吐　　　　　　　　C.腹痛

    D.体温38.1 ℃　　　　　　E.急性面容

  17. 该患者应首先解决的护理问题是（　　　）。

    A.精神萎靡　　　　　　　　B.疼痛　　　　　　　　　　C.焦虑

    D.发热:体温38.3 ℃　　　　E.体液不足

  患者,女,68岁。2型糖尿病15年,皮下注射胰岛素控制血糖。入院时大汗淋漓、高热呼吸呈烂苹果味。住院治疗1周,血糖控制在正常范围。

  18. 患者"呼吸呈烂苹果味"收集此资料的方法属于（　　　）。

    A.视觉观察法　　B.触觉观察法　　C.嗅觉观察法　　D.听觉观察法　　E.味觉观察法

19. 经治疗血糖控制在正常范围,患者认为出院后不需监测血糖,此时患者的主要护理问题是( )。

A. 潜在的血糖升高　　　　B. 感染危险　　　　C. 知识缺乏

D. 食欲下降　　　　E. 不合作

（张　宁）

项目二　医院环境与出入院护理

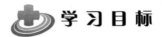

学习目标

知识目标：

掌握门诊、急诊的护理工作，各种铺床法，轮椅、平车运送法，常用卧位安置方法及适用范围；熟悉分级护理，患者入院、出院前后的护理及保护具的应用与目的。

能力目标：

能运用护理程序实施各种铺床法，轮椅、平车运送法，患者翻身侧卧及移向床头法的操作。

医院是以诊疗疾病、预防和保健为主的服务机构，医院环境与患者的身心感受、治疗效果和疾病康复有着密切的关系。护士应为患者提供一个安静、整洁、舒适、安全的环境，还应掌握患者入院、出院的一般程序。患者的卧位与诊断、治疗和护理有密切的关系，正确的卧位能使患者感到舒适，治疗疾病，减轻症状，并有利于疾病的各种检查。因此，护士应掌握各种卧位的安置方法及适用范围，指导并协助患者采取正确的卧位。

任务一　医院环境

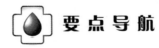

要点导航

重点：医院任务，门诊、急诊的护理工作，病区环境设置和布局。

难点：各种铺床法的操作步骤和注意事项。

案例引导

某医院，带队教师正在带领某卫校二年级护理班的学生第一次临床见习，参观医院，其中有一组学生在病房看到一位患者呼吸道分泌物增多，护士遵医嘱给予吸痰，见习结束后教师要求他们回答几个问题。问题：

1. 医院仅仅是给患者看病的吗？有没有其他任务？
2. 对于呼吸道分泌物增多的患者,病室环境有什么要求吗？

医院是为患者提供卫生保健的服务机构,良好的医院环境与合理的设置布局对患者的治疗、护理和康复有着积极的帮助作用。因此,护士的职责之一就是为患者提供一个安静、整洁、舒适、安全的环境,以满足患者的需求,促进康复。

一、医院的任务与种类

医院是对群众或特定人群进行防病、治病和保健服务的场所,备有一定数量的病床设施、医务人员和医疗设备,通过医务人员的集体协作,运用科学的医学理论和技术,对住院或门诊、急诊患者实施正确的诊疗和护理。

（一）医院的任务

1. 医疗　医疗是医院的业务主体,是医院的中心任务。它以医疗、护理两大主体与医技部门密切配合形成一个完整的医疗体系。医院医疗分为门诊医疗、住院医疗和康复医疗。门诊医疗是医疗工作的第一线,住院医疗是针对疑难、复杂、危重患者进行的,康复医疗是运用物理、心理等方法,纠正因疾病引起的功能障碍或心理失衡,达到预期效果。

2. 教学　教学是医院的重要任务之一,其比重可根据医院性质决定。每个不同专业、不同层次的卫生技术人员,经过学校教育后,还需要进行临床实践教育。

3. 科研　医院是医疗实践的场所,许多临床上的问题是科学研究的课题,通过研究解决了医疗中的难点,不仅能提高医疗护理水平,还能推动和促进医疗的发展。

4. 预防保健和社区卫生服务　医院不仅要诊治患者,还要进行预防保健工作,开展社区医疗和家庭服务,指导基层做好疾病普查工作、健康咨询和计划生育。

（二）医院的种类

1. 医院的分类　根据不同的划分条件,医院可依据收治范围、特定任务、地区划分、所有制、经营目的等进行分类。

1）按收治范围划分　医院按收治范围主要分为综合医院和专科医院。

（1）综合医院:综合医院在各类医院中占较大比例,设有一定数量的病床,拥有各类临床专科（如内科、外科、妇产科、儿科、眼科、耳鼻喉科和皮肤科等）、医技部门（如检验、药剂、放射、影像等）以及配有相应的人员和设备。

（2）专科医院:专科医院是为诊治专科疾病设置的医院,如传染病医院、精神病医院、儿童医院、妇产科医院、口腔医院、肿瘤医院等。设立专科医院有利于集中人力、物力,发挥技术设备优势,专科医院与综合医院有互补作用。

2）按特定任务划分　医院按特定任务可划分为军队医院、地方医院、企业医院、医学院校附属医院等。

3）按地区划分　医院按地区划分可分为城市医院（市、区、街道医院）、农村医院（县、乡、镇医院）等。

4）按所有制划分　医院按所有制划分可分为全民所有制医院、集体所有制医院、个体所有制医院、中外合资医院等。

5）按经营目的划分　医院按经营目的划分可分为营利性医院和非营利性医院。

2. 医院的分级　我国从1989年开始，实行医院分级管理制度。医院分级管理是按照医院的功能、规模、技术质量水平、管理水平、设施条件等综合水平将其划分为三级（一级、二级、三级）十等（每级分为甲、乙、丙等，三级医院增设特等）。

（1）一级医院：直接向一定人口（≤10万）的社区提供医疗、预防、康复、保健综合服务的基层医院，是初级卫生保健机构。如农村乡、镇卫生院，城市街道医院等。

（2）二级医院：向多个社区（其半径人口在10万以上）提供医疗卫生服务，接受一级医院转诊，指导一级医院业务并承担一定程度教学、科研任务的地区性医院。如一般市、县医院，省、直辖市的区级医院和一定规模的厂矿、企事业单位的职工医院等。

（3）三级医院：向多个地区甚至全国范围提供高水平专科医疗卫生服务，接受二级医院转诊，对下级医院进行指导和培训，并承担教学、科研任务的区域性以上的医院。如全国省、市直属的市级大医院，医学院校的附属医院等。

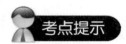

医院任务和分级。

二、门诊部

护士在门诊、急诊护理工作中，不仅要了解门诊、急诊工作的设置与布局，还需熟悉医院门诊、急诊护理工作内容，使门诊、急诊患者能及时、准确就诊。

（一）门诊

门诊是医院面向社会的窗口，也是医疗工作的第一线，是直接对患者进行诊断、治疗和预防保健的场所，具有人员流动性大、病种复杂、季节性强、就诊时间短等特点，门诊的医疗护理质量直接影响人民群众对医院的认识与评价。因此，医护人员应提供优质服务，使患者及时得到诊断与治疗。

1. 设置与布局　门诊候诊、就诊环境应以方便患者为目的，以注重公共卫生为原则，做到安静、整洁、绿化、美化，卫生设施齐全，布局合理，并有相应的醒目标志和路牌，方便患者就诊。门诊部应设有预检分诊处、挂号处、收费处、药房、各医技科室和综合治疗室等。诊察室应设有洗手设备、桌子、诊察床等，床前应有遮挡设备，诊疗桌上要有序备齐处方、各种化验单和检查申请单，保持桌面的整洁。综合治疗室设有氧气瓶、急救药物、电动吸引器等急救设备。

2. 门诊护理工作

1）预检分诊　先预检分诊，后指导患者挂号就诊。预检分诊护士应具备良好的职业道德及丰富的临床经验，接诊时主动、热情，先简明扼要地询问病史后，观察病情，做出初步诊断，给予合理分诊和传染病管理，并指导患者挂号。

2）候诊与就诊　患者挂号后，分别安排到各候诊室等候就诊。为保证候诊、就诊顺利进行，候诊护士应做到以下几个方面。

（1）开诊前应保持良好的候诊环境和就诊环境，准备好诊疗过程中使用的各种用物、检查器械。

（2）开诊后根据挂号顺序安排就诊，整理初诊、复诊病案，收集各种检查、化验报告。

（3）根据病情测量生命体征（体温、脉搏、呼吸、血压），并记录于门诊病案上。

（4）观察候诊者病情变化，如遇高热、剧痛、大出血、休克等患者，应立即安排就诊或送往急诊处理。对病情较重或年老体弱者可适当调整就诊顺序。

（5）门诊结束后，应回收病案，整理、消毒环境。

3）健康教育　利用候诊时间对患者进行健康教育。例如：通过视频、黑板报、健康手册、小讲座等不同形式，进行健康宣教，并对患者提出的问题进行耐心、热情的解答。

4）治疗工作　根据医嘱执行治疗，如导尿、换药、注射、穿刺等，护士严格执行操作规程，确保治疗安全、有效。

5）消毒隔离　门诊人流量比较大，患者较集中，容易发生交叉感染，因此要做好门诊的墙壁、地面、桌椅、治疗车等各种用物的清洁、消毒、灭菌工作，防止交叉感染，对传染病或疑似传染病的患者，分到隔离门诊进行就诊，并做好疫情报告。

6）保健门诊护理工作　经过培训的护士可直接参与各类保健门诊咨询或诊疗，如预防接种、健康体检、疾病普查等，以满足人们日益增长的健康与保健需求。

（二）急诊

急诊是医院诊治急、危重患者的场所，是抢救患者生命的第一线，也是衡量医院技术水平、道德修养和管理水平的一项重要标尺。急诊科护士应有良好素质，具备一定的抢救知识和经验，技术娴熟，动作敏捷。急诊的组织和技术管理应达到标准化、程序化、制度化。

1. 设置与布局　急诊科一般以方便危重患者就诊，优化抢救程序为原则，应设有预检分诊处、诊室、抢救室、清创室、监护室、观察室等，还要有药房、化验室、X线室、B超室、挂号室和收费室等，形成一个相对独立的单元，有条件的设立监护室、急诊手术室等。

急诊科环境以方便患者就诊为目的，以缩短候诊、抢救时间，提高抢救效率为原则，应做到安静、整洁、宽敞、明亮、通风。应设有专用电话、急救车、平车等运送通讯工具，要有专用通道和宽敞出入口，醒目的标志和路标，夜间有明显灯光，以保证患者得到及时救治。急诊科要保证24 h应诊。

2. 急诊的护理工作

1）预检分诊　预检护士做到专人负责出迎，护士必须掌握急诊就诊标准，做到一问、二看、三检查、四分诊。遇有急、危重患者，应立即通知值班医生和抢救护士抢救；遇到意外灾害事件应报告相关部门组织抢救；遇刑事案件、法律纠纷、交通事故等，应立即报告医院保安部门或直接与公安部门取得联系，并请家属或陪送者留下。

2）抢救工作

（1）急救物品准备：为保证急救工作顺利进行，一切抢救物品做到"五定"，即定数量品种、定点安置、定人保管、定期消毒灭菌和定期检查维修。护士必须熟悉各种抢救物品性能、使用方法，并能排除一般性故障，使急救物品完好率达到100%。急诊常用的抢救物品见表2-1。

表 2-1　急诊常用的抢救物品

物品种类	物品名称
诊疗护理物品	血压计、听诊器、张口气、压舌板、舌钳、手电筒、止血带、输液架、氧气管、吸痰管、胃管等
无菌物品及无菌急救包	各种注射器、各种型号针头、输液器、输血袋、静脉切开包、气管插管包、气管切开包、开胸包、导尿包、各种穿刺包、无菌手套、无菌敷料等

续表

物品种类	物品名称
抢救器械	中心供氧装置(加压给氧设备)、电动吸引器、心电监护仪、超声波诊断仪、洗胃机等,有条件者可备 X 射线机、手术床、多功能抢救床等
抢救药品	各种中枢神经兴奋剂、镇静剂、镇痛药及抗休克、抗心律失常、抗过敏和各种止血药;急救用激素、解毒药、止喘药;纠正水、电解质紊乱及酸碱平衡失调类药物及各种输入液体;局部麻醉药及抗生素类药等,并有简明扼要说明卡片
通信设备	电话、对讲机等

(2)配合抢救:①护士应严格按照抢救程序,争分夺秒实施抢救措施:在医生未到达之前,护士应根据病情做出初步判断,实施紧急处理,如测血压、吸氧、吸痰、止血、建立静脉通道,必要时实施心肺复苏等;医生到达后立即汇报处理情况和效果,正确执行医嘱,密切观察病情变化,为医疗诊断提供相关资料。②做好抢救记录和查对工作:记录应准确、及时、字迹清晰,要详细记录与抢救有关的事件并注明时间,如患者和医生到达时间、各种抢救措施(如用药、吸氧、心肺复苏等)实施执行和停止时间,详细记录执行医嘱内容及患者病情动态变化。抢救过程中,凡是口头医嘱必须向医生重复一遍,双方确认无误后再执行,抢救完毕后,请医生在 6 h 内及时补写医嘱及处方,各种抢救药品的空安瓿、空药瓶、输血袋等需双人核对后方可弃去。

3)病情观察 通常急诊室设有一定量床位,以收治暂时未确诊的患者或病情危重,需在门诊进行短时间治疗的患者。一般观察时间 3～7 天。观察室护士应做好以下工作。

(1)入室登记、建立病案,详细填写各种记录,书写观察室病情报告。

(2)主动巡视和观察患者,及时执行医嘱,做好各项基础护理工作,加强心理护理及晨、晚间护理。

(3)做好出入病室患者及其家属的管理工作。

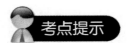

门诊、急诊护理工作。

三、病区

病区是住院患者接受诊疗、护理及康复的场所,也是医护人员开展医疗、预防、教学、科研活动的重要基地。为患者提供一个安静、整洁、舒适、安全的医院环境是促进患者生理、心理舒适的基本条件,因此做好病区护理,创造和维护适宜的环境是护理人员的重要责任。

(一) 病区的设置和布局

一般病区分病室和附属房间两部分。病室按患者病情的轻重,设抢救室、危重病室、普通病室和隔离室。附属房间设置有治疗室、处置室、换药室、医生办公室、护士办公室(站)、主任办公室、医护休息室、更衣室、配餐室、浴室、库房、盥洗室、洗涤间、厕所,以及示教室(会议室)等。有条件的医院可设置娱乐室、会客室、学习室及健身室等。

要求病区的布局应科学合理,通风光线良好,消毒隔离设施符合预防医院感染要求,地面平整、易清洁、易干燥、有排水孔,设有防滑、扶手等设施,有防火设备及安全通道。每个病区设病床30～40张,每间病室设1～6张床。两床之间应设隔帘,有利于治疗、护理及维护患者的隐私权;两张病床之间的距离不少于1 m。

（二）病区的环境管理

病区环境可分为物理环境和社会环境两大类。医务人员应创造一个良好的住院环境,以满足患者生理、心理和治疗需要。

1. 物理环境

1) 安静　病区应避免噪音,保持安静。根据世界卫生组织（WHO）对噪音的规定标准,白天病区较理想的声音强度在35～40 dB。达到50～60 dB,患者会感到疲倦不安,影响休息与睡眠。长时间在90 dB以上的环境中,可引起患者耳鸣、血压升高、肌肉收缩,以及出现疲倦、焦躁、易怒、头痛、失眠等症状。超过120 dB时,可造成高频率的听力损失,甚至永久性失聪。为控制医院环境的噪声,护理人员应尽可能为患者创造安静的环境,在工作中应做到"四轻"。

（1）说话轻:说话声音不可太大,应评估自己的声量并且保持适当的音量。

（2）走路轻:走路时脚步要轻巧,工作时穿软底鞋,以防走路发出不悦耳的声音。

（3）操作轻:操作时动作要轻稳,避免物品与器械的碰撞,制造不必要的噪音。推车的轮轴应定期滴注润滑油,并定期检查。

（4）开关门轻:病室的门、窗及桌椅脚应钉上橡胶垫,开关门时应随时注意轻开轻关。护理人员除注意自身行为外,还要做好患者及家属的宣传工作,共同保持病室安静,创造一个良好的休养环境。

2) 整洁　应保持病区单元和医疗护理操作环境的整洁,要求保证物品清洁,规格统一,布局合理,摆放整齐,方便取用;应保持患者及病床单位清洁,已污染的床单被套及衣裤要及时更换,及时清除污染的敷料、排泄物;应保持工作人员仪表端庄,服装整洁、大方得体。

3) 舒适　主要指病室的温度、湿度、通风、光线和装饰等方面对患者的影响及调节。

（1）温度:在适宜的室温下,患者可感到舒适、安宁,并减少体力的消耗,有利于患者的休息、治疗及护理工作的进行。一般病室内适宜的温度为18～22 ℃;新生儿室、手术室、老年病室等室温可适当调高,保持在22～24 ℃较为适宜。室温过高会使神经系统受到抑制,呼吸和消化功能受到干扰,不利于体热的散发,影响体力的恢复;而室温过低则因冷的刺激,可使人畏缩,缺乏动力,肌肉紧张产生不安,又会使患者在接受护理和治疗时受凉而引起感冒。

（2）湿度:湿度为空气中含水分的程度。湿度的高低会影响皮肤蒸发散热的速度,而造成人对环境舒适感的差异。病室湿度一般以50%～60%为宜。室内湿度过高,机体水分蒸发减少,可抑制出汗,患者会感觉潮湿、胸闷,尿液排出量增多,肾脏负担加重,同时湿度过高有利于细菌繁殖,导致医院内感染的可能性增加。室内湿度过低,空气干燥,机体水分蒸发快,可引起口干舌燥、咽痛、口渴,对呼吸道感染、气管切开和急性喉炎的患者尤为不利。

（3）通风:通风换气可使室内的空气与外界空气交换,调节室内的温度和湿度,增加空气中的含氧量,降低二氧化碳及微生物的密度,促进汗液的蒸发和热的散失,从而使患者心情愉快,增加舒适感。病室内应每天定时通风换气,一般情况下开窗通风30 min左右即可达到置换室内空气的目的。通风时注意保护遮挡患者,避免吹对流风,以免着凉。

知识链接

噪声的危害

凡是不悦耳、不想听的声音，或足以引起人们心理上或生理上不愉快的声音都称为噪声。随着近代工业的发展，环境污染也随着产生，噪声污染就是环境污染的一种，已经成为人类的一大危害。噪声污染与水污染、大气污染、光污染被看成是世界范围内四个主要环境问题。噪声的单位是分贝（dB）。

噪声有低强度和高强度之分。低强度的噪声一般不会对人的身心健康造成危害，在某些情况下还是有利的，如愉悦的音乐能提高工作效率。但高强度的噪音可对人产生危害，主要有以下几个方面。

1. 听力损伤　噪声对人体最直接的危害是听力损伤。人们在进入强噪声环境时，暴露一段时间，会感到双耳难受，甚至会出现头痛等感觉。离开噪声环境到安静的场所休息一段时间，听力就会逐渐恢复正常。这种现象称为暂时性听阈偏移，又称听觉疲劳。但是，如果人们长期在强噪声环境下工作，听觉疲劳不能得到及时恢复，且内耳器官会发生器质性病变，即形成永久性听阈偏移，又称噪声性耳聋。若人突然暴露于极其强烈的噪声环境中，听觉器官会发生急剧外伤，引起鼓膜破裂出血，迷路出血，螺旋器从基底膜急性剥离，可能使人耳完全失去听力，即出现爆震性耳聋。

2. 引起心脏血管伤害　噪声可使人出现脉搏和心率改变，血压升高，心律不齐，传导阻滞，外周血流变化等。长期在高噪声环境下工作的人与低噪声环境下的情况相比，高血压、动脉硬化和冠心病的发病率要高2～3倍。

3. 影响神经系统　噪声会使人产生头痛、脑胀、耳鸣、失眠、全身疲乏无力以及记忆力减退等神经衰弱症状。

4. 影响消化系统　噪声可使人引起消化不良、食欲不振、恶心、呕吐等消化道症状，使肠胃病和溃疡病发病率升高。

5. 影响内分泌系统　噪声可使人出现甲状腺功能亢进，肾上腺皮质功能增强，基础代谢率升高，性机能紊乱，月经失调，胎儿的正常发育等方面也会产生一定影响。

10～20 dB 几乎感觉不到。

20～40 dB 相当于轻声说话。

40～60 dB 相当于室内谈话。

60～70 dB 有损神经。

70～90 dB 很吵。长期在这种环境下学习和生活，会使人的神经细胞逐渐受到破坏。

90～100 dB 会使听力受损。

100～120 dB 使人难以忍受，几分钟就可暂时致聋。

（4）光线：病室采光有自然光源和人工光源。日光是维持人类健康的要素之一，自然光源可使患者感到舒适愉快，促进身体健康。适量的日光照射，能使照射部位温度升高、血管扩张、血流增快，改善皮肤和组织的营养状况，使人食欲增加。另外日光中的紫外线有强大的杀菌作用，并可促进体内生成维生素 D。因此，病室内应经常开窗，让阳光直接射入，或协助患者到户外接受阳光照射,以辅助治疗,增进疗效。但应注意避免阳光直接照射患者的眼睛,以免引起目眩。午睡时应用窗帘遮挡光线,使患者易于入睡。人工光源常用于满足夜间照明及特殊检查和治疗护理的需要,其设计及光线可依其作用进行调节。楼梯间、治疗室、抢救室、监护室内的灯光要明亮;普通病室除一般吊灯外,还应有地灯、床头灯或壁灯,这样既能保证夜间巡视工作的进行,又不影响患者的睡眠;对先兆子痫、破伤风或畏光的患者,应采取避光措施。

(5) 装饰:优美的环境让人感觉舒适愉快。病室的布局应以整洁美观为主,颜色应用适宜,不但可以增进患者身体的舒适感,而且可使患者精神愉快。从颜色对心理影响的效果来看,绿色使人安静、舒适,浅蓝色使人心胸开阔、情绪稳定,白色使人感到冷漠、单调,红色使人兴奋、烦躁,奶油色则给人以柔和、悦目、宁静感。医院的装饰可根据病室的不同需求,选择不同的颜色与装饰物。如:儿科病室的床单和护士服采用柔和的粉红色,墙壁可用暖色系及配一些可爱的卡通图案,减少儿童的恐惧感,增加温馨亲切的感觉;手术室可选用绿色或蓝色,给人以安静、信任的感觉。病室和走廊可适当摆放花卉、绿色植物等以美化病室环境(过敏性疾病病室除外)。

4) 安全　安全需要是仅次于生理需要的基本需要,护理人员要及时评估影响个体及环境安全的因素,并积极采取措施进行防范。

(1) 避免各种原因所致的躯体损伤:病区内走廊、浴室、厕所地面应有防滑设备,设置扶手栏杆,并设呼叫系统;昏迷、偏瘫及婴幼儿患者,应使用床档、约束带等进行保护,以防坠床或撞伤;注意易燃易爆物品的安全使用和保管,有防火设施及紧急疏散措施;有灭蚊、灭蝇、灭蟑螂等措施。

(2) 避免医源性损伤:医源性损伤是指由于医务人员言语及行为上的过失,对患者造成心理、生理上的损伤。医务人员在与患者交往中必须注意自己的语言、举止、态度,在进行治疗护理操作时,应严格遵守操作规程和查对制度,防止医疗事故及差错的发生。

(3) 避免医院内感染:病区要有严格的管理系统和措施,预防医院内感染。如操作中应严格执行无菌技术操作原则和消毒隔离制度,定期对病室及各种设备进行清洁、消毒、灭菌等。

2. 社会环境　医院是社会的一部分,也是就诊患者集中的场所。患者住院初期,对接触的人员、陈设、规则、声音及气味等会感到陌生和不习惯,从而产生不良的心理反应。护理人员应帮助患者熟悉环境,适应角色的转变,建立良好的人际关系。

(1) 建立良好的护患关系:护患关系是一种特殊的人际关系,应建立在互相平等、尊重、信任、合作的基础上。护理人员在实施医疗护理活动中,要做到不分民族、信仰、年龄、性别、文化背景、职位高低、远近亲疏,均应一视同仁,一切从患者利益出发,满足患者身心需求;在护理操作中,要做到稳、准、轻、快,以增加患者的信任感;在与患者接触中要学会控制自己的情绪,以积极、乐观的情绪去帮助、感染患者,为患者提供一个舒适、安全、令人愉快的心理环境。

(2) 建立良好的群体关系:患者在医院内还应与其他医务人员及同病室的病友之间建立一个良好的人际关系。护理人员应主动将其他医务人员及病友介绍给患者,鼓励患者与其他人员进行接触和交往,倡导病友间的相互照顾和帮助,并引导群体气氛向积极方向发展。同时护理人员要注意观察和调整患者与家属之间的关系,家属是患者的重要支持系统,他们对患者病情的理解和心理的支持有助于患者康复。

(3) 制定合理的医院规则:每个医院根据各自的具体情况制定有自己的医院规则。如入院须知、探视制度、陪伴制度等,以便为患者提供一个安静舒适的修养环境,保证医疗护理工作的正常进行,预防和控制医院感染的发生,达到帮助患者恢复健康的目的。院规既是对患者行为的指导,又是一种约束,因而会对患者产生一定的影响。如:患者必须听从医生和护士的指导,不能按照自己的意志活动,只能在规定的时间与家属、亲友见面,长期下去,容易加重患者的心理负担。因此,护理人员应根据患者不同的情况和适应能力,主动热情地给予帮助和指导,使患者尽快了解医院的环境,适应有关的规则,从而维持较好的身心状态、促进康复。

四、病床单位及设备

病床单位是医疗机构提供给患者使用的基本家具和设备,它是患者住院期间用以休息、睡眠、饮食、排泄、活动和治疗的基本生活单位。每个床单位备有床、床垫、床褥、枕芯、棉胎或毛毯、被套、大单、枕套,需要时加一次性床单,其规格要统一,制作要符合要求(表2-2),还要有床旁桌、床旁椅,床头墙壁上有照明灯、呼叫装置、供氧和负压吸引终端等设施(图2-1)。

表 2-2　设备规格及要求

物品名称	规　　格	要　　求
床	长 200 cm、宽 90 cm、高 60 cm	不锈钢床头:床头、床尾可支起或摇起,以调节体位。床脚装有小轮,便于移动,可固定
床垫	长宽和床规格相同	用棕丝或海绵作垫芯,垫面选用牢固的布料制作
床褥	长宽和床规格相同	用棉花作褥芯、棉布作褥面
棉胎	长 210 cm、宽 160 cm	多用棉花胎,也可用人造棉或羽绒被
枕芯	长 60 cm、宽 40 cm	棉布作枕面,内装荞麦、人造棉等
大单	长 250 cm、宽 180 cm	用棉布制作
被套	长 230 cm、宽 170 cm	用棉布制作,尾端开口钉有系带
枕套	长 75 cm、宽 45 cm	用棉布制作
一次性中单	长 170 cm、宽 85 cm	上层无纺布,下层塑料薄膜
床旁桌	长 45 cm、宽 45 cm、高 85 cm	放于患者床头一侧,用于放置日常用品
床旁椅		宽大、有椅背,供患者或探视者用
床上桌	长 80 cm、宽 45 cm	可移动,高度可调节,供患者在床上进食、写字、阅读等

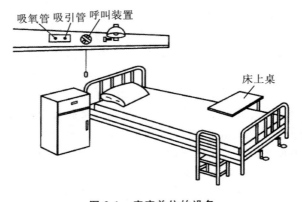

图 2-1　病床单位的设备

五、铺床法

病床是患者休息和睡眠的地方,床单位要保持整洁,床上用物要定期更换。由于疾病限制和治疗的需要,患者许多活动需要在床上进行,所以病床要符合舒适、平整、安全、实用的原则。常用的铺床法有铺备用床(图 2-2)、暂空床(图 2-3)、麻醉床(图 2-4)法和卧床患者更换床单法、卧有患者床的整理。

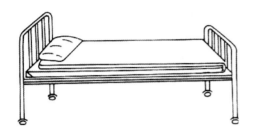

图 2-2　备用床

图 2-3　暂空床

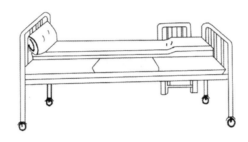

图 2-4　麻醉床

 技能实训 2-1

备 用 床

【目的】　保持病室整洁,准备接受新患者。

【评估】

1. 同病室有无其他患者进食或治疗。

2. 检查床单位是否完好、安全、舒适。

3. 用物是否清洁、齐全、适应季节。

【计划】

1. 护士准备　衣帽整洁、修剪指甲、洗手、戴口罩。

2. 用物准备　床、床垫、床褥、棉胎、枕芯、大单、被套、枕套。

3. 环境准备　病室无患者进食或治疗,清洁、通风。

【实施】　见表 2-3。

表 2-3　备用床操作流程

操作程序	操作步骤	要点说明
1.备齐用物	*按顺序放置于治疗车上推至床旁	•便于走动,避免多次走动,节省体力
2.移开桌椅	*移开床旁桌,距离床 20 cm *移开床尾椅,距离床尾 15 cm	•便于铺床头角
3.检查床垫	*检查床垫或根据需要翻转床垫	•避免床垫局部经常受压而凹陷
4.铺单折角	*将大单放于床正中处,大单纵、横中线对齐床纵、横中线,分别向床头、床尾打开	•护士取大单后,正确运用人体力学原理两脚左右分开,站在床右侧中间,减少来回走动,节时省力 •护士双脚前后分开,两膝稍弯曲,保持身体平稳,使用肘部力量
	*铺近侧床头,一手将床头的床垫托起,另一手过床头中线,将大单塞于床垫下,铺床头角(图 2-5),在距离床头 30 cm 处,向上提起大单边缘,使其与床边线垂直,成等边三角形,以床沿为界,将三角形分为两部分,上半三角置于床上,下半三角平整塞于床垫下,再将上半三角翻下塞于床垫下,护士移至床尾,按上方同步骤铺床尾 *护士移至床中间,两手下拉大单中部边缘,平整塞于床垫下 *护士移至床对侧,同步骤铺对侧大单	•铺大单顺序:先床头,后床尾;先近侧,后对侧 •使大单平紧,不易产生皱褶,美观
5.套被折齐	*S形:被套正面向外,纵中线对齐床纵中线,封口端齐床头,开口端对齐床尾,被套开口端上层打开三分之一处,将折好的棉胎放于开口处(图 2-6),拉棉胎上缘至被套封口处,再将竖折的棉胎两边打开和被套平齐,对好两上角,系带,盖被上缘与床头平齐,边缘向内折叠成被筒,与床沿平齐,塞于床垫下	•被套中线与床中线和大单中线对齐 •有利于棉胎放入被套内
	*卷筒式:被套正面向内折叠,将棉胎平铺于被套上,上缘与被套封口对齐,棉胎与被套上层一并自床尾卷至床头,将棉胎上端与被套封口紧贴,棉胎与被套一起翻转,自床头向床尾展平,系带,折成被筒	•床面平整、美观
6.套枕放平	*将枕套套于枕芯外,四角充实,系带,并横放于床头盖被上	•枕芯与枕套角、线吻合,平整、充实 •枕套开口端背向门,使病室整齐、美观

续表

操作程序	操作步骤	要点说明
7.移回桌椅	＊还原床旁桌、床尾椅 洗手	·保持病室整齐、美观

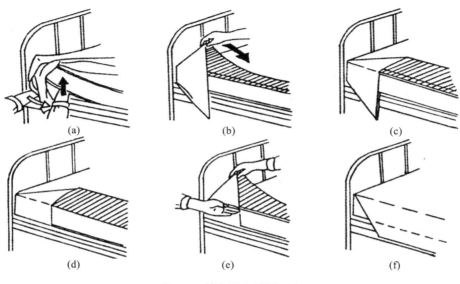

图 2-5　铺备用床(斜角法)

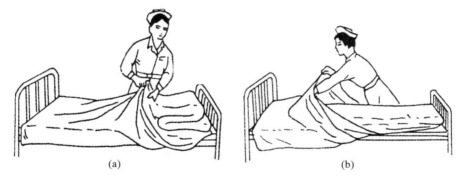

图 2-6　S 形套被套法

【注意事项】

1. 病室有患者进食或治疗时,应暂停铺床。

2. 操作过程中动作应轻柔,避免尘埃飞扬。

3. 符合节力原则。①用物要齐全,并按照使用顺序放置,减少走动次数;②铺床前若能升降床应将床升至方便铺床高度,防止腰部过度弯曲或伸展;③铺床时上身保持直立,身体尽量靠近床边,两脚根据活动情况左右分开,两膝稍弯曲,有利于操作及维持身体稳定性。

【评价】

1. 符合铺床的实用、耐用、舒适、安全原则。

2. 患者进食、治疗或护理时,应暂停铺床。

3. 大单中线与床中线对齐,四角平整,扎紧。

4. 被套头端充实,盖被平整,两边内折对称,枕头平整,充实,开口背门。

5. 操作中注意省时、节力,动作轻柔,以免尘埃飞扬。

6. 病室及患者床单位整洁美观。

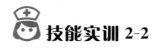

技能实训 2-2

暂　空　床

【目的】

1. 供住院患者或暂离床患者使用。

2. 保持病室整洁。

【评估】

1. 新入院患者入院诊断、病情和自理程度。

2. 住院患者病情是否允许暂时离床,床上用品是否洁净、齐全。

【计划】

1. 护士准备　衣帽整洁、修剪指甲、洗手、戴口罩。

2. 用物准备　按备用床准备用物,必要时备橡胶单、中单。

3. 环境准备　病室内无其他患者进食,清洁、通风等。

【实施】　见表2-4。

表 2-4　暂空床操作流程

操作程序	操作步骤	要点说明
在备用床的基础上改为暂空床		
1. 折被齐尾	*站在床右侧将备用床床头盖被向内反折 1/4,再扇形三折于床尾,并使各层平齐	
2. 酌情铺单	*铺橡胶单、中单和床中线对齐,上缘距床头 45～55 cm,床缘的下垂部分平整塞于床垫下。转至对侧,同法铺好	• 方便患者上下床活动
3. 套枕放平		• 枕套开口端背向门,使病室整齐、美观
4. 移回桌椅	*还原床旁桌、床尾椅 *洗手	• 保持病室整洁

【注意事项】

1. 同室患者进行治疗或进餐时暂停铺床。

2. 注意节力原则:扩大支撑面,动作连续,避免多余动作,减少走动次数。

3. 动作轻巧、迅速,尽量减少灰尘对环境的污染及对患者造成的不适。

4. 注意观察离床活动患者的病情变化和安全。

【评价】

1. 符合铺床的实用、耐用、舒适、安全原则。

2. 操作方法正确,符合节力原则。

3. 用物准备符合患者病情需要,患者上下床方便。

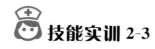 **技能实训 2-3**

麻醉床

【目的】

1. 便于接受和护理麻醉手术后的患者。

2. 使患者安全、舒适,预防并发症。

3. 保护被褥不被血液、呕吐物、排泄物等污染,便于更换。

【评估】

1. 患者手术名称、部位、麻醉方式。

2. 术后需要的抢救或治疗物品。

【计划】

1. 护士准备　衣帽整洁,修剪指甲,洗手,戴口罩。

2. 用物准备

(1) 床上用物:同备用床,另加橡胶单、中单各两条。

(2) 麻醉护理盘:①治疗巾内:开口器、舌钳、通气导管、牙垫、治疗碗、氧气导管或鼻导管、吸痰管、棉签、压舌板、平镊、纱布。②治疗巾外:手电筒、心电监护仪、血压计、听诊器、治疗巾、弯盘、胶布、护理记录单、笔、输液架等。

3. 环境准备　病室内无患者进行治疗或进食,清洁、通风。

【实施】　见表 2-5。

表 2-5　麻醉床操作流程

操作程序	操作步骤	要点说明
1.备齐用物	* 撤去原有的被套、枕套、大单等 * 将清洁的用物按照使用先后顺序依次放于护理车	
2.移开桌椅	* 移开床旁桌,距离床 20 cm * 移开床尾椅,距离床尾 15 cm	
3.翻转床垫	* 检查床垫或根据需要翻转床垫	· 避免床垫局部经常受压而凹陷
4.铺单折角	* 大单:按照备用床方法铺好近侧大单 * 先铺近侧橡胶单和中单:将橡胶单和中单铺于床中部或尾部,余下部分塞于床垫下,床头铺另一橡胶单和中单,余下部分塞于床垫下 * 同法铺好对侧大单、橡胶单、中单	· 根据病情和手术部位铺橡胶单、中单 · 腹部手术铺在床中部;下肢手术铺在床尾部 · 若需铺在床中部,则橡胶单和中单的上缘应距床头 45～55 cm · 中单完全覆盖橡胶单,避免橡胶单外露,接触患者皮肤 · 中线要齐,各单应铺平、拉紧,防皱褶

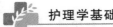

续表

操作程序	操作步骤	要点说明
5.套被折被	* 按照备用床方法套好被套 * 两侧齐床沿向内折叠,尾端向内折叠 与床尾平齐,将盖被呈扇形三折叠于接受 患者对侧	· 盖被三折上下对齐,外侧齐床缘,便于 患者术后被移至床上
6.套枕立放	* 按照备用床方法套好枕套,横立床头	· 枕套开口端背门,使病室整齐、美观
7.移回桌椅	* 移回床旁桌,床尾椅移至盖被折叠侧	· 避免床旁椅妨碍将患者移至病床上
8.备麻醉盘	* 将麻醉护理盘放置于床旁桌上,其他 用物按需要放置 * 洗手	

【注意事项】

1. 病室有患者进食或治疗时,应暂停铺床。

2. 操作过程中动作应轻柔,避免尘埃飞扬。

3. 符合节力原则(同备用床)。

4. 铺麻醉床时应更换为洁净的被单,保证术后患者舒适,避免感染发生。

5. 麻醉未清醒的患者去枕平卧,头偏向一侧。

【评价】

1. 符合铺床的实用、耐用、舒适、安全原则。

2. 护理术后患者的用物齐全,患者能及时得到抢救和护理。

3. 床单位整洁美观,患者感觉舒适。

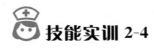 技能实训 2-4

卧床患者更换床单法

【目的】

1. 保持患者清洁,使患者感觉舒适。

2. 预防压疮等并发症。

【评估】

1. 患者病情、意识状态、心理反应、活动能力及合作程度。

2. 环境是否安全,患者是否使用便器。

【计划】

1. 患者准备　了解更换床单的目的、方法、注意事项及配合要点。

2. 护士准备　衣帽整洁,修剪指甲,洗手,戴口罩。

3. 物品准备　大单、中单、被套、枕套、床刷及床刷套,需要时备清洁衣裤。将准备用物叠放整齐按使用顺序放于护理车上。

4. 环境准备　同病室内无患者进行治疗或进食等;酌情关好门窗,按季节调好室内温度,必要时用屏风遮挡。

【实施】　见表 2-6。

表 2-6　卧床患者更换床单法操作流程

操作程序	操作步骤	要点说明
1.备齐用物	＊用物按照使用先后顺序依次放于护理车上	·方便拿取物品
	＊放平床头和膝下支架	·方便操作
2.移开桌椅	＊移开床旁桌,距离床 20 cm;移开床尾椅,距离床尾 15 cm	·方便操作
3.扫单换单	＊更换近侧大单、中单:松开床尾盖被,把枕头移向对侧,并协助患者移向对侧,协助患者侧卧,背向护士。从床头至床尾松开近侧各层床单。卷中单于患者身下。扫净橡胶单上的渣屑,然后将橡胶单搭于患者身上。将大单污染面向内翻卷塞于患者身下,扫净床褥。铺清洁大单,将对侧一半大单塞入患者身下,按铺床法铺好近侧大单。放下橡胶单、铺清洁中单于橡胶单上,卷对侧中单于患者身下,将近侧橡胶单、中单一起塞入床垫下铺好。请患者平卧,护士转向对侧,移枕于患者头下。协助患者背向护士,侧卧于已铺好床单的一侧。松开各层床单,取出污中单放在床尾。扫净橡胶单,搭于患者身上。取下污中单及大单放于护理车下层。从床头至床尾扫净床褥,取下床刷套放于护理车下层,床刷放于护理车上层　＊更换对侧大单、中单:同法铺好对侧各单	·清扫原则:从床头至床尾;从床中线至床外缘 ·大单、中单污染面向上内卷 ·大单、中单中线和床中线对齐
4.更换被套	＊铺清洁被套于盖被上,解开污被套,在被套内将棉胎一侧纵行向内折叠1/3,同法折对侧棉胎,手持棉胎前端,呈 S 形折叠拉出,装于清洁被套内,系带,撤出污被套放于污衣袋内　＊将盖被折成被筒,被尾塞于床垫下,转至对侧,同法铺好	·避免棉胎接触患者皮肤 ·避免患者受凉 ·清醒患者可配合抓住被头两角,配合操作 ·嘱患者屈膝配合 ·使患者躺卧舒适
5.更换枕套	＊取出枕套,更换后,拍松,置于患者头下	·枕头头端充实

续表

操作程序	操作步骤	要点说明
6. 整理用物	*移回床旁桌、床尾椅 *根据天气和患者病情,摇起床头和膝下支架,打开门窗 *洗手	·病室整洁、美观 ·患者躺卧舒适 ·保持病室空气流通,空气新鲜

【注意事项】

1. 符合铺床的实用、耐用、舒适、安全原则。

2. 患者进食、治疗或护理时,应暂停铺床。

3. 大单中线与床中线对齐,四角平整,扎紧。

4. 被头充实,盖被平整,两边内折对称,枕头平整,充实,开口背门。

5. 操作中注意省时、节力,动作轻柔,以免尘埃飞扬。

6. 病室及患者床单位整洁、美观。

7. 患者感觉舒适、安全,不宜过多翻动和暴露患者,维护患者隐私,必要时可使用床档,保护患者。

8. 与患者进行有效沟通,满足患者身心需求。

【评价】

1. 患者积极配合无不适,护患沟通良好。

2. 护士操作轻稳、节省体力,床单位整洁、美观。

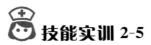 技能实训 2-5

卧有患者床的整理

【目的】

1. 保持病室及床单位整洁、美观。

2. 使患者舒适,预防压疮等并发症。

【评估】

1. 患者病情,有无活动限制,心理反应及合作程度。

2. 床单位的清洁程度。

3. 病室环境是否安全、保暖,患者有无其他需要。

【计划】

1. 护士准备　衣帽整齐、修剪指甲、洗手、戴口罩。

2. 用物准备　床刷及套(略湿润)、弯盘。

3. 患者准备　理解整理床单位的目的,积极配合。

4. 环境准备　病室无患者进餐或治疗,按季节调节室内温度。

【实施】　见表2-7。

表 2-7　卧有患者床的整理操作流程

操作程序	操作步骤	要点说明
1.解释、核对	＊洗手、戴口罩,备齐用物至床旁,向患者解释操作目的和配合方法,酌情关闭门窗,注意保护患者,避免受凉	
2.移开桌椅	＊移开床旁桌,距离床 20 cm ＊移开床尾椅,距离床尾 15 cm ＊病情许可,放平床头、床尾支架	·方便操作
3.松开盖被	＊松开床尾盖被,把枕头移向对侧,协助患者背向护士侧卧,盖好被子	
4.扫近侧各层床单	＊从床头至床尾松开近侧各层床单,取床刷扫净中单、橡胶单上渣屑,分别搭在患者身上,然后从床头至床尾扫净大单上渣屑,再将大单、橡胶单、中单逐层拉平铺好	·清扫原则:从床头至床尾;从床中线至床外缘
5.扫对侧各层床单	＊协助患者翻身卧于扫净侧,转至对侧以同样方法扫净中单、橡胶单、大单上的渣屑,并拉平铺好各层	
6.整理盖被	＊协助患者平卧,整理盖被。棉胎上缘与被套口端平齐,拉平棉胎和被套,两侧边缘向内折叠与床沿平齐,尾端塞于床垫下或内折与床尾平齐	
7.松枕放回	＊取下枕头,拍松后放回患者的头下	
8.整理还原	＊移回床旁桌椅,根据病情摇起床头和膝下支架,帮助患者取舒适卧位,打开窗户,保持病室空气新鲜 ＊洗手	·病室整洁、美观 ·患者躺卧舒适 ·保持病室空气流通,空气新鲜

【注意事项】

1. 病室内有患者进餐或治疗时应暂停操作。
2. 用物准备要齐全,减少走动的次数。
3. 操作中保证患者安全、舒适,必要时使用床档,防止患者在变换体位时坠床。
4. 若两人配合操作,注意动作的协调一致。
5. 操作中注意与患者交流,随时观察患者的反应。一旦病情发生变化,应立即停止操作。

【评价】

1. 患者积极配合,操作中观察有无不适,护患沟通良好。
2. 护士操作轻稳、节省体力,床单位整洁、美观。

附　各单的折叠法

在铺床前应将各单按正确的方法折叠,既可节省时间,又可节省体力。

1. 大单:正面朝内(上),纵向对折2次后,边与中线对齐,再横向折2次(图2-7)。

2. 被套:正面在内,横向对折2次,在纵向折3次(图2-8)。

3. 棉胎:两边向内纵向3折,床头向床尾横向S形3折(图2-9)。

4. 橡胶单:正面朝内,先对侧向近侧纵向对折1次,后近侧向对侧纵向对折1次,再床尾向床头横折(图2-10)。

5. 中单:折叠法同橡胶单(图2-10)。

6. 枕套:纵向对折。

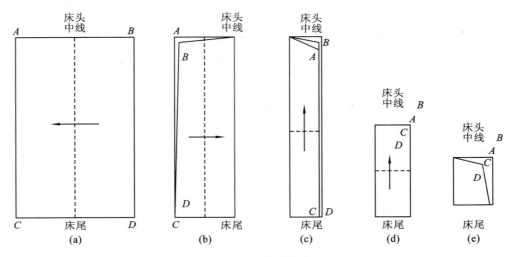

图2-7　大单折叠法

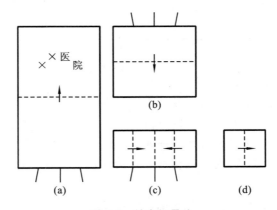

图2-8　被套折叠法

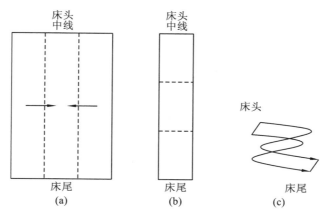

图 2-9　棉胎折叠法

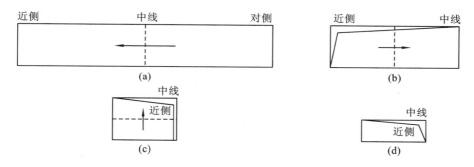

图 2-10　橡胶单、中单折叠法

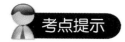

病区环境管理、各种铺床法的操作步骤和注意事项。

直通护考

一、A1/A2 型题(以下每一道考题下面有 A、B、C、D、E 五个备选答案,请从中选择一个最佳答案)

1. 配合抢救时,在医生未到之前,护士可给予的紧急处理不包括(　　)。

A. 测血压、呼吸、脉搏　　　　B. 静脉输入药物　　　　C. 吸痰、吸氧

D. 止血、配血　　　　E. 进行人工呼吸、胸外按压

2. 病室相对湿度为 70% 时,患者常出现(　　)。

A. 肌肉紧张　　　　B. 咽干、咽痛　　　　C. 闷热、不适

D. 排尿量减少　　　　E. 多汗、头晕

3. 某破伤风患者神志清楚,全身肌肉阵发性痉挛、抽搐,下列有关病室环境安排不符合要

求的是(　　)。

  A. 保持病室光线充足　　　　B. 护士要做到"四轻"　　　　C. 室温 18～22 ℃

  D. 相对湿度 50%～60%　　　　E. 门、椅脚钉橡胶垫

  4. 患者,男,阑尾炎术后第 3 天,被安置于普通病房,病房的温度和相对湿度应保持在(　　)。

  A. 22～24 ℃,50%～60%　　　　　　　B. 12～14 ℃,20%～30%

  C. 18～22 ℃,50%～60%　　　　　　　D. 14～16 ℃,25%～35%

  E. 16～18 ℃,35%～45%

  5. 二级医院所指的是(　　)。

  A. 农村乡、镇卫生院和城市街道医院　　　　B. 一般市、县医院及省辖市的区级医院

  C. 医学院的附属医院　　　　　　　　　　D. 全国、省、市直属的市级大医院

  E. 诊治专科疾病而设置的医院

  6. 患者,男,70 岁,因呼吸道阻塞行气管切开术,进行人工呼吸,患者的病室环境应特别注意(　　)。

  A. 保持安静　　　　　　　B. 加强通风　　　　　　　C. 调节适宜的温、湿度

  D. 适当绿化　　　　　　　E. 合理采光

  7. 铺备用床的目的是(　　)。

  A. 准备迎接新患者　　　　B. 供新入院患者使用　　　　C. 供手术后患者使用

  D. 使患者舒适　　　　　　E. 预防并发症

  8. 麻醉护理盘内的物品不包括(　　)。

  A. 输氧导管　　　B. 舌钳　　　C. 吸痰导管　　　D. 开口器　　　E. 吸水管

  9. 麻醉床加铺橡胶单和中单的目的是(　　)。

  A. 保护床褥,防止污染　　　　B. 整洁、舒适　　　　C. 预防压疮

  D. 减少感染　　　　　　　　　E. 保护皮肤不被污染

  10. 急诊观察室留观时间一般为(　　)。

  A. 1～2 天　　　B. 3～7 天　　　C. 8～10 天　　　D. 11～13 天　　　E. 14～15 天

  二、A3/A4 型题(以下提供若干个案例,每个案例下设若干个考题。请根据各考题题干所提供的信息,在每道题下面的 A、B、C、D、E 五个备选答案中,选择一个最佳答案)

  (11～13 题共用题干)

  患者,女,60 岁,1 周前因肺炎入院。该患者有高血压病史 10 余年。现所住病房靠近马路,马路正在扩建昼夜机器轰鸣。患者感眩晕、恶心、失眠等症状加重,血压波动较大。

  11. 该患者出现以上症状可能是因为(　　)。

  A. 室内湿度过高　　　　　B. 室内温度过高　　　　　C. 室内采光不佳

  D. 其噪声的影响　　　　　E. 室内通风不佳

  12. 护士应该帮助该患者(　　)。

  A. 适时调节室内明暗度　　　　B. 调节室内温度　　　　C. 经常开窗通风

  D. 帮助患者更换病室　　　　　E. 室内摆满鲜花

  13. 该患者住院治疗期间对病室的要求应除外(　　)。

  A. 做好患者及家属的宣传教育,共同保持病室安静

B. 工作人员执行各项操作时做到"四轻"

C. 白天较理想的噪声强度是 35～40 dB

D. 病房门、窗、桌、椅脚应加橡胶垫

E. 入院后安排在危重病房

（郑　楠　姚　欢）

  任务二　患者入院和出院的护理

 要点导航

重点：入院和出院的护理工作内容、运送患者法、分级护理的适用对象和护理要点。

难点：四人搬运法的操作方法。

 案例引导

患者，女，63 岁，有高血压病史 15 年。因晨起感觉左侧肢体失去知觉，不能活动，来医院就诊。经医生检查，初步诊断为"脑血栓"，需住院治疗。问题：

1. 患者家属办理住院手续的依据是什么？

2. 患者入院时住院处的工作有哪些？

3. 患者入病区后，护士需要做哪些护理工作？

4. 患者出院后，有关文件和床单位如何处理？

患者在门诊或急诊就诊，经医生诊查后，确定需住院治疗时，到住院处办理住院手续。护士应根据患者入院的一般程序，按照整体护理的要求，评估患者情况后，为患者提供护理服务，使其尽快适应医院环境，积极配合治疗、护理活动。当患者病情好转或痊愈可以出院时，护士应依照患者出院的一般程序，指导并协助患者办理出院手续，同时做好出院指导及健康宣教。

一、入院患者的护理

患者经门诊或急诊医生诊查后，确定需要住院进一步检查或治疗，由医生签发住院证后，由护士为患者提供一系列的护理活动。

（一）入院程序

1. 办理入院手续　患者或家属持医生签发的住院证到住院处办理入院手续。住院处接收患者后,应立即通知病区做好接收新患者的准备。对急需手术的患者,可先手术,后补办入院手续。

2．实施卫生处置　根据患者的病情及身体状况,护士在卫生处置室对患者进行卫生处置,包括沐浴、更衣等。急危重症患者、即将分娩者、体质虚弱者可酌情免浴。患者如果有头虱或体虱,应先行灭虱处理,再行卫生处置。对传染病患者或疑似传染病患者,应送隔离室进行卫生处置。患者换下的衣物及贵重物品交家属带回,或按手续暂时存放。

3．护送患者入病区　住院处护士根据患者病情可步行、应用轮椅或平车护送患者入病区。护送过程中要注意安全和保暖,必要的治疗(如输液、吸氧等)不能中断;外伤患者还应注意卧位。入病区后与病区护士就患者的病情、治疗护理措施、卫生情况及物品进行交接。

(二)患者入病区后的初步护理

1．一般患者的护理

(1)准备床单位:病区护士接到住院处通知后,备齐所需用物,并根据患者病情需要准备床单位,将备用床改为暂空床,必要时加铺橡胶单与中单。传染病患者应安置在隔离病室。

(2)迎接新患者:护士应以热情的态度、亲切的语言迎接患者,将患者安置到指定的床位,向患者作自我介绍并介绍同室病友及主管医生,以消除患者的不安情绪,增强患者的安全感和对护士的信任感。

(3)通知医生诊查患者:必要时护士应协助医生进行体检。

(4)进行入院评估:为患者佩戴腕带标识,测量体温、脉搏、呼吸、血压及体重,并记录,必要时测量身高。收集患者有关健康资料,进行入院护理评估,填写入院护理评估单,制订护理计划。

(5)填写住院病历和相关表格:按顺序排列住院病历,并用蓝笔逐页填写住院病历眉栏、页码及有关表格。在体温单40～42 ℃之间相应的时间栏内用红笔纵向填写入院时间。填写入院登记本、诊断卡(一览表卡)、床头(尾)卡。

(6)执行医嘱:根据医嘱正确执行各项治疗措施,按"分级护理"为患者实施护理措施,通知营养科为患者准备膳食。

(7)介绍与指导:向患者及其家属介绍病区及病区环境、医院及科室有关规章制度、床单位及相关设备的使用方法(如呼叫系统的使用)等。指导正确留取常规标本的方法、时间及注意事项,介绍主治医生和责任护士,告知如有需要随时通知护士。

2．急诊患者的护理

(1)通知医生:病区护士接到住院处通知后,应立即通知相关医生做好抢救准备。

(2)备好急救药物和急救设备:如急救车、吸氧装置、负压吸引器、输液器具等。

(3)安置患者:将患者安置在已备好床单位的危重病室或抢救室。危重患者的床上应按需加铺橡胶单和中单,急诊手术患者则铺麻醉床。为患者佩戴腕带标识。

(4)认真进行交接:患者入病区后,病区护士应立即与护送人员就患者的病情、治疗护理措施及相关物品等进行交接。对不能正确叙述病情和要求(语言障碍、听力障碍等)的患者、意识不清的患者或婴幼儿等,须暂留陪送人员,以便询问病史等有关情况。

(5)积极配合抢救:护士应密切观察患者病情变化,积极配合医生进行抢救,并做好抢救记录和护理记录。

(三)分级护理

分级护理是患者在住院期间,医护人员根据患者病情的轻、重、缓、急以及自理能力,分别给予不同级别的护理。临床上一般将护理级别分为特级护理、一级护理、二级护理及三级护理。各级护理级别的适用对象及相应护理要点见表 2-8。

表 2-8　各级护理级别的适用对象及相应护理要点

护理级别	适用对象	护理要点
特级护理	病情危重,随时可能发生病情变化需要抢救的患者;各种复杂或大手术后的患者;严重创伤或大面积烧伤的患者;重症监护患者;使用呼吸机辅助呼吸,并需要严密监护病情的患者;实施连续性肾脏替代治疗,并需要严密监护生命体征的患者	安排专人 24 h 护理,严密观察患者病情变化,监测生命体征;根据医嘱,正确实施治疗、给药措施;准确测量并记录出入液量;制订护理计划,严格执行各项诊疗和护理措施,及时、准确、逐项填写特别护理记录单;正确实施基础护理和专科护理;实施床旁交接班
一级护理	病情趋向稳定的危重症患者;手术后或者治疗期间需要严格卧床的患者;生活完全不能自理且病情不稳定的患者;生活部分自理,但病情随时可能发生变化的患者等	每小时巡视患者 1 次,观察患者病情变化,测量生命体征;根据医嘱,正确实施治疗、给药措施;制订护理计划,严格执行各项诊疗和护理措施,及时、准确、逐项填写特别护理记录单;正确实施基础护理和专科护理;提供护理相关的健康指导
二级护理	病情稳定,仍需卧床的患者;生活部分自理的患者	每 2 h 巡视患者 1 次,观察患者病情变化;根据患者病情,测量生命体征;根据医嘱,正确实施治疗、给药措施;提供护理相关的健康指导
三级护理	生活完全自理且病情稳定的患者;生活完全自理且处于康复期的患者	每 3 h 巡视患者 1 次,观察患者病情变化;根据患者病情,测量生命体征;根据医嘱,正确实施治疗、给药措施;提供护理相关的健康指导

知识链接

分级护理标志

在临床中,为了更直观地了解患者的护理级别,以便及时观察患者病情变化,监测生命体征,做好相关基础及专科护理,从而满足患者身心需要,通常在护士站患者一览表上的诊断卡和患者床头(尾)卡上,采用不同颜色的标志来表示不同的护理级别。特级和一级护理用红色标志,二级护理用黄色标志,三级护理用绿色标志。

二、出院护理

出院护理是指患者经住院治疗和护理后,病情好转、稳定、痊愈需出院或转院(转科),或不愿意继续接受治疗而自动离院时,护士所进行的一系列的护理工作。

（一）出院前的护理

当医生根据患者康复情况决定出院日期,开写出院医嘱后,护士应做好下列工作。

（1）通知患者及家属:护士根据出院医嘱,将出院日期提前通知患者及家属,并协助患者做好出院准备。

（2）评估患者心理需要:护士应注意观察患者的情绪变化,评估其心理需要,进行有针对性的心理护理,给予安慰和支持,增强其康复信心,从而减轻患者因离开医院而产生的焦虑或恐惧,鼓励其尽快回归社会生活。

（3）进行健康教育:护士根据患者的疾病及康复情况,为患者进行有针对性的健康教育。告知患者出院后在饮食、休息、功能锻炼、用药、心理调适及定期复查等方面的注意事项。必要时提供书面资料,便于患者及家属了解相关知识和护理要求。

（4）征求患者的意见:征求患者或家属对医院在医疗、护理等工作方面的意见和建议,以便改进工作,不断提高医疗护理质量。

（二）出院时的护理

（1）执行出院医嘱。

① 停止一切医嘱,注销各种执行单及卡片,如服药卡、注射卡、饮食卡和治疗卡等,同时在有关表格单上用红笔标注"出院"字样,注明日期并签名。

② 用红笔在体温单 40～42 ℃之间相应的时间栏内纵向填写出院时间。

③ 撤去"患者一览表"上的诊断卡及床头（尾）卡。

④ 填写出院通知单,协助患者或家属持出院通知单到住院处办理出院手续。

⑤ 患者出院后需继续服药者,护士凭出院处方到药房领取药物,交给患者或家属,并做好用药指导。

（2）协助患者解除腕带标识。

（3）协助患者整理用物:归还患者寄存物品,收回患者在住院期间所借物品,并消毒处理。

（4）护送患者出院:患者或家属办完出院手续后,护士根据患者的活动能力使用轮椅、平车或步行护送患者出院。

（三）出院后的护理

（1）填写出院患者登记本。

（2）整理病历:将病历按出院顺序整理后,交病案室保存。

（3）病室及床单位的处理。

① 病室的处理:清扫、消毒病室后,开窗通风。传染病患者的病室按传染病终末消毒法处理。

② 床单位的处理:将污被服撤下,放入污衣袋内,送洗衣房进行清洁处理。病床及床旁桌椅用消毒液擦拭;非一次性脸盆、痰杯用消毒液浸泡消毒。床垫、床褥、枕芯、棉胎或毛毯放于日光下曝晒 6 h,也可用紫外线灯照射消毒或用臭氧机消毒。传染病患者的床单位,按传染病终末消毒法处理。

③ 铺好备用床,准备迎接新患者。

三、运送患者法

凡因病情不能自行活动的患者,在入院、出院、接受检查治疗或室外活动时,护士应酌情给予运送帮助,根据病情可选择轮椅、平车或担架运送患者。在运送过程中,护士应能够正确运用人体力学原理,维持良好的姿势,减轻疲劳,提高效率,同时保证患者安全与舒适,预防并发症。

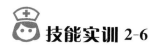

技能实训 2-6

轮椅运送法

【目的】

1. 运送能坐起但不能行走的患者入院、出院、检查、手术、治疗等。

2. 协助患者离床活动,促进患者血液循环及体力恢复。

【评估】

1. 患者的病情、体重、意识状态、肢体活动情况、有无伤口或骨折、合作程度。

2. 轮椅各部件性能是否良好。

3. 室外环境及温度。

【计划】

1. 护士准备　洗手,戴口罩,向患者解释轮椅运送的目的、方法和注意事项。

2. 用物准备　轮椅(性能良好)、毛毯(根据季节与天气酌情准备)、别针,必要时备软枕。

3. 患者准备　患者了解轮椅运送的目的、方法和注意事项,能主动配合。

4. 环境准备　环境宽敞,无障碍物。

【实施】　见表 2-9。

表 2-9　轮椅运送法操作流程

操作程序	操作步骤	要点说明
1. 核对、解释	*核对患者,向患者及家属解释运送的目的及配合方法	· 确认患者,取得合作
2. 固定轮椅	*将轮椅椅背与床尾平齐,面向床头,翻起脚踏板	· 缩短距离,方便患者坐入轮椅
	*拉起车闸固定车轮	· 防止轮椅滑动,保证患者安全
	*如天冷需要毛毯保暖时,将毛毯铺在轮椅上,毛毯上端高过患者颈部约 15 cm	· 寒冷季节,注意保暖
3. 协助起床	*撤去盖被,扶患者坐于床边。嘱患者手掌撑在床面上,双腿垂下床缘,维持稳定坐姿	· 询问、观察患者有无头晕或不适。身体虚弱者应适应片刻,防止发生直立性低血压
	*协助患者穿好衣裤、鞋袜	
4. 坐入轮椅	*护士面对患者,双手环抱患者腰部,嘱患者将双手搭于护士肩上,协助患者下床站立	· 如病情允许,护士可站在椅背后固定轮椅,患者自行坐入轮椅

续表

操作程序	操作步骤	要点说明
	*协助患者转身,嘱患者用手扶住轮椅把手,坐入轮椅中(图2-11),翻下脚踏板,协助患者将双脚置于脚踏板上	• 如患者有下肢水肿、溃疡、关节疼痛等,可在脚踏板上垫上软枕,抬高双脚
	*用毛毯者,将毛毯上端向外翻约10 cm,围在患者的颈部,用别针固定;将两侧毛毯做成袖筒包裹双臂,用别针固定腕部;用余下的毛毯围裹患者上身、下肢及双脚(图2-12)	• 天气寒冷时,避免患者受凉
	*整理床单位,铺成暂空床	
5.运送患者	*嘱患者手扶住轮椅扶手,身体尽量向后靠坐稳,不可前倾、自行站起或下轮椅	
	*观察患者,确定无不适后,松开车闸,将患者运送至目的地	• 运送过程中,随时观察、询问患者,确保安全
6.协助回床	*将轮椅推至床尾,轮椅椅背与床尾平齐,患者面向床头	
	*拉起车闸固定车轮,翻起脚踏板	
	*松解毛毯	
	*护士面对患者,双腿屈膝,双手环抱患者腰部,请患者将双手搭于护士肩上,扶助患者站起、转身、坐于床边	• 患者能自行下轮椅时,护士可固定轮椅,协助患者坐于床边
	*协助患者脱鞋及外衣	
	*协助患者取舒适卧位,盖好被子	
7.整理、记录	*整理床单位,将轮椅归回原位	• 记录执行时间和患者反应
	*需要时做好记录	

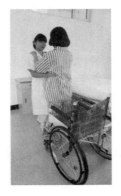

图 2-11 协助患者坐入轮椅

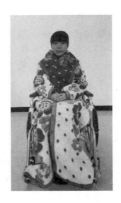

图 2-12 毛毯包裹法

【注意事项】

1. 使用前应检查轮椅性能,使其处于完好状态,以确保患者安全。

2. 患者坐入轮椅后,嘱其身体尽量向后靠,勿向前倾,并扶紧扶手,运送过程中不能自行站立或下轮椅,以保证安全。不能保持平衡的患者应系好安全带。

3. 下坡时应倒转轮椅并减慢速度,以免不适或发生意外。

4. 运送中密切观察患者反应,如有不适及时处理。

5. 寒冷季节注意保暖。

【评价】

1. 护患沟通有效,患者能主动配合。

2. 护士动作协调、轻稳。

3. 运送过程中,患者安全,无疲劳及不适。

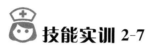

技能实训 2-7

平车运送法

【目的】 运送不能起床的患者入院、出院、检查、手术、治疗等。

【评估】

1. 患者的病情、体重、意识状态、肢体活动情况、有无伤口或骨折、合作程度。

2. 平车各部件性能是否良好。

3. 室外环境及温度。

【计划】

1. 护士准备 洗手,戴口罩,向患者解释平车运送的目的、方法和注意事项。

2. 用物准备 平车(性能良好,车上备有被单和橡胶单包好的垫子和枕头)、带套的棉胎或毛毯。如为骨折患者,平车上垫木板,并备好骨折固定物品;如为或疑为颈椎、腰椎骨折患者及病情较重的患者,备帆布中单或普通中单。

3. 患者准备 患者了解平车运送的目的、方法、注意事项和配合方法。

4. 环境准备 环境宽敞,无障碍物。

【实施】 见表 2-10。

表 2-10 平车运送法操作流程

操作程序	操作步骤	要点说明
1. 核对、解释	*核对患者,向患者及家属解释运送的目的及配合方法	·确认患者,取得合作
2. 安置导管	*检查并妥善安置患者身上的各种导管	·保持导管通畅,避免脱落、受压、扭曲
3. 搬运患者		
(1)挪动法		·适用于病情许可,能在床上配合的患者
	*移开床旁桌椅,松开盖被,协助患者移至床边	·便于患者靠近平车

续表

操作程序	操作步骤	要点说明
	*将平车推至床旁与床平行,并紧靠床沿,大轮端靠床头,调整床面与平车同高,将车闸制动或抵住平车	• 患者头部枕于大轮端
	*协助患者将上半身、臀部、下肢依次向平车挪动(图2-13)	• 由平车回床时顺序相反
(2)一人搬运法		• 适用于病情许可,体重较轻或儿科患者
	*移床旁椅至对侧床尾,松开盖被,协助患者穿好衣服	
	*将平车推至床旁,大轮端靠近床尾,与床尾呈钝角,将车闸制动	• 缩短搬运距离,节力
	*护士屈膝,两脚前后分开,一手臂自患者腋下伸到对侧肩部,另一手臂伸至对侧大腿下,嘱患者双臂环绕交叉于护士颈后,抱起患者移步转身(图2-14),将患者轻放于平车中央	• 回床搬运与离床搬运方法相同
(3)二/三人搬运法		• 适用于病情较轻、不能活动且体重较重的患者
	*移床旁椅至对侧床尾,松开盖被,协助患者穿好衣服	
	*将平车推至床旁,大轮端靠近床尾,与床尾呈钝角,将车闸制动	• 缩短搬运距离,节力
	*护士依次站在病床的同侧,将患者双手交叉放于胸前	
	*二人搬运时,甲护士一手臂托住患者头、颈、肩部,另一手臂托住患者腰部;乙护士一手臂托住患者臀部,另一手臂托住患者的腘窝处。二人同时将患者抬起,移至近侧床边,再同时抬起患者,使患者身体稍向护士倾斜(图2-15),转身移步将患者轻放于平车中央,盖好盖被	• 甲应使患者头部处于较高位置,减轻不适 • 抬起患者时,应尽量使患者靠近护士身体,节力
	*三人搬运时,甲护士一手臂托住患者的头、颈、肩部,另一手臂托住患者的背部;乙护士一手臂托住患者的腰部,另一手臂托住患者的臀部;丙护士一手臂托住患者腘窝处,另一手臂托住患者的小腿处。三人同时将患者抬起,移至近侧床边,再同时抬起患者,使患者身体稍向护士倾斜(图2-16),转身移步将患者轻放于平车中央	• 三位护士按身材高矮依次由床头向床尾排列,甲应使患者头部处于较高位置,减轻不适 • 三人同时用力抬起患者,平稳移动,减少意外

续表

操作程序	操作步骤	要点说明
（4）四人搬运法		·适用于病情较重或颈椎、腰椎骨折的患者
	*移开床旁桌椅，松开盖被，协助患者穿衣	
	*在患者腰、臀下铺帆布中单或普通中单，将患者双手交叉放于胸前	·帆布中单或普通中单应能承受患者的体重
	*将平车推至床旁与床平行，并紧靠床沿，大轮端靠床头，调整床面与平车同高，制动车闸	
	*护士甲站于床头，托住患者的头及颈肩部；乙站于床尾，托住患者的双下肢；丙站于平车侧，紧握中单两角；丁站于床侧，紧握中单两角（图2-17），四人合力同时抬起患者，轻放于平车中央	·动作要协调一致，护士甲应随时观察患者的病情变化
4.安置患者	*根据病情安置舒适卧位，盖好盖被	
5.整理记录	*将床铺成暂空床	
6.运送患者	*松开车闸，将患者安全运送至目的地	·运送过程中车速要适宜，护士应站在患者头侧，以便观察病情

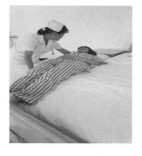

图2-13　挪动法

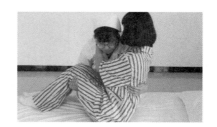

图2-14　一人搬运法

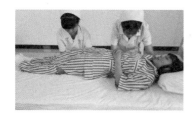

图2-15　二人搬运法

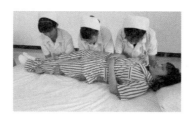

图2-16　三人搬运法

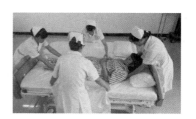

图2-17　四人搬运法

【注意事项】

1. 使用前应检查平车性能,使其处于完好状态,以确保患者安全。

2. 搬运前检查并妥善安置输液管、引流管等,保持管路通畅,避免脱落、受压、扭曲。

3. 搬运时应注意应用节力原则,动作轻稳,协调一致,尽量使患者身体靠近护士,以保证患者舒适、安全。患者躺卧于平车中央,如平车一端为大轮,应将患者头部安置在大轮端,因大轮转动次数少,可减少运送过程中因颠簸而引起的不适。

4. 运送骨折患者,平车上应垫硬板,并固定好骨折部位;运送颅脑损伤、颌面部外伤、昏迷患者,应将头偏向一侧;搬运颈椎骨折或怀疑颈椎损伤的患者,头要保持中立位。

5. 运送过程中车速要适宜,护士应站在患者头侧,以便观察病情;上、下坡时,患者头部始终处于高处,以免不适;推车进出门时,应先将门打开,不可用车撞门,以免震动患者或损坏建筑物。

6. 寒冷季节注意保暖,以免患者受凉。

【评价】

1. 护患沟通有效,患者能主动配合。

2. 护士操作正确,动作轻稳,应用节力原则,多人合作协调一致。

3. 运送过程中,患者舒适、安全,未中断治疗。

知识链接

过 床 易

"过床易"又称为"过床器",是一种搬运患者的辅助工具,是由特殊的尼龙滑材制成,通过尼龙滑材与床之间的平行滑动,实现患者平稳、安全的换床或移位。其结构简单、体积小、质量轻。适用于患者在平车、病床、手术台、X线检查台、CT台等台面之间的换床或移位。过床易的使用不仅能避免搬运过程中导致的患者损伤或意外,而且可减轻护士搬运患者的劳动强度,降低肌肉劳损等职业病的风险,提高工作效率。

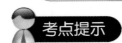 **考点提示**

住院处的护理、一般患者入病区后的初步护理、急诊患者入病区后的初步护理、分级护理的适用对象和护理要点、患者出院后有关文件和床单位的处理、轮椅运送患者的注意事项、四人搬运法的适用范围、平车运送患者的注意事项。

🏥 直通护考

一、A1/A2 型题(以下每一道考题下面有 A、B、C、D、E 五个备选答案,请从中选择一个最佳答案)

1. 住院处办理住院手续的依据是(　　)。

A.门诊病历　　B.转院证明　　C.住院证　　　D.医保卡　　　E.门诊化验单

2. 下列不属于住院处工作的是(　　)。

A.办理入院手续　　　　　　　　B.电话通知病区接受新患者

C.根据病情进行卫生处置　　　　D.介绍入院须知

E. 护送患者入病区

3. 下列患者入院时可免去卫生处置的是（　　）。

A. 急性支气管炎患者　　　　B. 胃溃疡患者　　　　　　C. 急性心肌梗死患者

D. 糖尿病患者　　　　　　　E. 贫血患者

4. 传染病患者入院时换下的衣物应（　　）。

A. 包好存放在住院处　　　　B. 交给家属带回　　　　　C. 消毒后存放

D. 消毒后交给患者保管　　　E. 交给病区护士保管

5. 病区护士接到住院处的一般患者入院通知后，应先（　　）。

A. 准备床单位　　　　　　　B. 迎接新患者　　　　　　C. 填写入院登记本

D. 通知医生　　　　　　　　E. 通知营养科

6. 急诊患者入病室后护士应首先（　　）。

A. 询问病史，评估发病过程　　　　　　　B. 介绍医院环境

C. 通知医生，配合抢救　　　　　　　　　D. 填写医疗文件

E. 通知营养科，准备膳食

7. 护士协助患者由病床向平车挪动的顺序是（　　）。

A. 下肢、臀部、上身　　　　B. 上身、臀部、下肢　　　C. 臀部、上身、下肢

D. 臀部、下肢、上身　　　　E. 上身、下肢、臀部

8. 关于患者出院后床单位的处理，错误的是（　　）。

A. 污被服撤下送洗　　　　　　　　　　　B. 被褥日光下暴晒 6 h

C. 床旁桌椅用清洁剂擦洗　　　　　　　　D. 非一次性脸盆、痰杯用消毒液浸泡

E. 铺好备用床准备迎接新患者

9. 有关轮椅运送患者的方法，错误的是（　　）。

A. 上轮椅时，轮椅椅背与床头平齐放置　　B. 嘱患者靠后坐，手握扶手

C. 翻起轮椅脚踏板，方便患者坐椅　　　　D. 下坡时，嘱患者抓紧扶手

E. 运送时密切观察病情变化

10. 两人搬运患者的正确方法是（　　）。

A. 甲托背部，乙托臀、腘窝

B. 甲托头、颈、肩、腰部，乙托臀、腘窝

C. 甲托头、颈、肩、胸部，乙托大腿和小腿

D. 甲托头、颈、肩、腰部，乙托大腿和小腿

E. 甲托颈、背部，乙托臀、腘窝

11. 患者，男，60 岁。因呼吸极度困难、大汗淋漓而入院，诊断为"急性左心衰竭"。住院处护士首先应（　　）。

A. 快速办理住院手续　　　　B. 询问病史　　　　　　　C. 进行卫生处置

D. 护送患者入病区　　　　　E. 进行安全教育

12. 患者，女，36 岁。因与家人争吵服安眠药自杀，被送入急诊，急诊室已进行洗胃、输液、吸氧处理，现护士用平车将其送入病区，护送途中应（　　）。

A. 暂停输液，继续输氧　　　　　　　　　B. 暂停输液，吸氧

C. 暂停吸氧，继续输液　　　　　　　　　D. 维持输液通畅，不用管吸氧管

E. 继续输液、吸氧，并维持通畅

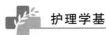

13. 患者,男,26 岁。因胃溃疡入院治疗。患者进入病区后,护士的初步护理工作不包括(　　)。

　　A. 迎接新患者　　　　　　　B. 通知值班医生　　　　　　C. 建立住院病案

　　D. 准备急救用物　　　　　　E. 测量体温、脉搏、呼吸、血压

14. 患者,男,60 岁。因创伤性休克急诊入院。入院后急诊护士首先应(　　)。

　　A. 询问病史,了解出血原因　　　　　　　B. 通知营养室,准备膳食

　　C. 填写有关表格和各种卡片　　　　　　D. 通知医生,配合抢救,测量生命体征

　　E. 介绍医院环境

15. 患者,男,45 岁。因支原体肺炎住院治疗,现治愈,经医生同意后出院。护士需做好的工作不包括(　　)。

　　A. 根据出院医嘱,通知患者和家属

　　B. 教会家属静脉输液技术,以便后续治疗

　　C. 征求患者及家属对医院的工作意见

　　D. 指导患者出院后在饮食、休息等方面的注意事项

　　E. 告知患者门诊复查时间

16. 患者,男,19 岁。因淋雨后出现发热、咳嗽、咳痰入院治疗。护士在体温单上如何填写入院时间?(　　)

　　A. 39～41 ℃,相应时间格内用红笔纵行填写

　　B. 38～40 ℃,相应时间格内用红笔纵行填写

　　C. 40～42 ℃,相应时间格内用红笔纵行填写

　　D. 38～40 ℃,相应时间格内用蓝笔纵行填写

　　E. 39～41 ℃,相应时间格内用蓝笔纵行填写

17. 患者,女,60 岁。因细菌性痢疾入院治疗。护士应将其安置在(　　)。

　　A. 危重病房　　B. 隔离病房　　C. 普通病房　　D. ICU 病房　　E. 急诊病房

二、A3/A4 型题(以下提供若干个案例,每个案例下设若干个考题。请根据各考题题干所提供的信息,在每道题下面的 A、B、C、D、E 五个备选答案中,选择一个最佳答案)

(18～20 题共用题干)

患者,男,29 岁。因工厂失火导致全身大面积烧伤,住入烧伤外科治疗。

18. 护士为其提供的护理级别是(　　)。

　　A. 特级护理　　B. 一级护理　　C. 二级护理　　D. 三级护理　　E. 四级护理

19. 护士巡视该患者的时间宜为(　　)。

　　A. 24 h 专人护理　　　　　　B. 每 30 min 巡视一次　　　　　　C. 每 1 h 巡视一次

　　D. 每 2 h 巡视一次　　　　　　E. 每 3 h 巡视一次

20. 不符合其护理内容的是(　　)。

　　A. 严密观察患者病情变化　　　　　　　B. 监测生命体征

　　C. 准确记录 24 h 出入量　　　　　　　D. 做好基础护理,严防并发症

　　E. 给予卫生保健指导

(21～25 题共用题干)

患者,女,50 岁。因车祸急诊入院。初步诊断为"腰椎骨折",入院后需立即进行手术治疗。

21. 护士搬运患者时,正确的方法是(　　　)。

A.挪动法　　　B.一人搬运法　　C.二人搬运法　　D.三人搬运法　　E.四人搬运法

22. 搬运患者时,平车应如何放置?(　　　)

A.平车头端与床尾呈直角　　　　　　　　　　B.平车头端与床尾呈钝角

C.平车头端与床尾呈锐角　　　　　　　　　　D.平车与床平行紧靠

E.平车头端与床尾相接

23. 搬运患者时,操作方法正确的是(　　　)。

A.协助患者将上身、下肢、臀部移至平车上

B.护士双臂将患者抱起,放至平车上

C.甲托住患者颈、肩、肩和腰部,乙托住臀、腘窝,将其搬运至平车上

D.甲托住患者头、颈、肩和背部,乙托住腰、臀部,丙托住腘窝和小腿部,将其搬运至平车上

E.甲托住患者头、颈、肩部,乙托住双下肢,丙丁分别站于病床和平车两侧,紧握中单四角合力将患者搬运至平车上

24. 使用平车运送患者至手术室途中,不妥的是(　　　)。

A.护士站于患者头端　　　　　　　　　　　　B.在平车上垫木板

C.平车上、下坡时,患者头部在高处　　　　　D.推平车时,车速宜慢

E.随时观察患者面色、呼吸和脉搏

25. 病区护士接到手术通知后,首先应(　　　)。

A.准备床单位,铺麻醉床　　　B.测量生命体征　　　　　　C.通知医生

D.填写住院病历　　　　　　　E.填写入院评估单

（李　玲）

任务三　患者卧位与安全的护理

 要点导航

重点:常用卧位的适用范围、协助患者更换卧位的注意事项。

难点:常用卧位的安置方法、安全地协助患者更换卧位。

 案例引导

李某,女,30岁,妊娠40周入院后因骨盆窄小不利于生产,行椎管内麻醉下剖宫产术,术后护送患者入病房。问题:

1. 护士如何正确地为患者安置卧位？
2. 术后第二天患者主诉切口疼痛，请为患者更换卧位。

临床上常根据患者的病情、治疗与护理的需要为之调整相应的卧位。正确的卧位对增加患者的舒适感，治疗疾病，减轻症状，以及进行各种检查，预防并发症和增进安全均有积极的作用。护士在临床护理工作中应熟悉各种常用卧位的适用范围及安置方法，指导并协助患者采取正确的卧位，以促进患者舒适、安全。

一、临床常用卧位

（一）卧位的概念

卧位是指患者休息和适应医疗护理需要所采取的卧床姿势。根据卧位的平衡性，可将卧位分为稳定性卧位和不稳定性卧位。根据卧位的自主性，可将卧位分为主动卧位、被动卧位和被迫卧位三种。

1. 主动卧位（active lying position）　患者身体活动自如，能根据自己的意愿随意改变体位，称主动卧位。见于轻症患者、术前及恢复期患者。

2. 被动卧位（passive lying position）　患者自身无变换卧位的能力，由他人安置的卧位，称被动卧位。常见于极度衰弱、昏迷、瘫痪的患者。

3. 被迫卧位（compelled lying position）　患者意识清晰，也有变换卧位的能力，但由于疾病或治疗的原因，被迫采取的卧位，称被迫卧位。如哮喘急性发作的患者，由于呼吸极度困难而被迫采取端坐位。

（二）卧位的种类

1. 仰卧位

1）去枕仰卧位

（1）适用范围：①昏迷或全身麻醉未清醒的患者，避免呕吐物误入气管而引起窒息或肺部感染；②椎管内麻醉或脊髓腔穿刺后的患者，预防颅内压减低而引起的头痛。

知识链接

椎管内麻醉或脊髓腔穿刺后的患者取去枕仰卧位以防头痛

患者在脊髓腔穿刺或蛛网膜下腔麻醉后1～3天内会出现头痛。由于蛛网膜和硬脊膜被穿刺，脑脊液从穿刺孔漏入硬脊膜外腔，受重力作用而出现外漏，脑脊液的漏失超过它的生成速度，导致脑脊液减少，颅内压下降，脑组织失去支撑而下沉，造成对脑膜、脑神经和血管的牵拉，而产生头痛。

如果患者采取去枕仰卧位，可减少脑脊液的外流而导致术后头痛的发生。一般蛛网膜下腔麻醉大约12 h后，破损的蛛网膜可自行修复，患者可逐步抬高头部，但如果出现头痛则应继续去枕仰卧。硬膜外麻醉由于硬脊膜和蛛网膜未被刺破，不会发生脑脊液外漏，但有些患者也会发生头痛，原因与麻醉阻滞范围内血管扩张，患者直立时引起相对血容量减少及心脏每搏输出量减少，造成头部供血不足有关。

去枕仰卧位大约6 h可有效地减少头痛的发生。

（2）安置方法：协助患者去枕仰卧，头偏向一侧，两臂放于身体两侧，两腿自然放平，将枕头横立于床头（图 2-18）。

2）中凹卧位（休克卧位）

（1）适用范围：用于休克患者。抬高头胸部，保持气道通畅，有利于通气，从而改善缺氧症状。抬高下肢，有利于静脉血液回流，增加心输出量而缓解休克症状。

（2）安置方法：患者仰卧，抬高头胸部 10°～20°，抬高下肢 20°～30°（图 2-19）。

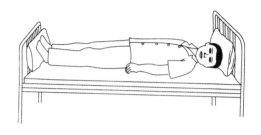

图 2-18　去枕仰卧位

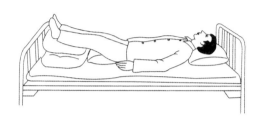

图 2-19　中凹卧位

3）屈膝仰卧位

（1）适用范围：①腹部检查，可使腹部肌肉放松，便于检查；②导尿术及会阴冲洗，暴露操作部位，便于操作。

（2）安置方法：患者仰卧，头下垫软枕，两臂放于身体两侧，两膝屈曲，并稍向外分开（图 2-20）。检查或操作时注意保暖及保护患者隐私。

2. 侧卧位

1）适用范围

（1）肛门、胃镜、肠镜等检查及灌肠，暴露操作部位，便于操作。

（2）预防压疮，与仰卧位交替，可避免局部组织长期受压，防止压疮发生。

（3）臀部肌内注射，以充分放松注射侧的臀部肌肉。

2）安置方法　患者侧卧，臀部稍后移，两臂屈肘，一手放于胸前，另一手放于枕旁，上腿弯曲，下腿稍伸直（臀部肌内注射时，应上腿稍伸直，下腿弯曲，使臀部肌肉放松）。必要时在两膝之间、胸腹部、背部可放置软枕支撑患者，稳定卧位，增进患者舒适和安全（图 2-21）。

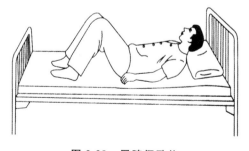

图 2-20　屈膝仰卧位

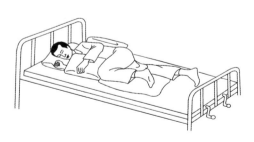

图 2-21　侧卧位

3. 俯卧位

1）适用范围

（1）腰背部检查或配合胰、胆管造影检查。

（2）脊椎手术后或腰、背、臀部有伤口，不能平卧或侧卧的患者。

（3）缓解肠胀气所致腹痛。采取俯卧位时，腹腔容积增大，可用于缓解胃肠胀气所致的腹痛。

2）安置方法　患者俯卧，头偏向一侧，两臂屈曲放于头的两侧，两腿伸直，胸下、髋部及踝部各放一软枕（图2-22）。

4. 半坐卧位

1）适用范围

（1）某些面部及颈部手术后的患者，可减少局部出血。

（2）心肺疾病引起呼吸困难的患者，采取半坐卧位，由于重力作用，部分血液滞留于下肢和盆腔，使回心血量减少，从而减轻肺淤血和心脏负担。同时可使膈肌位置下降，胸腔容量扩大，减轻腹腔内脏器对心肺的压力，肺活量增加，有利于气体交换，使呼吸困难的症状得到改善。

（3）腹腔、盆腔手术后或有炎症的患者，采取半坐卧位可使腹腔渗出液流入盆腔，以减少炎症扩散和毒素吸收，减轻中毒反应，便于引流。因为盆腔腹膜抗感染性较强，而吸收性较弱。同时采取半坐卧位可防止感染向上蔓延引起膈下脓肿。此外，腹部手术后患者采取半坐卧位可松弛腹肌，减轻腹部切口缝合处的张力，缓解疼痛，增进舒适感，有利于切口愈合。

（4）疾病恢复期体质虚弱的患者，采取半坐卧位有利于患者向站立过渡，使其有一个适应过程。

2）安置方法

（1）摇床法：患者仰卧，先摇起床头支架与床呈30°～50°，再摇起膝下支架，以防患者下滑。必要时，患者足底可垫一软枕，增进患者舒适感，防止足底触及床尾栏杆。放平时，先摇平膝下支架，再摇平床头支架（图2-23）。

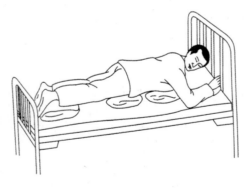 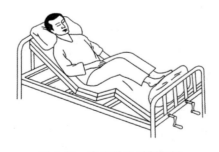

图2-22　俯卧位　　　　　　　　　　　图2-23　半坐卧位（摇床法）

（2）靠背架法：如无摇床，可将患者上半身抬高，在床头垫褥下放一靠背架，患者下肢屈膝，用大单包裹软枕，垫在膝下，大单两端固定于床缘，以防患者下滑，床尾足底垫软枕。放平时，先放平下肢，再放平床头（图2-24）。

5. 端坐位

1）适用范围　急性肺水肿、心包积液、支气管哮喘发作时的患者等。由于呼吸极度困难，患者被迫端坐。

2）安置方法　扶患者坐起，并用床头支架或靠背架将床头抬高70°～80°，患者身体稍向前倾,床上放一跨床桌,桌上放一软枕,患者可扶桌休息,患者背部放置一软枕。同时,膝下支架抬高15°～20°以防身体下滑。必要时加床档,保证患者安全(图2-25)。

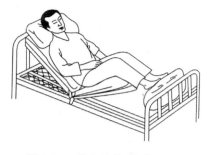

图 2-24 半坐卧位(靠背架法)

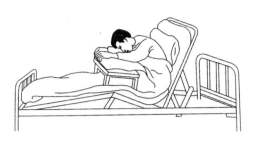

图 2-25 端坐位

6.头低足高位

1)适用范围

(1)肺部分泌物引流,有利于痰液排出。

(2)十二指肠引流,有利于胆汁引流排出,患者需同时采取右侧卧位。

(3)妊娠时胎膜早破,可防止脐带脱垂。

(4)下肢骨折牵引时,可利用人体重力作为反牵引力。

2)安置方法 患者仰卧,将软枕横立于床头,以防碰伤头部。床尾用支托物垫高15～30 cm。该体位易使患者感到不适,故不宜长时间使用,颅内压增高患者禁用(图2-26)。

7.头高足低位

1)适用范围

(1)颅脑损伤、颅脑手术后的患者,可减轻颅内压,预防脑水肿。

(2)颈椎骨折的患者作颅骨牵引时,作为反牵引力。

2)安置方法 患者仰卧,床头用支托物垫高15～30 cm或根据病情而定,床尾横立一软枕,以防足部触及床尾栏杆(图2-27)。

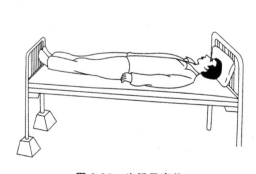

图 2-26 头低足高位

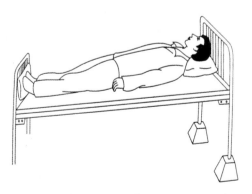

图 2-27 头高足低位

8.膝胸卧位

1)适用范围

(1)肛门、直肠、乙状结肠镜检查及相应的治疗。

(2)矫正胎位不正或子宫后倾。

(3)促进产后子宫复原。

2）安置方法　患者跪卧，两小腿平放于床上，稍分开，大腿和床面垂直，胸贴床面，腹部悬空，臀部抬起，头转向一侧，两臂屈肘，放于头的两侧(图 2-28)。

9.截石位

1）适用范围

(1)会阴、肛门部位的检查、治疗或手术，如膀胱镜检查、阴道灌洗、妇科检查等。

(2)产妇分娩。

2）安置方法　患者仰卧于检查台上，两腿分开，放于支腿架上，支腿架上放软垫，臀部齐台边，两手放在身体两侧或胸前(图 2-29)。安置这种卧位时应注意保护患者隐私并做好保暖。

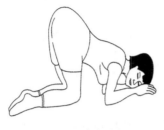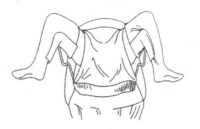

图 2-28　膝胸卧位　　　　　　　　图 2-29　截石位

二、协助患者更换卧位

长期卧床患者，由于疾病或治疗的限制，无法自主翻身更换卧位，因此局部皮肤长期受压，血液循环障碍，容易发生压疮。呼吸道分泌物不易咳出，易发生坠积性肺炎。同时因缺乏适当的运动还会出现精神萎靡、消化不良、便秘、肌肉萎缩等并发症。因此，护士应定时协助患者更换体位，以保持患者舒适安全和预防并发症的发生。

技能实训 2-8

协助患者翻身侧卧法

【目的】

1.协助不能自行翻身的患者变换姿势，增进舒适。

2.预防并发症，如压疮、坠积性肺炎等。

3.满足检查、治疗和护理的需要，如背部皮肤护理、肌内注射、更换床单或整理床单位等。

【评估】

1.患者的生命体征、意识状况、躯体、四肢活动能力、局部皮肤受压情况等。

2.患者的伤口及引流情况，有无骨折牵引等。

3.患者及其家属对更换卧位的操作方法及作用的了解程度和配合能力等。

【计划】

1.护士准备　着装整洁，洗手，戴口罩，视患者情况决定护士人数。

2.用物准备　根据病情准备好枕头、床档。

3.患者准备　让患者及家属了解更换卧位的目的、过程，使之建立安全感，并取得合作。

4.环境准备　环境整洁、安静、光线充足，温度适宜，必要时进行遮挡。

【实施】　见表 2-11、表 2-12。

表 2-11　协助患者翻身侧卧法操作流程

操作程序	操作步骤	要点说明
1.核对	*核对床号、姓名	
2.解释	*向患者及家属解释操作的目的及有关注意事项	·以取得患者合作
3.固定	*固定床脚轮	
4.安置	*将各种导管及输液装置安置妥当,必要时将盖被折叠至床尾或一侧	·避免翻身时引起导管连接处脱落或扭曲受压
5.协助卧位	*协助患者仰卧,两手放于腹部,两腿屈曲	
6.翻身	★一人协助患者翻身侧卧法(图 2-30) *将患者肩部、臀部移向护士侧床沿,再将患者双下肢移近护士侧床沿,协助或嘱患者屈膝 *护士一手托肩,另一手扶膝部,轻轻将患者转向对侧,使其背向护士 ★二人协助患者翻身侧卧法(图 2-31) *两名护士站在床的同一侧,一人托住患者颈肩部和腰部,另一人托住臀部和腘窝,同时将患者稍抬起移向近侧 *两人分别托扶患者的肩、腰部和臀、膝部,轻轻将患者转向对侧	·适用于体重较轻的患者 ·不可拖拉,以免擦破皮肤 ·适用于体重较重或病情较重的患者 ·患者的头部应予以托持 ·两人动作应协调平稳
7.舒适安全	*按侧卧位的要求,在患者背部、胸前及两膝间放置软枕,使患者安全舒适;必要时使用床档	·扩大支撑面,确保患者卧位稳定、安全
8.检查安置	*检查并安置患者肢体各关节处于功能位置;各种管道保持通畅	·促进舒适,预防关节痉挛
9.记录交班	*观察背部皮肤并进行护理,记录翻身时间及皮肤状况,做好交接班	

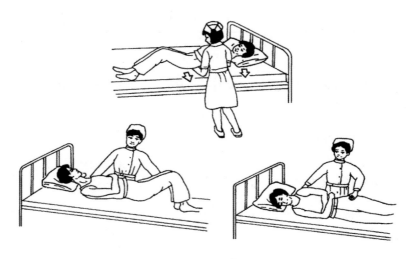

图 2-30   一人协助翻身侧卧法

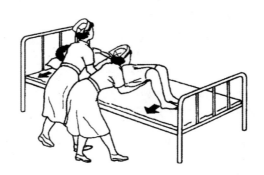

图 2-31   二人协助翻身侧卧法

表 2-12   轴线翻身法操作流程

操作程序	操作步骤	要点说明
1.核对	＊核对床号、姓名	
2.解释	＊向患者及家属解释操作的目的及有关注意事项	·以取得患者合作
3.固定	＊固定床脚轮	
4.安置	＊将各种导管及输液装置安置妥当,必要时将盖被折叠至床尾或一侧	·避免翻身时引起导管连接处脱落或扭曲受压
5.取卧位	＊为患者取仰卧位	
6.翻身	★二人协助患者轴线翻身法 ＊移动患者:两名护士站在床的同侧,将大单置于患者身下,分别抓紧靠近患者肩、腰背、髋部、大腿等处的大单,将患者拉至近侧并放置床档	·适用于脊椎受损或脊椎手术后患者

续表

操作程序	操作步骤	要点说明
	＊安置体位:护士绕至对侧,将患者近侧手臂置在头侧,远侧手臂置于胸前,两膝间放一软枕	·翻身时勿让患者身体屈曲,以免脊柱错位
	＊协助侧卧:护士双脚前后分开,两人双手分别抓紧患者肩、腰背、髋部、大腿等处的远侧大单,一名护士发口令,两人动作一致地将患者整个身体以圆滚轴式翻转至侧卧	
	★三人协助患者轴线翻身法	·适用于颈椎损伤的患者
	＊移动患者:由三名护士完成。一名护士固定患者头部,纵轴向上略加牵引,使头、颈部随躯干一起慢慢移动;第二名护士双手分别置于患者肩、背部;第三名护士双手分别置于患者腰部、臀部,使患者头、颈、腰、髋保持在同一水平线上,移至近侧	
	＊转向侧卧:翻转至侧卧位,翻转角度不超过60°	
7. 放置软枕	＊将软枕放于患者背部支撑身体,另一软枕置于两膝间	·保持患者脊椎平直
8. 检查安置	＊检查患者肢体各关节保持功能位,各种管道保持通畅	·保持双膝处于功能位置
9. 记录交班	＊观察背部皮肤并进行护理,记录翻身时间及皮肤状况,做好交接班	

 技能实训 2-9

协助患者移向床头法

【目的】　协助滑向床尾而不能自行移动的患者移向床头,恢复舒适而安全的卧位。

【评估】

1. 患者的生命体征、意识状况、躯体、四肢活动能力、局部皮肤受压情况等。

2. 患者的伤口及引流情况,有无骨折牵引等。

3. 患者的合作程度。

【计划】

1. 护士准备　着装整洁,洗手,戴口罩,视患者情况决定护士人数。

2. 用物准备　根据病情准备好枕头等物品。

3. 患者准备　让患者及家属了解更换卧位的目的、过程,使之建立安全感,并取得合作。

4. 环境准备　环境整洁、安静、光线充足,温度适宜,必要时进行遮挡。

【实施】　见表 2-13。

表 2-13　协助患者移向床头法操作流程

操作程序	操作步骤	要点说明
1.核对	* 核对床号、姓名	· 确认、评估患者,使其建立安全感,取得合作
2.解释	* 向患者及家属解释操作的目的、过程及配合事项,说明操作要点	
3.固定	* 固定床脚轮	
4.安置	* 将各种导管及输液装置安置妥当,必要时将盖被折叠至床尾或一侧	· 避免导管脱落
	* 视患者病情放平床头支架或靠背架,枕横立于床头	· 避免撞伤患者
5.移动患者	★一人协助患者移向床头法(图 2-32)	· 适用于体重较轻,且生活能部分自理的患者
	* 协助患者仰卧屈膝,双手握住床头栏杆,也可搭在护士肩部或抓住床沿	
	* 护士靠近床侧,两腿适当分开,一手托住患者肩背部,另一手托住臀部	· 减少患者与床之间的摩擦力,避免组织损伤
	* 护士在托起患者的同时,嘱患者两脚蹬床面,挺身上移	· 适用于重症或体重较重的患者
	★二人协助患者移向床头法	
	* 患者仰卧屈膝	
	* 护士两人分别站于床的两侧,交叉托住患者颈肩部和臀部,或一人托住颈、肩部及腰部,另一人托住臀部及腘窝部,两人同时抬起患者移向床头	· 不可拖拉,以免擦伤皮肤
6.舒适安全	* 放回枕头,视病情需要支起靠背架,协助患者取舒适卧位,整理床单位	· 患者的头部应予以支持

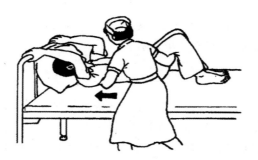

图 2-32　一人协助患者移向床头法

【注意事项】

1. 翻身时,护士应注意节力原则。如尽量让患者靠近护士,使重力线通过支撑面来保持平衡,缩短重力臂而省力。

2. 移动患者时动作轻稳、协调一致,不可拖拉,以免擦伤皮肤。应将患者身体稍抬起再行翻身。采用轴线翻身法翻转时,要维持躯干的正常生理弯曲,以防加重脊柱骨折、脊髓损伤和关节脱位。翻身后,需用软枕垫好肢体,以维持舒适而安全的体位。

3. 翻身时注意为患者保暖并防止坠床。

4. 根据患者病情及皮肤受压部位情况,确定翻身间隔时间,如发现皮肤红肿或破溃,应及时处理,酌情增加翻身次数,同时记录于翻身卡上,并做好交接班。

5. 为各种特殊情况的患者翻身时应注意:

(1) 若患者身上有各种导管或输液装置时,应先将导管安置妥当,翻身后仔细检查以保持各导管通畅。

(2) 为手术患者翻身前应先检查伤口敷料是否潮湿或脱落,必要时先更换敷料并妥善固定后再行翻身,翻身后注意伤口不可受压。

(3) 颈椎或颅骨牵引者,应采用轴线翻身法,翻身时不可放松牵引,并使头、颈、躯干保持在同一水平位翻动;翻身后注意牵引方向、位置以及牵引力是否正确。

(4) 颅脑手术后的患者,一般只能采取健侧卧位或平卧位;翻身时动作不能过于剧烈,以免引起脑疝,压迫脑干,导致患者突然死亡。

(5) 石膏固定者,应注意翻身后患处位置及局部肢体的血运情况,防止受压。

【评价】

1. 患者及家属明确更换卧位的目的并能配合。

2. 实施方法正确、轻稳,符合节力原则。患者舒适、安全,未发生并发症。

3. 充分体现以人为本的服务理念,护患沟通有效,满足患者身心基本需要。

三、保护患者安全的措施

临床护理工作中,经常遇到意识模糊、躁动、行动不便等具有潜在安全隐患的患者。作为护士,应综合考虑患者及其家属的生理、心理及社会等多方面因素,采用必要的安全措施,如使用保护具、辅助器等,为患者提供全面的健康维护,提高患者的生活质量。

(一) 保护具的应用

保护具(protective device)是用来限制患者身体某部位的活动,以达到维护患者安全与治疗效果的各种器具。

1. 适用范围

(1) 小儿患者:因认知及自我保护能力尚未发育完善,尤其是未满6岁的儿童,易发生坠床、撞伤、抓伤等意外或不配合治疗等行为。

(2) 坠床发生概率高者:如麻醉后未清醒者、意识不清、躁动不安、失明、痉挛或年老体弱者。

(3) 实施某些眼科特殊手术者:如白内障摘除术后患者。

(4) 精神病患者:如躁狂症、自我伤害者。

(5) 易发生压疮者:如长期卧床、极度消瘦、虚弱者。

(6) 皮肤瘙痒者:包括全身或局部瘙痒难忍者。

2. 使用原则

1）知情同意原则　使用前向患者和/或家属解释所需保护具的原因、目的、种类及方法，取得患者和家属的同意与配合。如非必须使用，则尽可能不用。

2）短期使用原则　使用保护具要确保患者的安全，且只宜短期使用。

3）随时评价原则　应随时评价保护具的使用情况，评价依据如下。

（1）能满足保护具使用患者身体的基本需要，患者安全、舒适，无血液循环障碍、皮肤破损、坠床、撞伤等并发症或意外发生。

（2）患者及家属了解保护具使用的目的，能够接受并积极配合。

（3）各项检查、治疗及护理措施能够顺利进行。

3. 常用保护具的使用方法

1）床档（bedside rail restraint）　主要用于预防患者坠床。常见的有多功能床档（图2-33）、半自动床档（图2-34）及围栏式床档（图2-35）。

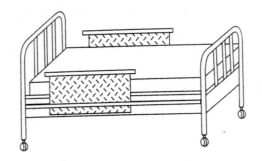
图 2-33　多功能床档

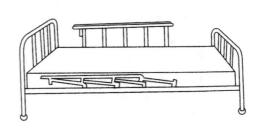
图 2-34　半自动床档

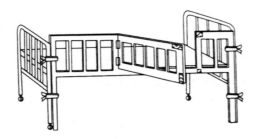
图 2-35　围栏式床档

2）约束带（restraint）　主要用于保护躁动的患者，限制身体或约束失控肢体活动，防止患者自伤或坠床。根据部位的不同，约束带可分为宽绷带、肩部约束带、膝部约束带、尼龙搭扣约束带等。

（1）宽绷带：常用于固定手腕及踝部。使用时，先用棉垫包裹手腕部或踝部，再用宽绷带打成双套结（图2-36），套在棉垫外，稍拉紧，确保肢体不脱出（图2-37），松紧以不影响血液循环为宜，然后将绷带系于床缘。

（2）肩部约束带：用于固定肩部，限制患者坐起。肩部约束带用宽布制成，宽8 cm，长120 cm，一端制成袖筒（图2-38）。使用时，将袖筒套于患者两侧肩部，腋窝衬棉垫。两袖筒上的细带在胸前打结固定，将两条较宽的长带系于床头（图2-39）。必要时亦可将枕横立于床头，将大单斜折成长条，作肩部约束（图2-40）。

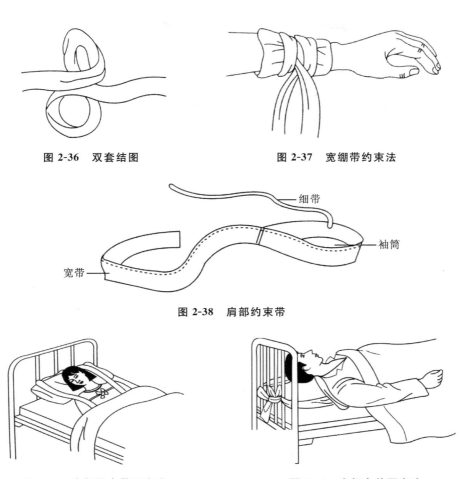

图 2-36　双套结图　　　　　　　图 2-37　宽绷带约束法

图 2-38　肩部约束带

图 2-39　肩部约束带固定法　　　　　图 2-40　肩部大单固定法

（3）膝部约束带：用于固定膝部，限制患者下肢活动。膝部约束带用宽布制成，宽 10 cm，长 250 cm，宽带中部相距 15 cm 分别钉两条双头带（图 2-41）。使用时，两膝之间衬棉垫，将约束带横放于两膝上，宽带下的两头带各固定一侧膝关节，然后将宽带两端系于床缘（图 2-42）。亦可用大单进行膝部固定（图 2-43）。

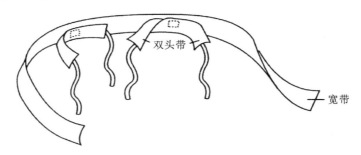

图 2-41　膝部约束带

（4）尼龙搭扣约束带：用于固定手腕、上臂、踝部及膝部。操作简便、安全，便于洗涤和消毒。约束带由宽布和尼龙搭扣制成（图 2-44）。使用时，将约束带置于关节处，被约束部位衬棉垫，松紧适宜，对合约束带上的尼龙搭扣后将带子系于床缘。

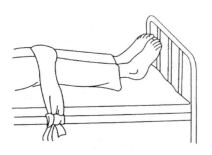

图 2-42　膝部约束带固定法

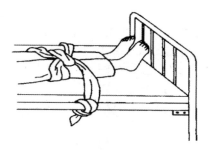

图 2-43　膝部大单固定法

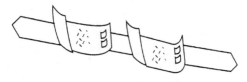

图 2-44　尼龙搭扣约束带

3）支被架（hoverbed cradle）　主要用于肢体瘫痪或极度衰弱的患者，防止盖被压迫肢体而造成不舒适或足下垂等并发症。也可用于灼伤患者采用暴露疗法需保暖时。使用时，将支被架罩于防止受压的部位，盖好盖被（图 2-45）。

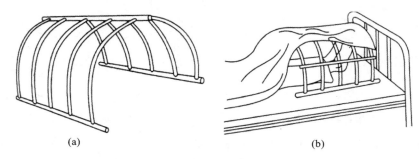

（a）　　　　　　　　　　　　（b）

图 2-45　支被架

4. 注意事项

（1）严格掌握保护具应用的适应证，能不用就不用，维护患者的自尊。使用前要向患者及家属做好解释工作。

（2）保护具只能短期使用，约束带要定时松解，每 2 h 放松一次，并协助患者翻身，保证患者安全、舒适。

（3）使用保护具时，应保持肢体及各关节处于功能位，约束带下应垫衬垫，固定时松紧适宜（能伸入 1～2 个手指为宜）。

（4）注意观察（15～30 min 观察一次）受约束部位的皮肤颜色、温度、活动及感觉，若发现肢体苍白、麻木、冰冷时，应立即放松约束带。必要时进行局部按摩，促进血液循环。

（5）记录使用保护具的原因、时间、部位、每次观察结果、相应的护理措施及解除约束的时间。

（二）辅助器的应用

辅助器是为患者提供保持身体平衡与身体支持物的器材，是维护患者安全的护理措施之一。

1. 目的　辅助身体残障或因疾病、高龄而行动不便者进行活动，以保障患者的安全。

2. 常用辅助器

（1）拐杖（crutch）：提供给短期或长期残障者离床时使用的一种支持性辅助用具（图 2-46）。使用拐杖最重要的是长度合适、安全稳妥。拐杖的长度包括腋垫和杖底橡胶垫，合适长度的简易计算方法为：使用者身高减去 40 cm。使用时，使用者双肩放松，身体挺直站立，腋窝与拐杖顶垫间相距 2～3 cm，拐杖底端应侧离足跟 15～20 cm。握紧把手时，手肘应可以弯曲。拐杖底面应较宽并有较深的凹槽，且具有弹性。

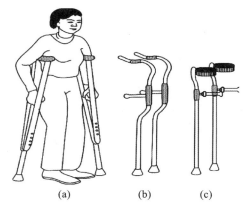

图 2-46　拐杖

（2）手杖（cane）：一种手握式的辅助用具，常用于不能完全负重的残障者或老年人。手杖应由健侧手臂用力握住。手杖可为木制或金属制（图 2-47）。

手杖长度的选择需符合以下原则：①肘部在负重时能稍微弯曲；②手柄适于抓握，弯曲部与髋部同高，手握手柄时感觉舒适。

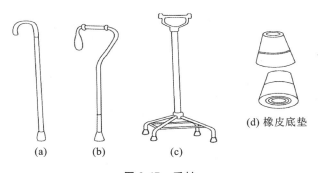

图 2-47　手杖

（3）助行器（walking aid）：一般用铝合金材料制成，是一种四边形的金属框架，自身轻，可将患者保护其中，有些还带脚轮（图 2-48）。其支撑面积大，稳定性好，适用于上肢健康，下肢功能较差的患者。可分为步行式助行器和轮式助行器。选择时应先对患者进行评估，以确定助行器的种类。

3. 注意事项

（1）使用时意识清楚，身体状态良好、稳定。

（2）选择适合自身的辅助器。不合适的辅助器与错误的使用姿势可导致腋下受压造成神

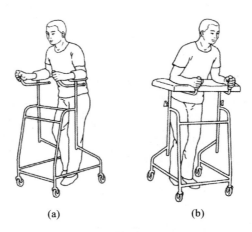

(a)　　　　　　　　(b)

图 2-48　助行器

经损伤、腋下和手掌挫伤及跌倒,还会引起背部肌肉劳损和酸痛。

（3）使用者的手臂、肩部或背部应无伤痛,活动不受限制,以免影响手臂的支撑力。

（4）使用辅助器时,患者的鞋要合脚、防滑,衣服要宽松、合身。

（5）调整拐杖和手杖后,将全部螺钉拧紧,橡皮垫紧贴拐杖与手杖底端,并应经常检查确定橡皮底垫的凹槽能否产生足够的吸力和摩擦力。

（6）选择较大的练习场地,避免拥挤和注意力分散。同时应保持地面干燥,无可移动的障碍物。必要时备一把椅子,供患者疲劳时休息。

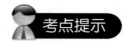 考点提示

　　去枕仰卧位、中凹卧位、半坐卧位、端坐位及头低足高位的安置方法与适用范围。

直通护考

一、A1/A2 型题(以下每一道考题下面有 A、B、C、D、E 五个备选答案,请从中选择一个最佳答案)

1. 使用约束用具时,患者肢体应保持(　　)。

A. 功能位置　　　　　B. 患者喜欢的位置　　　　　C. 常易变换的位置

D. 治疗的强迫位置　　E. 生理运动位置

2. 患者,男性,54 岁。中毒性痢疾,体温 39 ℃,脉搏 124 次/分,血压 80/50 mmHg,伴呼吸困难急促,出冷汗,目前患者需采取的合适卧位为(　　)。

A. 仰卧位头偏向一侧　　B. 头低足高位　　　　　C. 中凹卧位

D. 端坐卧位　　　　　　E. 侧卧位

3. 患者,女性,30 岁。全麻下行开颅术,术后已醒,应采取的卧位是(　　)。

A. 仰卧位　　B. 侧卧位　　C. 半坐卧位　　D. 头高足低位　　E. 头低足高位

4. 患者,男性,22 岁。面部有开放性伤口,清创缝合后该患者应采取的卧位是(　　)。

A. 头高足低位　　B. 半坐卧位　　C. 仰卧位　　D. 膝胸位　　E. 侧卧位

5. 患者,女性,25 岁。因颈椎骨折,行颅骨牵引治疗,护士为其采取头低足高位的目的

是(　　)。

　　A. 改善呼吸　　　　　　　　　B. 用作反牵引力　　　　　　C. 预防颅内压降低

　　D. 减轻头面部疼痛　　　　　　E. 改善颈部血液循环

　　6. 患者,女性。上午将行子宫切除术,术前需留置导尿管,护士在操作过程中应为患者安置的体位是(　　)。

　　A. 膝胸位　　　B. 屈膝仰卧位　C. 去枕仰卧位　D. 头高足低位　E. 头低足高位

　　7. 患者,男性,47 岁。诊断为"乙型脑炎"。查体:神志处于深度昏迷状态。该患者应该采取的卧位为(　　)。

　　A. 俯卧位　　　　　　　　　　B. 中凹卧位　　　　　　　　C. 头高足低位

　　D. 头低足高位　　　　　　　　E. 仰卧位头偏向一侧

　　8. 患者,男性,45 岁。椎管麻醉下行胆囊切除术,现返回病房。应采取的卧位是(　　)。

　　A. 去枕仰卧位　B. 屈膝仰卧位　C. 中凹卧位　　　D. 半坐卧位　　E. 侧卧位

　　9. 患者,男性,25 岁。胆囊切除术后 2 天,应采取(　　)。

　　A. 去枕仰卧位　B. 屈膝仰卧位　C. 中凹卧位　　　D. 半坐卧位　　E. 侧卧位

　　10. 患者,女性,31 岁。甲状腺术后,患者血压平稳,护士为其采取半坐卧位的目的主要是(　　)。

　　A. 减轻局部出血　　　　　　　B. 预防感染　　　　　　　　C. 避免疼痛

　　D. 改善呼吸困难　　　　　　　E. 有利于伤口愈合

　　11. 患者,男性,65 岁。诊断为胃癌,行胃大部切除术后,护士嘱患者取半坐卧位的目的是(　　)。

　　A. 减轻局部出血　　　　　　　B. 减轻肺部淤血　　　　　　C. 防止腹膜粘连

　　D. 减轻伤口缝合处张力　　　　E. 使静脉回流血量减少

　　12. 患者,男性,38 岁。因不明原因出现无痛血尿,拟行膀胱镜检查,患者应采取的体位为(　　)。

　　A. 俯卧位　　　B. 膝胸位　　　C. 截石位　　　D. 头低足高位　E. 去枕仰卧位

　　13. 患者,女性,68 岁。患慢性肺心病 6 年,今日咳嗽、咳痰加重,发绀明显,给予半坐卧位的主要目的是(　　)。

　　A. 使回心血量增加　　　　　　　　　　B. 使肺部感染局限化

　　C. 使膈肌下降,呼吸通畅　　　　　　　D. 减轻咽部刺激及咳嗽

　　E. 促进排痰,减轻发绀

　　14. 患者,男性,55 岁。入院诊断为慢性细菌性痢疾,需行灌肠治疗,护士应指导患者采取(　　)。

　　A. 仰卧位　　　B. 俯卧位　　　C. 膝胸位　　　D. 左侧卧位　　E. 右侧卧位

　　15. 患者,男性,36 岁。烧伤后采用暴露疗法,可选用的保护具是(　　)。

　　A. 床档　　　B. 宽绷带　　　C. 支被架　　　D. 肩部约束带　E. 膝部约束带

　　16. 患者,女性,30 岁。颈椎骨折行颅骨牵引,现需要更换卧位,错误的是(　　)。

　　A. 核对患者　　　　　　　　　B. 做好解释　　　　　　　　C. 固定床轮

　　D. 放松牵引后再翻身　　　　　E. 记录翻身时间及皮肤情况

　　17. 患者,男性,25 岁。患有躁狂型精神病,拟给予保护具,下列说法正确的是(　　)。

　　A. 对精神病患者,不必向其家人解释使用保护具的必要性

B.将患者上肢伸直,系好尼龙搭扣约束带

C.使用约束带,每4 h松解1次

D.使用床档,防止坠床

E.记录保护具使用时间

18.患者,女性,40岁。颅脑手术后第3天,需更换卧位,下列表述错误的是(　　)。

A.先将导管安置妥当再翻身　　　　　　　B.两人协助患者翻身

C.先换药,再翻身　　　　　　　　　　　D.注意节力原则

E.卧于患侧

19.患者,男性,35岁。颅脑手术后,护士嘱患者头部翻转不可过剧,目的是防止可能引起的并发症为(　　)。

A.休克　　　B.脑疝　　　C.脑栓塞　　　D.脑出血　　　E.脑干损伤

20.患者,男性,25岁。因车祸导致颅脑损伤,患者躁动不安,为保证治疗的顺利进行,使用宽绷带约束其手腕,应重点观察的是(　　)。

A.神志是否清醒　　　　　　B.衬垫是否垫好　　　　　　C.卧位是否舒适

D.局部皮肤颜色　　　　　　E.约束带是否扎紧

二、A3/A4型题(以下提供若干个案例,每个案例下设若干个考题。请根据各考题题干所提供的信息,在每道题下面的 A、B、C、D、E 五个备选答案中,选择一个最佳答案)

(21~23题共用题干)

患者,女性,急性阑尾炎合并穿孔,急诊,在硬膜外麻醉下行阑尾切除术,术中顺利,术后血压稳定,病情平稳,随即将患者送回病房。

21.病房护士应为患者安置的体位是(　　)。

A.仰卧屈膝位6 h　　　　　B.去枕平卧6 h　　　　　C.侧卧位6 h

D.中凹卧位6 h　　　　　　E.头高足低位6 h

22.术后第二天患者体温38.2 ℃,并诉切口疼痛,此时护士应为患者安置的体位是(　　)。

A.头高足低位　　B.仰卧屈膝位　　C.右侧卧位　　D.半坐卧位　　E.端坐位

23.安置该体位的目的是(　　)。

A.可减少局部出血,利于切口愈合

B.有利于增进食欲,为进食作准备

C.有利于减少回心血量,减轻心脏负担

D.有利于减轻肺部淤血,减少肺部并发症

E.可使感染局限,减轻切口缝合处的张力,缓解疼痛

(24~28题共用题干)

患者,女性,32岁。妇科检查发现子宫后倾。

24.有利于矫正子宫后倾的体位是(　　)。

A.去枕仰卧位　　B.中凹卧位　　　C.侧卧位　　　D.膝胸位　　　E.截石位

25.若该女性产前检查发现胎位不正,为矫正胎位,应采用(　　)。

A.截石位　　　B.膝胸位　　　C.头低足高位　　D.去枕仰卧位　　E.头高足低位

26.若该女性孕34周时发生胎膜早破,为防止脐带脱垂,应采用(　　)。

A.截石位　　　B.膝胸位　　　C.头低足高位　　D.头高足低位　　E.去枕仰卧位

27. 若该女性自然分娩,可采用(   )。

A. 去枕仰卧位 B. 头高足低位 C. 头低足高位 D. 膝胸位   E. 截石位

28. 若为促进产后子宫复原,该女性可采用(   )。

A. 截石位   B. 膝胸位   C. 头低足高位 D. 头高足低位 E. 去枕仰卧位

(倪晓菲)

任务四 病案管理与护理相关文件记录

要点导航

重点:护理相关文件记录的原则。

难点:病历排列顺序。

  案例引导

患者,男,68岁,因"慢性支气管炎,心律失常"入院。患者主诉:心悸、气短、咳嗽、咳痰1周。入院后测体温39 ℃,心率112次/分,脉率86次/分,遵医嘱给予地高辛、止咳糖浆口服;庆大霉素和地塞米松超声波雾化吸入。问题:

1. 如何正确绘制体温单、处理医嘱?

2. 如何正确书写护理记录单及护理病历?

3. 如何正确排列住院病历顺序?

一、病案管理

病案记录了患者在住院期间疾病的发生、诊断、治疗护理、发展及转归过程,记录了各项医疗措施的执行及护理措施落实的情况、病区护理工作概况等。

(一)病案记录的意义

1. 提供患者的信息 医疗与护理文件是关于患者病情变化、诊断治疗和护理全过程的记录,是医护人员进行正确诊疗、护理的依据,同时便于加强医护人员之间的合作、沟通与协调,从而保证诊疗、护理工作的连续性和完整性,确保医疗护理质量。

2. 提供教学与科研资料 规范、完整的医疗护理记录体现了理论在实践中的具体应用,是临床和护理教学的重要教材;特殊病例还可以进行病案讨论和分析。完整的医疗护理记录也是科研的重要资料,它为流行病学研究、传染病管理及回顾性研究等提供了统计学方面的资料,具有重要的参考价值。

3. 提供法律依据　医疗护理记录属法律认可的证据性文件,在法律上可作为判定医疗纠纷、犯罪刑事案件、人身伤害、保险索赔、遗嘱和伤情查验的依据。

4. 提供评价依据　各项医疗与护理记录在一定程度上可以反映出医院的医疗水平、护理质量、管理水平和医务人员的业务素质。它既是医院医疗护理的管理水平,又是医院等级评定、医护人员的服务质量和业务水平考核评定的重要指标之一。

（二）病案记录的原则

1. 及时记录　医疗和护理记录应按时间的先后顺序及时记录,不可提早或拖延,更不能漏记、错记,以保证记录的时效性。若因抢救危重患者未能及时记录,则在抢救结束后 6 h 内由当班护士据实补记,并注明抢救时间和补记时间。

2. 准确记录　内容和时间必须真实、准确,描述应详细、客观,重点突出、层次分明。在记录时必须使用医学术语,表述通顺、准确。

3. 完整记录　记录应保持连续,字、行之间不得留有空格;眉栏、页码、各项记录必须逐项填写完整,避免遗漏;每项记录后必须有完整的日期和时间,并签全名。如患者出现病情恶化或拒绝接受治疗护理,出现自杀倾向、意外、请假外出或并发症先兆等特殊情况应详细记录、及时汇报,严格交接班等。

4. 清晰记录　在记录医疗护理文件时应保证表格整洁,不得涂改、剪贴和滥用简化字。有书写错误时用所书写的钢笔在错误处划双横线,并在上面签全名,不得采用刮、粘、涂等方法消去错误,应保证原记录清晰可辨。除特殊规定外,须根据规范要求分别使用红、蓝笔书写各种记录。一般白班用蓝笔书写,夜班用红笔书写。

5. 简要记录　医疗和护理记录的内容应尽量简明扼要,语句通顺,重点突出。使用医学术语和公认的缩写,避免笼统、含糊不清或过多修辞,以方便医务人员快速获取所需信息,节约时间。

（三）病案管理要求

（1）各种医疗护理文件按规定放置在固定位置,记录和使用后必须放回原处。

（2）医疗护理文件严禁涂改、伪造、销毁、隐匿、窃取、抢夺。

（3）必须保持医疗护理文件的完整、整洁,防止污染、破损、撕毁、拆散或丢失。

（4）患者及家属等非医护工作人员不得随意翻阅医疗护理文件,不得擅自将护理文件带出病区。因特殊原因需复印医疗护理文件者,须先确认该医疗护理文件为允许复印资料,并按规定办理申请手续,获准后按照医疗护理文件复印的相关规程办理,并及时归还。

（5）根据《医疗事故处理条例》规定,患者及家属有权复印体温单、医嘱单及护理记录单。

（6）因科研或教学需要查阅时,需经医院相关部门获准,查阅后立即归还,不得泄露患者的隐私。

（7）医疗护理文件应妥善保存。住院期间体温单、医嘱、特别护理记录单等作为病历的一部分在患者出院或死亡后,将其整理好送病案室长期保存。此外,门诊病案交还患者或家属,病室报告本一般保存一年,医嘱本一般保存两年,以备查阅。

（四）病案排列顺序

病案应按规定的顺序排列,以便查阅和管理。

1. 住院期间患者病案排列顺序

（1）体温单（按时间先后逆排）。

（2）医嘱单（按时间先后逆排：包括长期医嘱单和临时医嘱单）。

（3）入院病历及入院记录。

（4）病史及体格检查。

（5）病程记录（按日期顺序排列：包括首次病程记录、日常病程记录、上级医师及行政查房记录、转出入记录、阶段小结、交接班记录、抢救记录、特殊诊疗记录等）。

（6）手术记录（顺序排列：包括术前小结、手术同意书、术前讨论记录、麻醉记录、手术记录、输血记录、术后病程记录）。

（7）各种检查报告单（包括镜检或病理报告单、MRI 报告单、CT 报告单、X 线报告单、B 超报告单、心电图等）。

（8）护理病历（患者入院护理评估表、患者住院护理评估书、病程记录单、健康教育计划及出院指导等）。

（9）护理记录单。

（10）住院病历首页。

（11）住院证。

（12）门诊或急诊病历。

2. 出院（专科、死亡）后患者病案排列顺序

（1）住院病历首页。

（2）住院证（死亡者加死亡证明单）。

（3）出院或死亡记录。

（4）住院病历或入院记录。

（5）病史及体格检查记录。

（6）病程记录。

（7）手术记录。

（8）各种检查和检查报告单。

（9）护理记录单。

（10）护理病历（患者入院护理评估表、患者住院护理评估表、病程记录单、健康教育计划及出院指导等）。

（11）医嘱单（长期医嘱单和临时医嘱单均按时间先后顺排）。

（12）体温单（按时间先后顺排）。

门诊病历交还患者或家属保存。

（五）电子病历

电子病历系统支持电子病历信息的采集、存储、访问及在线帮助，可以创建住院病历各个组成部分，根据住院期间电子病历记录，主动生成病案首页中住院天数、确诊日期、出院诊断、手术及操作、费用信息、护理等信息。

医生可以在电子病历里开出各类医嘱，书写病程记录等，当医生下达、停止或取消医嘱时，系统可以通过屏幕提示或声音提醒护士进行相应处理。护士也可以记录患者的生命体征、手术护理记录、危重护理记录等。各种电子病历相关记录，都能准确地与患者唯一标识号码相对应，通过该标识号码可查阅患者的电子病历相关信息。实施电子病历，建立和完善以电子病历为核心的医院信息系统,可以提高工作效率,保障医疗质量安全,更是实现现代化医院管理目标的重要措施。

知识链接

电子病历

美国国立医学研究所将电子病历(electronic medical record,EMR)认定为:它是基于一个特定系统的电子化患者记录,该系统提供用户访问完整准确的数据、警示、提示和临床决策支持系统的能力。

美国作为世界上 IT 技术最发达的国家,其对电子病历理论模型与建设步骤进行了深入的研究,根据 HIMSS 分析,电子病历(EMR)主要由临床数据存储库(CDR)、临床决策支持系统(CDSS)、受控医学词汇表(CMV)、计算机支持医院医嘱系统(CPOE)、药品管理系统以及临床文档应用程序等组成。

考点提示

医疗与护理文件记录原则、医疗与护理文件的管理要求。

二、医疗与护理文件的书写

(一) 体温单

体温单记录了患者的生命体征、出入量、大小便、体重及其他情况,如出入院、手术、分娩、转科或死亡时间、药物过敏等情况。通过体温单的记录可以使医护人员了解患者的概况。因此,住院期间体温单排列在病历首页,以便医护人员查阅。体温单填写内容见表 2-1。

1. 眉栏

(1)用蓝墨水钢笔填写患者姓名、科别、病室、床号、住院号及日期、住院日数等项目。

(2)填写"入院日期"栏时,每页第一日应填写年、月、日,中间用短线隔开,其余 6 天只写日,如在 6 天中遇到新的年度或月份开始,则应填写年、月、日或月、日。

(3)"住院日数"从入院后第一天开始以阿拉伯数字"1、2、3……"依次填写,直至出院。

(4)填写"手术(分娩)后日数",以手术(分娩)次日为第一日,用红墨水钢笔以阿拉伯数字连续填写至术后 14 天止。若在 14 天内进行第二次手术,停写第一次手术天数,第二次手术的次日为术后第一日,将第一次手术日数作为分母,第二次手术日作为分子填写,连续填写至 14 天为止。

2. 40～42 ℃之间的记录内容及要求 在 40～42 ℃之间的相应时间栏内,用红墨水笔纵行填写入院或死亡时间及手术、分娩、转科、出院等时间。除手术不写具体时间外,其余均使用汉字数字按 24 时间制写出相应时间,如入院于十四点三十分。第一次手术填写为"手术",第二次手术填写为"手术Ⅱ",纵行填写;转入由转入科室填写。入院时间和手术时间相同时,在相应时间栏内填写入院时间,相邻时间栏内填写手术时间,填写格式与上法相同。

3．体温曲线、脉搏曲线和呼吸曲线的绘制

1）体温曲线

（1）体温从 35～42 ℃每一大格为 1 ℃，每小格为 0.2 ℃，按实际测量度数，用蓝笔绘制于体温单 35～42 ℃之间，相邻的温度用蓝线相连，要求符号大小一致，连线平直。

（2）体温符号：口温为蓝"●"，腋温为蓝"×"，肛温为蓝"○"。

（3）体温不升，于 35 ℃线处用蓝笔画一蓝"●"，在蓝点处向下划箭头"↓"或于 35 ℃线下相应时间纵格内用红色笔写"不升"（视医院规定）。

（4）物理降温或药物降温半小时后测量的温度以红圈"○"表示，划在物理降温前温度的同一纵格内，并用红虚线与降温前温度相连，下次所测温度符号仍与降温前的体温符号以蓝线相连。

（5）测体温时患者暂时不在应补测，记录在相应时间栏内；擅自外出或拒绝测体温、脉搏、呼吸者，体温单上不绘制，相连两次体温和脉搏不连线。自外出之日起，每天在 40～42 ℃之间的"15：00"相对应的时间栏内用红钢笔填写"拒测"。

（6）体温若与上次温度差异较大或与病情不符时应重复测试，无误者在原体温符号上方用蓝笔写上一小英文字母"v"（verified，核实）。

2）脉搏曲线的绘制

（1）脉率从 20 次/分至 180 次/分，每一大格为 20 次/分，每一小格为 4 次/分，在 80 次/分处用红横线明显标识。

（2）脉搏符号：以红实点"●"表示，心率标记符号为红"○"，相邻脉搏以红线相连。绘制时要求符号大小一致，连线平直。

（3）脉搏短绌的绘制：心率用红"○"表示，相邻心率用红线相连，在脉搏与心率两曲线间用红笔划直线填满。

（4）如体温与脉搏重叠：先用蓝笔绘制体温符号，再用红笔在体温符号外划"○"表示脉搏。例如：口温与脉搏重叠时，在蓝点外画红圈表示；若肛温与脉搏重叠时，则在蓝圈内画红点表示。

3）呼吸曲线的绘制

（1）呼吸符号：以蓝实点"●"表示，呼吸从 10 次/分至 40 次/分，每一大格为 10 次/分，每小格为 2 次/分，相邻的呼吸用蓝线相连或直接在体温单呼吸相应栏目内填写患者自主呼吸的次数，相邻两次上下错开。

（2）患者使用辅助呼吸时，在 20 次呼吸横线下方相应时间纵格内用"A"表示。

4．底栏填写　底栏的内容包括体重、尿量、血压、大便次数、出入量、其他等，用蓝墨水钢笔填写。各栏已注明计量单位名称，只需填写阿拉伯数字即可。

（1）大便次数：每 24 h 记录一次，记前一日的大便次数，如未解大便记"0"，大便失禁和假肛以"＊"表示，灌肠符号以"E"表示。例如，1/E 表示灌肠后大便一次，0/E 表示灌肠后无大便排出，$1^1/_E$ 表示自行排便一次，灌肠后又排便一次。

（2）尿量：以 mL 计算，记录前一日 24 h 的总尿量。导尿以"C"表示，如保留导尿，则需记尿量，用分数表示，"C"做分母，尿量做分子。例如：24 h 内保留尿量共 1500 mL，则表示为"1500/C"。

（3）出入液量：以 mL 计算，记录前一天 24 h 的出入总量。

（4）体重：新入院、手术前均需测量体重，记录于当天相应格内，单位以 kg 计算填入。住

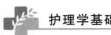

院患者应每周记录体重一次。入院时不能下地活动、危重患者或住院期间因病情不能测量体重时,分别用"平车""轮椅"或"卧床"表示。

(5)血压:以 mmHg 计算填入。新入院患者记录血压,住院期间按医嘱每周至少测量血压 1～2 次。一日内连续测量血压者,则上午血压写在前半格内,下午血压写在后半格;术前血压写在前面,术后血压写在后面。7 岁以下患儿可以不测血压。

(6)药物过敏:如有药物过敏需在此栏填写,填写皮试阳性或过敏反应的药物名称,并于每次更换体温单时转录过来。

(7)其他:该栏作为机动,根据病情需要填写,如特别用药、腹围等。

(8)页码:用蓝墨水钢笔逐页以阿拉伯数字填写。

(二) 医嘱单

医嘱(physician's order)是医生根据患者病情的需要,拟定治疗、检查等计划的具体措施。医嘱的内容包括:日期、时间、床号、姓名、护理常规、护理级别、饮食、体位、药物(注明剂量、用法、时间等)、各种检查及治疗、术前准备和医生护士的签名。一般由医生开写医嘱,护士负责执行。

1. 与医嘱相关的表格

(1)医嘱记录单:是医生开写医嘱所用,包括长期医嘱单(附录 C)和临时医嘱单(附录 D),存于病历中,是护士执行医嘱的依据。

(2)各种执行卡:包括服药单、注射单、输液单、饮食单等,护士将医嘱转抄于各种执行卡上,以便于治疗和护理的实施。

(3)长期医嘱执行单:是护士长期给药后的记录单。

2. 医嘱的种类

1)长期医嘱　有效时间在 24 h 以上,当医生注明停止时间后医嘱失效。如二级护理、软质饮食、维生素 B_6 10 mg po tid。

2)临时医嘱　有效时间在 24 h 以内,应在短时间内执行,一般只执行一次。部分医嘱是限定执行时间的医嘱,如会诊、手术、X 线摄片、实验室及特殊检查等;部分医嘱是立即执行的"st"医嘱,如肾上腺素 1 mg H st,需在 15 min 内执行。另外,转科、出院、死亡等也应列入临时医嘱。

3)备用医嘱

(1)长期备用医嘱(prn)　指有效时间在 24 h 以上,必要时用,两次执行之间须有间隔,由医生注明停止医嘱后方为失效,如哌替啶 50 mg im q6h prn。

(2)临时备用医嘱(sos)　仅在 12 h 内有效,病情需要时才执行,只用一次,如安定 5 mg po sos。过期自行无效。

4)特殊医嘱　写在临时医嘱单上。

(1)一天内需连接执行数次的医嘱,如奎尼丁 0.2 q2h×5。

(2)每天一次需连续执行天数的医嘱,如痰培养 qd×3d。

3. 医嘱的处理

1)医嘱的处理原则

(1)先急后缓:处理医嘱较多时,应首先判断执行医嘱的轻重缓急,合理、及时地安排执行顺序。

(2)先临时,后长期:需即刻执行的临时医嘱,应立即安排执行。

（3）严格查对：处理医嘱时，无论是长期医嘱或临时医嘱，转抄医嘱前后要认真核对医嘱单、执行单，注意医嘱内容是否转抄准确无误。医嘱经转抄、整理后，须经另一人核对，签名后方可执行。

（4）医嘱执行者签全名：医嘱执行者须在医嘱本、医嘱单上签全名。

（5）护士在转抄或执行医嘱时，注意力应集中，做到认真、细致、及时、准确，要求字迹整齐清楚，不得任意涂改。

2）医嘱的处理方法

（1）长期医嘱：由医生直接写在长期医嘱单上。护士应先将医嘱单的医嘱分别转抄至各种执行单上，如口服给药单、注射单、治疗单、饮食单等，并注明具体执行时间，核对后在护士签名栏内签全名。

（2）临时医嘱：由医生直接写在临时医嘱单上。护士应先将医嘱单上的医嘱分别转抄至各种临时治疗单或治疗卡上，核对后分别在护士签名栏内签全名。按医嘱内容合理安排执行的先后顺序，护士执行后写上执行时间，并在执行签名栏内签全名。尚未执行或须次日执行的临时医嘱，应在护理交班记录上注明。

（3）备用医嘱：①长期备用医嘱：由医生直接写在长期医嘱单上，须注明每次用药的间隔时间。每次执行后，在临时医嘱单上记录执行时间并签全名。②临时备用医嘱：12 h 内有效，由医生直接写在临时医嘱单上。执行后写上执行时间，并在签名栏内签全名；过期未执行，则12 h 后失效。日间备用医嘱仅于日间有效，若日间未用则下午 7 时失效，夜间备用医嘱仅于夜间有效，若夜间未用至次日晨 7 时后失效。注销时由护士用红钢笔在执行时间栏内写"未用"，并在签名栏内签全名。

（4）停止医嘱：医生在长期医嘱单上相应医嘱后写上停止日期、时间并签名后，护士在医嘱单"停止"栏上执行者栏内签全名。然后，在相应的治疗单、大小药卡、注射卡上的有关项目用蓝笔注销，注明停止日期、时间及签名。

（5）重整医嘱：长期医嘱单页数超过 3 张或长期医嘱调整项目较多时要重整医嘱。即在原医嘱下一行正中用红墨水钢笔写上"重整医嘱"，并在"重整医嘱"这一行上下用红笔各画一条横线（不占格），红线上下不能留有空行；将红线以上有效的长期医嘱按原日期、时间排列顺序排列，抄在红线下医嘱单上；重整后的医嘱，需两人核对无误后，再由重整医嘱者在整理后的有效医嘱执行者一栏签全名。

（6）手术、分娩、转科医嘱：同重整医嘱一样，在原医嘱下一行用红笔于医嘱栏中间位置写上"转科医嘱""手术后医嘱""分娩医嘱"字样，在此行上下部各划一红横线（不占格），红线以上医嘱自行停止。由医师重新开具转入医嘱或术后医嘱，护士按新开医嘱处理方法处理。

3）注意事项

（1）医嘱必须经医生签名后才有效。一般情况下不执行口头医嘱，在抢救或手术过程中医生提出口头医嘱时，执行护士应先复诵一遍，双方确认无误后方可执行，并应及时补写医嘱。

（2）对有疑问的医嘱，必须核对清楚后方能执行。

（3）因故（如缺药、拒绝执行等）未执行的医嘱，应由医生在执行时间栏内用蓝墨水钢笔写明"未用"，并用蓝墨水钢笔在签名栏内签全名。

（4）医嘱需班班小查对，每天总查对，查对后签全名。

（5）对已写在医嘱单上而又不需执行的医嘱，不得贴盖、涂改，应由医生在该项医嘱栏内用红钢笔写"取消"，并在医嘱后用蓝墨水钢笔签全名。

（6）凡需下一班执行的临时医嘱要交班，并在护士交班记录上注明。各种通知单应及时送有关科室。

（7）若有条件，尽量采用医嘱计算机化，计算机处理医嘱，准确、安全，避免因医嘱的转抄、字迹不清、查对不严密等造成的差错。

2. 计算机医嘱的处理程序

（1）医师通过医师工作站直接录入医嘱，下达到护士工作站。

（2）处理医嘱护士录入工作代码及个人密码，进入护士工作站系统后提取录入医嘱。

（3）处理医嘱前首先查对医嘱，如医嘱类别、内容及执行时间等。药物治疗性医嘱应查对药名、浓度、剂量、时间、方法，确认无误方可存盘执行。对有疑问的医嘱，及时向医师查询，不可盲目执行医嘱。

（4）录入医嘱存盘后，处理医嘱护士按床号打印化验单条码和各种治疗单，如肌内注射单、静脉注射单、口服药单、临时医嘱单、饮食单等，药物治疗性医嘱还应打印各种执行单和输液巡视卡，并和执行治疗的护士共同核对医嘱无误后，在长期医嘱单上签名并注明处理医嘱时间。

（5）执行护士按医嘱要求准确执行，然后在医嘱执行单的"执行栏"内注明执行时间并签名。

（6）各类通知性医嘱（如 B 超检查、心电图检查、饮食等医嘱），将其申请单送发到相应科室预约时间后，由通知患者的护士签名，通知患者的时间即为执行时间。

（7）对过敏性药物的医嘱，在未做皮试前不予执行。皮试如为阴性，则由医师录入此项医嘱。执行护士在医嘱执行单上填写皮试执行时间、皮试结果并签名。

（8）停止医嘱时，由医师在长期医嘱单上直接填写停止日期及时间，护士及时撤销与其相关的各类执行单，执行后在相应签名栏中签名。

（9）录入出院医嘱，点击"患者信息"一栏，填出院诊断，选择治愈（好转、转院、其他）、时间（根据医嘱时间），即完成。护士应及时撤销各类治疗单，在相应时间栏内记录执行时间并签名。

3. 计算机处理医嘱的要求及注意事项

（1）利用计算机信息系统处理医嘱时须认真、严谨。严格按程序操作，以免一个小的错误细节或一个随意行为，导致连续的用药、检查错误或费用错误。由此影响患者的治疗护理，影响患者对医院的满意度，或造成计算机损坏和信息资料丢失。

（2）要加强查对，严防差错发生。由于多人操作容易增加错误的发生，可建立医嘱提示记录本，并认真执行医嘱核对制度，核对时输入者避开核对计算机，下一班核对上一班的医嘱，护士长每日参加核对。

（3）须加强科室间的协调，提高工作效率。由于计算机信息系统环环相扣，并且如果一旦发生错误已发送到药房、收费处，纠正起来复杂，因此需要各部门的理解配合。

（三）特别护理记录单

凡危重、抢救、大手术后、特殊治疗或需严密观察病情者，须做好特别护理观察记录（附录E），以便及时了解和全面掌握患者情况，观察治疗或抢救后的效果。

1. 记录内容 记录内容包括患者的姓名、科别、病室、床号、住院号、页码、记录日期和时间，患者生命体征、神志、瞳孔、出入液量、病情动态变化、护理措施、用药情况、药物情况、治疗效果及反应，护士签名等。

2．记录方法和要求

（1）用（蓝）黑钢笔填写眉栏各项，包括患者姓名、科别、病室、床号、住院号、诊断、记录日期及时间、页码。

（2）日间，即 7 时到 19 时，用蓝（黑）墨水笔记录；夜间，即 19 时至次晨 7 时，用红笔记录。

（3）首次书写特别护理记录单，须有疾病诊断、目前病情，手术者应记录麻醉方式、手术名称、术中概况、术后病情、伤口情况及引流液等。书写应清晰完整，不宜用"患者病情同前"之类的词语。

（4）及时准确地记录患者的体温、脉搏、呼吸、血压、出入液量等。计量单位写在标题栏内，记录栏内只填数字。记录出入液量时，除填写量外，还应将排出物的颜色、性状记录于病情栏内，由夜班护士于晨 7 时总结 24 h 出入量，用红笔记录于护理记录单上，在末栏签全名。最后将 24 h 总量填写在体温单上。

（5）病情及处理栏内要详细记录患者的病情变化、治疗、护理措施以及效果，每次记录后应签全名。

（6）每个护理班次至少应记录一次，记录应及时准确，时间应具体到分钟，以反映病情变化的具体时间。病情有特殊变化时应随时记录，抢救患者的记录应在班内或抢救结束后 6 h内补充记录抢救内容。

（7）停止特别记录应有病情说明；患者出院或死亡后，护理记录单应归入档案保存。

（四）病区交班报告

病区交班报告是值班护士书写的值班期间病区内各病室情况及对本病区患者的动态及需要交代事宜的交班记录。通过阅读病区交班报告，接班护士可全面了解病室工作状态、患者病情及身心状况，明确需要继续观察的问题、实施的护理措施及注意事项等。

1．交班报告的内容

（1）出院、转出、死亡患者：出院和转出患者写明离开时间，转出患者还应写明转往何院、何科，死亡患者需简要交代病情变化、抢救过程及呼吸心跳停止时间。

（2）入院、转入的患者：新入院患者应报告生命体征测量时间、结果、入院时间、主诉、发病经过、主要症状及处理；既往重要病史，如过敏史、精神病史等；可能发生的病情变化，目前病情，入院给予何种处置，即刻给予的治疗、护理措施及效果，下一班须继续观察的重点内容及注意事项。

（3）病危、病情有突然变化、有特殊治疗的患者：应写明主诉、生命体征、神志、病情动态、特殊抢救及治疗护理，患者目前状况及下一班应重点观察和待完成的事项。

（4）手术患者：首先报告在何种麻醉下行何种手术，然后扼要报告麻醉情况、术中经过、清醒后回病室的时间；返回病室后的情况，如生命体征，各种引流管是否通畅，引流液的性质、颜色、量，创口敷料有无渗血、渗液、脱落，能否自行排尿以及镇痛药物的应用等情况、效果及注意事项；腹部手术后是否排气，输液、输血是否顺利通畅。对于预备手术患者应写明术前准备情况，包括心理状态、手术野皮肤准备、胃肠道准备、各种药物试验和术前用药。

（5）产妇：应报告胎次、产程、分娩时间、分娩方式、会阴切口和恶露等情况，何时自行排尿，新生儿性别及评分。

（6）死亡患者：报告病情变化及抢救经过，呼吸、心跳停止时间，须写明"心电图呈直线，抢救无效死亡"。

（7）对于老年、小儿及生活不能自理的患者，应交代生活护理情况，如口腔护理、压疮护理、饮食护理等。

2. 书写要求

（1）必须认真负责，深入病室，在全面了解患者身心情况，掌握重点病情动态和治疗效果的基础上，于交班前完成书写。

（2）书写内容应全面、真实、简明扼要、重点突出。

（3）字迹清楚、不随意涂改。白班用蓝钢笔、夜班用红钢笔书写。

（4）凡出院、转出、入院、转入、手术、分娩、危重及死亡者在诊断项下以红笔注明，每个患者的报告之间空一行。

（5）对新入院、转入、手术、分娩患者及危重患者，姓名下写诊断；在诊断的下方分别用红笔注明"新""转入""手术""分娩""※"。

（6）当班护士签全名。

3. 书写顺序

（1）用阿拉伯数字填写眉栏各项：病区、日期、原有病员数，新入、转入、出院、转出、危重、手术、分娩、死亡、病员数，现有病员数，无入院者写 0，不能写"/"。

（2）根据下列顺序按床号先后书写报告：

① 离开病室的患者：指出院、转出、死亡的患者。

② 进入病室的患者：指入院、转入的患者，注明入病区时间，转入的患者由何科、何院转入。

③ 当日重点患者：指手术、分娩、危重、病情突然发生变化、特殊治疗以及有精神异常或特殊心理问题的患者。

④ 次日工作交代：如预手术、预检查、待行的特殊治疗、留取标本及其他需要完成的事项等。

（五）护理病案

1. 入院患者护理评估表（附录 F） 对新入院的患者进行首次的护理评估，通过评估找出患者的健康问题。主要内容包括：患者的一般资料、目前健康状况、既往健康状况、生活状况以及自理程度、体格检查、心理社会等方面。

2. 住院患者护理评估单（附录 G） 护士应对其分管的患者，根据病情状况，确定每班、每天或数天评估一次，从而掌握患者病情的动态变化。

（1）护理诊断项目单：将通过患者评估确定的护理诊断按主次顺序填写在项目单上，出现的新问题及时记录。

（2）护理记录单：护士应用护理程序解决患者健康问题的具体记录，主要包括护理诊断、护理措施、效果评价等。

3. 出院护理评估单

（1）患者住院期间的小结：包括患者的健康问题是否解决、护理措施是否落实、预期目标是否达到、护理效果是否满意等。

（2）出院健康教育（附录 H）：出院前针对患者的现状，对患者出院后在饮食、活动、服药、休息、功能锻炼等方面进行指导。

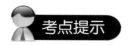

体温单的绘制、医嘱的种类、医嘱的处理原则、处理医嘱的方法。

直通护考

A1/A2 型题(以下每一道考题下面有 A、B、C、D、E 五个备选答案，请从中选择一个最佳答案)

1. 下列属于临时备用医嘱的是(　　)。
A. Vit C 0.1 g tid　　　　B. 神经科会诊　　　　C. 索米痛 0.5 g pO SOS
D. 心电监护　　　　E. 氧气吸入 prn

2. 医疗文件书写规则不正确的是(　　)。
A. 记录及时准确　　　　B. 内容简明扼要　　　　C. 医学术语运用确切
D. 记录者签全名　　　　E. 有错误应用红笔写"注销"二字，并签名

3. 王先生因急性心肌梗死入院，医生开出：杜冷丁 50 mg im st。该医嘱为(　　)。
A. 临时备用医嘱　　　　　　　　　　B. 长期医嘱
C. 长期备用医嘱　　　　　　　　　　D. 需在限定时间内执行的临时医嘱
E. 需立即执行的临时医嘱

4. 宋女士昨日顺产一男婴，母子健康状态均好，将于明日出院。该情况属于(　　)。
A. 临时备用医嘱　　　　B. 立即执行医嘱　　　　C. 长期医嘱
D. 临时医嘱　　　　E. 长期备用医嘱

5. 在重整医嘱时，在最后一项医嘱下面画线应用(　　)。
A. 蓝笔　　　B. 红笔　　　C. 铅笔　　　D. 黑笔　　　E. 以上均不对

6. 下列属于长期备用医嘱的是(　　)。
A. Vit C 0.1 g tid　　　　B. 氧气吸入 prn　　　　C. 索米痛 0.5 g pO SOS
D. 神经科会诊　　　　E. 心电监护

7. 病区交班报告记录的顺序首先应写(　　)。
A. 危重患者　　　　B. 死亡患者　　　　C. 新入院患者
D. 离开病区的患者数　　　　E. 手术患者

8. 医嘱处理后在医嘱本上标记正确的是(　　)。
A. 长期医嘱转抄至医嘱单后划红钩　　　　B. 临时医嘱转抄至医嘱单后划红钩
C. 临时医嘱执行后划铅笔钩　　　　D. 长期医嘱转抄至治疗单后划蓝钩
E. 临时医嘱执行后划蓝钩

9. 下列哪项是需即刻执行的临时医嘱？(　　)
A. 流质饮食　　　　　　　　　　B. 杜冷丁 50 mg im q6h prn
C. 10% 葡萄糖酸钙 10 mL iv st　　　　D. 青霉素 80 万 U im q8h
E. 地西泮 5 mg po sos

10. 在体温单 40～42 ℃之间填写的内容不正确的是(　　)。
A. 入院时间　　B. 患病时间　　C. 手术时间　　D. 转科时间　　E. 分娩时间

11. 属于立即执行的医嘱是(　　)。

A. Vit C 0.1 g tid　　　　　　B. 索米痛 0.5 g pO SOS　　　　C. 氧气吸入 prn

D. 阿托品 0.5 mg Hst　　　　　E. 心电监护

12. 关于重整医嘱错误的是(　　)。

A. 手术后应予重整医嘱

B. 重整医嘱时,在原医嘱最后一行下面用红笔画线

C. 抄录医嘱时应用当时整理的时日

D. 转科手术后的医嘱,红线上的部分一律作废

E. 重整医嘱后填写重整者姓名

13. 下列属于长期医嘱的是(　　)。

A. 心电监护　　　　　　　　　B. 氧气吸入 prn　　　　　　　C. 明日出院

D. 餐后血糖　　　　　　　　　E. 神经科会诊

14. 书写病区报告应先交班的是(　　)。

A. 进入病区的患者　　　　　　B. 离开病区的患者　　　　　　C. 危重患者

D. 有异常情况的患者　　　　　E. 特殊治疗的患者

15. 特别护理记录单一般不用于(　　)。

A. 一般瘫痪患者　　　　　　　B. 抢救的患者　　　　　　　　C. 行特殊治疗的患者

D. 大手术后的患者　　　　　　E. 需严密观察病情的患者

（郑　雪）

项目三 医院感染的预防与控制

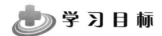

学习目标

知识目标：

掌握医院感染、消毒、灭菌、无菌技术、隔离等基本概念，常用消毒灭菌法，无菌技术操作原则，隔离消毒原则及隔离种类；熟悉医院感染的途径及预防与控制；了解消毒供应中心的布局和工作流程。

能力目标：

能正确使用常用化学消毒剂，能完成各项无菌技术和隔离技术操作；具有无菌和隔离观念以及自我保护意识，能预防与控制医院感染的发生。

医院是患者集中的地方，也是病原微生物聚集的场所，由于新的医疗技术的开展、大量抗生素和免疫抑制剂的广泛应用，医院的环境、医疗器械不同程度受到病原微生物的污染导致医院感染不断增加且日益复杂。医院感染的发生不仅浪费了国家的医疗卫生资源，同时也增加了患者的身心痛苦，给家庭社会造成了严重的经济负担。因此，预防和控制医院感染是提高医护质量和评价医护管理水平的一个重要指标。WHO 提出控制医院感染的关键措施是严格执行清洁、消毒、灭菌、无菌技术、隔离及合理使用抗生素等。这些措施须贯穿于医疗、护理工作全过程，因此护理人员必须熟练掌握医院感染的知识和技术，严格管理，认真落实，避免医院感染的发生。

任务一 医院感染

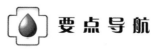

要点导航

重点：医院感染的概念。

难点：医院感染的预防与控制。

2005年12月11日10点左右,安徽省某市立医院眼科的医生和来自上海的眼科主任医师徐某以及上海某科技贸易有限公司的几个工作人员,为10名患者做白内障超声乳化手术,术后几名患者都觉得眼睛疼痛难忍,但是这并没有引起几位眼科医生的重视。直到第二天,当护士拆开纱布时,他们才惊讶地发现,10名患者的眼睛都又红又肿——感染了!12月12日下午,经过一番周折,这10名患者被紧急送往上海复旦大学附属眼耳鼻喉科医院,该医院经过检查后认定,由于感染严重,其中9名患者应施行眼球摘除手术,另一名患者施行玻璃体切割手术。问题:

1. 发生以上事件的原因可能有哪些?

2. 为有效预防和控制这种情况,我们该做些什么?

一、医院感染的概念及分类

(一) 医院感染的概念

医院感染又称医院获得性感染,是指住院患者、陪护者、探视者及医院职工在医院内获得的感染,包括在住院期间发生的感染和在医院内获得而出院后发生的感染,但不包括入院前已开始或入院时已处于潜伏期的感染。若在医疗机构,短时间内发生3例以上同源感染病例的现象称医院感染暴发。

(二) 医院感染的类型

医院感染按其病原体的来源分为外源性感染和内源性感染。

1. 外源性感染 又称交叉感染,指感染源来自于患者体外,通过直接或间接传播途径,传播给患者而引起的感染。如:医护人员与患者之间、患者与患者之间的直接感染,或通过水、空气、医疗器械等物品为媒介的间接感染。

2. 内源性感染 又称自身感染,指感染源是由患者自身携带的病原体引起的感染。寄居在患者自己体内的正常菌群或条件致病菌通常情况下是不致病的,但当人的健康状况不佳、免疫力低下、正常菌群发生移位,以及不合理使用抗生素时,就会发生感染。

二、医院感染的主要因素

(一) 医院感染形成的条件

医院感染的形成必须具备感染源、传播途径和易感宿主三个基本条件,当三者同时并存且相互联系时就构成感染链,感染即可发生(图3-1)。

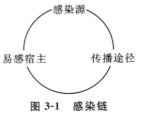

图3-1 感染链

1. 感染源 感染源是指病原微生物自然生存、繁殖及排出的场所或宿主(人或动物)。在医院感染中主要感染源有以下几类。

(1) 已感染的患者:是重要的感染源,一方面从感染体内排出微生物较多;另一方面排出的微生物具有耐药性,且易在另一宿主体内生长和繁殖。

（2）病源携带者：体内的病原微生物不断生长、繁殖并经常排出体外传染给患者、探视者及工作人员。

（3）患者自身：患者特定部位（如皮肤、消化道、呼吸道、泌尿道、生殖道等）的正常菌群在一定条件下可引起患者自身感染或向外界传播。

（4）动物感染源：各种动物能感染病原微生物成为感染源，如鼠类等。

（5）环境设备：医院的空气、水源、医疗器械、食物、垃圾等，易受各种病原菌污染而成为感染源。

2. 传播途径　传播途径是指病原微生物从感染源传到易感宿主的途径或方式。主要传播途径如下。

（1）接触传播：医院感染的主要传播途径。有两种形式：①直接传播：指已感染的患者（不须媒介）直接将病原微生物传给易感宿主。如母婴间疱疹病毒、肝炎病毒、沙眼衣原体、柯萨奇病毒等。②间接传播：指病原微生物通过中间媒介物传递给易感宿主。最常见的是医护人员的手，其次是医疗器械、水、食物及病室物品和各种介入性操作。

（2）空气传播：指以空气为媒介，病原微生物经悬浮在空中的微粒随空气流动而引起的传播。

（3）饮食、饮水传播：指病原微生物污染了水和食物，这类传播常可导致医院感染暴发流行。

（4）注射、输血传播：指通过使用污染的注射器、输液或输血器、药物、血液制品传播的疾病。如输血导致的丙型肝炎。

（5）生物媒介传播：指动物携带的病原微生物作为人群间传播的中间宿主。如蚊子传播疟疾、乙型脑炎。

3. 易感宿主　易感宿主是指对感染性疾病缺乏免疫力而易感的人，若易感的人作为一个总体，则称易感人群。医院是易感人群相对集中的地方，易发生感染和感染流行。

（二）医院内主要感染的因素

（1）医务人员对医院感染的严重性认识不足，不能严格执行无菌技术操作和消毒隔离制度。

（2）医院感染管理制度不健全，缺乏对消毒灭菌效果的监测或监测不严格。

（3）抗生素的广泛使用和滥用使细菌产生耐药性，使内源性感染增加。

（4）医院布局不合理，隔离措施和隔离设施不健全。

（5）介入性诊断治疗手段增加，造成皮肤黏膜损伤，使感染的机会增多。

（6）易感人群增多。随着社会经济和环境的变化，慢性疾病、恶性肿瘤、老年人所占比例增大，而这些人群的抵抗力较低，易发生感染。此外，随着医疗技术的进步，使用免疫抑制剂、放疗、化疗的患者增多，该类患者免疫力下降也成为易感者。

三、医院感染的管理

控制医院感染的关键是切断感染链，如控制感染源，切断传播途径和保护易感宿主。各级各类医院都必须将医院感染管理纳入医院的管理工作，有效预防和控制医院感染。

（一）建立三级监控体系

在医院感染管理委员会领导下，建立由专职医生、护士为主体的医院感染管理监控办公室和三级护理管理体系(一级管理——病区护士长和兼职监控护士;二级管理——科护士长;三级管理——护理部主任),这样就形成了从医院到科室及病区的医院感染管理网络体系,使医院感染管理工作有了组织保障。

(二)健全各项规章制度

1.管理制度 包括清洁卫生制度、消毒灭菌制度、隔离制度、探视和陪伴制度、供应室物品消毒管理制度、感染管理报告制度等健全与落实情况。

2.监测制度 严格遵守 WS 301.3-2009《医院消毒供应中心第 3 部分:清洁消毒及灭菌效果监测标准》和 WS/T 367-2012《医疗机构消毒技术规范》要求。包括对灭菌效果、消毒污染、一次性医疗器材及门、急诊常用器械的监测;对感染高发科室,如手术室、内镜室、重症监护室、血液透析室、产房、新生儿病房、口腔科、烧伤病房等消毒卫生标准的监测。

3.消毒质量控制标准 各种消毒必须符合国家卫生部颁布的《医院消毒卫生标准》。如医护人员手的消毒、空气消毒、物体表面消毒、各种管道装置消毒等均应符合相关标准。

(三)医院布局设施合理

医院的建筑布局应符合消毒隔离规范要求。如门诊部各功能科室的设置应符合患者就诊的流程,就诊患者单向流动,避免患者之间来回交叉接触;门诊和病区中设置足够的洗手设备,便于医务人员和患者随时洗手。

(四)加强人员监测

人员监测主要是控制感染源和易感人群(特别是易感患者),仔细检查和明确患者的潜在病灶和带菌状态,及时给予适当治疗;对感染危险指数高的患者采取保护性隔离和选择性去污措施,控制内源性感染的发生。医务人员也要定期进行健康检查。

(五)合理使用抗生素

严格掌握抗生素的使用指征,根据药敏试验结果选择抗生素,采用适当的剂量、给药途径和疗程,尽量避免使用广谱抗生素,不宜预防性使用抗生素。

(六)加强教育,强化责任

加强预防医院感染的宣传教育,提高医护人员的理论和技术水平,强化预防和控制医院感染的自觉性,在各个环节上从严把关,并认真履行在医院感染管理中的职责。

知识链接

多重耐药菌

多重耐药菌主要是指对临床使用的三类或三类以上抗菌药物同时呈现耐药的细菌。常见多重耐药菌包括耐甲氧西林金黄色葡萄球菌(MRSA)、耐万古霉素肠球菌(VRE)、产超广谱 β-内酰胺酶(ESBLs)细菌、耐碳青霉烯类抗菌药物肠杆菌科细菌(CRE)(如产 I 型新德里金属 β-内酰胺酶(NDM-1)或产碳青霉烯酶(KPC)的肠杆菌科细菌)、耐碳青霉烯类抗菌药物鲍曼不动杆菌(CR-AB)、多重耐药/泛耐药铜绿假单胞菌(MDR/PDR-PA)和多重耐药结核分枝杆菌等。

由多重耐药菌引起的感染呈现复杂性、难治性等特点,主要感染类型包括泌尿道感染、外科手术部位感染、医院获得性肺炎、导管相关血流感染等。近年来,多重耐药菌已经成为医院感染重要的病原菌。

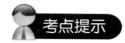
考点提示

医院感染的定义、分类,感染链的组成。

任务二　清洁、消毒、灭菌

要点导航

重点:清洁、消毒、灭菌的定义,常用消毒灭菌法。
难点:常用消毒、灭菌法的操作。

案例引导

　　护士小刘要为一位乙肝患者进行口腔护理。操作前,小刘在治疗室内用浸有含氯消毒剂的抹布擦拭了治疗盘、治疗车和操作台。洗手戴好口罩后,开始准备口腔护理所需的用物,特别注意检查核对各类无菌物品的名称、有效期、包装是否完整等。
　　问题:
　　1. 小刘在为患者进行口腔护理前为什么要按这样的流程准备用物?
　　2. 根据你对此过程的观察,请列举涉及哪些清洁、消毒、灭菌的方法?

一、清洁、消毒、灭菌的概念

1. 清洁　清洁是指去除物体表面有机物、无机物和可见污染物的过程。
2. 消毒　消毒是指用物理或化学方法清除或杀灭物体上除细菌芽孢外的所有病原微生物,使其达到无害化的方法。
3. 灭菌　灭菌是指用物理或化学方法杀灭物体上所有微生物,包括致病和非致病的微生物以及细菌的芽孢。

二、物理消毒灭菌法

(一) 热力消毒灭菌法

热力消毒灭菌主要是利用热力破坏微生物的蛋白质、核酸、细胞壁和细胞膜,从而导致其死亡,分为干热法和湿热法两类。

1. 干热消毒灭菌　干热消毒灭菌是指用相对湿度在 20％以下的高热使菌体蛋白质凝固变性,由空气导热,传热较慢。常用方法有燃烧法和干烤法。

1）燃烧法　这是一种简单、迅速、彻底的灭菌方法。

（1）适用范围:常用于无保留价值的污染物品,如病理标本、特殊感染的敷料（如气性坏疽、破伤风、绿脓杆菌感染的敷料）等;微生物实验室接种环的消毒灭菌及培养试管口和塞子的消毒;某些金属器械和搪瓷类物品在急用时。

（2）方法:①特殊感染的敷料和无保留价值的物品可直接投入焚烧炉内焚烧;②金属器械在火焰上烧灼 20 s;③不锈钢和搪瓷类容器,倒少量 95％乙醇,慢慢转动容器使之均匀,点火燃烧至熄灭,时间应超过 3 min;④当开启或关闭培养试管时,将试管口和塞子在火焰上来回旋转烧灼 2～3 次。

（3）注意事项:①远离易燃易爆物品,如氧气、乙醚、汽油等;②燃烧过程中禁止添加乙醇,以免引起火灾或烧伤;③贵重器械及锐利刀剪禁止燃烧,防止刀刃变钝或损坏器械。

2）干烤法　利用特制的干烤箱进行灭菌,其热力传播与穿透主要靠空气对流和介质传导,灭菌效果可靠。

（1）适用范围:适用于高温下不易损坏、变质和蒸发的物品灭菌,如玻璃器皿、油脂、粉剂、金属制品,不适用于纤维织物、塑料制品等。

（2）方法:干烤灭菌所需的温度和时间应根据物品的种类和烤箱来确定。一般为:灭菌箱温 160 ℃,2 h;170 ℃,1 h;180 ℃,0.5 h。

（3）注意事项:①物品灭菌前应洗净,玻璃器皿还应干燥,以免造成灭菌失败或污物炭化;②物品包装不宜过大,装箱不超过箱高的 2/3,物品不能与烤箱四壁接触;③灭菌中途不宜打开烤箱或中途添放新的待灭菌物品,灭菌后要等温度降到 40 ℃以下再开箱;④灭菌维持时间要从烤箱内温度达到要求时算起;⑤棉制品、合成纤维、塑料制品、橡胶制品、导热性差的物品以及其他在高温下容易损坏的物品,不可用干烤法灭菌。

2. 湿热消毒灭菌　由空气和水蒸气导热,传热快,穿透力强,因此湿热法比干热法消毒灭菌效果好。常用方法有煮沸消毒灭菌法和高压蒸汽灭菌法。

1）煮沸消毒灭菌法　这是一种简单、经济、应用最早的方法,适用于金属、搪瓷、玻璃、橡胶类等耐湿、耐高温物品的消毒,但不能用于外科手术器械的灭菌。

（1）方法:将物品刷洗干净,全部浸泡在水中,然后加热煮沸,水沸后开始计时,持续 5～10 min 可杀灭细菌繁殖体,达到消毒目的;煮沸 15 min 可杀灭多数细菌芽孢。将 1％～2％的碳酸氢钠加入水中,可提高水沸点达 105 ℃,除增强杀菌作用外还有去污防锈的作用。

（2）注意事项:①煮沸前将物品洗刷干净,全部浸泡于水中,水面至少高于物品 3 cm;②物品放置不宜过多,一般不超过容器的 3/4;③有轴节器械及带盖容器的盖都要打开,大小相同的物品不能重叠;④玻璃物品用纱布包好,应从冷水或温水中放入,橡胶类待水沸后放入,煮沸 3～5 min 取出,空腔导管应在腔内充满水;⑤锐器应用纱布包裹,防变钝,较小较轻物品应用纱布包裹,使其沉入水中;⑥消毒时间从水沸开始计时,若中途加入物品,则应从第二次水沸后重新计时;⑦高原地区由于海拔高、气压低、水的沸点低,故海拔每增高 300 m 需延长消毒时间 2 min。

2）高压蒸汽灭菌法　这是物理灭菌法中使用最广泛、效果最可靠的一种方法,主要利用高压及饱和蒸汽的高热所释放的潜热灭菌。

（1）适用范围：用于耐高温、耐高压、耐潮湿物品的灭菌，如各类器械、金属、玻璃、搪瓷、橡胶等。

（2）常用类型：目前医院常用的类型有下排气压力蒸汽灭菌（手提式、卧式）和预真空压力蒸汽灭菌两大类。①手提式压力蒸汽灭菌器为一金属圆筒，分内外两层，盖上有安全阀、排气阀和压力表装置（图3-2）。优点：便于携带，使用方法简易，适宜于基层单位使用。②卧式压力蒸汽灭菌器下部有排气孔，灭菌时从灭菌器上部输入蒸汽，利用冷热空气比重差异，迫使容器内的冷空气自底部排气孔排出，使容器内的压力和温度升高（图3-3）。当压力达到103～137 kPa时，温度可达121～126 ℃，经15～30 min即可达到灭菌效果。③预真空压力蒸汽灭菌器配有真空泵和空气过滤装置，在输入蒸汽前，先抽出灭菌器内的冷空气，使之形成负压，再输入蒸汽（图3-4）。在负压作用下，蒸汽能迅速穿透物品，压力可达205 kPa，温度高达132 ℃，维持4～5 min即能达到灭菌效果。

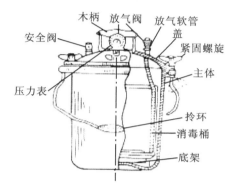

图3-2　手提式压力蒸汽灭菌器

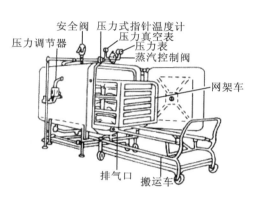

图3-3　卧式压力蒸汽灭菌器

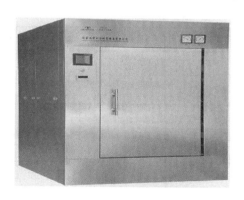

图3-4　预真空压力蒸汽灭菌器

（3）注意事项：①包装合适：下排气压力蒸汽灭菌器物品包不宜过大，体积不超过30 cm×30 cm×25 cm，预真空压力蒸汽灭菌器物品包不超过30 cm×30 cm×50 cm，以利于蒸汽穿透；盛装物品的容器应有孔，灭菌时将容器盖打开，利于蒸汽进入。②摆放合理：各包之间应留有空隙，包与包之间≥2.5 cm，最上层灭菌包距灭菌器顶部需间隔7.5 cm，便于蒸汽穿透到中央，排气时蒸汽能迅速逸出保持物品干燥。③计时准确：随时观察压力和温度并准确计时，加热速度不宜过快，当柜室温度达到灭菌要求时开始计算灭菌时间。④布类物品放于金属、搪瓷物品之上，以免蒸汽遇冷凝成水珠使包布潮湿。⑤灭菌后卸装：灭菌后的物品待干燥后（冷却时间＞30 min）方可取出备用。⑥安全操作：操作人员必须经过专业培训、考试合格才能上岗。

⑦定期监测灭菌效果。

（4）灭菌效果的监测：①生物监测法：是最可靠的监测方法，利用对热耐受较强的非致病性嗜热脂肪杆菌芽孢制成指示剂（菌纸片），使用时将10片分别放灭菌包中央及灭菌器四角，待灭菌结束后取出放培养基内，在56℃温箱中培养2～7天，若无细菌生长说明灭菌合格。②物理监测法：用150℃或200℃的留点温度计，使用前将温度计甩在50℃以下放入灭菌物品包内一同灭菌，待灭菌后取出读数，所指数值表示灭菌过程中所达到的最高温度，但不能指示温度持续的时间，此法一般只能作为灭菌效果的参考指标。③化学监测法：有两种，一是化学指示胶带，使用时将其粘贴在所有待灭菌包外，灭菌后观察其颜色变化来判断灭菌效果（图3-5），二是化学指示卡，将其放在待灭菌包中央，灭菌后取出，将指示卡的颜色及性状与标准合格色块比对判断是否达到灭菌效果（图3-6）。④B-D试验：真空型灭菌器每日灭菌前需空锅做B-D试验，B-D试验纸变色均匀合格后方可使用，B-D测试纸是用热敏染料印制，当空气排出时，温度达132～134℃持续3～4 min，所印线条可由原来的米白色变为黑色（图3-7）。

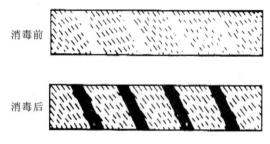

图3-5　化学指示胶带

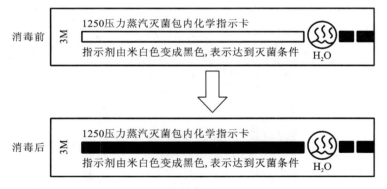

图3-6　化学指示卡

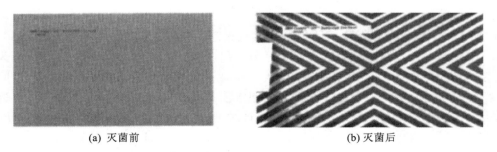

(a) 灭菌前　　　　　　　　　　(b) 灭菌后

图3-7　灭菌前后的 B-D 测试纸

（二）光照消毒法

光照消毒法又称辐射消毒,其原理是利用紫外线的杀菌作用,使菌体蛋白质发生光解、变性而致细菌死亡,对杆菌杀菌力强,对生长期细菌敏感,对芽孢敏感性差。

1. 日光曝晒法 由于日光具有热、干燥和紫外线等杀菌作用,常用于床垫、被褥、毛毯、书籍等物品消毒。方法是将物品放在阳光下曝晒 6 h,定时翻动,使物品各面均受到日光照射。

2. 紫外线灯管消毒法 紫外线灯管是人工制造的低压汞石英灯管,通电后汞气化放电产生紫外线,达到杀菌作用。紫外线杀菌作用最强的波段为 250～270 nm。常用于空气和物品表面的消毒。

（1）杀菌机制:①破坏菌体蛋白质中的氨基酸使菌体蛋白质光解变性;②促使微生物的DNA 失去转化能力;③降低菌体内氧化酶活性,使氧化能力丧失;④使空气中的氧电离产生具有极强杀菌作用的臭氧。

（2）方法:①空气消毒:首选紫外线空气消毒器,也可用室内悬吊式紫外线消毒灯照射,每10 m² 面积安装 1 支 30 W 的紫外线灯,有效距离不超过 2 m,照射时间为 30～60 min。②物品表面消毒:最好使用便携式紫外线表面消毒器近距离移动照射,也可用室内悬吊式紫外线消毒灯照射,消毒时应将物品摊开或挂起以减少遮挡,有效距离为 25～60 cm,照射时间不少于30 min。

（3）注意事项:①保持灯管清洁无尘,灯管表面每周用 95％乙醇棉球擦拭一次,紫外线易被尘粒吸收,当空气中尘粒含量达 800～900 个/cm³ 时杀菌效果降低 20％～30％,故应保持环境清洁,减少灰尘飞扬。②消毒物品要定时翻动使物品表面受到直接照射(因紫外线穿透能力弱)。③紫外线对皮肤及眼睛有刺激作用,产生的臭氧对人体也不利,照射时人应离开房间或戴防护镜、穿防护衣,肢体用布遮盖。④紫外线消毒时适宜的温度为 20～40 ℃,湿度为40％～60％,过高或过低均可影响消毒效果。⑤消毒时间应从灯亮 5～7 min 开始计时,关灯后如需再开启,应间隔 3～4 min。⑥定时检测灯管照射强度(3～6 个月一次),如灯管强度低于 70 μW/cm² 时应更换,并建立使用登记本,凡使用时间超过 1000 h,则应更换灯管。⑦定期进行空气培养,监测灭菌效果。

3. 臭氧灭菌灯消毒法 臭氧灭菌灯内装有臭氧发生管,在电场作用下将空气中的氧气转换成高纯度臭氧,靠臭氧的强大氧化作用杀菌,主要用于空气消毒、医院污水和诊疗用水的消毒、物品表面消毒。

（1）消毒方法:①空气消毒,采用 30 mg/m³ 浓度的臭氧,作用 15 min,对自然菌的杀灭率可达 90％以上;②物品表面消毒,一般要 30 mg/m³,相对湿度≥70％,作用 60～120 min 才能达到消毒效果。

（2）注意事项:①臭氧对人有毒,国家规定大气中允许的浓度为 0.2 mg/m³,因此空气消毒时应关闭门窗,人员离开现场,灭菌结束后至少 30 min 后人员方能进入;②臭氧在常温下为强氧化剂,稳定性极差,易爆炸,同时高浓度对物品有损坏;③温度、相对湿度、有机物、pH 值等多种因素可影响臭氧的杀菌作用,使用时应加以控制。

（三）电离辐射灭菌法

利用放射⁶⁰Co 发射的 γ 射线或电子加速器产生的高能电子束进行辐射灭菌,由于电离辐射是在常温下进行灭菌,故又称"冷灭菌"。主要用于不耐热的物品灭菌,如橡胶、塑料、高分子聚合物(如一次性注射器、输液输血器等)、生物医学制品及精密医疗器械等。由于放射线对人体有害,应机械传送物品,由于氧对 γ 射线杀菌有促进作用,应在有氧环境中进行灭菌,湿度越高,杀菌效果越好。

(四)生物净化法

生物净化法是在送风口安装高效过滤器,除掉空气中 0.5~5 μm 直径大小的尘埃,选择合理的气流方式,达到空气洁净的目的,过滤空气,使空气中细菌数量≤10 cfu/cm³,空气洁净度达 99.98%,主要用于手术室、烧伤病房、ICU 室、器官移植室等。

三、化学消毒灭菌法

化学消毒灭菌法是利用化学药物抑制微生物生长或杀灭病原微生物的方法,凡不耐潮湿和不适宜热力消毒的物品均可选用化学消毒灭菌法。如患者的皮肤、黏膜、排泄物及周围环境,光学仪器、金属锐器及某些塑料制品的消毒。

(一)化学消毒灭菌的原理

化学消毒灭菌是使菌体蛋白质凝固变性,酶蛋白失去活性,抑制细菌代谢和生长,或破坏细菌细胞膜的结构,改变其通透性,使细胞破裂、溶解从而达到消毒灭菌作用。

(二)化学消毒剂的使用原则

(1)根据消毒物品的性能和各种病原微生物的特性,选择合适的消毒剂。

(2)严格掌握消毒剂的有效浓度、消毒时间、适宜的温湿度和酸碱度以及使用方法。

(3)消毒剂应定期更换,易挥发的药物要加盖,并定期检测比重调整浓度。

(4)待消毒的物品必须洗净、擦干,浸没在消毒液内,注意打开物品的轴节或套盖,管腔内注满消毒液。

(5)消毒液中不能放置纱布、棉花等物,这类物品能吸附消毒剂而降低消毒效力。

(6)经浸泡消毒后的物品,在使用前应用无菌生理盐水冲洗干净,经气体消毒剂消毒的物品应待气体散发后使用,以避免消毒剂刺激人体组织。

(三)化学消毒剂的分类

化学消毒剂种类繁多,消毒效力不同,根据消毒效力强弱分为四类(表 3-1)。

表 3-1　化学消毒剂效力分类

类别	效力水平	举例
灭菌剂	能杀灭一切微生物(包括细菌芽孢),并达到灭菌要求的制剂	戊二醛、过氧乙酸、环氧乙烷、甲醛
高效	能杀灭一切细菌繁殖体(包括分枝杆菌、病毒、真菌及其孢子等),对细菌芽孢也有一定杀灭作用的消毒制剂	部分高浓度含氯消毒剂
中效	仅能杀灭分枝杆菌、真菌、病毒及细菌繁殖体等微生物的消毒制剂	醇类、碘类、部分含氯消毒剂等
低效	仅能杀灭细菌繁殖体和亲脂病毒的消毒制剂	酚类、胍类、季铵盐类等

(四)化学消毒剂的使用方法

1. 浸泡法　浸泡法是指将被消毒的物品洗净,擦干后浸没在消毒液中,按标准的浓度与时间进行浸泡,达到消毒灭菌作用的方法。

2. 擦拭法　擦拭法是指选用易溶于水、穿透力强、无显著刺激、按标准浓度的消毒剂擦拭物品表面或进行皮肤消毒的方法。

3. 喷雾法　喷雾法是指用喷雾器将化学消毒剂均匀地喷洒在空气和物品表面、墙壁、地面等,按标准浓度达到消毒作用的方法。

4. 熏蒸法　熏蒸法是指利用消毒剂所产生的气体进行消毒灭菌的方法(表 3-2)。适用于室内空气、物品以及不耐湿、不耐高温的物品,如精密仪器、血压器、听诊器、传染病患者接触过的票证等的消毒。

表 3-2　熏蒸消毒法

消毒剂	用量	方法	时间
纯乳酸	0.12 mL/m³	加等量水,加热熏蒸	密闭门窗 30~120 min
过氧乙酸	2%过氧乙酸 8 mL/m³	加热熏蒸	密闭门窗 30~120 min
食醋	5~10 mL/m³	加水 1~2 倍,加热熏蒸	密闭门窗 30~120 min

(五)常用化学消毒灭菌剂(表 3-3)

表 3-3　常用化学消毒灭菌剂

消毒灭菌剂名称	消毒效力	作用原理	使用范围	注意事项
戊二醛	灭菌剂	能与菌体蛋白质发生反应,使之灭活,能杀灭细菌芽孢、真菌和病毒	①2%的戊二醛溶液加入 0.3%碳酸氢钠,成为 2%碱性戊二醛,用于浸泡不耐高温的金属器械、医学仪器、内镜等 ②消毒可用浸泡法或擦拭法,一般细菌繁殖体消毒 10 min,污染物品消毒 30 min ③灭菌常用浸泡法,时间 10 h	①加强日常监测,配制好的消毒液每周过滤 1 次,每 2 周应更换消毒液 1 次 ②浸泡金属物品时应加0.5%的亚硝酸钠作防腐剂 ③医疗器械消毒或灭菌后以无菌方式取出,使用前用蒸馏水冲洗 ④对皮肤、黏膜、眼睛都有刺激性,应注意防护
过氧乙酸	灭菌剂	能产生新生态氧,将菌体蛋白质氧化使之死亡,能杀灭细菌、芽孢、真菌和病毒	①0.2%溶液用于皮肤消毒,浸泡 1~2 min ②0.02%溶液用于黏膜冲洗消毒 ③0.2%~1%溶液用于浸泡消毒,时间30~60 min ④0.2%~0.4%溶液用于环境喷洒消毒	①对金属有腐蚀性,对织物有漂白作用 ②易分解,稳定性差,需现配现用。配制时忌与碱或有机物相混合 ③溶液有刺激性和腐蚀性,配制时需戴口罩、橡胶手套,若溅在手或眼睛立即用清水冲洗 ④于阴凉避光处密闭存放,防高温爆炸

续表

消毒灭菌剂名称	消毒效力	作用原理	使用范围	注意事项
环氧乙烷	灭菌剂	低温为液态，超过 10.8 ℃为气态，与菌体蛋白质结合，使酶代谢受阻而死亡，能杀灭细菌芽孢、真菌和病毒	①穿透力强，不损害消毒的物品，适于精密仪器、各种医疗器械、书籍、皮毛、棉、化纤、搪瓷、金属、橡胶、塑料制品、一次性使用诊疗物品的消毒 ②少量物品放入丁基橡胶袋中消毒，大量物品放入环氧乙烷气体灭菌柜，它能自动调温至 55～60 ℃，相对湿度至 60%±10%，投药量 800～1200 mg/m³，时间 2.5～4 h	①此消毒剂沸点低，易燃易爆，具有一定毒性，操作时一定要遵守规程 ②存放于阴凉处，无火源、无静电，储存温度不能超过 40 ℃，防爆炸 ③灭菌后物品应清除其残留量后方可使用 ④不宜用于食品类和油脂类的灭菌
含氯消毒剂（漂白粉、漂白粉精、次氯酸钠、二氯异氰脲酸钠等）	中、高效	在水溶液中，释放有效氯，破坏菌体内酶的活性而致死亡，能杀灭各种细菌、芽孢、病毒、真菌孢子等	①餐具、水、便器、疫源地环境消毒 ②被乙肝病毒、结核杆菌、细菌芽孢污染的物品用含有效氯 2000～5000 mg/L 的消毒液浸泡或擦拭，时间 30 min ③排泄物消毒：将干粉加入排泄物中，按有效氯 10000 mg/L 搅拌，放置 2～6 h ④医院污水消毒：将干粉按有效氯 50 mg/L 加入污水中搅拌，2 h 后排放	①消毒剂保存在密封容器内，置阴凉、干燥、通风处，减少有效氯丧失 ②配制溶液性质不稳定，应现配现用，按测定的有效氯计算校正后取量 ③有腐蚀及漂白作用，不宜用于金属制品、有色衣物及油漆家具的消毒 ④消毒时如存在大量有机物，应延长消毒时间或提高消毒液的浓度 ⑤对皮肤黏膜有刺激性，消毒后应立即用清水冲洗
碘酊	中效	碘可直接和菌体蛋白结合使其变性	①2%的碘酊用于皮肤消毒，20 s 后用 75%乙醇脱碘，还可用于小件医疗器具的擦拭，浸泡消毒时间 2 min，其后仍泡于 75%乙醇内脱碘 ②2.5%碘酊用于断脐，干后用 75%乙醇脱碘	①对金属有腐蚀性，不可用于金属器械消毒 ②碘在室温下可挥发，必须密闭存放 ③对皮肤及黏膜有刺激性，用时注意浓度及创面情况 ④对碘过敏者禁用

续表

消毒灭菌剂名称	消毒效力	作用原理	使用范围	注意事项
碘伏	中效	破坏菌体胞膜的通透性,使菌体内蛋白漏出或与酶起碘化反应,使之失活,能杀灭细菌、病毒	①2%有效碘用于手术及注射部位皮肤消毒,涂两次 ②0.05%～0.1%有效碘消毒液用于创面、黏膜消毒,时间3～5 min,可达消毒作用 ③0.1%有效碘溶液用于体温表浸泡消毒,时间30 min	①碘伏稀释后稳定性差,宜现配现用 ②避光密闭保存,放阴凉、干燥、通风处 ③皮肤消毒后无需乙醇脱碘 ④对二价金属有腐蚀作用,一般不用于相应金属制品的消毒 ⑤对碘过敏者慎用
乙醇	中效	使细菌的蛋白凝固变性,但对乙肝病毒、芽孢无效	①75%溶液用于皮肤消毒,也可用于物品表面擦拭及某些医疗器械的浸泡消毒 ②95%溶液用于燃烧灭菌	①易挥发,需加盖保存并定期测比重,保持浓度 ②易燃,应避火放阴凉处保存 ③有刺激性,不宜用于创面及黏膜的消毒 ④乙醇不同浓度有不同的用途,消毒浓度不能超过80%和低于70% ⑤对乙醇过敏者慎用
苯扎溴铵(新洁尔灭)	低效	是阳离子表面活性剂,能吸附带阴离子的细菌,破坏细胞膜,导致菌体自溶死亡,又可使菌体蛋白质变性而沉淀。能杀灭细菌繁殖体	①0.05%的溶液用于黏膜消毒,时间3～5 min ②0.05%～0.1%溶液用于皮肤消毒,时间3～5 min ③0.1%～0.2%用于环境和物体表面消毒,时间30 min	①此消毒剂是阳离子表面活性剂,如与阴离子表面活性剂合用,两者有拮抗作用(如肥皂等) ②对铝制品有破坏作用,不可用铝制品存放 ③不能作灭菌器械保存液 ④应现配现用 ⑤有吸附作用,会降低药效,所以溶液内不可投入纱布、棉花、毛巾等
氯己定(洗必泰)	低效	能破坏菌体细胞膜的酶活性,使胞浆膜破裂,对细菌繁殖体有较强的杀灭作用,但不能杀灭芽孢、分枝杆菌和病毒	①0.02%溶液泡手,时间1～2 min,外科洗手需3 min,皮肤消毒擦2遍,时间2 min ②0.05%溶液用于阴道、膀胱或伤口黏膜创面的冲洗消毒 ③0.1%溶液用于物体表面消毒	①密闭存放于避光、阴凉、干燥处 ②有机物能降低其杀菌效果,冲洗创面时若脓液过多应先除去并延长冲洗时间 ③吸附作用会降低药效,所以溶液内不可投入纱布、棉花、毛巾等 ④不能与肥皂或其他阴离子表面活性剂合用

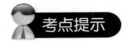

医用物品对人体危险性的分类

1968 年 E. H. Spaulding 根据医疗器械污染后使用所致感染的危险性大小及在患者使用之前的消毒或灭菌要求,将医疗器械分为三类。

1. 高度危险性物品　指穿过皮肤或黏膜而进入无菌组织或器官内部的器材和用品,与破损的组织、皮肤或黏膜密切接触的取材和用品,如手术器械、穿刺针、腹腔镜等。一般选用灭菌的方法来消毒灭菌。

2. 中度危险性物品　仅和皮肤或黏膜相接触,而不进入无菌组织内的器材和物品,如胃肠道内镜、口表、肛表、压舌板等。一般选用中效或高效消毒法来消毒灭菌。

3. 低度危险性物品　仅直接或间接地和健康无损皮肤、黏膜相接触,如听诊器、血压计、床褥、便器等。一般选用低效或清洁的方法来消毒灭菌。

考点提示

清洁、消毒、灭菌的概念,常用的物理、化学消毒灭菌法。

任务三　无菌技术

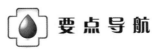 **要点导航**

重点:无菌技术、无菌物品、无菌区域的概念。
难点:无菌技术基本操作。

 案例引导

马某,骶尾部有 5 cm×7 cm 大小的压疮,局部溃疡深及皮下组织,疮面潮湿,渗液较多。需为患者清理创面,更换敷料,请准备换药用物。问题:

1. 若该患者的伤口需要用生理盐水棉球清洗,护士应如何准备?

2. 护士如何操作才能确保无菌物品不被污染,不因换药加重患者伤口感染?

无菌技术是预防和控制医院感染发生的一项重要而最基础的技术,其操作规程是根据科学原则而制定,在医疗和护理实践中广泛应用。因此每一个医护人员必须学习和熟练掌握无菌技术的操作并严格遵守无菌原则,任何一个环节都不能违反,否则将威胁到患者的安全。

一、无菌技术的基本概念

1. 无菌技术 无菌技术是指在医疗、护理操作中,防止一切微生物侵入人体和防止无菌物品、无菌区域被污染的操作技术。

2. 无菌区域 无菌区域是指经灭菌处理且未被污染的区域。

3. 无菌物品 无菌物品是指通过物理或化学方法灭菌后保持无菌状态的物品。

4. 有菌区域 有菌区域是指未经灭菌处理或经灭菌处理后又被污染的区域。

5. 有菌物品 有菌物品是指未经灭菌处理或经灭菌处理后又被污染的物品。

二、无菌技术的操作原则

1. 保持环境清洁 无菌技术操作环境应清洁、宽敞。定期消毒,每日治疗室要用紫外线照射,无菌操作前 30 min 应停止清扫工作,减少人员走动,避免尘埃飞扬,操作台干燥、清洁、平坦,所有用物布局合理。

2. 工作人员整洁 操作前工作人员要修剪指甲、洗手、戴帽子和口罩,必要时穿无菌衣、戴无菌手套。

3. 妥善管理无菌物品 无菌物品与非无菌物品必须分开放置,并有明显标志,无菌物品不可暴露在空气中,应存放在无菌容器或无菌包内,无菌包外要注明物品名称、灭菌日期,并按灭菌日期先后顺序放置。经高压蒸汽灭菌的无菌物品有效期一般为 7 天,过期、受潮、破损应重新灭菌。

4. 操作中保持无菌 进行无菌操作时,操作者身体与无菌区应保持一定距离(约 20 cm),面向无菌区,手臂保持在腰或治疗台面以上,不可跨越无菌区,取无菌物品只能用无菌持物钳,手不可接触无菌物品,更不能对着无菌区讲话、咳嗽、打喷嚏。

知识链接

无菌技术的形成

从有菌操作到无菌技术,有三位科学家作出了重大贡献。

1. 列文虎克(1632—1723),荷兰人,是世界上第一台显微镜的发明者。他通过观察井水、牙垢以及人和动物的粪便,发现了一些球形、杆形与螺旋形的微小"活的野兽",从而成为世界上第一个发现微生物的人。

2. 巴斯德(1822—1895),法国人,微生物学的奠基人,他发明了著名的巴氏消毒法,还对蚕病、鸡霍乱、动物炭疽病以及人类狂犬病等方面进行了卓有成效的研究,他是第一个把列文虎克显微镜下的微生物与人类疾病联系起来的人,揭示了人类许多疾病即由微生物引起。

3. 利斯特(1827—1912),英国人,无菌技术的创始人,他在巴斯德一系列研究成果的启发下,创立了消毒外科,即用石炭酸喷雾消毒手术室,用煮沸法消毒手术用具,用石炭酸溶液浸湿的纱布覆盖伤口来隔绝伤口与空气的接触,从而大大降低了术后感染率和病死率,为无菌技术指明了道路,奠定了基础。

5. 正确取用无菌物品　无菌物品一经取出,即使未用,也不能放回无菌容器内,如用物疑有或已被污染,不可使用,应更换并重新灭菌。

6. 防止交叉感染　一份无菌物品只供一位患者使用一次,以防交叉感染。

三、无菌技术基本操作方法

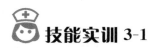

技能实训 3-1

无菌持物钳的使用

【目的】　用于取放和传递无菌物品。

【评估】　操作环境,根据取用无菌物品的种类,选择合适的无菌持物钳。

【计划】

1. 护士准备　着装整洁,修剪指甲,洗手、戴口罩。

2. 用物准备　无菌持物钳及其容器。

1) 持物钳的种类(图 3-8)

(1) 三叉钳:用于夹取罐、盆等较大较重无菌物品。

(2) 卵圆钳:用于夹取剪、镊子、治疗碗、盘等无菌物品。

(3) 镊子:用于夹取缝针、棉球、纱布等无菌物品。

2) 持物钳的存放　包括干燥保存法和消毒液浸泡法两种。

(1) 干燥保存法:目前临床上主要使用的保存法,将灭菌后的无菌持物钳置于干燥的无菌容器内,4 h 更换一次。

(2) 消毒液浸泡法:无菌持物钳浸泡于内盛消毒液的无菌大口有盖容器内,根据钳的长短选择比例合适的容器,消毒液面浸没持物钳轴节以上 2～3 cm 或镊子长度的 1/2,每个容器只能放置一把无菌持物钳(图 3-9)。

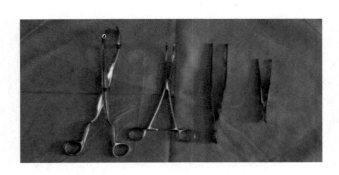

图 3-8　持物钳的种类

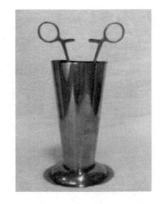

图 3-9　无菌持物钳的浸泡法

3. 环境准备　操作环境整洁、宽敞,操作台干燥,无菌物品放置合理。

【实施】　见表 3-4。

表 3-4 无菌持物钳使用的操作流程

操作程序	操作步骤	要点说明
1.检查标识	*检查并核对名称、有效日期、灭菌标识	·确保在灭菌有效期内使用
2.开盖取钳	*将浸泡无菌持物钳的容器盖打开 *手持无菌持物钳上 1/3 处,将钳移到容器中间,闭合钳端,垂直取出,关闭容器盖(图 3-10)	·容器盖闭合时,不可从盖孔中取、放无菌持物钳 ·取、放时,不可触及容器口边缘
3.正确使用	*使用时钳端向下,在腰部以上视线范围内活动,不可倒转向上以防消毒液倒流污染钳端(图 3-11)	·保持无菌持物钳的无菌状态
4.放回容器	*使用后闭合钳端,打开容器盖,立即垂直放回容器内,然后松开轴节,盖好容器盖(图 3-12)	·防止无菌持物钳在空气中暴露过久而污染

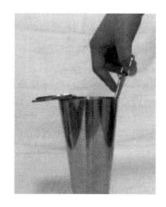

图 3-10 取无菌持物钳法

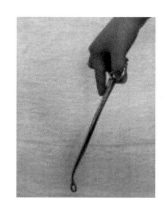

图 3-11 使用无菌持物钳法

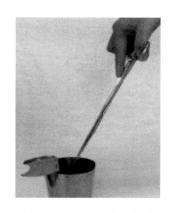

图 3-12 放无菌持物钳法

【注意事项】

1. 无菌持物钳只能用于夹取无菌物品,不可夹取油纱布,以防粘于钳端而影响消毒效果。不可用于换药或消毒皮肤,以防污染。

2. 如到距离较远处取物时,应将持物钳连同容器一起移到操作处就地使用,防止无菌持物钳在空气中暴露过久而污染。

3. 无菌持物钳一旦污染或可疑污染应重新灭菌。

4. 干燥保存法保存时,应记录第一次使用日期、时间并签名,4 h 更换一次。

5. 消毒液浸泡法保存的无菌持物钳及浸泡容器每周清洁、灭菌 2 次,同时更换消毒液,使用频率较高的部门如门诊、换药室、注射室、手术室等则每日更换并灭菌。

【评价】

1. 取放无菌持物钳时,未触及容器口边缘。

2. 使用时钳端始终向下。

技能实训 3-2

无菌容器的使用

【目的】　用于盛放无菌物品并保持无菌状态。

【评估】　操作环境、无菌容器的种类及有效期。

【计划】

1. 护士准备　着装整洁,修剪指甲,洗手、戴口罩。

2. 用物准备　盛有无菌持物钳的无菌罐、盛放无菌物品的容器(无菌盒、罐、盘,储槽等),容器内盛治疗碗、棉球、纱布等。

3. 环境准备　操作环境整洁、宽敞,操作台干燥,物品放置合理。

【实施】　见表3-5。

表 3-5　无菌容器使用的操作流程

操作程序	操作步骤	要点说明
1.检查核对	＊检查无菌容器名称、灭菌日期、失效期、灭菌标识	·应同时查对无菌持物钳,以确保在有效期内
2.开容器盖	＊打开容器盖,平移离开容器,内面向上置于稳妥处(图 3-13)	·容器盖不得在无菌容器上方翻转,以防灰尘落于容器内造成污染 ·持盖时,手勿触及容器盖的边缘及内面,防止污染盖的内面
3.取出物品	＊用无菌持物钳取出无菌物品放于无菌容器中或无菌区内(图 3-14)	·无菌持物钳及物品不可触及容器边缘
4.用毕盖严	＊取物后立即将容器盖由近侧向对侧盖严(图 3-15)	·避免容器内无菌物品在空气中暴露过久
5.手持容器	＊手持无菌容器(如无菌碗)时应托住容器底部(图 3-16)	·手指不可触及容器边缘及内面 ·第一次使用,应记录开启日期、时间并签名,24 h 内有效

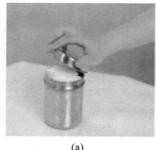
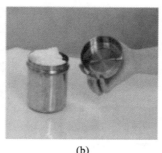
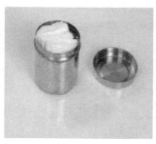

(a)　　　　　　　　　　(b)　　　　　　　　　　(c)

图 3-13　打开无菌容器法

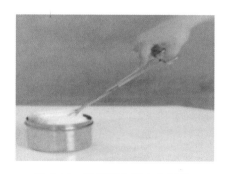
图 3-14 取无菌容器内物品法

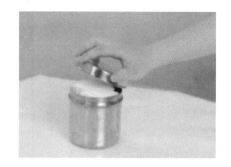
图 3-15 盖无菌容器盖法

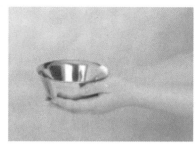
(a) 双手持无菌容器法

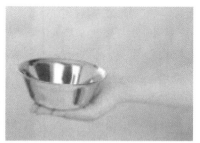
(b) 单手持无菌容器法

图 3-16 手持无菌容器法

【注意事项】

1. 不可污染无菌容器和盖的边缘及内面。

2. 从无菌容器内取出的物品,即使未用,也不可再放回无菌容器中。

3. 无菌容器应定期消毒灭菌,一经打开,使用时间不超过 24 h。

【评价】

1. 无菌盖的内面不触及操作台面或任何非无菌区域。

2. 手未触及容器边缘及内面。

3. 及时盖严无菌容器。

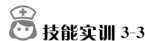
技能实训 3-3

取用无菌溶液法

【目的】 保持无菌溶液在一定时间内处于无菌状态。

【评估】 操作环境,无菌溶液的名称、有效期。

【计划】

1. 护士准备 着装整洁,修剪指甲,洗手、戴口罩。

2. 用物准备 无菌溶液、无菌容器、无菌持物钳、消毒液、无菌棉签、启瓶器、弯盘、记录纸、笔等。

3. 环境准备 操作环境整洁、宽敞,操作台干燥,物品放置合理。

【实施】 见表 3-6。

表 3-6 取用无菌溶液法操作流程

操作程序	操作步骤	要点说明
1.清洁瓶体	* 取密封无菌溶液瓶,擦净瓶外灰尘	
2.检查核对	* 核对瓶签上的药名、浓度、剂量和有效日期 * 检查瓶体有无裂缝、瓶盖有无松动 * 对光检查溶液有无混浊、沉淀、絮状物	· 核对无误,确定质量可靠后方可使用
3.消毒开盖	* 用启瓶器开启瓶子铝盖,消毒瓶塞,待干后盖上无菌纱布,打开瓶塞(图 3-17)	· 手不可触及瓶口及瓶塞的内面,防止污染
4.冲洗瓶口	* 手持溶液瓶,瓶签朝向掌心,先倒出少量溶液于弯盘中,旋转冲洗瓶口	· 避免沾湿标签
5.倒取溶液	* 再由原处倒所需液量至无菌容器中(图 3-18)	· 瓶口不能接触容器,液体流出处应小于冲洗处
6.盖上瓶塞	* 倒液后立即塞好瓶塞(图 3-19)	· 必要时消毒后盖好,以防溶液污染
7.记录签名	* 在瓶签上注明开瓶日期、时间,放回原处	· 已开盖无菌溶液瓶内的溶液,只能保存 24 h · 余液只做清洁操作用

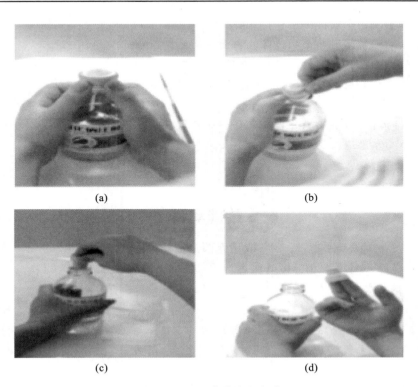

(a)

(b)

(c)

(d)

图 3-17 开无菌溶液瓶塞法

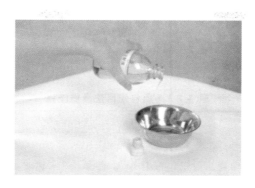

图 3-18　倒无菌溶液法

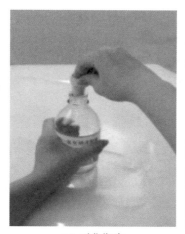
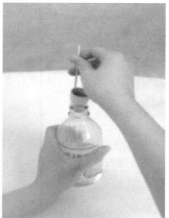

(a) 对位瓶塞　　　　　　　　(b) 消毒瓶塞

图 3-19　消毒瓶塞法

【注意事项】

1. 取无菌溶液时,不可将无菌或有菌的纱布、敷料、器械直接伸入瓶内蘸取或直接接触瓶口倒取溶液。

2. 已倒出溶液不可倒回瓶内,以免污染剩余的无菌溶液。

3. 已开启的无菌溶液瓶内的溶液,24 h 内有效,余液只做清洁操作用。

【评价】

1. 无菌溶液未被污染。

2. 瓶签未被浸湿,瓶口未被污染,液体未溅到台面。

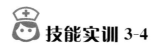 **技能实训 3-4**

无菌包使用法

【目的】　使包内无菌物品在一定时间内处于无菌状态。

【评估】　操作环境、操作台面、无菌包名称及有效期。

【计划】

1. 护士准备　着装整洁,修剪指甲,洗手、戴口罩。

2．用物准备　　无菌包、包布(由质地致密、未脱脂的双层纯棉布制成)、待灭菌的物品、无菌持物钳、弯盘、化学指示卡或胶带、记录卡片、笔等。

3．环境准备　　操作环境整洁、宽敞,操作台干燥,物品放置合理。

【实施】　见表 3-7。

表 3-7　无菌包使用法操作流程

操作程序	操作步骤	要点说明
包扎法:		
1.放置物品	＊将需灭菌物品放于包布中央,玻璃物品先用棉垫包裹再包扎,并将化学指示卡置于其中	·玻璃物品要防止碰撞损坏
2.包扎封包	＊先用包布内角盖住物品,然后盖上左右角并将角尖向外翻折,最后盖外角,用化学指示胶带粘贴封包(图 3-20)	·避免开包时污染包布内面
3.贴好标签	＊贴上标签,注明包内物品名称及灭菌日期,送灭菌处理	
打开法:		
1.检查核对	＊检查并核对无菌包名称、灭菌日期、有效期、灭菌标识,包布有无潮湿或破损	·应同时查对无菌持物钳,以确保在有效期内 ·如标记模糊或已过期,包布潮湿,则需重新灭菌
2.打开包布	★桌上开包法 ＊将无菌包平放在清洁、干燥、平坦的操作台上,撕开粘贴 ＊按顺序依次用拇指和示指打开外层包布的外角、左右角、内角;再用无菌持物钳依次打开内层包布(有化学指示卡要检查卡的颜色) ＊用无菌持物钳取出所需物品,放在事先准备好的无菌区内	·手不可触及包布内面,操作时不可跨越无菌区
	★手上开包法 ＊需将小包内物品全部取出使用,可将包托在手上打开,另一手将包布四角抓住,稳妥地将包内物品放入无菌区域内(图 3-21)	·手不可触及包布内面,操作时不可跨越无菌区
	★　一次性物品取用法 ＊先查看无菌物品的名称、灭菌有效期、封包有无破损,核对无误后方可打开	·根据不同物品的不同要求开启

续表

操作程序	操作步骤	要点说明
	*一次性无菌注射器或输液器:在封包上特制标记处用手撕开(或用剪刀剪开)	
	*打开一次性无菌敷料或导管:用拇指和示指揭开双面粘合封包上下双层(或消毒封包边口后,再用无菌剪刀剪开),暴露物品后,用无菌持物钳夹取	
3.整理记录	*如包内物品未用完,按原折痕依次包好,注明开包日期时间并签名	·已打开过的无菌包内物品只能保存24 h

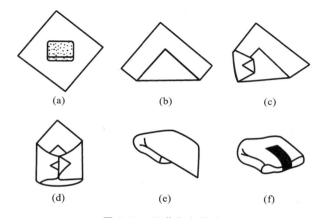

(a)　　　　　　　(b)　　　　　　　(c)

(d)　　　　　　　(e)　　　　　　　(f)

图 3-20　无菌包包扎法

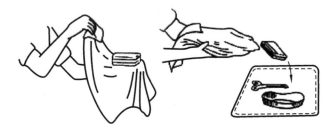

图 3-21　手上开包法或递送无菌物品法

【注意事项】

1. 打开无菌包时,手只能接触包布四角的外面,不可触及包布内面,不可跨越无菌区。

2. 无菌包过期、潮湿,包内物品被污染、破损均不能使用,必须重新灭菌。

3. 包内物品未用完,按原折痕依次包好,注明开包日期时间,24 h 内有效。

【评价】

1. 无菌包准备方法正确,松紧适宜。

2. 保持无菌区域、无菌物品及无菌包未被污染。

技能实训 3-5

铺无菌盘

【目的】 将无菌治疗巾铺在清洁、干燥的治疗盘内,形成一无菌区,放置无菌物品,以供治疗用。

【评估】 操作环境,检查与治疗项目,无菌物品的有效日期。

【计划】

1. 护士准备 衣着整洁,修剪指甲、洗手、戴口罩。

2. 用物准备 治疗盘、无菌持物钳、无菌治疗巾包、无菌敷料罐(内装纱布)、记录纸、笔等。

无菌巾折叠法:

(1) 纵折法:将治疗巾先纵折两次再横折两次,开口边向外(图 3-22)。

(2) 横折法:①横纵横纵法:将治疗巾先横折一次再纵折一次,将上述步骤重复一次(图 3-23)。②三横一纵法:将治疗巾先横折三次,再纵折一次成长方形块,散边必须向外向上(图 3-24)。

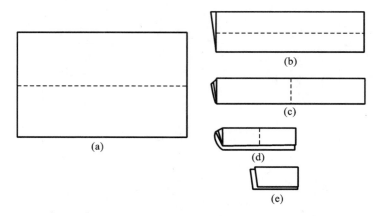

图 3-22 纵折法

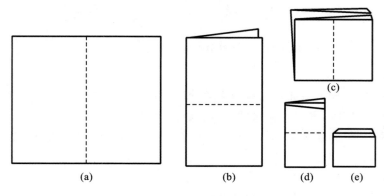

图 3-23 横折法(横纵横纵法)

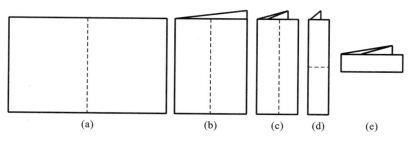

图 3-24 横折法（三横一纵法）

3. 环境准备　操作环境整洁、宽敞、操作台干燥、物品放置合理。

【实施】　见表 3-8。

表 3-8　铺无菌盘法操作流程

操作程序	操作步骤	要点说明
1. 查对开包	＊取无菌治疗巾包，查看其名称、灭菌日期，有无潮湿、松散及破损	·应同时查对无菌持物钳、无菌物品，以确保在有效期内
	＊打开无菌包，用无菌持物钳取出一块无菌巾，放于清洁治疗盘内	·治疗盘应清洁干燥
	＊将剩余无菌治疗巾按原折痕包好，注明开包日期、时间并签名	·包内治疗巾在 24 h 内有效
2. 取巾铺盘	★单巾单层底铺盘法 ＊双手捏住无菌巾一边外面两角，轻轻抖开，双折铺于治疗盘上，将上层向远端呈扇形折叠，开口边向外暴露无菌区 ＊放入无菌物品后，拉平扇形折叠层，盖于物品上，上下层边缘对齐。将开口处向上翻折两次，两侧边缘向下翻折一次，露出治疗盘边缘（图 3-25） ★单巾双层底铺盘法 ＊双手捏住无菌巾一边外面两角，轻轻抖开，从远到近，三折成双层底，上层呈扇形折叠，开口向外 ＊放入无菌物品拉平扇形折叠层，盖于物品上，边缘对齐 ★双巾铺盘法 ＊双手捏住无菌巾一边外面两角，轻轻抖开，从远侧向近侧平铺于治疗盘上 ＊放入无菌物品后，再取无菌巾一块，无菌面向下盖于物品上，上下两层边缘对齐。四周超出治疗盘部分向上翻折一次（图3-26）	·治疗巾的内面为无菌区，不可触及衣袖及其他有菌物品 ·上下层无菌巾边缘对齐后翻折，以保持无菌 ·治疗巾的内面为无菌区，不可触及衣袖及其他有菌物品 ·上下层无菌巾边缘对齐后翻折，以保持无菌
3. 记录签名	＊记录注明铺盘日期及时间并签名	·保持无菌盘内无菌，4 h 内有效

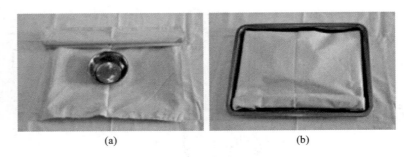

(a)   (b)

图 3-25　单巾单层底铺盘法

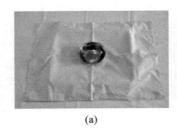 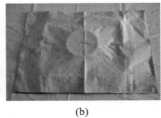 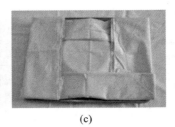

(a)   (b)   (c)

图 3-26　双巾铺盘法

【注意事项】

1. 治疗盘必须清洁干燥,无菌巾应保持干燥,一旦潮湿应视为污染,即不可使用。
2. 手及其他有菌物不能触及无菌巾的无菌面,手及手臂不能跨越无菌区。
3. 铺好的无菌盘尽早使用,有效期不超过 4 h。

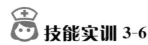

技能实训 3-6

戴脱无菌手套法

【目的】　进行无菌操作或接触无菌物品时必须戴无菌手套,以保护患者及其操作人员免受感染。

【评估】　操作环境,无菌手套的号码及有效期。

【计划】

1. 护士准备　着装整洁,取下手表,修剪指甲,洗手、戴口罩。
2. 用物准备　无菌手套、弯盘。
3. 环境准备　操作环境整洁、宽敞,操作台干燥,物品放置合理。

【实施】　见表 3-9。

表 3-9　戴脱无菌手套法操作流程

操作程序	操作步骤	要点说明
1. 检查核对	*检查并核对无菌手套袋外的号码、灭菌日期,包装是否完整、干燥	
2. 打开手套	*手套袋平放于清洁、干燥的操作台面上,打开	·选择大小合适的手套

续表

操作程序	操作步骤	要点说明
3.取戴手套	★分次提取法 ＊一手掀开手套袋开口处外层,另一手捏住一只手套的翻折部分(手套内面)取出手套,对准五指戴上 ＊用没有戴手套的手掀开手套袋开口处,再用已戴手套的手指插入另一手套的翻折内面(手套外面)取出手套,同法戴好手套(图3-27) ★一次提取法 ＊两手同时掀开手套袋开口处,捏住两只手套的翻折部分,同时取出一双手套 ＊将两手套五指对准,先戴一只手,再用戴好手套的手指插入另一只手套的翻折内面(手套外面)同法戴好(图3-28)	・未戴手套的手不可触及手套外面和手套翻折的内面 ・已戴手套的手不可触及未戴手套的手及另一手套的内面和手套翻折的外面
4.调整手套	＊将手套翻边套在工作衣外面,双手交叉对合,调整手套位置,并检查是否漏气	・戴好手套的手应保持在腰部以上水平视线范围内 ・不可强拉手套
5.脱下手套	＊一手捏住另一手套腕部外面翻转脱下,再将脱下手套的手插入另一手套内,将其向下翻转脱下	・勿使手套外面(污染面)接触到皮肤 ・脱手套时必须翻转脱下,不能强行拉扯
6.整理用物	＊按要求整理用物并处理	・弃手套于黄色垃圾袋内 ・洗手,取下口罩

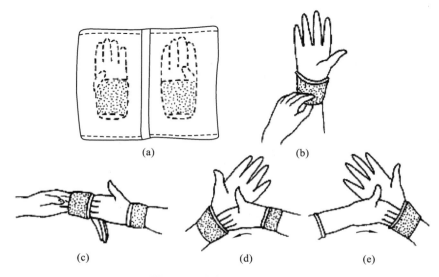

(a)　　　　　　　(b)

(c)　　　　　(d)　　　　　(e)

图3-27　分次提取戴手套法

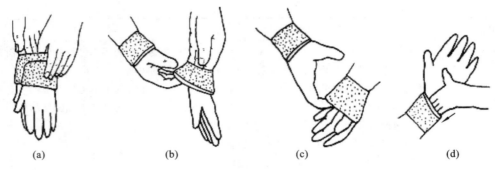

图 3-28　一次提取戴手套法

【注意事项】

1. 戴手套时,防止手套外面即无菌面触及任何非无菌物品。

2. 未戴手套的手不可触及手套外面和手套翻折的内面,已戴手套的手不可触及未戴手套的手及另一手套的内面和手套翻折的外面。

3. 发现手套破损或不慎污染或疑有污染应立即更换。

4. 脱手套时必须翻转脱下,不能强行拉扯。脱手套后应洗手。

5. 诊疗护理不同患者之间应更换手套,一次性手套应一次性使用。戴手套不能替代洗手,必要时进行手消毒。

【评价】

1. 无菌手套无污染。

2. 戴、脱手套时未强行拉扯手套。

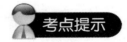

无菌技术、无菌物品、无菌区域的概念,无菌技术操作原则及方法。

任务四　隔离技术

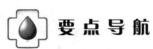

重点:隔离的定义、目的、消毒原则以及隔离的种类。

难点:隔离技术。

案例引导

护士小张今天值夜班,接收一位确诊为细菌性痢疾的患者。问题:

1. 该患者应采取何种隔离?
2. 护士小张应采取哪些护理措施?

隔离是将传染源传播者和高度易感人群安置在指定地点和特殊环境中,对前者采取传染源隔离,防止传染源向体外传播;对后者采取保护性隔离,保护高度易感人群免受感染。隔离是预防医院感染的重要措施之一,护士应自觉遵守隔离制度,熟练地应用相关隔离技术;通过教育使出入医院的所有人理解隔离的意义并能主动配合隔离工作。

一、隔离的基本知识

(一)隔离区域的设置

隔离病区与普通病区应分开并远离食堂、水源和其他公共场所,相邻病区楼房相隔大约30 m,侧面防护距离为10 m,以防空气对流传播。病区设有工作人员与患者分别进出的门和通道,设立三区之间的缓冲间,配置必要的卫生、消毒及隔离设备。

(二)隔离单位的划分

1. 以患者为隔离单位　每个患者有独立的环境与用具,与其他患者及不同病种间进行隔离。

2. 以病种为隔离单位　同一病种患者安排在同一病室内,但病原体不同者应分室收治,同病室患者床间距应在1 m以上。

3. 其他　凡未确诊或发生混合感染或有强烈传染性及病情危重的患者,应住单独隔离室。

(三)隔离区域的划分及隔离要求

1. 清洁区　清洁区是指未被病原微生物污染的区域,如医护值班室、配餐室、更衣室、库房、食堂、药房、营养室。

隔离要求:凡患者及患者接触过的物品不得进入清洁区;工作人员接触患者后需消毒手,脱去隔离衣及鞋方可进入清洁区。

2. 半污染区　半污染区是指有可能被病原微生物污染的区域,如护士站、治疗室、医务人员办公室、走廊、检验室、患者用后的物品及医疗器械处置室等。

隔离要求:患者或穿了隔离衣的工作人员通过走廊时,不得接触墙壁、家具等物体;各类检验标本有固定的存放盘和架,检验完的标本及容器等应严格按要求分别处理。

3. 污染区　污染区是指患者直接或间接接触,被病原微生物污染的区域,如病房、患者洗手间、浴室、污物处理室等。

隔离要求:污染区的物品未经消毒处理不得带到其他区域,工作人员进入污染区时,必须穿隔离衣,戴口罩、帽子,必要时换隔离鞋。离开前脱隔离衣、鞋并消毒双手。

二、隔离消毒原则

（一）一般消毒隔离原则

（1）病室门前和床尾应悬挂隔离标志，门口放用消毒液浸湿的脚垫，门外设挂衣架或柜，准备消毒手和洗手设备、毛巾、避污纸。

（2）工作人员进入隔离室应戴口罩、帽子，穿隔离衣，并只能在规定范围内活动，严格遵守隔离规程，每次接触患者或污染物品后，离开隔离室前必须消毒双手。

（3）穿隔离衣前必须备齐所有操作用物，各项护理操作应有计划地集中进行，以减少穿脱隔离衣和消毒手的次数。

（4）患者接触过的物品或落地的物品应视为污染物，消毒后方可给患者使用。

（5）患者的排泄物、分泌物须经消毒处理后方可倒掉，需运出病区外的物品，应置污物袋内并有明显标记，患者衣物、票证须经消毒后才能带出。

（6）病室每日用紫外线灯或消毒液进行空气消毒，每日晨间护理后用消毒液擦拭床及床旁桌椅；患者接触过的医疗器械如血压计、体温表等，按规定消毒。

（7）严格陪护、探视制度，并做好卫生宣教，同时做好患者的心理护理，满足患者的心理需要。

（8）传染性分泌物须连续三次培养结果均为阴性或已度过隔离期，经医生开具医嘱后方可解除隔离。

（二）终末消毒处理

终末消毒处理是指对转科、出院、死亡患者及其所住病室、用物、医疗器械等进行的消毒处理。

1. 患者的终末消毒处理

（1）患者出院转科前进行洗澡，换上清洁衣服，个人用物经消毒后一并带出。

（2）死亡患者应用消毒液作尸体处理，并用消毒棉球填塞口、鼻、耳、阴道、肛门等孔道，有伤口时要更换敷料，然后用一次性尸单包裹尸体，送传染科太平间。

2. 病室终末消毒处理　关闭病室门窗，打开床旁桌，摊开棉被，竖起床垫，用紫外线灯照射或消毒液熏蒸，然后开门窗通风换气，家具地面用消毒液擦拭，体温计用消毒液浸泡，血压计、听诊器采用熏蒸消毒，被服类送消毒处消毒再清洗。床垫、棉絮、枕芯可用日光曝晒或紫外线消毒（表 3-10）。

表 3-10　传染病污染物品消毒方法

类别	物品	消毒方法
1.病室	*房间	·2%过氧乙酸熏蒸或喷雾，紫外线灯照射
	*病室墙壁、地面、家具	·0.2%～0.5%过氧乙酸，含氯消毒剂擦拭
2.医疗用品	*金属、橡胶、玻璃类医疗器械	·煮沸或高压蒸汽灭菌，相应消毒剂浸泡

续表

类别	物品	消毒方法
	＊血压计、听诊器、手电筒	·环氧乙烷熏蒸,0.2%～0.5%过氧乙酸擦拭
	＊体温计	·1%过氧乙酸溶液、75%乙醇、碘伏(含0.1%有效碘)溶液浸泡
3.日常用品	＊餐具、茶具、药杯	·含氯消毒剂浸泡,煮沸,微波消毒,环氧乙烷气体消毒
	＊信件、书报、票证	·环氧乙烷气体灭菌
4.被服类	＊衣服布类	·含氯消毒剂浸泡,煮沸,高压蒸汽灭菌,环氧乙烷气体灭菌,然后清洗
	＊枕芯、被絮、毛织品	·紫外线灯照射 60 min 或日光曝晒 6 h,环氧乙烷熏蒸
5.其他	＊排泄物、呕吐物、分泌物	·漂白粉消毒,痰盛在蜡纸盒内焚烧
	＊便器、痰杯	·漂白粉,0.5%过氧乙酸浸泡
	＊剩余食物	·煮沸消毒 30 min 后弃去
	＊垃圾	·装袋标记焚烧

三、隔离的种类及措施

隔离种类按传播途径不同分为以下七种。

(一)严密隔离

严密隔离适用于经飞沫、分泌物、排泄物直接或间接传播的烈性传染病,如鼠疫、霍乱、传染性非典型性肺炎(SARS)、人感染高致病性禽流感等。其主要隔离措施如下。

(1)患者应住单独病室,通向过道的门窗须关闭,室外挂有明显标志,室内用具力求简单且耐消毒,禁止患者出病室,同时禁陪护与探视。

(2)接触患者时,必须戴口罩、帽子,穿隔离衣、裤和鞋,必要时戴橡胶手套,消毒措施必须严格。

(3)患者的分泌物、呕吐物、排泄物应严格消毒处理。

(4)污染敷料装袋,标记后送焚烧处理。

(5)室内空气及地面每天用紫外线灯照射或消毒液喷洒1～2次。

(二)呼吸道隔离

呼吸道隔离用于防止通过空气传播的感染性疾病,如肺结核、流脑、百日咳、流感等。其主要隔离措施如下。

(1)同一病原体引起感染的患者可同住一室,有条件者尽量使隔离病室远离其他病室,室外挂有明显的标志。

(2)通向过道的门窗必须关闭,患者离开病室需戴口罩。

(3)工作人员进入病室需戴口罩并保持其干燥,必要时穿隔离衣。

（4）为患者准备专用痰杯，口鼻分泌物需经消毒处理后倒掉。

（5）室内空气用紫外线灯照射或消毒剂喷晒，每日 1～2 次。

（6）探视者进入隔离室应经过同意，并采取相应措施。

（三）肠道隔离

肠道隔离适用于通过消化道分泌物及粪便直接或间接污染了食物或水源而引起传播的传染性疾病，如伤寒、细菌性痢疾、甲型肝炎等。其主要隔离措施如下。

（1）同一病原体引起感染的患者可同住一室，不同病种的患者最好能分室而居，如需同住一室，应做好床边隔离，每床之间加隔离标记，患者之间不能相互交换物品，以防交叉感染。

（2）接触不同病种的患者时需分穿隔离衣，接触污染物时需戴手套。

（3）病室应有防蝇设备，并做到无蟑螂、无鼠。

（4）患者的食具、便器应专用，严格消毒，剩余的食物或排泄物均应消毒处理后方可倒掉。

（5）探视者进入隔离室应经过同意，并采取相应措施。

（四）接触隔离

接触隔离适用于经体表或伤口直接或间接接触而感染的疾病，如破伤风，气性坏疽等，其主要隔离措施如下。

（1）患者住单独病室，室外挂有明显的隔离标志。

（2）接触患者时必须戴口罩、帽子、手套，穿隔离衣，工作人员手或皮肤有破损应避免接触患者，必要时戴橡胶手套。

（3）凡患者接触过的一切物品，如被单、衣物、换药器械等均应先灭菌然后清洁、消毒，再灭菌。

（4）被患者污染的敷料一律装袋标记送焚烧处理。

（5）原则上禁止探视，特殊情况下探视者进入时必须采取相应措施。

（五）血液-体液隔离

血液-体液隔离主要用于预防直接或间接接触血液或体液传播的传染性疾病，如乙型肝炎、梅毒、艾滋病等。其主要隔离措施如下。

（1）同种病原体感染者可同室隔离，必要时单人隔离。

（2）为防止血液、体液飞溅应戴防渗透的口罩及护目镜，接触血液或体液应戴手套。

（3）若血液或体液可能污染工作服时需穿隔离衣。

（4）操作完毕，脱去手套后应立即洗手。若手被血液、体液污染或可能污染时，应立即用含氯消毒液洗手，护理另一个患者前也应洗手。

（5）防注射针头等利器刺伤，患者用过的针头应放入防水、防刺破且有标记的容器内直接送焚烧处理，一旦被刺伤应立即用清水或肥皂液清洗，同时挤出尽量多的血液，再用 75% 乙醇或 0.5% 碘伏浸泡涂抹，然后包扎，迅速进行危险性评估决定是否用药，上报院内感染管理办公室，定期追踪观察。

（6）被血液或体液污染的室内物品表面立即用含氯消毒剂擦拭或喷洒消毒。

（7）被血液或体液污染的物品应装袋标记后送消毒或焚烧。

（8）HIV 患者或 HIV 感染者不能与其他患者共用中心吸氧、吸引系统。

（六）昆虫隔离

昆虫隔离适用于经昆虫为媒介而传播的疾病，如乙脑、流行性出血热、疟疾、斑疹伤寒等，其主要隔离措施如下。

（1）乙型脑炎、疟疾由蚊子传播，所以病室应有蚊帐及其他防蚊设施。

（2）斑疹伤寒由虱子传播，患者入院时须经灭虱处理，才能住同种病室。

（3）流行性出血热是由野鼠和螨虫传播，要向野外作业人员宣传做好防护措施，并做好灭鼠灭螨工作。

（七）保护性隔离

保护性隔离适用于抵抗力低或极易感染的患者，如严重烧伤、早产儿、白血病、器官移植及免疫缺陷的患者，其主要隔离措施如下。

（1）设专用隔离室，患者住单间病室隔离。

（2）凡进入病室应穿戴灭菌后的隔离衣、口罩、帽子、手套及拖鞋。

（3）接触患者前后及护理下一位患者前均应洗手。

（4）凡患呼吸道疾病者或咽部带菌者，包括工作人员均应避免接触患者。

（5）禁止入室探视，特殊情况必须探视者，应采取相应的隔离措施。

（6）未经消毒处理的物品不可带入隔离区。

（7）病室内空气、地面、家具均应严格消毒，并通风换气。

四、隔离技术操作方法

为保护患者和工作人员，避免感染和交叉感染，应加强手的清洁与消毒，根据情况使用各种防护品，包括帽子、口罩、手套、鞋套、护目镜、隔离衣、防护服等。

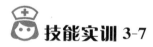 技能实训 3-7

口罩、帽子的使用

【目的】

1. 口罩可保护患者和工作人员，避免互相传染，防止飞沫污染无菌物品或清洁物品。

2. 帽子可防止工作人员的头屑、头发飘落或被污染。

【评估】　口罩种类、帽子大小、有效期、患者病情、目前采取的隔离种类。

【计划】

1. 护士准备　着装整洁、头发盘起、洗净双手。

2. 用物准备　根据需要备用合适的口罩、帽子、污物袋。

3. 环境准备　环境清洁、宽敞、安全。

【实施】　见表3-11。

表3-11　帽子、口罩使用操作流程

操作程序	操作步骤	要点说明
1. 戴工作帽	*取清洁的帽子戴上	·帽子大小合适，能遮住全部头发
2. 戴口罩法	*取清洁口罩罩住口鼻，下半部遮住下颌（图3-29）	

续表

操作程序	操作步骤	要点说明
3.取下口罩	*口罩用后,洗手取下口罩,将污染面向内折叠,装入小塑料袋内或放入胸前清洁的小口袋内	·口罩用后,立即取下,不可挂在胸前,取下时不可接触污染面 ·一次性口罩取下后放入污物袋,如是纱布口罩,每日更换,清洗消毒

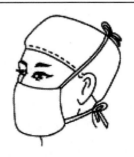

图 3-29 口罩、帽子的使用方法

【注意事项】
1.戴上口罩后不可用污染的手触摸口罩,口罩用后立即取下,口罩不能挂在胸前,手不可接触口罩的污染面。
2.口罩、帽子应勤换洗,保持清洁,纱布口罩应每日更换,一次性口罩不超过 4 h,若遇口罩潮湿、污染应立即更换。每次接触严密隔离患者后立即更换,离开污染区前将口罩、帽子放入特定污物袋内,以便集中消毒处理。
【评价】 帽子、口罩戴法正确。取下的口罩放置妥当。

 技能实训 3-8

手的清洁与消毒

【目的】 清除手上的污垢和致病微生物,避免污染无菌物品和清洁物品,防止感染和交叉感染的发生。
【评估】 手污染的程度,患者病情,目前采取的隔离种类。
【计划】
1.护士准备 着装整洁,剪指甲,洗手,取下手表。
2.用物准备
(1)流水洗手池设备(采用感应式、脚踏式或肘式开关)。
(2)消毒液和清水各一盆(无洗手池设备)。
(3)肥皂液或洗手液,消毒手刷,消毒小毛巾或纸巾,红外线干手机,污物桶。
3.环境准备 整洁、宽敞、干燥、安全、物品放置合理。
【实施】 见表 3-12、表 3-13。

表 3-12 手清洁操作流程

操作程序	操作步骤	要点说明
1.润手取液	*开水龙头,调节合适水流和水温,湿润双手,并取洗手液(或肥皂)于掌心	·水龙头最好是感应式或用肘、脚控制的开关
2.揉搓双手	★揉搓步骤(图 3-30) *掌心相对,手指并拢,相互搓擦 *掌心对手背沿指缝相互搓擦,交换进行	·认真揉搓时间至少 15 s ·保证消毒液完全覆盖手部皮肤

续表

操作程序	操作步骤	要点说明
	*掌心相对,双手交叉沿指缝相互搓擦	
	*弯曲手指使关节在另一手掌心旋转揉搓,交换	
	*一手握另一手大拇指旋转搓擦,交换进行	
	*将五个手指尖并拢放在另一手掌心旋转搓擦,交换进行	
	*螺旋式擦洗手腕,交换进行	
3.冲净擦干	*打开水龙头,由腕向指尖将污水冲净,然后取纸巾擦干或用干手机烘干双手	

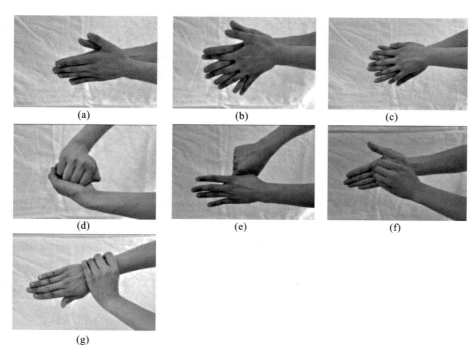

(a) (b) (c)

(d) (e) (f)

(g)

图 3-30 七步洗手法的步骤

表 3-13 手消毒操作流程

操作程序	操作步骤	要点说明
浸泡法		
1.浸泡双手	*将双手浸泡在盛有消毒液的盆中	·消毒液要浸泡肘部以下
2.擦洗双手	*用手刷或小毛巾按前臂、腕部、手背、手掌、手指、指缝、指甲的顺序反复擦洗	·根据消毒液的性质,浸泡消毒 2～5 min
3.洗净擦干	*清水洗净双手,用小毛巾擦干或吹干	

续表

操作程序	操作步骤	要点说明
擦拭法		
1.涂擦双手	＊用快速手消毒剂于掌心,均匀涂抹至整个手掌、手背、手指、指缝,必要时增加手腕及手腕上 10 cm	·保证消毒液完全覆盖手部皮肤,揉搓时间至少 15 s
	＊按照揉搓洗手的步骤揉搓双手,直至手部干燥	
刷手法		
1.湿润双手	＊打开水龙头,调节合适水流和水温,湿润双手	
2.刷手洗净	＊用刷子醮肥皂液或洗手液按前臂、腕部、手背、手掌、手指、指缝、指甲顺序彻底刷洗,用流水冲净使污水从前臂流向指尖,重复一次(共 2 min)	·刷洗范围应超过被污染的范围并顺皮肤纹路刷洗 ·每只手刷 30 s ·冲洗时手指向下 ·避免溅湿工作服
3.擦干双手	＊用纸巾自上而下擦干双手或用烘干机吹干	

【注意事项】

1. 肥皂液应每日更换一次,手刷应每日消毒。
2. 刷手时身体勿靠近水池,以避免隔离衣污染水池或水溅到身上。
3. 流水洗手时腕部要低于肘部,使污水从前臂流向指尖,勿使水倒流入衣袖内。
4. 刷洗时间一定要足够,双手达 2 min。

【评价】　手的清洗和消毒方法正确,冲洗彻底,工作服未被溅湿。

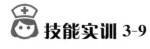

技能实训 3-9

避污纸的使用

【目的】　使用避污纸保持双手或物品不被污染,以省略消毒手的程序。

【用物】　避污纸(清洁纸片)、污物桶。

【实施】　见表 3-14。

表 3-14　避污纸使用操作流程

操作程序	操作步骤	要点说明
1.使用时	＊取避污纸时应从页面抓取,不可掀页撕取(图 3-31)	·使用前应保持避污纸清洁

续表

操作程序	操作步骤	要点说明
2.使用后	＊避污纸用后丢入污物桶,定时焚烧	·避污纸放入医用污物桶或污染袋内,不可随意丢弃

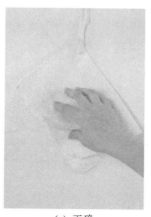

(a) 正确　　　　　　　　(b) 错误

图3-31　取避污纸法

【注意事项】　取避污纸时不可掀页撕取,必须保持一面为清洁面,以防交叉感染。

【评价】　避污纸使用前未被污染,取避污纸的方法正确。

 技能实训 3-10

穿脱隔离衣

【目的】　保护工作人员和患者,防止病原微生物播散,避免交叉感染。

【评估】　患者病情,隔离种类及措施。

【计划】

1. 护士准备　着装整洁,取下手表,卷袖过肘(冬天过前臂),洗手、戴口罩。

2. 用物准备　隔离衣、挂衣架、消毒手设备、污衣袋。

3. 环境准备　环境整洁、宽敞、安全,物品放置合理。

【实施】　见表3-15。

表3-15　穿脱隔离衣操作流程

操作程序	操作步骤	要点说明
穿隔离衣(图3-32)		
1.检查取衣	＊检查隔离衣的完整性和清洁情况,核对长短是否合适 ＊手持衣领从挂衣架上取下隔离衣,将隔离衣污染面向外,两手将衣领两端向外折,露出衣袖内口,使清洁面朝向自己	·隔离衣的长度需全部遮盖工作服,有破损时则不可用 ·衣领和隔离衣内面为清洁面

续表

操作程序	操作步骤	要点说明
2.穿上衣袖	＊一手持衣领,另一手伸入袖内,举起手臂将衣袖向上抖(先穿左手),换手持衣领,按上法穿好右手	·衣袖勿触及面部、衣领
3.扣领、扣袖	＊两手持衣领,由领中央向两边理顺领边扣上领扣,接着扣好袖扣或系上袖带(此时手已污染)	·污染的袖口不可触及衣领、颈部、面部和帽子
4.折襟系腰	＊解开腰带活结,将隔离衣一边(腰下约5 cm处)渐向前拉,见到边缘捏住其外面,同法捏住另一侧。双手在背后将衣边缘对齐,向一侧折叠并以一手按住,另一手将同侧腰带拉至背后压住折叠处,换手拉另一侧腰带,双手在背后交叉再回到前面打一活结	·手不可触及隔离衣内面 ·隔离衣应能遮盖背面的工作服,勿使折叠处松散 ·穿好隔离衣后不得再进入清洁区

脱隔离衣(图 3-33)

1.松带解袖	＊松开腰带,在前面打一活结,然后解开袖口,在肘部将部分衣袖塞入工作服衣袖下,露出双手	·勿使衣袖外面塞入袖口
2.消毒双手	＊采用浸泡法或刷手法消毒双手并擦干	·刷洗每个手臂 30 s,各两遍,共计2 min ·刷手顺序为前臂、腕部、手背、手掌、手指、指缝、指甲,彻底刷洗
3.解领脱袖	＊解领扣 ＊一手伸入另一侧衣袖口内,拉下衣袖过手,再用衣袖遮盖着的手在外面拉下另一衣袖,两手在衣袖内轮换从袖管中退至衣肩处,双手握住衣领,将隔离衣两边对齐,挂在衣钩上。需更换的隔离衣,脱下后清洁面向外卷好投入污物袋中	·污染的袖口不可触及衣领、面部和帽子,保持衣领清洁 ·隔离衣挂在半污染区,清洁面向外;挂在污染区,污染面向外

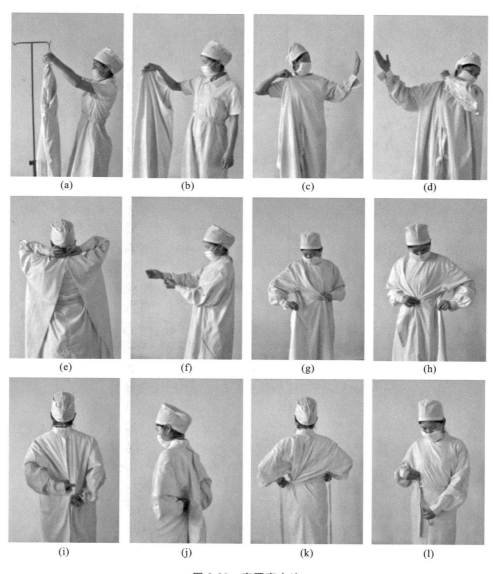

图 3-32　穿隔离衣法

【注意事项】

1. 隔离衣长短要合适,全部遮盖工作服,有破洞不可使用。

2. 穿脱隔离衣时清洁的手不能触及隔离衣的外面,污染的手不能触及衣领和隔离衣的内面。

3. 穿隔离衣前必须将操作用物备齐,穿隔离衣后不得进入清洁区。

4. 隔离衣每天更换一次,有潮湿或污染应立即更换,每次接触严密隔离患者应立即更换。

5. 保护性隔离应穿无菌隔离衣,其外面为清洁面。

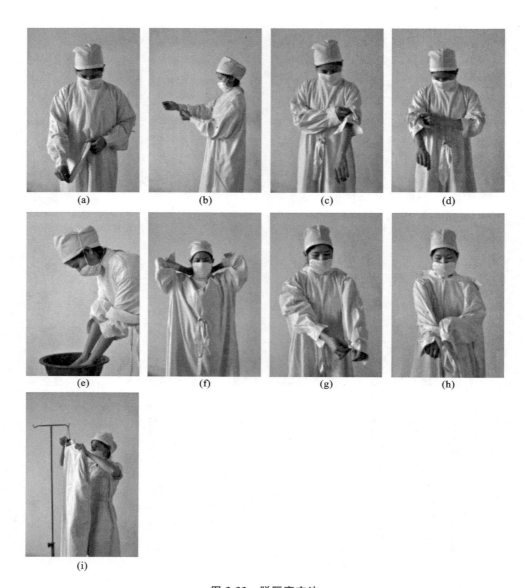

(a)　　(b)　　(c)　　(d)

(e)　　(f)　　(g)　　(h)

(i)

图 3-33　脱隔离衣法

【评价】　隔离观念强，操作者、环境、物品无污染；手的消毒方法正确，冲洗彻底，隔离衣未被溅湿。

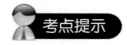考点提示

隔离区域的划分、隔离的种类、隔离的原则。

任务五　消毒供应中心

要点导航

重点:消毒供应中心的工作流程和职业防护。

难点:消毒供应中心的工作流程。

案例引导

护士小杨,负责消毒供应中心工作,每天要到各个科室回收污染的医疗器械,然后对其进行消毒、灭菌的处理后再送往各个科室。问题:

1. 护士小杨如何对污染的物品进行分类回收?

2. 护士小杨如何做好自身的职业防护?

消毒供应中心是医院内承担所有各种重复使用诊疗器械、器具、物品的清洗、消毒、灭菌及灭菌物品供应的部门,是预防医院感染的重要科室,其工作质量直接影响医疗护理质量和患者的安危。保证无菌物品的质量是供应室工作的核心,更是预防热源反应,减少微粒危害、降低医院感染发生和医疗质量的重要环节。布局合理,符合供应流程,职责分明,制度完善等,是确保供应质量的前提。

一、消毒供应中心的布局

(1) 消毒供应中心应建在相对独立、四周环境清洁、无污染源、接近临床科室、方便供应、相对独立的区域。

(2) 严格区分生活区、污染区、清洁区、无菌区,标志明显;操作三区之间的人流、气流由洁到污,物流由污到洁的流水作业方式布局;三个工作区均应设人员出入缓冲间。工作间通风良好,墙壁、地面光滑,有下水道。

(3) 污染物与清洁物品、无菌物品严格分开(包括下送车及工作人员,专车专管),清洁、消毒物品的运行路线只能由污到净,不能逆行,以确保消毒灭菌物品不被污染。

二、消毒供应中心的工作流程

(一) 回收

(1) 器械、物品包使用后,科室及时装入污物箱内密闭保存,避免干燥。并在箱盖记录包名称及数量,以便与供应室交接。避免在使用科室清点、核对污染器械、物品,减少交叉感染。

（2）供应室工作人员定时8:30AM、3:00PM带上清洁的污物箱按照规定的路线到临床科室回收污物箱回收到科内,并与临床科室人员交接、记录。

（3）回收后,回收人与清洗人员交接物品数量,并清点、核对包内物品是否齐全。每次回收后,清洁消毒回收箱,干燥存放。

（4）使用后的一次性物品和医疗废物不得回收到消毒供应中心转再运处理。

（二）分类

（1）按个人防护要求着装,与回收人员交接回收物品数量。

（2）根据器械不同材质、性状、精密程度、污染状况进行分类。

（3）损伤性废物投入利器盒内,感染性废物投入黄色污物袋内。

（三）清洗

（1）不同器械、物品,采用不同的清洗方法。一般器械、用品先清洗后消毒。特殊情况除外,如朊毒体、气性坏疽、突发原因不明的传染病病原体污染时应先消毒后清洗。

（2）清洗包括机械清洗和手工清洗。机械清洗适用于大部分常规器械的清洗;手工清洗适用于精密、复杂器械的清洗,精密器械的清洗应遵循生产厂家提供的使用说明或指导手册,也可用于有机污染较重器械的处理。清洗基本步骤包括冲洗、洗涤、漂洗、终末漂洗。

知识链接

生物膜的形成

1. 进入人体无菌组织或腔隙的各种诊疗器械,操作后会附着大量的有机物（如血液、黏液、分泌物等）,这些有机物如不能被彻底地清洗干净,细菌就会在器械表面或内腔形成一层生物膜。

2. 增强了细菌对恶劣环境的抵抗能力。

3. 阻止消毒剂的穿透,导致消毒失败。

（四）消毒

首选热力消毒,也可采用75%乙醇、酸性氧化电位水或其他国家许可的消毒液进行消毒。

（五）干燥

（1）宜选用干燥设备进行干燥处理。无干燥设备及不耐热的器械、器具和物品使用消毒的低纤维絮擦布进行干燥处理。

（2）穿刺针、手术吸引头等管腔器械,使用压力气枪或95%乙醇进行干燥处理。

（3）不应使用自然干燥方法进行干燥。

（六）器械检查与保养

（1）采用目测或带光源放大镜对干燥后的每件器械、器具和物品进行检查。器械表面及其关节、齿牙处应光洁,无血渍、污渍、水垢等残留物质和锈斑;功能完好,无损毁。

（2）清洗质量不合格的,应重新处理;有锈迹,应除锈;器械功能损毁或锈蚀严重,应及时维修或报废。

（3）根据不同特性分类保养,应使用润滑剂进行器械保养。不应使用液体石蜡等非水溶性的产品作为润滑剂。

（七）包装

（1）器械与敷料应分室包装。

（2）包装者首先检查包装质量，在灯光下检查准备好的清洁干燥的（纺织类）包布，无破损，方可使用。包装者再核对器械的种类、规格和数量，拆卸的器械应进行组装。核对内容是否齐全，若齐全才能包装。

（3）盘、盆、碗等器皿单独包装。剪刀和血管钳等轴节类器械不应完全锁扣。有盖的器皿应开盖，摞放的器皿间应用吸湿布、纱布或医用吸水纸隔开；管腔类物品应盘绕放置，保持管腔通畅；精细器械、锐器等采取保护措施。

（4）灭菌物品包装采用闭合式包装方法，由 2 层包装材料分 2 次包装。密封式包装如使用纸袋、纸塑袋等材料，可使用一层单独包装器械。

（5）器械包重量不宜超过 7 kg，敷料包重量不宜超过 5 kg。灭菌包体积不超过 30 cm×30 cm×25 cm。

（6）包装完毕，每包外都应贴灭菌化学指示物。闭合式包装使用专用胶带，胶带长度应与灭菌包体积、重量相适宜，松紧适度。封包应严密，保持闭合完好性。高度危险性物品灭菌包内还应放置化学指示物。

（7）所需灭菌物品包装的标识应注明物品名称、包装者等内容。灭菌前注明灭菌批次、灭菌日期和失效日期。标识应具有追溯性。

（八）灭菌

（1）检查灭菌前的准备、灭菌物品的装载、灭菌操作、无菌物品卸载和灭菌效果监测是否严格按操作程序进行。

（2）每批次确认灭菌过程合格，包外包内化学指示物合格。检查无菌包有无潮湿、污染、损坏现象。以上都符合要求才视为质量合格。

（九）储存

（1）灭菌后物品应分类、分架存放在无菌物品存放区。一次性使用无菌物品应去除外包装后，进入无菌物品存放区。

（2）物品存放架或柜应距地面高度 20～25 cm，离墙 5～10 cm，距天花板 50 cm。

（3）物品放置应固定位置，设置标识。接触无菌物品前应洗手或手消毒。

（4）消毒后直接使用的物品应干燥、包装后专架存放。

（5）储存无菌物品间室内环境温度小于 24 ℃，湿度小于 70％。使用纺织品材料包装的无菌物品有效期宜为 14 天；未达到环境标准时，有效期宜为 7 天。医用一次性纸袋包装的无菌物品，有效期宜为 1 个月；使用一次性医用皱纹纸或一次性纸塑袋包装的无菌物品、医用无纺布包装的无菌物品、硬质容器包装的无菌物品有效期均宜为 6 个月。

（十）无菌物品发放

（1）发放者按要求着装并洗手或手消毒，再按使用科室需要发放。

（2）无菌物品发放时，应遵循先进先出的原则。

（3）发放时应确认无菌物品的有效性。植入物及植入性手术器械应在生物监测合格后，方可发放。

（4）发放的无菌物品都应具有可追溯性。若没有，则不得发放。

(5) 一次性使用无菌物品的发放应记录出库日期、名称、规格、数量、生产厂家、生产批号、灭菌日期、失效日期等。过期物品不得发放。

(6) 运送无菌物品的器具使用后,应清洁处理,干燥存放。

三、消毒供应中心不同区域人员防护着装要求

消毒供应中心不同区域人员防护着装要求见表3-16。

表3-16 消毒供应中心不同区域人员防护着装要求

区域	操作	圆帽	口罩	隔离衣	专用鞋	手套	护目镜
去污区	污染器械分类、核对、机械清洗装载	√	√	√	√	√	△
检查包装及灭菌区	手工清洗器械和用具	√	√	√	√	√	√
	器械检查、包装	√	△		√	△	
	灭菌物品装载	√			√		
	无菌物品装载	√			√	△*	
无菌物品存放区	无菌物品发放	√			√		

注:√表示应使用;△表示可使用;*表示具有防烫功能的手套。

防护用品使用注意事项:

(1) 防护面罩(护目镜)内面为清洁面,污染的手不能触及其内面,污染后应立即更换。

(2) 抗湿罩袍或围裙内面为清洁面,外面为污染面。当不能抗湿或污染时应及时更换。

(3) 手套外面为污染面,内面为清洁面,已戴手套的手不可触及未戴手套的手及手套的内面,未戴手套的手不可触及手套的外面。手套有破损或清洁面污染时应立即更换。

(4) 一次性防护用品不得重复使用;重复使用的各类防护用品用后要清洗消毒处理。

(5) 脱卸防护用品后要做手卫生。

 直通护考

A1/A2 型题(以下每一道考题下面有 A、B、C、D、E 五个备选答案,请从中选择一个最佳答案)

1. 有关医院内感染,不正确的是( )。

A. 住院期间发生的感染   B. 入院时感染已处于潜伏期

C. 医院内获得,出院后发病   D. 感染对象包括探视者

E. 感染对象包括医护人员

2. 杀灭物品中的一切致病微生物的方法是( )。

A. 清洁   B. 消毒   C. 灭菌   D. 防腐   E. 无菌技术

3. 用煮沸法消毒物品,正确的是( )。

A. 水沸后放入橡胶管   B. 水煮沸后放入玻璃品

C. 组织剪打开轴节放入   D. 相同大小的治疗碗重叠放入

E. 中途加入物品应从第一次水沸开始计时

4. 使用手提式高压蒸汽灭菌器,下列哪项是错误的?（　　）

A. 隔层器内加水 2000 mL　　　　　　　B. 布类物品放在搪瓷物品下面

C. 物品之间要有空隙　　　　　　　　　D. 要驱除灭菌器内的冷空气

E. 灭菌毕要待压力降至"0"再开盖

5. 过氧乙酸不能用于（　　）。

A. 手的消毒　　　　　　B. 空气消毒　　　　　　C. 浸泡金属器械

D. 擦拭家具　　　　　　E. 浸泡搪瓷类物品

6. 取避污纸的正确方法是（　　）。

A. 由他人传递　　　　　B. 在页面中心抓取　　　C. 需掀开首页抓取第二页

D. 污染的手不触及第二页　　E. 掀开撕取

7. 将 15 cm 长的无菌镊子浸泡在器械消毒液中,液面应至少浸没镊子的长度为（　　）。

A. 3.5 cm　　B. 4.5 cm　　C. 5.5 cm　　D. 6.5 cm　　E. 7.5 cm

8. 取用无菌药液时,应首先核对（　　）。

A. 瓶签　　　　　　　　B. 瓶体有无裂缝　　　　C. 瓶盖有无松动

D. 溶液澄清度　　　　　E. 有效期

9. 应执行保护性隔离的疾病是（　　）。

A. 痢疾　　B. 霍乱　　C. 白血病　　D. 伤寒　　E. 肺结核

10. 铺好的无菌盘有效时限不超过（　　）。

A. 4 h　　B. 8 h　　C. 24 h　　D. 3 天　　E. 7 天

11. 对肝炎患者用过的票证最好的消毒方法是（　　）。

A. 紫外线照射　　　　　B. 高压蒸汽灭菌　　　　C. 环氧乙烷气体熏蒸

D. 消毒剂擦拭　　　　　E. 消毒剂喷雾

12. 调查证实出现医院感染流行时,医院应在多少时间内报告当地卫生行政部门?（　　）

A. 12 h　　B. 24 h　　C. 36 h　　D. 48 h

13. 护士为气性坏疽伤口换药,换下的污染纱布应（　　）。

A. 75%乙醇浸泡　　　　B. 微波消毒灭菌　　　　C. 高压蒸汽灭菌

D. 煮沸消毒　　　　　　E. 燃烧

14. 患者,男,患流感。其家人准备用食醋消毒空气,居室空间为 50 m³,需用食醋（　　）。

A. 20~40 mL　　　　　B. 100~200 mL　　　　　C. 250~500 mL

D. 600~800 mL　　　　E. 900~1000 mL

15. 患儿,5 岁。诊断为"水痘",护士告知其家长隔离区域的划分,属于半污染区的是（　　）。

A. 病房　　B. 检验室　　C. 配膳食　　D. 药房　　E. 患者浴室

16. 患者,女性,30 岁。诊断为"甲型肝炎"。对她所用的票证和钱币进行消毒,合适的方法是（　　）。

A. 液氯喷洒　　　　　　B. 微波消毒　　　　　　C. 过滤除菌

D. 过氧乙酸擦拭　　　　E. 压力蒸汽灭菌

（付克菊　胡　洁）

任务六　护理安全与防护

要点导航

重点：锐器伤的处理。
难点：化疗药物损害的职业防护。

案例引导

　　小刘，普外科护士，有 5 年工作经历，在病区为患者采血时，不慎被穿刺针刺破手指，稍有出血，查阅病历，发现此患者是乙型肝炎患者。问题：

　　1. 根据上述案例，分析护士小刘该如何立即处理？

　　2. 结合该案例，阐述护士在护理工作中如何避免锐器伤的发生。

　　安全属于人类的基本需要，也是护理工作的基本需要。护理工作职业具有特殊性，所处的工作环境存在许多危险因素，会接触到患者的血液、体液、排泄物等，容易导致感染的发生。因此提高护理行为的安全性，加强护理安全管理，对预防和降低护理工作中职业损伤的发生，保护患者安全和护理人员的身心健康有重要意义。

一、护理安全控制

（一）护理安全的重要性

1. 概念

（1）护理安全：是指护士在实施护理服务的全过程中，严格按照各项护理操作规程，确保患者不发生法律法规和规章制度允许范围以外的心理、人体结构或功能上的损害、障碍、缺陷或死亡。

（2）护理差错：指护士在工作中，由于缺乏责任心、粗心大意、不严格遵守规章制度或违反技术操作规程等原因，给患者造成精神及肉体上的痛苦或影响医疗护理工作的正常进行，但没有造成严重后果或构成事故。

（3）护理事故：指护士在工作中，由于护理人员的过失，直接造成患者死亡、残疾、组织器官损伤，导致功能障碍或造成患者明显人身损害的其他后果。

（4）护理风险：指在护理工作中可能发生的意外和风险，是一种职业风险。构成护理风险的因素主要来自护理人员自身因素、患者因素、医源性因素、药源性因素、医疗设备因素等。

2. 重要性

（1）有利于提高护理质量：在日常临床护理工作中的不安全因素，直接或间接影响护理工作质量，有时不仅会使患者的病情加重，延误患者的治疗和康复，甚至还有可能会给患者造成器官功能障碍而最终导致残疾或死亡。因此，护理安全与护理质量直接相关，护理质量能体现出护理安全的水平，护理安全措施的实施，有利于提高护理质量。

（2）创造和谐的医疗环境：护理安全措施实施是否有效，直接反映出医院护理管理水平，影响医院的社会信誉和护士的社会公众形象。护理不安全因素引发的差错或事故常常会造成医疗护理纠纷，引发护患之间的矛盾和冲突，甚至导致法律诉讼。因此，监督护理安全措施落实，预防控制护理差错事故的发生，保障护理安全制度实施，不仅可以有效地减少护理差错、事故的发生概率，为患者提供安全可靠的护理服务，还可得到患者及家属的认同和信任，建立良好的护患关系，树立护士良好的社会公众形象。

（3）保护护理人员的自身安全：护理安全措施的有效实施，不仅可以为患者提供高质量的临床护理服务，保护患者的合法权益不受到任何侵害，也保护着护士的人身安全。护士具备安全意识，能够对工作环境中的危险因素进行有效防护，减少职业暴露机会，避免发生职业损害，保护自身安全。

（二）护理安全相关因素

1. 人员因素 目前主要原因是护理人员数量和素质方面的问题，护士人力资源的匹配不能满足社会的需求，由于护理人力资源不足，造成护士超负荷的劳动，高度疲惫的工作状态，进而影响到工作效率和工作质量，不能满足患者的基本需求，容易出现差错与事故。素质方面，当护理人员素质达不到护理职业要求时，就可能会给患者带来安全隐患，如护理人员的安全意识淡薄、工作消极怠慢、缺乏责任心，不按时巡视病房，不能及时发现患者病情变化而失去最佳抢救时机，静脉输液时不严格执行查对制度，违反护理技术操作常规等。护理人员是护理措施的直接实施者，护理人员素质水平的高低、人力资源的配备情况都可影响到护理安全。

2. 技术因素 主要指新技术、新项目大量引进，工作复杂程度提高，对护理人员技术要求更加严格。也包括由于护理人员专业技术水平低或不熟练、违反操作常规导致操作错误或操作失误，以及由于业务知识欠缺、临床经验不足、缺乏应激处理的经验等，威胁到患者安全，影响到护理安全。

3. 管理因素 主要指护理管理制度、业务培训考核、管理监督、人力资源配备等问题均能造成管理失职，影响护理安全。例如，不重视护理业务技术培训，造成业务技术水平不能适应临床的发展；忽视相关法律知识的学习、法律意识淡薄，不能够依法执护；对工作中存在的不安全因素缺乏预见性，不及时采取防护措施；护理人员交接班制度不合理，造成护士超负荷工作，加大护理人员工作压力；护理工作责任界定不明确等，都会在一定程度上影响护理安全。

4. 环境因素

（1）医院的基础设施、病区的物品配置存在不安全的因素：如物品数量不充足，质量存在问题，出现变质、失效；医疗设备性能不完善，不能达到规范标准。另外，地面过湿可能会导致患者跌倒、摔伤、骨折；不及时使用床档、约束带等保护具有可能造成患者坠床或抓伤；热水袋、烤灯使用不当可能造成患者烫伤。

（2）环境污染所致的隐性不安全因素：消毒、灭菌不到位，隔离不严密造成环境污染引起医院感染。昆虫叮咬造成过敏性伤害，引起传染性疾病。

（3）医用危险品使用不当：如氧气、乙醇、乙醚、环氧乙烷等易燃易爆物品应单独存放，密闭置于阴凉处,远离明火,防止发生烧伤。高压氧舱治疗不当导致气压伤,放射性治疗操作不当引起皮炎、皮肤溃疡坏死等。

(4)病区治安管理不严:偷盗失窃案件等犯罪活动的发生,会给患者及家属造成经济上的损失和不安全感。医院应该根据实际情况酌情加强安保措施。

5. 患者因素 护理是一项护患双方共同参与的活动,护理活动的正确实施有赖于患者的密切配合及支持。患者的感知觉及意识障碍、心理素质、情绪的稳定性、心理压力过大等,都会影响到患者的遵医行为。患者出现不遵医嘱行为,如擅自改变静脉输液速度、不按医嘱要求用药、不按医嘱进食、不能定期复查或在住院期间私自外出等,会给患者的疾病和安全带来潜在的威胁,形成护理安全隐患。

(三)护理安全的控制

1. 加强护理职业安全的教育 重视护理人员职业安全教育和规范化培训,通过常规的安全教育,制定考核制度,提高护理人员的安全意识,增强护理安全工作中的自觉性,从思想上和行动上重视职业防护,能够严格遵守各项规章制度、严格执行护理操作规程。

(1)加强职业安全知识的培训与考核:卫生行政各级管理部门和护理院校要意识到护理职业暴露的危害性和护理职业防护的重要性,积极提供人力、物力、技术等方面的支持,对护理人员定期、系统地进行安全培训,认真做好岗前培训和在岗人员培训与考核,在校生可以将护理安全教育作为在校考核和毕业考核的内容。如开展传染病疫情防护、自然灾害和意外事故等方面的培训与考核。

(2)增强护理人员护理安全意识:护理人员在工作中不仅要为患者提供安全的护理,还要在工作中保障自身的安全。护士应该通过学习和实践充分认识到护理安全的重要性,树立"安全第一"的观念,丰富自身的专业知识和提高技能操作的规范性,防患于未然。

2. 强化法制观念、提高法律意识 护理人员在对患者实施护理服务过程中,无时无刻不在与患者的权益打交道,护理行为时刻都受到法律的约束,因此在护理工作中潜在着许多法律问题。护士不仅要具备专业知识和技能,同时护理人员要学习法律相关知识,加强医疗、护理法规知识的学习,增强法律意识,不断强化法制观念,自觉遵纪守法,依法执护,明确工作中的法律责任,保证自己的护理行为符合法律规范的要求。防范由于法制观念淡薄所造成的护理差错与事故,避免医疗纠纷的发生,并且学会运用法律保护护患双方的合法权益。

3. 加强专业理论和技术培训 临床上发生技术性护理事故大多数是由于护理人员的工作不认真,专业理论知识不扎实、不全面,临床工作经验不足,技术操作有误而引起。因此,在临床护理工作中,护士要掌握扎实的专业理论知识,规范的实践操作技能,通过对护理人员定期、系统化的专业培训,不断学习新知识、新技能,不断提高护理人员的专业技术水平,才能适应临床护理发展的需要,从根本上防止技术性护理事故的发生,保证患者的安全,促进护理安全各项工作的落实。

4. 建立健全规章制度、提高系统安全性和有效性

(1)制定与完善相关规章制度,认真执行是保障护理安全的基本措施。建立健全护理安全的管理制度、护理风险评估标准、职业暴露处理程序和上报制度、医疗废弃物处理制度等。管理者应严格监督检查,护理人员要严格遵守规章制度。

(2)落实护理安全管理和防范措施,预防护理差错与事故的发生,要从提高整个系统运行的安全性和应对的有效性入手,实行科学、严谨的护理管理。依据护理工作岗位的需求及临床护理服务的质量,最大限度地减少护理人力资源短缺、安全管理滞后、运行机制过于陈旧而造成的安全隐患。

5. 建立连续监测的安全网络　职业安全管理划分为三级管理,分别为医院职业安全管理委员会、职业安全管理办公室、科室职业安全管理小组三个级别,三个级别各司其职,各负其责。医院要实行"护理部-科护士长-病区护士长"三级护理管理体系,护理部设立安全领导小组,科室成立安全监控小组,分别承担相应的管理工作。担负起监督检查护理物品有效期、质量、性能是否达标的职责,是否对工作人员、患者及家属、社会造成潜在的威胁,检查使用物品的商标、生产合格证书、厂家厂址等,坚决杜绝不达标物品、假冒伪劣物品。对有可能影响全局或最容易出现问题的环节要重点监控。如手术室、急诊科、重症监护室、供应室等,这些风险大、涉及面广、影响大的工作区域应该给予高度重视并加强监督管理。

二、护理职业防护

(一) 护理防护的概念

1. 护理职业暴露　指护理人员工作在医院特定的环境之中,在为患者提供护理服务过程中,经常暴露于感染患者的血液、体液及排泄物污染的环境中,有感染某种疾病的危险。

2. 护理职业风险　指护士在护理服务过程中可能发生的一切不安全事件。

3. 护理职业防护　指在护理工作中采取多种有效措施,保护护士免受职业损伤因素的侵袭,或将其所受伤害程度降到最低。

(二) 护理防护的意义

1. 提高护士职业生命质量　护理职业防护的有效实施,不仅可以避免职业性有害因素对护士造成的机体损伤,而且还可以控制环境中的有害因素和由行为引发的不安全因素。通过职业防护可以保障护士的身体健康,缓解工作中的心理压力,增强工作适应能力,提高护士的职业生命质量。

2. 科学规避护理职业风险　护士通过对职业防护相关知识的学习和技能的强化,可以增强护士职业防护的安全意识,提高对职业性损伤的防范意识,有效控制职业危险因素,科学有效地规避护理职业风险,减少护理差错、护理事故的发生。

3. 营造轻松和谐的工作氛围　护理职业环境的安全性,不仅可使护士产生愉悦的身心效应,还可以增加护士执业的满意度和价值感,促进创建和谐的护患关系,缓解护士的工作压力,激发工作的热情,体验到护理工作的安全感和成就感,获得对职业选择的积极认同。

(三) 职业损伤危险因素

1. 生物性因素　生物性因素是指医务人员在从事规范的诊断、治疗、护理及检验等工作过程中,意外沾染、吸入或食入的病原微生物或含有病原微生物的污染物。生物性因素是护士工作中最常见的职业损伤危险因素,主要分为细菌和病毒。

(1) 细菌:护理工作中常见的致病菌有葡萄球菌、链球菌、肺炎球菌及大肠杆菌等,这些细菌广泛存在于患者的各种分泌物、排泄物、衣服和用具中,它们通过呼吸道、消化道、血液、皮肤等途径感染护理人员,导致某些疾病的发生。

(2) 病毒:护理工作中常见的病毒有肝炎病毒、艾滋病病毒(HIV)、冠状病毒等,传播途径以呼吸道和血液传播较为常见。最危险、最常见的是艾滋病病毒(HIV)、乙型肝炎病毒(HBV)、丙型肝炎病毒(HCV)。

2. 物理性因素

（1）锐器伤：锐器伤是最常见的职业损伤因素之一，而感染的针刺伤是造成医护人员血源性传播疾病的最主要因素。其中最常见、危害性最大的是乙型肝炎、丙型肝炎和艾滋病。同时锐器伤对受伤护士还会造成较大的心理影响，产生焦虑和恐惧、悲观情绪，甚至导致放弃护理职业，终止护理职业生涯。

（2）机械性损伤：由于护理工作的性质，护士的体力劳动较多，强度较大，常常搬运患者或较重的物品，用力不当或姿势不正确，从而引起不同程度的身体损伤。较为常见的机械性损伤是腰椎间盘突出症。此外，长时间的站立、走动、弯腰还可以引起下肢静脉曲张、腰肌劳损。

（3）放射性损伤：护士在为患者进行放射性诊断和治疗的过程中，经常会接触到紫外线、激光等放射性的物质。如果护理人员防护不当，长时间接触会造成机体免疫功能障碍，可导致不同程度的放射性皮炎、皮肤溃疡坏死，甚至会引发皮肤癌。

（4）温度性损伤：常见的温度性损伤有热水袋使用不当所致的烫伤；易燃易爆的物品，如氧气、乙醇使用不当所致的烧伤；使用红外线烤灯、频谱仪、高频电刀所致的灼伤等。

（5）噪音损伤：医院的噪音损伤主要来源于监护仪、呼吸机的机械声、报警声、电话铃音、床头呼叫器、患者的呻吟声、物品及器械移动的声音等。护理人员在工作环境中，长时间接触强度大的噪音刺激，会引起头晕、头痛、烦躁，会引发多器官功能的改变，严重者可最终导致听力和神经系统的损害。

3. 化学性因素

（1）化学消毒剂：在临床护理工作中，护士会通过各种途径接触到多种化学消毒剂，如甲醛、过氧乙酸、含氯消毒剂、环氧乙烷及戊二醛等。接触这些化学消毒剂可刺激机体的皮肤、眼、呼吸道，会引起不同程度的皮肤过敏、流泪、恶心、呕吐及气喘等症状。经常接触这类化学消毒剂还会引起眼结膜灼伤、上呼吸道炎症、喉头水肿和痉挛、化学性气管炎或肺炎等。长期接触不仅可造成肝损害、肺的纤维化，还会损害中枢神经系统，表现为头痛、记忆力衰退，重者可导致中毒或致癌。

（2）化疗药物：现阶段临床所应用的化疗药物大多数属于细胞毒性药物。临床护士可能会接触到化疗药物，如环磷酰胺、氟尿嘧啶、阿霉素、丝裂霉素等。在防护不当的情况下，护士在配药或注射等过程中经过皮肤直接接触、食入或吸入而带来危害。长期接触可致畸、致癌、导致器官损伤等危害。同时，化疗药物还会对骨髓产生抑制作用，并影响生殖系统的功能。因此，长期接触化疗药物的护士，有可能会造成身体不同程度的伤害。

（3）麻醉废气：吸入性麻醉药可污染手术室空气，如果手术室内排污设备不完善，短时少量吸入麻醉废气，可引起护士头痛、注意力不集中、烦躁、应变能力差等症状。长时间接触麻醉废气在体内蓄积，可产生氟化物中毒、对遗传与生育功能造成影响。

（4）其他：如体温计、水温计、血压计等破损造成的汞外漏，护理人员处理不当会造成神经毒性和肾毒性反应。

4. 心理-社会因素　目前，我国各级医院中护理人力资源不足，护士处于高强度、超负荷的工作状态。同时，由于患者和家属观念的差异，对护士存在偏见，护士得不到尊重，造成护患关系紧张。护士经常要面对意外伤害、死亡、生离死别，会产生忧伤等情绪。长时间的超负荷工作和紧张的工作气氛，会引起护士身心疲惫，引发一系列心理健康问题。

（四）护理职业防护的措施

1. 锐器伤的防护

1）锐器伤的概念　锐器伤是一种由医疗锐器,如注射器针头、缝针、各种穿刺针、手术刀、剪刀、碎玻璃、安瓿等造成的意外伤害,导致受伤者皮肤深部出血的皮肤损伤。

2）锐器伤的原因

（1）护士自我防护意识淡薄:护士对锐器伤的危害性认识不到位,缺少锐器伤防护知识的安全教育,是发生锐器伤的重要原因之一。例如,护士在操作中接触患者的血液、体液,没有及时采取防护措施,临床工作中锐器伤报告制度的执行力度不够等。

（2）护士技术不娴熟和操作不规范:使用锐器时粗心大意、技术不娴熟及操作不规范极易造成锐器伤。如直接用手接触锐器,掰安瓿时被玻璃碎屑划伤,双手回套护针帽时被刺伤,随便丢弃一次性注射器针头、留置针针芯等,都可能造成锐器伤。

（3）意外损伤:手术工作中器械护士使用的锐器较多,如锐利的刀、剪、针、钩,传递频繁及传递不规范容易造成自伤或伤及他人;整理操作台、治疗盘时被裸露的针头扎伤或被碎玻璃划伤;注射器、输液器毁形过程中发生刺伤;处理医疗污物时,不慎导致误伤。

（4）患者因素:在护理工作中遇到一些极度不配合的患者（如酗酒、躁动、精神异常等患者）,护士在操作过程中容易产生紧张情绪,导致操作失误而发生锐器伤。在注射、拔针、备皮时,患者不配合极易使针头或刀片伤及护士。

（5）身心疲惫:护理人力数量不足、工作量及压力过大,护士容易身心疲乏,在护理操作时注意力不集中而导致锐器伤。

3）锐器伤的防护措施

（1）增强自我防护意识:医院要强化与完善护理职业防护的制度,执行普及性防护措施,规范护士的操作,培养护士良好的职业素质,具备自我防护意识。护士进行有可能接触患者血液、体液的治疗和护理操作时,必须戴手套防护,操作完毕,脱去手套后要立即洗手,必要时进行手的消毒。如果手部皮肤发生破损时,在进行接触患者血液或体液的操作时必须戴双层手套。在进行侵袭性诊疗或护理操作过程中,要保证光线充足,传递器械时要娴熟规范,可以使用小托盘传递锐器,并注意防止被针头、缝合针、刀片等锐器扎伤或划伤。

（2）锐器使用中的防护:抽吸药液时严格遵循无菌操作原则,严格使用无菌针头,抽吸后要立即单手操作套上针帽。静脉用药时最好去除针头用三通给予药物;使用安瓿制剂时,先用砂轮划痕,再用无菌纱布或棉球包垫掰开以防损伤皮肤。完善手术器械摆放和传递的规定,规范器械护士的操作。在为躁动的患者进行护理操作时,请求他人协助配合,尽量减少锐器误伤自己或他人。

（3）纠正易引起锐器伤的危险行为:禁止直接用双手分离污染的针头和注射器;禁止用手直接接触污染后的针头、刀片等锐器;禁止用手去折弯或弄直针头;禁止用双手回套针帽;禁止直接传递锐器;禁止徒手携带裸露针头;禁止消毒浸泡针头;禁止用手直接接触医疗垃圾。

（4）严格管理医疗废物:医院要对使用后的一次性医疗用品采取毁形规定,使用后的锐器应当直接放入防刺、防渗漏的利器盒内,以防止发生刺伤。医院应使用符合国际标准的锐器回收器,并且病区内配备足够数量的锐器回收器。严格执行医疗垃圾分类标准,锐器不能与其他医疗垃圾混放,应规定放置在特定的场所。封好的锐器回收器在搬离病区前应有清晰明确的标志,便于监督执行。运输医疗废弃物的人员必须戴厚质乳胶手套,处理废弃物时必须戴防护眼镜。

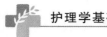

（5）加强护士健康管理：医院为护士建立健康档案，要定期为护士进行体检，并接种相应的疫苗。建立和完善损伤后登记上报主管部门的制度，建立医疗锐器伤紧急处理流程，建立受伤护士监控体系，并给予及时的治疗，追踪伤者健康状况。积极关注受伤护士的心理变化，请专业人员做好心理疏导，及时有效地采取预防补救措施。

4）锐器伤的紧急处理流程　临床工作中一旦发生锐器伤，应立即采取下列紧急处理措施。

（1）立即用健侧手从伤口的近心端向远心端挤压，挤出伤口部位的血液，但禁止在伤口局部来回挤压，避免产生虹吸现象，将污染血液吸回血管，增加感染机会。

（2）用肥皂水彻底清洗伤口，并用流动净水反复冲洗伤口。

（3）用 0.5% 碘伏或 2% 碘酊、75% 乙醇消毒伤口并包扎，以防止血液或体液传播疾病。

（4）及时填写锐器伤登记表，并尽早报告主管部门。

（5）请有关专家评估锐器伤，根据患者血液中含病原微生物的多少和伤口的深度、暴露时间、范围进行评估，做好相应的处理。

2．化疗药物损伤的防护

1）化疗药物损伤的原因

（1）化疗药物准备和使用过程中可能发生的药物接触：如稀释药物后从药瓶中拔出针头，由于瓶内压力过大导致药物喷洒；掰开安瓿时，药物粉末、药液向外飞溅，安瓿使用中破裂药物溢出。

（2）注射操作过程中可能发生的药物接触，如静脉注射药物前排气或注射时针头连接不紧密，导致针头脱落药液溢出；输液器、输液袋、输液瓶、药瓶、连接管的渗漏和破裂导致药物外漏；拔针时造成部分药物喷出等。

（3）废弃物丢弃过程中可能发生的药物接触，用过的化疗药物空瓶或剩余药物处理不当，可能污染工作环境或医疗设备。

（4）直接接触化疗药物患者的体液、排泄物、分泌物或其他污染物时，如患者的粪便、尿液、呕吐物中都含有低浓度的化疗药物。处置化疗药物患者污染的被服，如果处理不当也会导致接触化疗药物。

2）化疗药物损伤的预防措施　化疗药物的防护主要是减少与化疗药物的接触，减少化疗药物对环境的污染。

（1）配制化疗药物的环境要求：条件允许时应设专门的化疗药物配药间，配有空气净化装置，有条件的医院应该设有化疗药物配制中心。在专用垂直层流生物安全柜内配药，可以防止含有药物微粒的气溶胶或气雾对护士造成伤害。操作台面应覆以一次性防渗透性的防护垫或吸水纸，以吸附溅出的药液，减少药液对台面的污染。

（2）配备专业人员：执行化疗的护士应经过专业培训，加强药物防护知识教育，经过药物学基础、化疗药物操作规程、废弃物处理等知识的培训，并且要通过专业理论和技术操作考核。执行化疗护士应注意锻炼身体，定期体检，检查肝肾功能、血常规及免疫功能，妊娠及哺乳期护士应避免接触化疗药物，以免出现流产、胎儿畸形。

（3）配制化疗药物的准备要求：配制前要用流动水洗手，穿戴一次性防护口罩、帽子、护目镜、手套、工作服外套、一次性长袖防渗透隔离衣。打开安瓿前应轻弹安瓿颈部，使附着的药粉降落至瓶底。应垫纱布掰开安瓿，防止药粉、药液外溢，或玻璃碎片四处飞溅，并防止划破手套。溶解药物时，将溶媒沿瓶壁缓慢注入瓶底，待药粉充分浸透后再摇动，防止药粉喷出。抽取药液时,应在药瓶内进行排气和排液后再拔针,不能将药物排于空气中。抽取药液时使用一次性注射器和针腔较大的针头,所抽药液以不超过注射器容量的 3/4 为宜,以防注射器内压力过大,针栓从针筒中意外滑脱,药液外溢。药物抽出后,放入垫有聚乙烯薄膜的无菌盘内。操作完毕,用水冲洗和擦洗操作台,脱去手套后用流动水和洗手液彻底洗手并沐浴,以减轻药物毒副作用。

（4）配制化疗药物的操作要求:静脉给药时护士应该戴手套;保证注射器和输液器接头处连接紧密,以防药液外渗;向茂菲滴管内加入药物时,先用无菌棉球围在滴管开口处再加药,加药速度不能过快,防止药物从管口溢出。

（5）化疗药物污染的处理:若化疗药物外溅,立即标明污染范围,避免其他人员接触;如果化疗药物溅到桌面或地上,应立即用吸水毛巾或纱布吸附清除;如果是粉剂,用湿纱布轻轻擦抹,以防药物粉尘飞扬,再用肥皂水擦洗污染表面后,最后用 75% 乙醇擦拭。

（6）妥善处理化疗废弃物和污染物:凡与化疗药物接触过的针头、注射器、输液器、空安瓶、空药瓶、棉球、棉签等,必须收集在专用的防刺破、无渗透的密闭垃圾桶内,标有明显的警示标志统一处理。所有的污物必须焚烧处理。非一次性物品与其他物品分开放置,要经过高温处理。处理污物时,护士要戴帽子、口罩及手套,处理完毕后应彻底洗手。接受化疗的患者 48 h 内其血液、体液、分泌物、呕吐物及排泄物含一定浓度的化疗药,容易造成二次污染,护士必须戴手套、穿隔离衣处理。处理患者排便后的水池、马桶等用清洁剂和热水反复冲洗,化疗患者污染的被服要单独洗涤。

3）化疗药物暴露后的处理流程　执行化疗护士在配制、使用、处理污染物的过程中,若不慎被污染,接触到皮肤,应立即用肥皂水和清水彻底冲洗污染部位的皮肤。如果溅到眼睛里,立即用清水或等渗洁眼液彻底冲洗眼睛。要记录接触情况,必要时就医治疗。

3. 负重伤的防护　负重伤是指护士在工作中常常需要搬动患者或较重物品,由于身体负重过度或不合理的用力,所导致的肌肉、骨骼、关节的损伤。其中较为常见的是腰椎间盘突出症。

1）负重伤的原因

（1）较大的工作强度:临床护士工作强度较大,尤其是手术室、监护室科室的护士,要经常搬运患者、为患者翻身。另外,工作节奏快,护士精神常常处于高度紧张状态,随时准备处理突发事件。因此,长期处于此环境,使护士的身体承受能力下降,用力不合理或不当,腰部很容易受损,导致腰椎间盘突出症。护士长时间站立工作,走动,导致下肢静脉血液回流受阻,静脉持久扩张,发生下肢静脉曲张。

（2）长期的积累损伤:损伤是护士发生腰椎间盘突出症的常见原因,临床护士在进行护理操作中,弯腰、扭动次数多,对腰部损伤较大。长期的损伤积累可导致腰部负荷进一步加重。

2）负重伤的防护措施

（1）加强锻炼、提高身体素质:加强锻炼是预防负重伤的重要措施。通过锻炼可提高机体抵抗力、增加身体的柔韧性、增加骨关节活动度、降低骨关节损伤概率。如护士可以有计划地参加健美操、慢跑、太极拳、游泳、瑜伽等锻炼。

（2）保持正确的劳动姿势:在日常的工作、生活中,护士应注意保持正确的劳动姿势,注意节力原则,良好的身体姿势不仅可以预防腰肌劳损的发生,还可延缓腰椎间盘突出症的发生。护士在站立或坐位时,尽量保持腰椎伸直,避免过度弯曲引起腰部韧带劳损。弯腰时,两足分开,使重力落在髋关节和两足处,降低腰部负荷。

（3）科学使用劳动保护用具：在工作中，护士可佩戴腰围等保护用具以加强腰部的稳定性，保护腰肌、椎间盘不受损伤。在腰椎间盘突出症急性期疼痛加重时，坚持佩戴腰围，于卧床休息时解下。腰围只有在活动、工作的时候使用，以防止长时间佩戴腰围导致腰肌萎缩。

（4）促进下肢血液循环：为了预防下肢静脉曲张的发生，护士在站立过程中，可让双下肢轮流支撑身体重量，并可适当做踮脚动作，促进小腿肌肉收缩，减少静脉血液淤积。工作间歇可以抬高下肢或做下肢运动操，以促进下肢静脉血液回流。必要时穿弹力袜，促进下肢血液回流，减轻肢体沉重感。

（5）避免长时间维持一种体位：护士工作中应注意定期变换体位、姿势，缓解肌肉、关节、骨骼疲劳，减轻脊柱负荷。同时要防止剧烈活动，以免拉伤腰部肌肉和损伤椎间盘。

（6）养成良好的生活习惯：提倡护士卧硬板床休息，并注意床垫的厚度适宜。从事家务劳动时，也应注意避免长时间弯腰活动，尽量减少弯腰的次数。尽量减少持重物的时间及重量，减轻腰部负荷，预防负重伤的发生。

（7）科学合理饮食：由于护士每天承担着繁重的护理工作，应注意增加机体营养的摄入量，平衡膳食，合理用餐。多食蛋白质丰富的食物，蛋白质是形成骨骼、肌肉、韧带不可缺少的成分之一，如食用肉、鱼、蛋及豆制品。多食富含钙、铁、锌、B族维生素、维生素 E 的食物。

4. 职业疲溃感的防护　职业疲溃感又称工作疲溃，是因高强度的工作压力使护士产生疲怠感，产生严重紧张反应所致的一组症候群。主要表现为缺乏工作热情、对事物多持否定态度、出现身心不适，如头痛、疲乏、焦虑、神经衰弱等。

1）职业疲溃感的原因　护理人员配置不足，工作时间长、工作负荷重；所处工作环境存在高危因素，心理压力大；人际关系复杂，不能进行有效的沟通，引起人际关系冲突；社会支持力弱，对护理人员的价值认同不够，缺乏工作热情和积极性；长期的倒班，扰乱了正常的生物钟规律，造成睡眠紊乱；接受继续教育、进修的机会少，职称晋升困难。

2）职业疲溃感的防护措施

（1）加强护理人员的教育与培训，提高待遇：鼓励护理人员积极参加继续教育和学术会议及其他形式的学习，不断学习新技术、新业务，拓宽专业领域的视野，提高自身综合素质，增强职业竞争力。医院也要提高护士待遇，为护士创造晋升和深造的机会。

（2）提高护理工作价值感，获得社会支持：随着时代的发展、医疗模式的转变，护理专业的不断发展，赋予了护士多元化的角色。可以通过多种形式宣传护理工作的重要性，进行正面的宣传，使社会对护士有一个客观公正的认识，从而了解、关心、尊重护士。取得社会认同感也有助于获得家庭支持，护理管理者应该制定家庭支持政策，当护理人员因为家庭原因需要请假时应该表示理解和关心。

（3）合理安排时间，减轻工作压力：护理管理者应该科学优化人员组合，合理调配人员，营造和谐健康的工作环境，改善超负荷的工作状态。合理安排劳动时间和值班，避免连续上夜班，保证护士有充足的睡眠和休息，降低夜班劳动带来的负效应。

（4）提高护士心理素质，合理疏导压力：加强护士心理素质的培养，如组织团队拓展训练、接受社会心理干预技能培训，提高应对压力的能力。定期对护士进行人际关系、时间管理、信心训练等方面的培训。培养护士积极乐观的精神，以开朗豁达的态度面对困难和挫折。指导护士养成锻炼身体的习惯、培养轻松的业余爱好，合理宣泄消极情绪，摆脱焦虑、烦恼，保持积极、稳定、良好的情绪。

知识链接

艾滋病职业暴露分级

根据暴露源性质和暴露类型的不同,艾滋病职业暴露分为以下三级。

1. 一级暴露 暴露源为体液、血液或者含有体液、血液的医疗器械、物品;暴露类型为暴露源沾染了有损伤的皮肤或者黏膜,暴露量小且暴露时间短。

2. 二级暴露 暴露源为体液、血液或者含有体液、血液的医疗器械、物品;暴露类型为暴露源沾染了有损伤的皮肤或者黏膜,暴露量大且暴露时间较长,或者暴露源刺伤或者割伤皮肤,且损伤程度较轻,为表皮擦伤或者针刺伤。

3. 三级暴露 暴露源为体液、血液或者含有体液、血液的医疗器械、物品;保留类型为暴露源刺伤或割伤皮肤,且损伤程度较重,为伤口深或者割伤物有明显可见的血液。

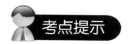考点提示

护理安全的防范、锐器伤的职业防护、化疗药物的职业防护。

直通护考

一、A1/A2 型题(以下每一道考题下面有 A、B、C、D、E 五个备选答案,请从中选择一个最佳答案)

1. 以下护理操作中能引起锐器伤的是( )。

A. 测量血压　　　　　　　　B. 双手回套护针帽　　　　　　　　C. 测量体温

D. 铺床　　　　　　　　　　E. 书写交班报告

2. 以下操作中哪一项职业损伤的危险因素较少?( )

A. 用手折弯或弄直针头　　　　　　　　　B. 双手分离污染针头

C. 直接接触医用垃圾　　　　　　　　　　D. 戴手套为患者采血

E. 徒手接触手术刀片和针头

3. 对化疗护士的素质要求不包括( )。

A. 加强身体锻炼　　　　　　B. 定期检查　　　　　　　　C. 经过专业培训

D. 每隔 6 个月检查肝功能　　E. 妊娠护士没有必要避免接触化疗药物

二、A3/A4 型题(以下提供若干个案例,每个案例下设若干个考题。请根据各考题题干所提供的信息,在每道题下面的 A、B、C、D、E 五个备选答案中,选择一个最佳答案)

(4～5 题共用题干)

护士小李,25 岁,在传染病房工作,为患者拔针时,不慎被针头刺伤。

4. 应该如何处理?( )

A. 肥皂水冲洗、局部挤压、75%乙醇消毒

B. 肥皂水冲洗、在伤口旁轻轻挤压、75%乙醇消毒、包扎、报告主管部门

C. 报告主管部门、打预防针、生理盐水冲洗

D. 局部挤压、报告主管部门、打预防针

E. 冲洗、包扎、报告主管部门

5. 为防止职业暴露造成的疾病传播,小李应立即(　　)。

A. 从伤口的远心端向近心端挤压

B. 从伤口的近心端向远心端用力挤压

C. 从伤口的近心端向远心端轻轻挤压,排出伤口部位的血液

D. 无需挤压,以免病原体入血

E. 在伤口局部挤压

（王　雪）

项目四 患者的生活护理

学习目标

知识目标：

掌握压疮的预防及护理，医院饮食种类、适用范围，正常排尿、排便的评估，异常排尿、排便的观察及护理，冷热疗法的作用和禁忌证；熟悉皮肤护理的评估，晨晚间护理，一般饮食护理，影响排尿、排便的因素，出入液量记录，影响冷、热疗法的因素；了解口腔护理、头发护理的评估。

能力目标：

能运用护理程序实施口腔护理、皮肤护理技术、鼻饲技术、导尿术、各种灌肠技术及冷疗技术。

任务一 患者的清洁护理

要点导航

重点：清洁护理操作技术，压疮的预防与护理措施。

难点：常用漱口溶液的选择，床上擦浴的操作技术。

案例引导

患者，男，56岁，退休教师，患大叶性肺炎入院，高热昏迷7天，经过抗生素治疗后，体温下降，病情好转。近日在进食时感觉口腔疼痛，发现在其舌尖及上唇内侧黏膜破溃，附着白色膜状物。问题：

1. 如何为此患者进行口腔护理？

2. 怎样对该患者及家属进行口腔卫生指导？

清洁是每个人的基本需要之一,是满足身心舒适与健康的方法。通过清洁可以除去身体表面的污垢,防止微生物的繁殖,促进血液循环,有效预防感染和并发症。同时,清洁还可以促进患者舒适,维持患者良好的自我形象,增强自信心。当人患病时,对清洁的需要会更强烈。由于疾病的原因,患者自我照顾能力下降,所以不能满足自身对清洁的需要。因此,护士要及时评估患者的健康及清洁状况,做好清洁护理是护士的重要职责。患者的清洁护理包括口腔护理、头发清洁护理、皮肤清洁护理以及晨晚间护理等。

一、口腔护理

许多病原微生物都是通过口腔侵入人体的,口腔内的温度、湿度和食物残渣很适宜微生物的生长繁殖。口腔中有大量正常和致病的菌群,正常人由于身体抵抗力强,每天可以通过饮水、进食、刷牙、漱口等活动,达到减少和清除致病菌的作用,所以不会有口腔健康问题。当人在疾病状态时,身体抵抗力下降,有的患者还会出现饮水以及进食障碍,口腔内致病菌大量繁殖,会出现各种口腔问题,如口腔炎症、口腔溃疡、龋齿、口臭,甚至发生中耳炎、腮腺炎等并发症。这些口腔问题不仅引起患者食欲减退、局部疼痛,还影响了患者的自我形象,因此做好口腔护理非常重要。

(一)口腔健康状况评估

1. 自理能力的评估 患者有无自主活动的能力以及口腔清洁的能力,能否配合口腔护理。

2. 口腔卫生习惯及保健知识的评估 评估患者每日口腔清洁的情况,如刷牙次数与方法、牙具的选择等,义齿的清洁保养情况;对于口腔卫生重要性的认识以及预防口腔疾病知识的掌握程度。

3. 口腔卫生状况评估 口唇是否红润,有无干裂;口腔黏膜是否完整,有无破损、溃疡以及出血;牙齿是否整齐,有无龋齿、义齿和牙垢;牙龈是否肿胀,有无出血和萎缩;舌的颜色、湿润度,舌苔的颜色和薄厚;腭部、扁桃体的颜色,有无肿胀;口腔有无气味等。

(二)口腔健康维护

1. 口腔卫生指导 健康的口腔应具备以下要素:没有任何疼痛和不适,具有良好的功能——咀嚼、吞咽和语言功能。世界卫生组织关于口腔健康的标准是"牙齿清洁,无龋齿,无痛感,牙龈颜色正常,无出血"。护士应向患者宣传口腔卫生的重要性,介绍口腔健康维护的相关知识,指导患者及家属正确地维护口腔健康,预防口腔并发症的发生。

(1)良好的口腔卫生习惯:保持口腔清洁,每天早晚刷牙,餐后漱口,减少龋齿的发生。维持正确而均衡的饮食习惯,不要养成偏侧咀嚼习惯,定期到医院检查,预防口腔疾病的发生。

(2)口腔清洁用具的选择:口腔清洁用具包括牙刷、牙膏和牙线等。选择牙刷时应选用小头、圆头、软毛的尼龙牙刷。牙刷每个季度至少更换一次,刷毛变硬、磨损要及时更换。牙膏应没有腐蚀性,以防损伤牙齿。目前市面上牙膏种类繁多,牙膏大致可以分为普通牙膏、功效牙膏两类。可以根据自己的需要经常轮换使用,不应固定使用同一种牙膏。

(3)正确的刷牙方法:刷牙一般在早晨起床之后和临睡前,刷牙的重点部位是牙齿的邻面、磨牙的咬合面、牙龈沟。习惯使用的拉锯式横刷法容易损伤牙体和牙周组织,而且刷毛不易深入牙齿间隙,因此效果不佳。刷牙的正确方法是:将牙刷毛面轻放在牙齿及牙龈沟上,与牙齿呈45°角,快速环形震颤,每次刷2~3颗牙,每刷完一个部位再刷相邻的部位。门齿的内侧面可用牙刷的毛面顶端旋转刷洗；牙齿咬合面应用牙刷毛面平行反复来回刷洗；牙齿刷完再刷舌头，由里向外刷洗。每次刷牙时间以不少于 3 min 为宜。还有一种方法为上下竖刷法，沿牙齿的纵向刷洗，牙齿的内、外以及咬合面都刷洗干净。

（4）正确使用牙线剔牙：牙线有助于对牙刷不能达到的邻面间隙或牙龈乳头处的清洁，对清除牙间隙内的食物残渣或牙齿邻面的牙菌斑有较好的效果。我们提倡牙线剔牙，不宜选用牙签剔牙，以免损伤牙龈。取 18 cm 左右长的牙线，将牙线两端较长部分绕在两手中指上，中间预留 1～2 cm 用来剔牙。不要强行用力将线压入牙间隙，有紧而不过的感觉时，可在牙齿接触面处采用拉锯式的前后移动，轻柔地让牙线滑入间隙。牙线可移到牙龈沟底以清洁龈沟区，但不能进入牙龈组织，以免损伤柔软的牙龈组织。用两手指将牙线在每侧牙面上刮 4～6 次，直到牙面发出"吱吱"声牙面清洁为止。不要使用同一段牙线清洁不同的牙齿，当牙线磨损或污染时，可转动中指放出另一段完好的牙线来继续使用。取出牙线的方法与剔牙的方法类似，将牙线轻轻来回拉动，慢慢从牙缝中取出（图 4-1）。

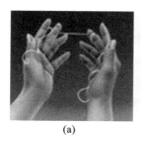 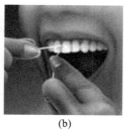 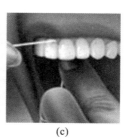

　　(a)　　　　　　　　　(b)　　　　　　　　　(c)

图 4-1　牙线的使用

2. 义齿的清洁护理　　有义齿（假牙）者白天应佩戴，以增进咀嚼功能、保持良好的口形。晚上可将义齿摘下，使牙床得到保养。义齿取下后应清洗干净，洗刷义齿不能用坚硬毛刷，避免损伤表面结构。亦不可用力太猛以免造成义齿的折断、变形。义齿刷洗干净后放入有标记的冷水杯中，禁止放入乙醇或热水中浸泡，以免变形、变色和老化。

（三）特殊口腔护理

特殊口腔护理是指对禁食、高热、昏迷、鼻饲、术后、口腔疾病、血液病以及生活不能自理的患者所进行的口腔护理。

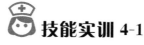

技能实训 4-1

特殊口腔护理

【目的】

1. 保持口腔清洁湿润，促进患者舒适，预防口腔感染等并发症的发生。

2. 去除口臭、牙垢，增进患者食欲，维持口腔正常功能。

3. 观察口腔内的情况，如口腔黏膜、舌苔及气味是否正常，提供病情变化的信息，协助进行疾病诊断。

【评估】

1. 患者的病情，意识状态，对口腔护理的认识、心理反应，自理能力，以及对口腔卫生知识的了解和合作程度。

2．患者口腔的卫生状况。

【计划】

1．护士准备　洗手，戴口罩，向患者解释特殊口腔护理的目的和注意事项。

2．用物准备

（1）治疗盘内备：治疗碗（内含漱口液浸湿的棉球不少于 16 个，弯血管钳、镊子）、压舌板、漱口杯、吸水管、棉签、纱布、治疗巾、弯盘，必要时备开口器。

（2）常用的漱口溶液：见表 4-1。

（3）外用药：常用的有冰硼散、西瓜霜、口腔溃疡贴、液体石蜡、维生素 B_2 粉末、锡类散、制霉菌素甘油等。

表 4-1　口腔护理常用漱口溶液

名称	作用	适用的口腔 pH 值
0.9%氯化钠溶液	清洁口腔，预防感染	中性
朵贝尔溶液（复方硼砂溶液）	轻度抑菌，除臭	中性
1%～3%过氧化氢溶液	防腐、防臭，适用于口腔有溃烂、坏死组织者	偏酸性
0.02%呋喃西林溶液	清洁口腔，广谱抗菌	中性
1%～4%碳酸氢钠溶液	适用于真菌感染，碱性溶液	偏酸性
2%～3%硼酸溶液	抑制细菌，酸性防腐溶液	偏碱性
0.1%醋酸溶液	适用于绿脓杆菌感染	偏碱性
洗必泰（0.01%氯己定溶液）	清洁口腔，广谱抗菌	中性
0.08%甲硝唑溶液	适用于厌氧菌感染	中性

3．患者准备　患者了解特殊口腔护理的目的、方法和配合要点。

4．环境准备　病室环境安静整洁，光线适宜。

【实施】　见表 4-2。

表 4-2　特殊口腔护理操作流程

操作程序	操作步骤	要点说明
1．核对解释	＊备齐的用物携至患者床旁，核对床号、姓名并向患者及家属解释操作的目的及配合方法	·尊重患者，取得合作
2．安置体位	＊协助患者侧卧或仰卧，头偏向护士颌下及胸前铺治疗巾	·保护床单位及患者衣服不被浸湿
3．观察口腔	＊用棉球湿润口唇，协助患者漱口	·避免口唇干裂，张口时破裂出血，昏迷患者不可漱口
	＊嘱患者张口，护士一手拿手电筒，另一手拿压舌板撑开颊部，检查口腔	·观察口腔具体情况（见口腔健康状况评估）

续表

操作程序	操作步骤	要点说明
4.擦洗口腔	*昏迷及无法自行张口、牙关紧闭者,可用开口器协助张口 *有义齿者取下 *清点棉球数目,嘱患者张口,用弯血管钳夹取漱口液浸湿的棉球擦洗 *嘱患者咬合上下齿,用压舌板撑开患者左侧颊部,擦洗牙齿左外侧面。同法擦洗牙齿右外侧面 *嘱患者张口,擦洗牙齿的左上内侧面、左上咬合面、左下内侧面、左下咬合面,呈"Z"字形擦洗左侧颊部;同法擦洗右侧 *由内向外擦洗硬腭、舌面、舌下	·开口器从臼齿处放入,牙关紧闭者不可暴力使其张口 ·防止棉球遗留在口腔 ·夹紧棉球,每次一个,以不滴水为宜 ·由内向外擦洗 ·擦洗动作要轻柔,防止弯血管钳前端碰伤口腔黏膜和牙龈,尤其是对凝血功能差的患者要特别注意 ·勿触及咽部,以免引起患者恶心
5.漱口涂药	*协助患者漱口,用纱布擦去嘴角水渍,再次清点棉球数目。如口腔有溃疡、感染等情况,酌情涂药	·保持口腔清爽,必要时协助患者清洁义齿并佩戴
6.整理记录	*协助患者取舒适卧位,整理床单位与用物。洗手记录	

【注意事项】

1. 含漱口液的棉球以拧到不滴水为宜,以防患者将漱口液吸入到呼吸道。
2. 护士在操作前后清点棉球数目。
3. 义齿应刷洗干净,放在冷水中备用,每日更换清水。
4. 长期应用抗生素的患者,要注意观察口腔内有无真菌感染。

【评价】

1. 患者口腔清洁湿润,无异味,感到清洁舒适。
2. 未损伤口腔黏膜和牙龈,操作过程中未感到恶心。
3. 棉球湿度适宜,未引起呛咳。棉球数目前后一致。

二、头发清洁护理

案例引导

　　患者,女,32岁。因多发性肋骨骨折生活不能自理,已经4天未洗头了。你是该患者的责任护士,请完成下面的任务:

　　1. 请帮助患者进行床上梳发,每天2～3次。

　　2. 为患者进行床上洗发,每周1～2次。

头发的清洁是患者清洁护理的一项重要内容。头部的皮脂腺分布较多,皮脂、汗液伴灰尘黏附于头皮、头发上形成污垢。经常梳理和清洗头发,可以及时除去头皮屑和灰尘,保持头发清洁、易于梳理,还可以促进头部血液循环,促进头发生长,预防感染发生。良好的头发外观有利于维持个人良好的形象,增强自信。对于病情较重,生活不能自理的患者,护士应协助其做好头发的护理。

(一)头发健康状况评估

1. 头发情况评估 评估头发的分布、浓密、长度、清洁状况,头发有无光泽,有无头皮屑,发质是否粗糙、干燥,发梢有无分叉,头皮有无瘙痒、破损或皮疹。

2. 自理能力评估 评估患者是否卧床,有无肢体活动受限,有无自行梳发和洗发的能力,梳发和洗发时需要完全协助还是部分协助。

3. 头发护理知识的评估 评估患者和家属对于有关头发清洁护理知识的了解程度,比如梳发、洗发用品的选择,方法是否正确等。

(二)头发卫生保健

1. 头发卫生习惯 定期洗发可以清除头发及头皮的污垢,保持头发清洁,促进头皮血液循环,使头发获得充足的营养。洗发次数应根据个人发质和季节灵活掌握,一般每周洗发 1~2 次。

2. 正确的梳发 梳发应选择木质梳或牛角梳较好,梳齿以圆钝为佳,不应太锋利,以免损伤头皮。梳发时动作要轻柔,每日梳发 2~3 次。

3. 正确的洗发、护发 洗发的水温适宜,洗发时用指腹轻轻揉搓,禁忌用指甲抓洗。建议使用无硅油洗发水,最好使用护发素。洗完后用毛巾或干发毛巾擦干,或自然晾干。如用吹风机吹发温度不宜太高,不宜离头皮太近。束发不要过紧,少烫发或染发。夏季应做好头发防晒,冬季应保暖。建议经常按摩头皮。

4. 全身养护 健康的身体,合理的营养,良好的心情以及充足的睡眠是美发的基础。膳食多样,营养均衡,多吃粗粮、黑芝麻、黑豆、核桃等具有美发功能的食物;充足的睡眠,劳逸结合,适量运动,生活有规律,保持心情舒畅,能为头发提供丰富的营养。

(三)头发护理

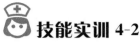

技能实训 4-2

床 上 梳 发

【目的】

1. 除去头发污垢和头皮屑,预防感染。

2. 按摩头皮,促进头部血液循环。

3. 协助不能自理的患者保持头发的清洁、美观,促进患者舒适,增强自信。

【评估】 评估内容同"头发健康状况评估"。

【计划】

1. 护士准备 衣帽整洁,洗手、戴口罩。

2. 用物准备 治疗盘内备梳子、治疗巾、纸袋,必要时备 30% 乙醇、发夹、橡皮圈。

3. 患者准备 了解梳发的目的及配合方法,病情允许时采取半坐卧位。

4.环境准备　宽敞、明亮，整洁。

【实施】　见表4-3。

表4-3　床上梳发操作流程

操作程序	操作步骤	要点说明
1.核对、解释	*备齐用物携至患者床旁，核对床号、姓名并向患者及家属解释操作的目的及配合方法	·尊重患者，取得合作
2.安置体位	*协助患者坐起或半坐，肩上铺治疗巾；如患者不能坐起，可平卧、头偏向一侧，铺治疗巾于枕头上	·避免头皮屑和脱落的头发掉落枕头上
3.梳理头发	*将头发由中间梳向两边，一手持梳子另一手握住一股头发，从发根至发梢，从上至下。若是长发或头发打结不易梳理，可将头发绕在示指上慢慢梳理，或是用30%乙醇湿润头发，再慢慢梳理开	·尽量使用圆钝齿的梳子，防止损伤头皮，如是卷发也可选用齿间较宽的梳子
4.编辫、束发	*长发可编成辫子或扎成束	·头发不可扎得太紧，防止疼痛
5.处理脱发	*将脱落的头发放于纸袋中	
6.整理、记录	*协助患者躺卧舒适，整理床单位；清理用物，洗手，记录	

【注意事项】

1.尊重患者习惯，尽量满足个人的要求。

2.梳发时避免强行牵拉，使患者感觉疼痛。

【评价】

1.操作中动作轻柔，患者感觉舒适。

2.患者外观整洁，身心愉悦。

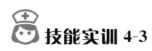

技能实训 4-3

床上洗头

【目的】

1.去除头皮屑和污垢，保持头发清洁，减少感染机会。

2.按摩头皮，促进血液循环，有利于头发的生长和代谢。

3.促进患者舒适和美观，有利于患者维护良好的自我形象，增强自信心。

【评估】　评估内容同"头发健康状况评估"。

【计划】

1.护士准备　衣帽整洁，洗手、戴口罩。

2.用物准备

(1)扣杯法洗头法：①脸盆、搪瓷杯、毛巾两块、橡胶管一根。②治疗盘内备大、小橡胶单各 1 块,毛巾 2～3 块,大毛巾或浴巾 1 块,眼罩或纱布、棉球至少 2 个(不吸水棉球最佳),别针 1 个,木质梳子 1 把,镜子 1 个,洗发水 1 瓶,必要时备护发素和电吹风。③水壶(内盛 43～45 ℃热水,也可按患者习惯调制温度)、量杯、污水桶。

(2)马蹄形垫洗头法:治疗车上备橡胶马蹄形垫或自制马蹄形垫,其余同扣杯法洗头法。

(3)洗头车洗头法:洗头车,其余同扣杯法洗头。

3.患者准备　了解洗发的目的及配合方法,协助患者排便。

4.环境准备　宽敞、明亮,整洁。关闭门窗,调节室温为 22～26 ℃。

【实施】　见表 4-4。

表 4-4　床上洗头操作流程

操作程序	操作步骤	要点说明
1.核对解释	*备齐用物携至患者床旁,核对床号、姓名并向患者及家属解释操作的目的及配合方法	·尊重患者,取得合作
2.安置体位	*将小橡胶单和浴巾垫于枕头上,将患者衣领松开并向内反折,毛巾围在患者颈部,用别针固定	·保护大单、枕头、患者衣服不被浸湿
3.放置用具	*根据现有条件选择洗头方法 ①扣杯法洗头法:将橡胶单和治疗巾铺于患者头部大单上,放脸盆 1 个,盆底铺毛巾,毛巾上倒扣搪瓷杯,杯上放防水膜包裹的毛巾。协助患者头部枕于毛巾上。脸盆内置橡胶管 1 只,下端接污水桶(图 4-2) ②马蹄形垫洗头法:协助患者取仰卧位,斜躺在床边,移枕于肩下,患者头躺在马蹄形垫内。也可用橡胶单自制马蹄形垫。马蹄形垫的下方开口处接污水桶(图 4-3) ③洗头车洗头法:协助患者取仰卧位,斜躺在床边,移枕于肩下,患者头躺在洗头车的头托上(图 4-4)	·操作中利用力学原理,身体靠近床边,避免疲劳 ·利用虹吸原理,将污水引入污水桶
4.塞耳、遮眼	*用棉球塞住双耳,用纱布遮盖双眼	·防止洗头过程中水流入耳朵或眼内
5.洗发	*将头发梳顺,用水温合适的温水冲洗湿润头发,均匀涂抹洗发液,揉搓头发,同时用指腹从前额至头顶按摩头皮。脱发置于纸袋内,用温水反复冲洗,直至洗净为止。根据患者习惯选择是否使用护发素	·操作过程中注意观察患者的一般情况,如有面色苍白、出冷汗等情况应立即停止洗头
6.擦干,梳发	*解下颈部毛巾,擦去头发上的水,包住头发。取下耳道的棉球和纱布,用小毛巾擦干脸	

续表

操作程序	操作步骤	要点说明
7. 撤用物,吹干头发	*撤去洗头用具,将枕头从患者肩下移至头部,解下包头的毛巾或干发毛巾,擦干,梳顺,再用大毛巾擦干或电吹风吹干,梳理整齐	· 及时擦干头发,防止患者感冒
8. 整理、记录	协助患者躺卧舒适,整理床单位。清理用物,洗手、记录	

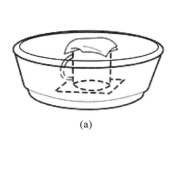 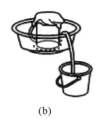 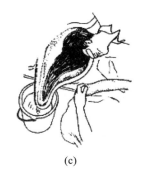

　　　　(a)　　　　　　　　(b)　　　　　　　　(c)

图 4-2　扣杯法洗头法

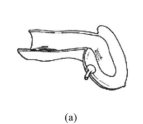 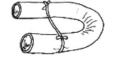

　　　　(a)　　　　　　　　(b)　　　　　　　　(c)

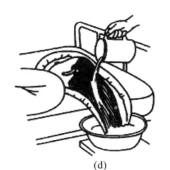 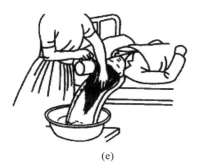

　　　　(d)　　　　　　　　(e)

图 4-3　马蹄形垫洗头法

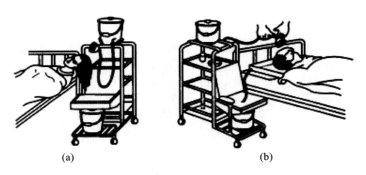

(a)   (b)

图 4-4　洗头车洗头法

【注意事项】

1. 注意调节好室温和水温,及时擦干或吹干头发,防止患者烫伤或受凉。

2. 洗发过程中动作轻柔,防止水或洗发液进入患者眼睛或耳朵内,避免浸湿患者衣服或枕头、大单。

3. 随时观察患者病情变化,如有面色、呼吸、脉搏等异常,应立即停止洗头。

4. 洗发时间不宜过长,以免引起患者头部充血、疲劳,导致患者身体不适。

5. 洗发过程中注意与患者的沟通,及时了解患者的感受,并及时处理。

【评价】

1. 洗头过程中动作轻稳,正确使用节力原则。

2. 患者安全,无不适和病情变化。

3. 患者感觉清洁舒适。

三、灭头虱、头蚬法

头虱和头蚬的产生与卫生条件差、环境拥挤或与有头虱的人接触有关。头虱和头蚬不仅会传播疾病,被头虱叮咬后的头皮还会出现红斑、丘疹、发痒。头皮被抓破,容易感染化脓,严重的还会有浆液渗出,使头发粘连成团,散发臭味,甚至会引起流行病的传播,如流行性斑疹伤寒、回归热等。为患者进行头发护理时,如发现患者有头虱、头蚬,应立即采取灭头虱、头蚬的措施。

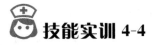

技能实训 4-4

灭头虱、头蚬法

【目的】　消灭头虱和头蚬,预防头皮感染和疾病传播。

【评估】

1. 患者的病情和合作程度。

2. 患者头虱、头蚬的分布情况。

3. 患者对头发清洁卫生知识的了解程度。

【计划】

1. 护士准备　衣帽整洁,洗手、戴口罩、手套,穿好隔离衣。

2.用物准备

(1)常用的药液:①30%含酸百部酊:百部 30 g,加入 50%乙醇 100 mL,纯乙酸 1 mL 盖严,48 h 后即可使用。②30%百部含酸煎剂:百部 30 g,加水 500 mL 煎煮 30 min,用双层纱布过滤,将药液挤出,将药渣再加入 500 mL 水,煎煮 30 min,再次过滤,挤出药液。两次药液合并再煎至 100 mL,冷却后加入纯乙酸即可。

(2)洗发用物:治疗巾 2 块,治疗碗内装灭虱药液、别针、篦子(齿内嵌少许的棉花)、纱布、塑料帽子、布口袋、纸、清洁病号服和被服。

3.患者准备　必要时动员患者剪短头发。

4.环境准备　宽敞、明亮,整洁,关闭门窗,调节室温为 22～26 ℃。

【实施】　见表 4-5。

表 4-5　灭头虱、头虮操作流程

操作程序	操作步骤	要点说明
1.核对、解释	*护士穿隔离衣,戴手套,备齐用物携至患者床旁,核对床号、姓名并向患者及家属解释灭头虱和头虮的目的及配合方法 *男性患者或儿童,动员其剃光头发;女性患者剪短发,剪下的头发用纸包裹焚烧	·防止被头虱、头虮感染 ·尊重患者,取得合作
2.涂擦药液	*按照洗头法做好准备,将患者头发分成若干小股,用纱布蘸灭虱药液,按顺序擦遍头发,同时用手揉搓至少 10 min,使药液浸湿全部头发。用塑料帽子包住全部头发	·彻底灭虱,预防传染
3.除虱、灭虮	*24 h 后取下帽子,用篦子篦去死虱和死虮,清洗头发	·如发现仍有活虱,用百部酊反复杀灭
4.更换、消毒	*灭虱完毕,为患者更换衣裤被服,并将污衣服全部放入布口袋内	·凡是患者灭虱之前的布类和接触的隔离衣全部装入布袋扎好袋口送高压消毒
5.整理、记录	*整理床单位,清理用物。取下篦子上的棉花,用火焚烧,梳子和篦子消毒后刷净晾干。洗手、记录	

【注意事项】

1.在操作过程中注意保护别人的自尊。

2.护士在为患者进行灭虱虮操作中应做好防护,避免虱虮传播。

3.防止百部酊沾污患者面部和眼部,用药后注意观察患者局部和全身反应情况。

4.严格执行消毒隔离制度,防止感染的发生。

【评价】

1.灭头虱、头虮彻底,无头虱、头虮的传播。

2.患者头部及全身无不适。

四、皮肤清洁护理

案例引导

患者,女,67岁,因脑出血偏瘫住院治疗,生活不能自理,已经6天没有洗澡了,由于天气炎热,出汗较多。你是该患者的责任护士,请完成下面的任务:

1. 请帮助患者进行床上擦浴。
2. 为预防压疮的发生,应采取哪些措施?

皮肤是人体的天然屏障,具有保护机体,调节体温,吸收、分泌及排泄功能。皮肤由表皮、真皮和皮下组织组成。皮肤的新陈代谢速度很快,其排泄的废物如皮脂、汗液及表皮碎屑等,可与外界的微生物和灰尘结合,黏附在皮肤表面,如未及时清除,则形成污垢,不仅会刺激皮肤,还会使皮肤抵抗力下降,导致细菌繁殖,从而引起各种感染和并发症的发生。做好皮肤的清洁护理,不仅能促进患者舒适,预防感染和压疮的发生,还可以维护患者良好的自我形象,促进康复。

(一)皮肤健康状况评估

1. 皮肤的温度和颜色评估 皮肤的温度反映出皮肤的血液循环量,皮肤的温度可以提供循环异常或炎症的资料。如:休克时,末梢循环较差,皮温会降低;局部有炎症或全身发热时,血液循环量增多,局部皮温会增高。另外,皮肤的温度还会受室温的影响,从而出现颜色的变化。如环境温度过低,皮肤呈发绀状况;环境闷热,皮肤会出现潮红。

2. 皮肤的感觉与弹性的评估 检查皮肤对冷、热、触、痛的感觉是否正常,皮肤弹性是否良好。皮肤发痒多为皮肤干燥或是过敏,老年人或脱水患者一般皮肤弹性差。

3. 皮肤完整性与清洁度的评估 检查皮肤有无破损、斑点、水疱和硬结,皮肤病灶的部位以及范围;检查皮肤是否清洁,根据皮肤的湿润度、污垢和油脂情况,以及身体散发的气味评估皮肤的清洁度。

(二)皮肤卫生保健

1. 皮肤的清洁 油脂积聚在皮肤表面会形成污垢,阻塞毛孔,沐浴是最好的清除油脂污垢的办法。特别容易出汗的人应该常洗澡保持皮肤清洁;皮肤干燥的人应酌情减少洗澡次数。一般身体状况良好者,可行淋浴或盆浴。妊娠7个月及以上的孕妇禁用盆浴。肢体活动受限的患者可以采用床上擦浴的方法。

2. 皮肤的保护 防止皮肤损伤,发现破损时应及时清洁、消毒、涂药。瘙痒性皮肤应避免抓痒,尽量选用对皮肤无损伤的方法或药物来止痒。根据自己的皮肤状况选择清洁与保护皮肤的用品。

(三)皮肤护理技术

对于病情较轻、生活可以自理、可以自行完成沐浴的患者,可采用淋浴或盆浴的方法;对于病情较重、身体虚弱无法下床、活动受限(如使用石膏或牵引等)无法自行沐浴的患者,采取床上擦浴。

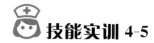技能实训 4-5

淋浴和盆浴

【目的】

1. 去除污垢,清洁皮肤,促进患者舒适。

2. 促进皮肤血液循环,增强皮肤的抵抗力,防止皮肤感染、压疮等并发症的发生。

3. 促进肌肉放松,增加患者活动的机会,防止肌肉萎缩和关节僵硬等并发症的发生。

4. 观察和了解患者皮肤的情况,满足患者的身心需求。

【评估】　评估内容同"皮肤健康状况评估"。

【计划】

1. 护士准备　衣帽整洁,洗手、戴口罩。

2. 用物准备　毛巾 2 条,浴巾 1 条,浴液或香皂,换洗的清洁衣裤,防滑拖鞋。

3. 患者准备　了解淋浴和盆浴的目的、方法以及注意事项。

4. 环境准备　调节室温为 22～26 ℃,水温在 40～45 ℃ 最佳,浴室内有扶手、信号铃,地面有防滑垫,必要时备椅子 1 把。

【实施】　见表 4-6。

表 4-6　淋浴和盆浴

操作程序	操作步骤	要点说明
1. 核对、解释	＊核对患者床号、姓名,向患者解释注意事项,如信号铃的使用方法、贵重物品妥善存放等	·保证患者沐浴时的安全
2. 送入浴室	＊携带用物送患者进入浴室,安置好患者,对于需要帮助的患者,协助其调好水温、脱衣	·叮嘱患者防滑,不要闩门
3. 协助沐浴	＊如为盆浴,浴盆的水位应低于心脏水平,以免引起胸闷。进出浴盆注意防滑 ＊沐浴的时间不可太长,一般不超过 20 min	·入浴时间不可太长,防止发生意外
4. 整理、记录	＊患者洗浴完毕,打扫浴室,整理用物,观察患者沐浴后的情况,需要时做好记录	

【注意事项】

1. 沐浴时间安排在进餐 1 h 之后,防止影响消化系统。

2. 妊娠 7 个月以上的孕妇禁止盆浴;身体虚弱、创伤和心脏病患者不宜淋浴或盆浴。

3. 沐浴中防止受凉、烫伤、滑倒或晕厥等意外情况的发生。

4. 传染病患者根据病种和病情,按照消毒隔离原则进行沐浴。

【评价】

1. 患者沐浴中安全,没有意外发生。

2. 患者沐浴后感到清洁舒适,精神放松、愉快。

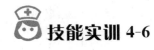

床 上 擦 浴

【目的】

1. 去除污垢,清洁皮肤,促进患者舒适。

2. 促进皮肤血液循环,增强皮肤的抵抗力,防止皮肤感染、压疮等并发症的发生。

3. 使肌肉放松,增加患者活动的机会,防止肌肉萎缩和关节僵硬等并发症的发生。

4. 观察和了解患者皮肤的情况,满足患者的身心需求。

【评估】 评估内容同"皮肤健康状况评估"。

【计划】

1. 护士准备 衣帽整洁,洗手、戴口罩。

2. 用物准备 脸盆和脚盆各1个,水桶2只(一只内装热水50～52 ℃,另一只桶接污水用),毛巾2条,浴巾1条,小橡胶单,浴液或香皂,梳子,50%的乙醇,清洁衣裤和被服。

3. 患者准备 了解床上擦浴的目的、配合方法以及注意事项。

4. 环境准备 调节室温为22～26 ℃,必要时用屏风或窗帘遮挡。

【实施】 见表4-7。

表 4-7　床上擦浴

操作程序	操作步骤	要点说明
1. 核对、解释	*核对患者床号、姓名,向患者解释床上擦浴的目的及配合方法	·取得患者合作
2. 调节温度	*关闭门窗,用屏风遮挡或拉好窗帘,调节室温在22～26 ℃,根据病情放平床头和床尾,移去床档,松开床尾盖被 *将脸盆放在床旁椅上,倒入温水,调节水温为50～52 ℃	·防止患者受凉
3. 擦洗面部	*将毛巾放入脸盆浸湿,拧去多余的水,包在右手上成手套状(图4-5)。擦洗眼部(由内眦向外眦),揉洗毛巾,同法擦洗额部、面颊部、鼻翼、下巴、耳后、下颌、颈部	·注意擦洗耳廓及颈部皮肤皱褶的部位
4. 擦洗上肢	*为患者脱去上衣。第一遍用湿毛巾擦洗,第二遍用涂有浴液的毛巾擦洗,第三遍用湿毛巾擦净浴液,第四遍用浴巾擦干。按顺序擦洗双侧上肢和胸腹部	·先脱近侧再脱对侧。如果肢体有外伤,先脱健侧再脱患侧 ·每擦洗一个部位时,应在下面垫浴巾,避免床铺弄湿 ·注意擦洗净腋窝等皮肤皱褶的部位

续表

操作程序	操作步骤	要点说明
5.擦洗背部	＊协助患者翻身侧卧,背向护士,依次擦洗后颈部、背部、臀部 ＊协助患者穿好清洁上衣	・擦洗完毕后注意观察皮肤有无异常情况,可用50％乙醇按摩骨骼隆突等受压部位 ・穿上衣时,先穿对侧再穿近侧,肢体有外伤时,先穿患侧再穿健侧
6.擦洗下肢	＊协助病人平卧,脱裤。按照顺序擦洗髋部、大腿、小腿	・先擦近侧再擦对侧,注意保暖
7.泡洗双足	＊协助患者屈膝,置小橡胶单和浴巾在患者脚下,两足放于脚盆内,浸泡、洗净、擦干	・保护床铺不被弄湿
8.擦洗会阴	＊将浴巾铺于患者臀下,更换盆、水、毛巾,协助或者指导患者擦洗会阴部位。为患者换清洁裤子	・女性患者应指导其从前向后擦,即从耻骨联合向肛门方向
9.整理、记录	＊为患者梳头,必要时剪指甲,更换床单。协助患者躺卧舒适,整理床单位 ＊清理用物,洗手,记录	・根据情况选用润肤剂

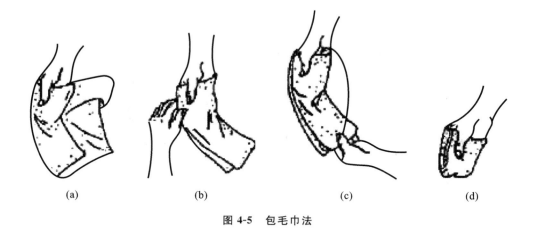

　　(a)　　　　　　　　(b)　　　　　　　　(c)　　　　　　　　(d)

图 4-5　包毛巾法

【注意事项】

1. 擦浴中注意节力原则,操作中,应使患者尽量靠近护士。站立时两脚稍分开,重心在身体中央或稍低处。

2. 关心体贴患者,动作轻柔,减少翻动次数;注意保护患者隐私,减少暴露。

3. 每个部位的擦洗顺序按照一湿二皂三净四干的顺序,脸盆和脚盆不可混用。

4. 注意皮肤皱褶部位的清洁,如脐部、腋窝、腹股沟等。

5. 擦洗过程中注意观察患者情况,如有寒战、面色苍白等异常情况,应立即停止擦浴,并给予适当处理。发现患者有皮肤的异常情况也应及时记录处理。

【评价】

1. 患者擦浴过程安全,没有发生着凉或皮肤损伤等情况。

2. 患者感到清洁、舒适,身心愉快。

3. 患者和家属学习到床上擦浴的知识和技能,护患关系良好。

五、压疮的预防和护理

 案 例 引 导

患者,男,75岁。因脑出血导致身体右侧偏瘫,长期卧床,入院时骶尾部皮肤呈紫红色,有硬结。你是该患者的责任护士,请问:

1. 该患者出现的是什么并发症?

2. 如何对该患者进行护理?

压疮是临床上卧床患者最常见、最严重的并发症,是评价护理工作质量的重要指标。压疮又称压力性溃疡,是由于局部组织长期受压,发生持续缺血、缺氧、营养不良而致组织溃烂坏死。压疮本身不是原发疾病,它大多数是其他原发病未能得到及时良好的护理而引起的并发症。压疮一旦发生,不仅会增加患者痛苦,加重病情,延长康复时间,严重时还会继发感染引起败血症,甚至危及生命。因此压疮的预防和护理是护理工作的重中之重,护士必须做好卧床患者的护理,减少压疮的发生。

(一) 压疮发生的原因

1. 压力因素

(1)垂直压力:引起压疮最主要的原因是垂直压力。患者局部组织遭受持续性垂直压力,特别在身体骨骼隆突处,最容易发生压疮。如果患者长期卧床或坐轮椅,骨折患者夹板内衬垫放置不当、石膏内不平整或有渣屑,身体局部长时间承受超过正常毛细血管所能承受压力的压迫,均会造成压疮(皮肤层下的血管一般可承受的压力为 32 mmHg 左右,如果超过以上的压力,血管便可能发生扭曲、变形从而影响到血液的通过,则有缺血的现象)。

(2)摩擦力:摩擦力作用于皮肤,容易损害到皮肤的角质层。当卧床患者在床上活动或坐轮椅时,皮肤可能受到床单表面或轮椅垫表面的逆行阻力摩擦,如果皮肤被擦伤后又受到汗液、尿液、粪便等的浸渍时,易发生压疮。在床铺皱褶不平,有渣屑,皮肤潮湿或搬动时拖、拉、拽等均会产生较大的摩擦力。

(3)剪力:所谓剪力是由摩擦力与垂直压力相加而成,指一个作用力施于物体上后导致产生一平行反方向的平面滑动(图 4-6)。剪力与体位关系密切,例如平卧抬高床头时身体下滑,皮肤与床铺出现的摩擦力,加上身体垂直方向的重力,从而导致剪力的产生,引起局部皮肤血液循环障碍而发生压疮。剪力比垂直压力更具危害性,因此在为患者抬高床头时,角度不可太大,不要超过30°。

2. 营养状况 全身营养不良的患者,营养摄入不足,出现蛋白质合成减少、负氮平衡、皮

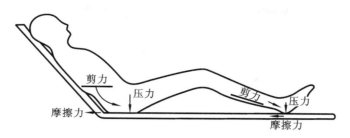

图 4-6　剪力的形成

下脂肪减少、肌肉萎缩,一旦受到压力,骨隆突处的皮肤受压处缺乏肌肉和脂肪组织的保护,引起血液循环障碍,从而出现压疮,如长期发热及恶病质患者。

3. 皮肤抵抗力降低　皮肤经常受潮湿、摩擦等物理性刺激(如石膏绷带和夹板使用不当、大小便失禁、床单皱褶不平、床上有碎屑等),使皮肤抵抗力降低,受力后容易破损从而易发生压疮。

(二)压疮的好发部位

压疮好发于受压和缺乏脂肪组织保护,无肌肉包裹或肌层较薄的骨骼隆突处及受压部位。患者的体位不同,受压部位也不同(图 4-7)。具体见表 4-8。

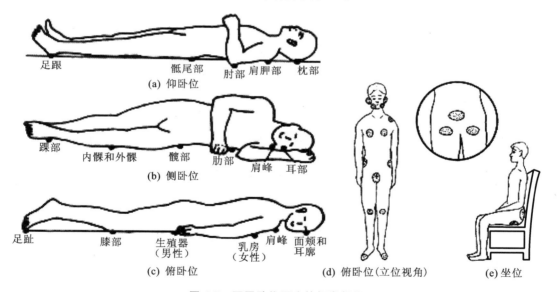

图 4-7　不同卧位压疮的好发部位

表 4-8　不同卧位压疮的好发部位

卧位	好发部位
仰卧位	枕骨粗隆、肩胛部、肘部、脊椎体隆突处、骶尾部、足跟
侧卧位	耳部、肩峰、肘部、肋部、髋部,膝关节的内、外侧及内外踝
俯卧位	耳廓、颊部、肩部、女性乳房、男性生殖器、髂嵴、膝部、足趾
坐位	坐骨结节

（三）压疮的预防

绝大多数的压疮是能够预防的,精心科学的护理可以将压疮的发生率降到最低。预防压疮的关键是去除病因,因此护士在工作中要做到"七勤一好",即勤观察、勤翻身、勤按摩、勤擦洗、勤整理、勤更换、勤交班、营养好。对危重患者和长期卧床的患者,应经常观察皮肤受压情况,严格细致地交接班,通过有效的护理措施预防和杜绝压疮的发生。

1. 避免局部组织长期受压

（1）协助卧床患者经常更换卧位:勤于变换姿势,解除压迫是预防压疮的主要原则。护士应协助和鼓励卧床患者经常更换卧位,解除局部组织长期受压。一般每 2 h 协助患者翻身一次,翻身的间隔时间视患者病情和皮肤情况而定,必要时可缩短时间间隔,建立床头翻身记录卡(表 4-9)。

表 4-9　翻身记录卡

床号:　　　　　　　　　　　　　　　姓名:

日期/时间	卧位	皮肤情况及备注	执行者

（2）保护压疮好发部位:安置好患者体位后,应在身体空隙处垫软枕或海绵垫等来保护骨骼隆突处。必要时可选择气垫褥、水褥、海绵褥等,增大受力面积,降低骨骼隆突处的皮肤所承受的压强(图 4-8)。

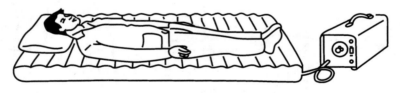

图 4-8　气垫褥

（3）正确使用石膏、绷带以及夹板:骨折或牵引的患者在使用石膏、绷带或夹板固定时,衬垫应平整,松紧度适宜。使用期间严密观察患者局部皮肤与指(趾)端皮肤的颜色、温度、运动状况及感觉,及时询问患者的感觉,如有异常,立即报告医生,采取及时处理。

2. 避免摩擦力和剪力　患者床单应平整、无皱褶、无碎屑,避免皮肤与碎屑及床单皱褶产生摩擦;患者采取卧位或半坐卧位时,防止身体下滑,角度不可太大,一般不超过30°;为患者翻身、更换卧位或更换床单位时,避免拖、拉、拽、推等动作;使用便盆时,检查便盆边缘确保无破损,协助患者抬高臀部,避免硬塞、硬拉等动作,必要时垫布垫或软纸,防止擦伤皮肤。

3. 避免局部潮湿等不良刺激,保护局部皮肤清洁干燥　大小便失禁、出汗多及分泌物多的患者,要及时擦洗干净,及时更换。避免患者直接躺卧于橡胶单或塑料布上。

4. 按摩局部皮肤和背部,促进血液循环　对长期卧床患者,每日进行全范围皮肤检查,按摩受压部位,定期为患者温水擦浴、全身按摩,促进肢体血液循环,减少压疮的发生。

（1）全背按摩:协助患者取侧卧位或俯卧位,露出背部,用纱布蘸适量 50% 乙醇涂于按摩处,用手掌从患者臀部上方开始,沿脊柱两侧向上按摩至肩部时用环状动作向下至腰部止,反复数次按摩,再用拇指指腹由骶尾部开始沿脊柱按摩至第七颈椎处。

（2）局部按摩:蘸少量50％乙醇涂于按摩处,以手掌大、小鱼际部分紧贴皮肤,做压力均匀的按摩,由轻到重、由重到轻,每处 3～5 min(图 4-9)。

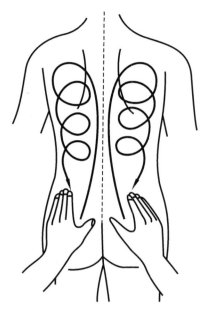

图 4-9　背部按摩

（3）电动按摩器:电动按摩器是利用电磁作用,引导治疗器按摩头振动,以代替各种手法按摩。操作者持电动按摩器,根据患者的不同部位选择合适的按摩头,贴紧皮肤进行按摩。

5. 改善全身营养状况,保证充足的营养　长期卧床或病重者,应注意全身营养,在病情允许情况下,给予高蛋白、高维生素及富含锌的食物,增强机体抵抗力及组织修复能力。必要时给予血浆、全血、复合氨基酸、维生素 C、锌剂,以促进蛋白质和胶原的合成。不能进食者可考虑胃肠外营养。

6. 健康教育　向患者及家属介绍压疮发生、发展及预防、治疗护理的一般知识,使其能够检查易发部位的皮肤状况并做出正确判断,与患者一起制订活动计划。

（四）压疮的分期与临床表现

根据压疮的发展程度和侵害程度,压疮分为四期。

1. 第一期　淤血红润期:此期为压疮初期。身体局部受压组织出现红、肿、热、麻木、触痛等症状,解除压力 30 min 后,皮肤不能恢复正常颜色。此期皮肤完整性并未破坏,为可逆性改变。如果能采取积极措施,及时解除原因,可阻止压疮的进一步发展。

2. 第二期　炎性浸润期:如果红肿部位持续受压,血液循环得不到改善,受压表面皮肤颜色转为紫红,皮下产生硬结,皮肤因水肿变薄而出现水疱,此时极易破溃,患者有疼痛感。

3. 第三期　浅度溃疡期:全层皮肤破坏,表皮水疱逐渐扩大、破溃,创面有黄色渗出液,感染后脓液流出,致使浅层组织坏死,形成溃疡,患者的疼痛剧烈。

4. 第四期　坏死溃疡期:坏死组织进一步侵入真皮下层和肌肉层,感染扩展到周围与深部组织,甚至深达骨面,脓液增多,坏死组织发黑,有臭味,严重者引起败血症,危及患者生命。

知识链接

美国全国压疮顾问小组(NPUAP)2007年压疮最新分类

1. 可疑的深部组织损伤:皮下软组织受到压力或剪切力的损害,局部皮肤完整但可出现颜色改变如紫色或褐红色,或导致充血的水疱。与周围组织比较,这些受损区域的软组织可能有疼痛、硬块、黏糊状的渗出、潮湿、发热或冰冷。

2. 第一期压疮淤血红润期——"红、肿、热、痛或麻木,持续30 min不退",在骨隆突处的皮肤完整伴有压之不褪色的局限性红斑。深色皮肤可能无明显的苍白改变,但其颜色可能与周围组织不同。

3. 第二期压疮炎性浸润期——"紫红、硬结、疼痛、水疱",真皮部分缺失,表现为一个浅的开放性溃疡,伴有粉红色的伤口床(创面),无腐肉,也可能表现为一个完整的或破裂的血清性水疱。

4. 第三期压疮浅度溃疡期——表皮破损、溃疡形成。典型特征:全层皮肤组织缺失,可见皮下脂肪暴露,但骨头、肌腱、肌肉未外露,有腐肉存在,但组织缺失的深度不明确,可能包含有潜行和隧道。

5. 第四期压疮坏死溃疡期——侵入真皮下层、肌肉层、骨面,感染扩展,典型特征:全层组织缺失,伴有骨、肌腱或肌肉外露,伤口床的某些部位有腐肉或焦痂,常常有潜行或隧道。

6. 无法分期的压疮典型特征:全层组织缺失,溃疡底部有腐肉覆盖(黄色、黄褐色、灰色、绿色或褐色),或者伤口床有焦痂附着(碳色、褐色或黑色)。

(五)压疮的治疗与护理

1. 第一期 淤血红润期:此期护理的重点在于解除危险因素,避免压疮进一步发展。因为此期可逆,应及时采取积极措施,保持皮肤清洁干燥,防止局部继续受压,应避免摩擦、潮湿等刺激,保持局部干燥,增加翻身次数。

2. 第二期 炎性浸润期:此期治疗护理的重点在于保护皮肤创面,预防感染。除继续加强上述措施外,对未破的小水疱(直径小于5 mm)应减少摩擦,防止破裂感染,让其自行吸收;大水疱(直径大于5 mm)在无菌操作下,用无菌注射器抽出水疱内液体(不剪表面),表面涂以消毒液或用红外线照射,每次15 min,保持创面干燥,起到消炎、促进血液循环的作用。

3. 第三期和第四期 浅度溃疡期和坏死溃疡期:此两期的治疗护理关键为解除压迫,控制感染,祛除坏死组织和促进创面愈合。主要措施为局部伤口的护理与支持措施。

(1)清洁伤口:可用无菌生理盐水或3%的过氧化氢溶液清洗伤口,除去坏死组织,抑制细菌生长。

(2)换药和包扎:临床上常用一些特制的薄膜、塑料来覆盖创面,为控制感染和增加局部营养供给,可在创面上覆盖浸有抗生素溶液或人血白蛋白溶液的纱布,再用无菌敷料包扎。中草药治疗、高压氧疗、高频电疗等有促进局部创面血液循环,促进组织生长的作用,也能用于压疮的治疗。大面积压疮或久治不愈者可考虑手术清除坏死组织,行皮瓣移植,以促使伤口愈合。

六、晨晚间护理

案例引导

　　患者,女,45岁。因急性脑出血入院治疗,绝对卧床休息,生活不能自理。你是该患者的责任护士,请完成下面的任务:

　　请帮助患者进行晨晚间护理。

　　晨晚间护理主要适用于长期卧床的生活不能够自理的患者,如危重、昏迷、瘫痪、高热、大手术后以及年老体弱的患者。护士为其进行晨晚间护理,可以促进患者保持清洁,身心舒适,还可以及时观察了解病情变化,为诊断、治疗和护理提供依据。对于可以离床活动或是病情较轻的患者,护士协助或指导其正确地进行晨晚间护理。

　　（一）晨间护理

　　晨间护理是一天护理工作的开始。患者经过一夜的睡眠,往往需要做一些必要的清洁护理,以维持身心舒适,开始一天愉快的生活。晨间护理可以培养护士观察病情的习惯及能力,增进护患感情,得到患者及家属的配合,提高服务的满意度,减少纠纷。晨间护理一般在清晨诊疗工作前完成。

　　1．目的

　　（1）促进身体受压部位的血液循环,预防压疮、肺炎等并发症。

　　（2）保持病室整洁、美观,促进患者清洁、舒适。

　　（3）观察和了解患者病情,为诊断、治疗和护理提供依据。

　　（4）及时发现患者存在健康的问题,做好心理护理和卫生指导。

　　（5）保持病床和病室整洁、美观。

　　2．内容

　　（1）问候患者,观察病情,了解其睡眠情况。

　　（2）协助患者排便、留取标本,更换引流管。

　　（3）协助进行清洁护理,如刷牙或口腔护理、洗脸、洗手,梳头,协助翻身,检查皮肤受压情况,使用50％乙醇按摩。

　　（4）整理床铺,需要时更换床单位。

　　（5）进行心理护理和卫生宣教,酌情开窗通风。

　　（二）晚间护理

　　晚间护理不仅使病室内保持安静、整洁,使患者能舒适入睡,还可以了解患者的病情变化及心理反应,鼓励其战胜疾病的信心。晚间护理一般在患者入睡前。

　　1．晚间护理的主要目的

　　（1）使病室内保持安静、整洁。

　　（2）使患者清洁、舒适,易于入睡。

　　（3）观察患者病情,满足患者身心需要。

2. 内容

（1）协助排便、口腔护理、洗脸、洗手，帮助患者梳头，热水泡脚，为女性患者清洁会阴。

（2）帮助患者变换卧位协助翻身，检查皮肤受压情况，使用50％乙醇按摩。

（3）整理床铺，必要时增加毛毯或盖被。

（4）创造良好的睡眠环境，调节光亮及室温，酌情开关门窗。

（5）经常巡视病房，了解患者睡眠情况，观察病情，并酌情处理。

 考点提示

口腔护理对象，沐浴、床上擦浴的水温，口腔护理及床上擦浴的注意事项；常用漱口溶液的选择，灭头虱、头虮法；压疮的定义、好发部位、分期及临床表现。

直通护考

一、A1/A2型题（以下每一道考题下面有A、B、C、D、E五个备选答案，请从中选择一个最佳答案）

1. 为昏迷患者进行口腔护理时，不需要准备的用物是（　　）。

A. 手电筒　　　B. 血管钳　　　C. 开口器　　　D. 棉签　　　E. 吸水管

2. 压疮淤血红润期的主要表现是（　　）。

A. 受压皮肤颜色紫红　　　　B. 皮下产生硬结　　　　C. 局部皮肤红肿

D. 表皮出现水疱　　　　E. 溃疡形成

3. 患者，男，60岁。车祸致颅脑损伤伴下肢粉碎性骨折。深昏迷，营养状况差，轻度水肿。评估见骶尾部皮肤紫红色，有皮下硬结，并有小水疱。患者目前的皮肤状况处于（　　）。

A. 正常　　　　B. 压疮淤血红润期　　　　C. 压疮炎性浸润期

D. 压疮浅度溃疡期　　　　E. 压疮坏死溃疡期

4. 患者，男，29岁。因外伤致昏迷，需鼻饲。护士在晨晚间为其进行口腔护理的目的不包括（　　）。

A. 保持口腔清洁　　　　B. 清除口腔内一切细菌　　　　C. 清除口臭、口垢

D. 观察口腔黏膜　　　　E. 预防并发症

5. 患者，女，65岁。因脑出血致右侧肢体瘫痪。护士为其梳发，错误的操作是（　　）。

A. 协助患者抬头，将治疗巾铺于枕头上　　　　B. 将头发从中间分为两股，分股梳理

C. 梳发时由发根梳至发梢　　　　D. 脱落的头发置于纸袋中

E. 打结的头发用甘油湿润后慢慢梳理

6. 护士为一级护理患者行晨、晚间护理的适宜时间分别是（　　）。

A. 诊疗开始前，晚饭后　　　　B. 诊疗开始后，晚饭前

C. 诊疗开始后，晚饭后　　　　D. 诊疗开始前，下午4时后

E. 诊疗间隙中进行，临睡前

7. 为卧床患者进行床上洗头时适宜的水温是（　　）。

A. 20～24 ℃　　B. 28～32 ℃　　C. 40～45 ℃　　D. 45～50 ℃　　E. 50～60 ℃

8. 患者，女性，50岁，急性胆囊炎术后第2天，其晨间护理的内容不包括（　　）。

A.漱口　　　　　　　B.洗脸　　　　　　　C.梳头

D.检查局部伤口　　　E.观察睡眠情况

二、A3/A4 型题（以下提供若干个案例,每个案例下设若干个考题。请根据各考题题干所提供的信息,在每道题下面的 A、B、C、D、E 五个备选答案中,选择一个最佳答案）

（9~11 题共用题干）

患者,女性,32 岁,患白血病,长期应用抗生素,护士在评估口腔的过程中,发现患者口腔黏膜有乳白色分泌物。

9. 患者口腔病变的原因是（　　　　）。

A.真菌感染　　　　　　B.免疫力低下　　　　　C.口腔不洁

D.抵抗力低下　　　　　E.长期使用抗生素

10. 该患者最适宜的漱口液是（　　　　）。

A.生理盐水　　　　　　　　　　　B.复方硼酸溶液

C.1%~4%碳酸氢钠溶液　　　　　　D.0.1%醋酸溶液

E.1%~3%过氧化氢溶液

11. 为该患者做口腔护理时,护士的操作手法错误的是（　　　　）。

A.观察口腔情况,取下义齿　　　　B.擦洗颊部时由外向内

C.擦洗舌头时勿触及咽部　　　　　D.口唇干裂可涂液状石蜡

E.每擦洗一个部位,更换一个棉球

（12~13 题共用题干）

患者,女性,68 岁,因脑出血致肢体偏瘫入院。住院 1 个月以后,护士发现其骶尾部皮肤发红,并伴有肿热麻木,皮肤未破损。

12. 该患者的压疮属于哪一期?（　　　　）

A.淤血红润期　B.炎性浸润期　C.浅度溃疡期　D.深度溃疡期　E.坏死溃疡期

13. 针对该患者的情况,护士应采取的主要护理措施是（　　　　）。

A.增加翻身次数　　　　B.保持床铺平整　　　　C.局部皮肤按摩

D.改善全身营养状况　　E.无菌纱布包扎

（刘雪莲）

任务二　患者饮食的护理

 要点导航

重点:基本饮食的适用范围,治疗饮食的适用范围及饮食原则和方法,影响饮食与营养的因素,鼻饲操作技术,出入液量的记录。

难点：试验饮食的适用范围和饮食要求，患者的饮食护理，鼻饲操作技术。

　　饮食是营养的来源，营养是健康的根本，是维持人体生命功能的源泉。科学合理的饮食供给不仅能维持机体正常生理功能，促进生长发育，提高机体的抵抗力和免疫力，保持健康和增进健康，祛病延寿，提高生命质量，还能协助临床诊断和治疗，是促进疾病康复的有效手段。人体需要的营养素包括蛋白质、脂肪、碳水化合物、无机盐、维生素、水和膳食纤维。因此，护士必须具备较全面的营养和饮食方面的相关知识，才能正确评估患者的营养状况、饮食习惯，制订合理的饮食护理计划并有效实施，给予合理的饮食指导，满足患者对营养的需要。按中国营养学会的推荐标准，我国成年男子的热能供给量为 10.0～17.5 MJ/d，成年女子为 9.2～14.2 MJ/d。

　　热能常用兆焦耳（MJ）或千卡（kcal）来表示，两者的换算关系：

　　　　　　100 千卡＝4.184 兆焦耳　　1 兆焦耳＝239 千卡

一、医院饮食

案例引导

　　消化内科病区今天住进来一位患者，李先生，49 岁，诊断为胃溃疡。李先生是货车司机，经常长途运输货物，间断性上腹部疼痛 3 年，近半个月来，疼痛加剧，遂来院就诊。医嘱做大便潜血试验。问题：

　　1. 正确地指导患者做好大便潜血试验的准备。

　　2. 针对患者的情况，进行日常的饮食指导。

（一）基本饮食

　　基本饮食适合大多数患者的需要，包括普通饮食、软质饮食、半流质饮食、流质饮食四种（表 4-10）。

表 4-10　基本饮食

饮食种类	适用范围	饮食原则	用法
普通饮食	消化功能正常，病情较轻、疾病恢复期，无发热、无消化道疾病以及不需限制饮食的患者	营养平衡；美观可口；易消化、无刺激性的食物	每日进餐 3 次，蛋白质 70～90 g/d，总热量 9.5～11 MJ/d
软质饮食	消化功能差、低热、老幼患者以及咀嚼不便、消化不良和术后恢复期等患者	以软烂、无刺激性为主，易于咀嚼消化，如面条、软饭等。菜和肉应切碎煮烂	每日进餐 3～4 次蛋白质 60～80 g/d，总热量 8.5～9.5 MJ/d
半流质饮食	发热、口腔疾病、咀嚼不便、消化道疾病及术后患者	少食多餐，无刺激性，易于咀嚼、吞咽和消化，膳食纤维含量少，营养丰富，食物呈半流质状，如粥、面条、馄饨、蒸鸡蛋、肉末、豆腐、碎菜等	每日进餐 5～6 次，蛋白质 50～70 g/d，总热量 6.5～8.5 MJ/d

续表

饮食种类	适用范围	饮食原则	用法
流质饮食	高热、吞咽困难、口腔疾病、急性消化道疾病及各种大手术后患者	食物呈液状,如奶类、豆浆、米汤、稀藕粉、肉汁、菜汁、果汁等;此类饮食所含热量及营养素不足,只能短期使用	每日进餐 6～7 次,每次 200～300 mL,蛋白质 40～50 g/d,总热量3.5～5.0 MJ/d

(二) 治疗饮食

治疗饮食是在基本饮食的基础上,根据病情的需要,适当调整总热量和某些营养素,以达到辅助治疗或治疗的目的(表 4-11)。

表 4-11　治疗饮食

饮食种类	适用范围	饮食原则及用法
高热量饮食	用于热能消耗较高的患者,如甲状腺功能亢进症、结核病、高热、大面积烧伤患者及产妇等	在基本饮食的基础上加餐 2 次,如为普通饮食可在三餐之间加牛奶、豆浆、鸡蛋、蛋糕、藕粉等;如为半流质或流质饮食,可加浓缩食品如奶油、巧克力等,每日总热量约 12.5 MJ
高蛋白饮食	用于高代谢性疾病如结核病、大面积烧伤、严重贫血、营养不良、低蛋白血症、大手术后等患者及孕妇、哺乳期妇女	在基本饮食的基础上增加富含蛋白质的食物,如肉类、鱼类、蛋类、乳类、豆类等蛋白质供应按体重计 1.5～2 g/(kg·d),但总量不超过 120 g/d,总热量为 10.5～12.5 MJ/d
低蛋白饮食	用于急性肾炎、尿毒症、肝性脑病等限制蛋白质摄入的患者	成人蛋白质摄入量应在 40 g/d 以下,病情需要时也可低于 20～30 g/d。肾功能不全的患者应多摄入动物性蛋白,忌用豆制品;而肝性脑病的患者应以植物性蛋白为主
低脂肪饮食	用于肝、胆、胰疾病,高脂血症,动脉粥样硬化,冠心病,肥胖症及腹泻等患者	食物清淡、少油,尤其要限制动物脂肪的摄入。高脂血症及动脉粥样硬化患者不必限制植物油(椰子油除外)。成人脂肪量低于 50 g/d,肝、胆、胰疾病的患者低于40 g/d
低胆固醇饮食	用于高胆固醇血症、高脂血症、动脉粥样硬化、冠心病、高血压等患者	成人胆固醇摄入量低于 300 mg/d,禁用或少用含胆固醇高的食物,如动物内脏、脑、鱼子、蛋黄、肥肉和动物油等
低盐饮食	用于心脏病、急慢性肾炎、肝硬化腹水、重度高血压但水肿较轻的患者	成人每日进食盐量低于 2 g(含钠0.8 g),但不包括食物内自然存在的氯化钠。禁食一切腌制食物,如咸菜、皮蛋、火腿、香肠、咸肉、虾米等

续表

饮食种类	适用范围	饮食原则及用法
无盐低钠饮食	适用范围同低盐饮食,但水肿较重者	无盐饮食:除食物内自然含钠量外,烹调时不放食盐。低钠饮食:除无盐外,还须控制食物中自然存在的含钠量的摄入(低于0.5 g/d),禁食腌制食物。对需无盐和低钠者,还应禁食含钠多的食物和药物,如油条、挂面、汽水等食物和碳酸氢钠等药物
高膳食纤维饮食	用于便秘、肥胖、高脂血症及糖尿病等患者	选择膳食纤维含量多的食物,如芹菜、韭菜、粗粮、豆类、香蕉、菠菜等
少渣饮食	用于伤寒、痢疾、腹泻、肠炎、食管胃底静脉曲张、咽喉部及消化道手术后患者	少用膳食纤维多的食物,如韭菜、芹菜等。并注意少用油,不用刺激性强的调味品和坚硬的食物

(三) 试验饮食

试验饮食是在特定的时间内,通过对饮食内容的调整,达到协助诊断疾病和保证检查结果正确性的一类饮食(表 4-12)。

表 4-12　试验饮食

饮食种类	适用范围	食用方法及注意事项
潜血试验饮食(亦称隐血试验)	用于大便潜血试验的准备,以协助诊断有无消化道出血	试验期为 3 日,试验期间禁食肉类、肝脏、动物血、含铁剂药物及绿色蔬菜等,以免产生假阳性反应。可食牛奶、豆制品、白菜、冬瓜、土豆、白萝卜、山药等,第 4 日起开始留取粪便做潜血试验检查
胆囊造影饮食	用于需要进行造影检查有无胆囊、胆管及肝胆管疾病的患者	检查前 1 日午餐进高脂肪饮食,以刺激胆囊收缩和排空,有助于造影剂进入胆囊。晚餐进无脂肪、低蛋白、高糖类的饮食,以减少胆汁分泌。晚餐后口服造影剂,禁食、禁烟至次日上午。检查当日早晨禁食,第一次摄 X 线片,如胆囊显影良好,再让患者进食高脂肪餐(如油煎荷包蛋 2 只,脂肪量不低于 50 g),待 30min 后第二次摄 X 线片,观察胆囊的收缩情况
吸碘试验饮食	用于协助检查甲状腺功能	检查或治疗前 7～60 日,禁食含碘量高的食物。需禁食 60 日的食物包括:海带、紫菜、海蜇、苔菜、淡菜等;需禁食 14 日的食物包括海蜒、毛蚶、干贝、蛏子等;需禁食 7 日的食物包括带鱼、黄鱼、鲳鱼、目鱼、虾等

续表

饮食种类	适用范围	食用方法及注意事项
肌酐试验饮食	用于协助检查、测定肾小球的滤过功能	试验期为 3 日。试验期间禁食肉类、禽类、鱼类，忌饮茶和咖啡，全日主食在 300 g 以内，蛋白质供给量＜40 g/d，以排除外源性肌酐的影响。蔬菜、水果、植物油不限，热量不足时可辅以藕粉及含糖点心等。第 3 日留取尿液做肌酐试验
尿浓缩功能试验饮食(亦称干饮食)	用于检查肾小管的浓缩功能	试验期为 1 日，试验期间控制全天饮食中的水分，总量在 500～600 mL，可进食含水分少的食物，如米饭、馒头、面包、炒鸡蛋、土豆等，烹调时尽量不加水或少加水；避免食用过甜、过咸或含水量高的食物；蛋白质摄入量为 1 g/(kg·d)

二、一般饮食的护理

饮食护理是满足患者基本生理需要的重要护理措施。护士通过对患者饮食与营养的全面评估，确认患者在营养方面存在的健康问题，并采取适宜的饮食护理，帮助患者改善营养状况，以促进早日康复。

(一)影响饮食与营养的因素

影响饮食与营养的因素有生理因素，病理因素，心理、社会文化因素等。

1. 生理因素

(1) 年龄与活动：年龄不同，对食物的爱好、每日所需的食物量和特殊营养素均有所差异。例如婴幼儿、青少年生长发育速度较快，所需热量和营养素较多；老年人由于新陈代谢逐渐减慢，每日所需热量减少，但对钙的需求增加。同时，年龄也可影响人们对食物质地的选择，如婴幼儿咀嚼及消化功能尚未完善、老年人咀嚼及消化功能减退，应供给他们质地柔软易于消化的食物。由于职业、性格等不同，活动量也不同，活动量大的人所需的热能及营养素高于活动量小的人。

(2) 身高与体重：身高与体重是人体生长发育及营养状况的综合反映。测量体重按公式计算，实测体重与标准体重的差值除以标准体重值所得百分数(身高单位为 cm，体重单位为 kg)，公式：

$$(实测体重－标准体重)/标准体重×100\%$$

百分数在±10% 以内为正常范围，在 10%～20% 为过重，超过 20% 为肥胖，在 −20%～−10% 为消瘦，低于 −20% 则为明显消瘦。

我国常用的标准体重计算公式为 Broca 的改良公式(身高单位为 cm，体重单位为 kg)：

$$男性标准体重＝身高－105$$
$$女性标准体重＝身高－105－2.5$$

(3) 特殊生理状况：妊娠和哺乳期妇女对营养素需求明显增加，并有饮食习惯的改变。妊娠期妇女摄入营养素的比例应均衡，同时需要增加蛋白质、铁、碘、叶酸的摄入量。在妊娠的后三个月尤其要增加钙的摄入量。哺乳期妇女在每日饮食的基础上再增加 500 kcal 热量，蛋白质的需要量为 65 g/d。同时，应注意 B 族维生素及维生素 C 的摄入。

2．病理因素

（1）疾病：许多疾病可以影响患者的食欲，食物的摄取、消化、吸收、排泄等。某些高代谢性疾病如发热、甲状腺功能亢进症、烧伤等，以及慢性消耗性疾病如结核病等，机体所需营养素增加。某些疾病可引起机体营养素流失，如肾炎患者，通过尿液流失大量蛋白质，则所需营养素也应增加。

（2）药物：有的药物可以促进或抑制食欲，而影响消化吸收。如盐酸赛庚啶、糖皮质激素、胰岛素等药物可以增进食欲；非肠溶性红霉素、氯贝丁酯等可降低食欲；苯妥英钠干扰叶酸和维生素 C 的吸收。

（3）食物：某些人会对某种特定食物发生过敏反应或不耐受。如虾、蟹等海产品可引起腹泻和哮喘。人体对食物不耐受的原因主要是人体内特定酶的遗传缺陷而导致对食物中的色素、添加剂或天然含有物质的不耐受，如由于乳糖酶缺乏而引起对乳制品的不耐受，食用后可发生腹泻及酸性便等。

（4）饮酒：长期大量饮酒可以导致食欲缺乏，对营养素的摄入造成影响，另外，也会对全身的各个系统和器官造成危害，如酒精性肝病、胰腺炎、心肌病等，严重时会危及生命。

3．心理、社会文化因素

（1）心理因素：不良的情绪，如焦虑、抑郁、烦躁或过度兴奋、悲哀、恐惧等均可引起交感神经兴奋，抑制胃肠蠕动和消化液的分泌，使患者食欲缺乏，进食减少甚至厌食；而愉快轻松的心理状态会促进食欲，如进食环境的整洁、食品的清洁美观、食物的感官性状（色、香、味、美等）可增进食欲。

（2）社会文化因素：人的饮食受经济状况、文化背景、宗教信仰、地域环境等因素影响。经济状况直接影响到人们对食物的购买力和饮食习惯；文化背景和宗教信仰影响了人们对食物种类的选择、制作及进食的时间和方式等；不同的地域和气候环境会影响人们对食物的选择，并形成特定的饮食习惯。如东北地区居民喜食腌渍的酸菜，因其中含有较多的亚硝胺类物质，易导致消化系统肿瘤的发生。

（二）患者的饮食护理

患者入院后，医生根据患者的病情开出饮食医嘱，护士根据医嘱确定患者所需的饮食种类，制订饮食计划，并对患者实施相应的饮食护理。

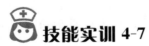

技能实训 4-7

患者的饮食护理技术

【目的】 依据对患者营养状况的评估，结合疾病的特点，护士确定护理诊断，制订有针对性的饮食护理计划，实施相应护理，可帮助患者摄入足量、合理的营养素，促进疾病康复。

【评估】

1．进食情况 包括每日用餐次数、时间、摄食种类、摄入量、有无规律等。

2．饮食习惯 喜好或厌恶的食物、有无食物过敏、烟酒嗜好。

3．食欲状况 食欲有无增加或减少，以及引起变化的原因。

4．其他 有无影响营养需求和饮食摄入的因素，如咀嚼不便、口腔疾患等。

【计划】

1．护士准备 着装整洁，洗手，必要时戴口罩。

2. **饮食准备**　尊重患者的饮食习惯,在病情允许的情况下,尽可能给患者提供喜好的食物,保证色、香、味、形美。

3. **患者准备**　协助患者做好进食前的准备,消除患者的焦虑、忧郁、恐惧、烦躁等不良情绪,使患者愉快进餐。

4. **环境准备**　营造良好的进食环境,以整洁、安静、舒适、空气清新、气氛轻松为原则。

【实施】

1. **进食前护理**

(1) 整理清除:进食前半小时开窗通风,收拾床旁桌椅及床单位,去除一切不良气味及视觉印象,如粪便、尿液、便器、呕吐物、噪声等及同室病友需要用便器,用后及时撤除,以免进餐时不良气味影响食欲。

(2) 暂停遮挡:进食前暂停非紧急的治疗、检查、护理。对病室危重患者或呻吟的患者,以屏风遮挡或拉上帷帘。

(3) 提供安排:提供清洁美观的餐具,病情允许可鼓励患者在餐厅集体就餐,利于沟通,促进食欲。

(4) 督促协助:督促或协助患者洗手,漱口,病情严重者应做口腔护理。

(5) 安置体位:协助患者采取舒适的进食姿势。如病情许可,协助患者下床进食;不能下床者可安置坐位或半坐位,摆好跨床小桌;卧床患者可取侧卧位或仰卧位,头偏向一侧,并给予适当的支托。将治疗巾或餐巾围于患者胸前,以保持衣服和被单的清洁,做好就餐准备。

(6) 解除不适:尽量减少或去除各种不舒适的因素,疼痛者于饭前半小时遵医嘱给止痛药;高热患者适时降温;敷料包扎固定过紧、过松者适当调整;因特定卧位引起疲劳时,帮助患者更换卧位或给予相应部位按摩。

2. **进食时护理**

(1) 查对分发:核对饮食单,协助配餐员及时准确将饭菜分发给每位患者。

(2) 解释观察:对进食有特殊要求的患者,如限量或禁食者,应告知原因,以取得合作,挂上标记,做好口头及书面交班,防止差错。观察患者的进食情况,检查、督促治疗饮食、试验饮食的实施情况,鼓励患者进食。对访客带来的食物,需经护士检查,符合治疗护理原则的方可食用。

(3) 协助进餐:①不能自行进食的患者,根据患者的饮食习惯耐心喂食(图4-10)。做到喂食适量,一般用汤匙盛1/3满;速度适中,便于咀嚼吞咽,不催促患者;温度适宜,避免过热过冷,如患者感到饭菜已凉,必须加热后再喂;顺序合理,固态和液态交替喂食,进流质饮食,可用吸管或水壶吸吮。②双目失明或双眼遮盖的患者,除遵循上述喂食要求外,应告知患者食物名称(图4-11),以增加兴趣、刺激食欲、促进消化;如患者要求自己进食,可设置时钟平面图放置食物并告知方位、名称有利于患者按顺序摄取(图4-12)。

3. **进食后护理**

(1) 及时清理:及时撤去餐具,清理食物残渣,整理床单位。

(2) 督促协助:督促并协助患者进食后洗手、漱口或进行口腔护理。

(3) 评价记录:根据需要做好记录,如进食的种类、量,患者进食时和进食后的反应,以评价患者进食是否达到营养需求。

(4) 做好交接:对进食的特殊情况,如暂时需要禁食、延迟进食等应做好交接班工作。

4. **饮食指导**　护士可参照中国居民平衡膳食宝塔(图4-13)。在协助患者进食的同时,适

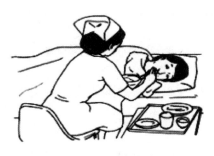

图 4-10　喂食方法

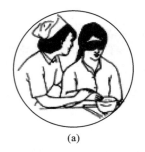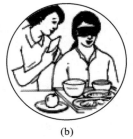

(a)　　　　　　　　(b)

图 4-11　告知食物名称及位置

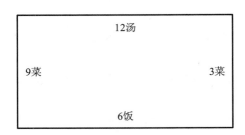

图 4-12　食物摆放平面图

时讲述和解答有关饮食营养与健康的相关知识,帮助患者纠正不良饮食习惯及违反医疗原则的饮食行为。

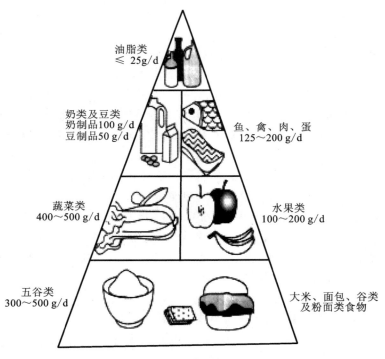

图 4-13　平衡膳食宝塔

【注意事项】

1. 在进食过程中如患者出现恶心,应鼓励其做深呼吸,并暂停进食。

2. 如发生呕吐、溢食,应及时给予帮助,提供盛装呕吐物的容器,将头偏向一侧,尽快清理,及时更换被服等,开窗通风换气,去除异味,帮助患者漱口,不能自理者给予口腔护理。同时,应观察呕吐物的性质、颜色、量和气味等并做好记录。

3. 对不愿意进食者应将食物妥善保存,待需要进食时加热后送至患者食用。

4. 当病情需要调整饮食种类时,如由禁食改为流食、手术前需要禁食或出院停止饮食等,需医生开出医嘱,护士根据医嘱填写更改或停止医嘱通知单,送交订餐人员或营养室,由其做出相应处理。

【评价】

1. 患者体重维持在理想体重的±10%范围内,能保持水电解质平衡但无并发症的发生。

2. 患者的饮食营养需要得到满足。

3. 患者了解饮食营养对健康和疾病的重要性。

三、鼻饲法

案例引导

患者,男,45岁。脑出血昏迷,现病情稳定,采用鼻饲胃肠内营养。问题:

1. 测量胃管的长度有几种方法?

2. 确定胃管在胃内有几种方法?

对于病情危重、存在消化功能障碍、不能经口或不愿经口进食的患者,为保证其营养素的摄取、消化、吸收,维持细胞的代谢,保持组织器官的结构与功能,调控免疫、内分泌等功能并修复组织,促进健康,临床上常根据患者的情况采用不同的特殊饮食护理。

鼻饲法是将胃管经一侧鼻腔插入胃内,从管内灌注流质饮食、水分和药物的方法。

 技能实训 4-8

鼻 饲 技 术

【目的】　供给食物、营养液和药物以维持不能经口进食的患者的营养素和治疗的需要。适用于以下几类人群。

1. 不能经口进食者,如昏迷、口腔疾病、某些手术后、消化道肿瘤、食管狭窄、食管气管瘘等患者。

2. 破伤风、厌食症、拒绝进食的患者(如精神异常者)。

3. 早产儿和病情危重的患者。

【评估】

1. 患者的病情、治疗情况、意识状态。

2. 鼻腔情况(如是否通畅,有无肿胀、炎症、畸形、阻塞、鼻中隔偏曲、鼻腔息肉、鼻黏膜息肉、鼻黏膜损伤等)。

3. 患者的心理状态、合作程度。

【计划】

1. 患者准备　了解鼻饲法的相关知识,包括鼻饲的目的、操作中的配合方法及注意事项,如戴眼镜或有活动义齿者应取下,妥善放置。

2. 护士准备　着装整洁,修剪指甲,洗手,戴口罩。关心体贴患者,做好解释工作。

3. 用物准备

(1) 治疗车上层:①铺好的无菌治疗盘(插管时用):无菌巾,内置治疗碗、镊子、压舌板、纱布、液状石蜡棉球或纱布、消毒胃管(或一次性胃管另备)。胃管可根据鼻饲持续的时间、患者的耐受程度选择橡胶胃管或新型胃管。②无菌巾外:治疗巾、治疗碗、弯盘、50 mL 注射器、水温计、量杯、温开水、棉签、胶布、夹子或橡皮圈、安全别针、听诊器、手电筒、保温杯(盛流质饮食200 mL,38～40 ℃)、医用灭菌手套、手消毒液。③治疗盘(拔管时用):治疗碗(内有纱布)、松节油、乙醇、棉签、弯盘、治疗巾、漱口杯(内盛温开水)、手套、手消毒液等。

(2) 治疗车下层:浸泡桶、生活垃圾桶、医用垃圾桶。

4. 环境准备　安静整洁,光线适宜,无异味,无流动探视人员。

【实施】　见表4-13。

表 4-13　鼻饲技术操作流程

操作程序	操作步骤	要点说明
插管法		
1.核对、解释	＊备齐用物,携至床旁,核对患者床号、姓名,并向患者及家属解释目的、需配合事项,以取得合作	· 核对床头卡、腕带并询问,做到核对无误并愿意配合
2.安置卧位	＊可取坐位、半坐卧位或仰卧位;昏迷患者取去枕仰卧位,头向后仰(仰卧位为例)	· 防止脱落、误咽;减轻胃管通过鼻、咽部时引起的呕吐反射;避免胃管误入气管
3.清洁鼻腔	＊铺治疗巾于患者颌下,弯盘置于患者口角旁,准备胶布,选择通畅一侧鼻孔,用湿棉签清洁鼻腔	· 再次确认有无鼻腔疾病;防止导管被鼻腔内容物堵塞
4.测长标记	＊打开鼻饲包,取出胃管,注入少量空气,检查是否通畅,测量插管长度(鼻尖至耳垂再至剑突,或前额发际至剑突距离,成人 45～55 cm),标记需插入的长度(图4-14)	· 注意无菌原则;检查是否通畅,关闭胃管末端;成人 45～55 cm,小儿为眉间到剑突与脐中点的距离
5.润管插入	＊用液状石蜡润滑胃管前端 10～20 cm,一手持纱布托住胃管,另一手持镊子夹住胃管前端沿一侧鼻孔缓缓插入,至咽喉部时(10～15 cm),嘱患者做吞咽动作,迅速将胃管插入至所需长度;昏迷患者为提高插管的成功率,操作时应取去枕仰卧位,头向后仰,当胃管插入 15 cm(会厌部)时,托起患者头部,使下颌靠近胸骨柄徐徐插入至所需长度	· 以减少插管时的摩擦力;发现呛咳、呼吸困难、发绀等情况,表示误入气管,应立即拔出,休息片刻后重新插入胃管;吞咽动作便于胃管迅速插入,让患者随"咽"的口令边咽边插;昏迷患者托起头部的目的是加大咽喉部的弧度,提高插管的成功率(图4-15)

续表

操作程序	操作步骤	要点说明
6.验证固定	*胃管插入至预定长度,验证胃管在胃内,用胶布固定胃管于鼻翼及颊部	·有无胃管脱出;无气泡逸出;听到气过水声;插管后必须验证胃管在胃内(图4-16)
7.灌注食物	*先注入少量温开水,不少于10 mL,然后灌注流质饮食或药物,再注入少量温开水	·温开水首先润滑管腔,防止鼻饲液黏附于管壁
8.反折固定	*胃管开口端反折,用纱布包好,橡皮圈系紧或用夹子夹紧,用安全别针固定于患者衣领、大单或枕旁	·防止胃管脱出;留出的胃管长度应不影响患者翻身
9.整理、记录	*协助患者清洁口、鼻腔,整理床单位,嘱患者维持原卧位20~30 min,洗净容器,放于无菌治疗盘内,用纱布盖好,鼻饲用物每日消毒一次,洗手,插入时间、患者反应、鼻饲液种类及用量	·长期鼻饲每日两次口腔护理;维持原卧位,防止呕吐;鼻饲用物应每日更换消毒

拔管法

操作程序	操作步骤	要点说明
1.拔管擦拭	*核对后将弯盘置患者颌下,夹紧胃管末端放弯盘内,揭去胶布,用纱布包裹近鼻孔处胃管,嘱患者作深呼吸,在患者呼气时,一手反折胃管拔管,边拔边用纱布擦拭胃管,至咽喉处快速拔出,以免液体滴入气管内,包住拔出的胃管,盘曲放于弯盘中,清洗患者口鼻及面部,擦去胶布痕迹,必要时协助患者漱口或做口腔护理	·取得患者合作,使患者精神放松;边拔管边擦拭胃管外壁;至咽喉部迅速拔出的目的是预防管内液体滴入气管
2.整理记录	*清理用物,整理床单位,协助患者取舒适卧位,洗手,记录拔管时间和患者反应	·保持床单位整洁;记录拔管时间及患者的反应

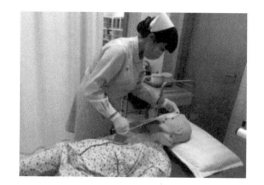

图4-14　测量插管长度

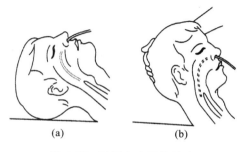

(a)　　　　　(b)

图4-15　昏迷患者插管长度

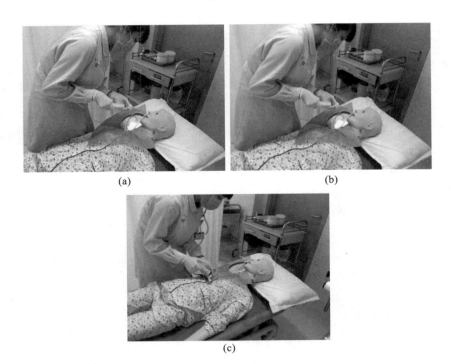
图 4-16　确定胃管在胃内的方法

【注意事项】

1. 有效沟通　向患者解释鼻饲的目的及配合方法,消除患者的疑虑及不安全感。

2. 动作轻稳　注意食管解剖特点,在通过食管三个狭窄处(环状软骨水平处、平气管分叉处、食管通过膈肌处)时,要特别小心,避免损伤鼻腔及食管黏膜。

3. 灌注饮食

(1) 灌食前:每次证实胃管在胃内,检查胃管是否通畅,先注入少量温开水冲管。

(2) 灌食时:鼻饲混合流食应当间接加温,以免蛋白凝固;每次鼻饲量不超过 200 mL,间隔时间不少于 2 h。果汁、牛奶分别灌注,防止产生凝块;药片应先研碎溶解后注入。

(3) 灌食后:再次注入少量温开水,防止鼻饲液残留而致凝结变质;避免注入空气而致腹胀;不要立即翻动患者,以免引起呕吐及呕吐物逆流入气管;并记录饮食量。

4. 长期鼻饲

(1) 每天检查胃管插入的深度,并检查患者有无胃潴留,胃内容物超过 150 mL 时,应当通知医师减量或者暂停鼻饲。

(2) 每日进行口腔护理,每周更换一次胃管,硅胶胃管每月更换一次,于晚间末次喂食后拔管,次日晨从另一侧鼻腔插入。

5. 三个避免

(1) 避免灌入空气,以防造成腹胀。

(2) 避免灌注速度过快,防止不适应。

(3) 避免鼻饲液过热或过冷,防止烫伤黏膜和胃部不适。

6. 禁忌证　食管胃底静脉曲张、食管癌和食管梗阻的患者禁忌鼻饲。

【评价】

1. 患者获得基本热能、营养、水及药物,无黏膜损伤及并发症。
2. 护士操作熟练规范,动作轻柔,关爱患者,插管顺利。
3. 护患沟通有效,清醒患者有身心准备,能积极配合。

知识链接

要素饮食

　　要素饮食又称要素膳、化学膳、元素膳,是由人工配制,含有全部人体生理需要的各种营养成分,不需消化或很少消化即可吸收的无渣饮食。用于低蛋白血症、严重烧伤、胃肠道瘘、大手术后胃肠功能紊乱、营养不良、消化和吸收不良、急性胰腺炎、短肠综合征、癌症晚期等患者。可口服、鼻饲或造瘘置管滴注,温度保持在 38～40 ℃,滴速 40～60 滴/分,最快不宜超过 150 mL/h。用法:使用时根据患者病情需要,将粉状要素饮食按比例添加水,配制成适宜的浓度和剂量后,可通过口服、鼻饲或造瘘置管滴注等方法供给患者。因一般要素饮食口感欠佳,口服时患者不容易耐受,故临床主要以置管滴注法为主,有三种方式:①分次注入:将配制好的要素饮食或现成制品用注射器通过鼻胃管注入胃内,每次 250～400 mL,每天 4～6 次,主要用于经鼻胃管或造瘘管行胃内喂养的患者。②间歇滴注:将配制好的要素饮食或现成制品放入有盖吊瓶内,经输注管缓慢注入,每次 400～500 mL,每天 4～6 次,每次输注持续时间为 30～60 min,多数患者可耐受。③连续滴注:装置与间歇滴注相同,在 12～24 h 内持续滴注,或用肠内营养泵保持恒定滴速。多用经空肠喂养的危重患者。

　　注意事项:①严格无菌操作,所有配制用物、导管均需严格灭菌后使用。②要素饮食需新鲜配制,根据患者的具体病情每天配制一次,置冰箱保存,应于 24 h 内使用完毕。③要素饮食应由低、少、慢开始,逐渐增加,待患者耐受后,再稳定配餐标准、用量和速度。停用时也需逐渐减量避免出现并发症。④滴注前后应用温开水冲净管腔,避免食物积滞管腔而腐败变质。⑤滴注过程中应经常巡视患者,如发现恶心、呕吐、腹胀、腹泻等症状时应及时查明原因,按需要调整温度、速度及量,反应严重者可暂停滴入。⑥使用期间定期检查血糖、尿糖、电解质、肝功能等,并记录体重,做好营养评估。长期使用者应补充维生素和矿物质。⑦消化道大出血患者、三个月内婴儿应禁用;糖尿病患者、胰腺疾病患者应慎用。

四、出入液量记录

　　正常人每天的液体摄入量与排出量保持动态平衡。但休克、大面积烧伤、大手术后或患有心脏病、肾病、肝硬化腹水等患者,24 h 的出入液量常不平衡,需要记录昼夜摄入和排出液量,作为了解病情、协助诊断、决定治疗方案的重要依据。因此护理人员应根据诊断和治疗的需要,及时、准确地记录出入液量。

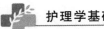

（一）记录内容及记录要求（表 4-14）

表 4-14　记录内容及记录要求

类别	记录内容	记录要求
1.摄入量	*饮水量、输液量、输血量、食物中含水量（表 4-15）	·患者饮水或进食时，应使用量杯或固定使用已测量过的容器，以便准确记录；固定食物须记录固体单位量，根据需要可换算出固体食物的含水量
2.排出量	*尿量、粪便量、其他排出量（呕吐量、咯血量、痰量、胸腹腔抽出液量、胃肠减压量、各种引流量及创面渗出液等）	·大便记录次数，其他液体量均以毫升为单位进行记录。对于尿失禁的患者，应给予接尿措施或留置导尿管，以保证计量的准确

（二）记录方法

（1）用蓝笔填写出入液量记录单的眉栏项目，如床号、姓名、住院号、日期等。

（2）出入液量记录，晨 7 时至晚 7 时用蓝笔记录，晚 7 时至次晨 7 时用红笔记录。

（3）出入液量总结，一般每日晚 7 时做 12 h 小结，次日晨 7 时做 24 h 总结，并用蓝笔填写在出入液量记录单的相应栏目内。

（4）记录应及时、准确、完整、字迹清晰。

表 4-15　常用食物含水量

食物名称	原料重量/g	含水量/mL
米饭	100	240
面条	100	250
馒头	50	25
花卷	50	25
烧饼	50	20
油饼	100	25
豆沙包	100	68
水饺	10	20
油条	50	12
煮鸡蛋	60	45
西红柿	100	90
甜瓜	100	66
西瓜	100	79
萝卜	100	73
李子	100	68
樱桃	100	67
黄瓜	100	83
苹果	100	68

续表

食物名称	原料重量/g	含水量/mL
梨	100	71
馄饨	100	350
藕粉	50	210
牛奶	250	217
豆浆	250	230
蒸鸡蛋	60	260
牛肉	100	69
猪肉	100	29
羊肉	100	59
青菜	100	92
大白菜	100	96
冬瓜	100	97
豆腐	100	90
带鱼	100	50

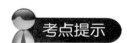

考点提示

医院饮食的分类、适用范围及用法;鼻饲技术的目的、实施及注意事项;出入液量的记录内容及方法。

直通护考

一、A1/A2 型题(以下每一道考题下面有 A、B、C、D、E 五个备选答案,请从中选择一个最佳答案)

1. 大便潜血试验前 3 天,患者应禁食(　　　)。
A. 豆制品　　　B. 西红柿　　　C. 肉类　　　D. 牛奶　　　E. 土豆

2. 甲状腺吸 I^{131} 测定,检查前 7～60 天,可食用的食物是(　　　)。
A. 海蜇　　　B. 紫菜　　　C. 海带　　　D. 淡菜　　　E. 淡水鱼

3. 下列哪种患者不宜选用高热量饮食?(　　　)
A. 甲状腺功能亢进症　　　　　B. 高热　　　　　C. 烧伤
D. 结核　　　　　E. 肥胖症

4. 鼻饲法适应证不包括(　　　)。
A. 昏迷　　　B. 口腔疾病　　　C. 早产患儿　　　D. 拒绝进食　　　E. 偏食者

5. 成人胃管插入的长度为(　　　)。
A. 14～16 cm　　　　　B. 20～30 cm　　　　　C. 45～55 cm
D. 60～70 cm　　　　　E. 80～90 cm

二、A3/A4 型题(以下提供若干个案例,每个案例下设若干个考题、请根据各考题题干所提供的信息,在每道题下面的 A、B、C、D、E 五个备选答案中,选择一个最佳答案)

(6～9 题共用题干)

患者,女,51 岁。身高 155 cm,体重 75 kg,因消化性溃疡少量出血入院检查。

6. 就以上信息,应给予的适量饮食为(　　　)。

A. 低脂饮食　　　B. 软质饮食　　　C. 少渣饮食　　　D. 流质饮食　　　E. 低蛋白饮食

7. 经治疗,患者停止出血。查体:体温 38 ℃,脉搏 88 次/分,呼吸 21 次/分,血压 165/95 mmHg。应为患者选择的最适宜饮食为(　　　)。

A. 高蛋白、高纤维素饮食　　　　　　　　　　B. 高纤维素、低脂饮食

C. 少渣、高热量饮食　　　　　　　　　　　　D. 低蛋白、低盐饮食

E. 低脂、低盐饮食

8. 进一步检查发现其血胆固醇含量明显高于正常,该患者适宜的食谱是(　　　)。

A. 火腿、鱼、菠菜　　　　　　　　　　　　　B. 咸蛋黄、豆腐、牛肉、青菜

C. 青椒炒鸡杂、三黄鸡、豆腐　　　　　　　　D. 皮蛋豆腐、鲫鱼、青椒炒肉丝

E. 土豆炒肉丝、滑炒鱼片、豆腐

9. 为进一步明确治疗效果,需做大便潜血试验,试验前一天患者可进食(　　　)。

A. 青菜　　　B. 牛肉　　　C. 土豆　　　D. 火腿　　　E. 皮蛋

(10～14 题共用题干)

患者,男,35 岁。昏迷 5 天。需鼻饲饮食维持其营养需要。

10. 鼻饲插胃管前,应将患者体位摆放为(　　　)。

A. 坐位　　　B. 半坐位　　　C. 左侧卧位　　　D. 右侧卧位　　　E. 去枕仰卧位

11. 标记胃管时,插入长度的测量方法为(　　　)。

A. 前额发际至胸骨剑突　　　B. 前额发际至胸骨柄　　　C. 鼻尖至胸骨剑突

D. 鼻尖至胸骨柄　　　　　　E. 耳垂至胸骨柄

12. 插管至 14～16 cm 时,应注意(　　　)。

A. 嘱患者张嘴哈气　　　　　B. 使患者头向后仰　　　　　C. 使患者头偏向一侧

D. 嘱患者做吞咽动作　　　　E. 使患者下颌靠近胸骨柄

13. 灌注食物时,应注意鼻饲液的温度为(　　　)。

A. 18～22 ℃　　　　　　　　B. 22～24 ℃　　　　　　　　C. 38～40 ℃

D. 39～41 ℃　　　　　　　　E. 40～45 ℃

14. 鼻饲时的注意事项中不妥的是(　　　)。

A. 间隔时间应大于 4 h　　　　　　　　　　　B. 每次鼻饲量不超过 200 mL

C. 药片应研碎溶解后再注入　　　　　　　　　D. 新鲜果汁与奶液分别注入

E. 每次鼻饲前应用少量温水冲管后再进行喂食

(孙雪松)

任务三 排泄护理

 要点导航

重点：正常及异常排尿、排便的观察，排尿、排便异常患者的护理。

难点：男、女患者导尿术及留置导尿术，四种灌肠技术及异同点。

排泄是机体将新陈代谢所产生的废物排出体外的生理过程，是人体的基本生理需要之一，也是维持生命的必要条件之一。人体排泄废物的途径有皮肤、呼吸道、消化道和泌尿道，其中消化道和泌尿道是主要的排泄途径。有许多因素直接或者间接地影响人体正常的排泄功能，使机体出现健康问题。而每一个个体的排泄形态及影响因素也有所不同，因此，护士应该掌握与排泄有关的护理知识和技术，帮助或指导人们维持正常的排泄功能，满足其排泄的需要，使他们获得最佳的健康和舒适状态。

一、排尿护理

 案例引导

患者，男，39岁。因外伤导致尿失禁，现遵医嘱为该患者进行导尿。问题：

1. 为该患者导尿的目的是什么？

2. 导尿过程中有哪些注意事项？

人需要不断地将体内的代谢产物排出体外，以维持体内环境的平衡。泌尿系统负责调节体内水分和电解质平衡，正常的泌尿系统对维持人体健康尤为重要。当排尿功能受损时，个体的身心健康会受到不同程度地影响，因此，护士在护理工作中要了解患者的身心需要，为其提供适宜的护理措施，解决患者排尿的问题，促进其身体的健康。

（一）泌尿系统的结构与功能

泌尿系统由肾脏、输尿管、膀胱及尿道组成。

1. 肾脏 肾脏是成对的实质性器官，呈蚕豆状，位于脊柱两侧，第十二胸椎和第三腰椎之间，紧贴于腹后壁，右肾略低于左肾。肾脏的实质由170万～240万个肾单位组成，每个肾单位包括肾小球和肾小管两部分。血液通过肾小球的滤过作用生成原尿，再通过肾小管和集合管的重吸收和分泌作用产生终尿，经肾盂排向输尿管。肾脏的主要生理功能是产生尿液、排泄人体新陈代谢的终末产物（如尿素、肌酐、尿酸等含氮物质）、过剩盐类、有毒物质和药物，同时调节水、电解质及酸碱平衡,从而维持人体内环境的相对稳定。此外,肾脏还是一个内分泌器官,能够分泌促红细胞生成素、前列腺素、激肽类物质等。

2. 输尿管　输尿管是连接肾脏和膀胱的细长肌性管道,左右各一,成人输尿管全长 25～30 cm,有三个狭窄,分别在起始部、跨骨盆入口缘处和穿膀胱壁处。输尿管结石常嵌顿在这些狭窄处。输尿管的生理功能是通过输尿管平滑肌的蠕动刺激和尿液重力作用,将尿液由肾脏输送到膀胱,此时尿液是无菌的。

3. 膀胱　膀胱是储存尿液的有伸展性的囊状肌性器官,位于小盆骨内、耻骨联合的后方。膀胱的形状、大小和位置均随尿液充盈的程度而变化。当膀胱空虚时,其顶部不超过耻骨联合上缘;充盈时,膀胱体与膀胱顶部上升,腹膜随之上移,膀胱前壁与腹前壁相贴,因而可在耻骨上做膀胱的腹膜外手术或行耻骨上膀胱穿刺。膀胱的肌层由三层纵横交错的平滑肌组成,称为膀胱逼尿肌,排尿时需要靠此肌肉收缩来协助完成。一般膀胱内储存的尿液在 300～500 mL 时,才会产生尿意。膀胱的主要生理功能是储存和排泄尿液。

4. 尿道　尿道是尿液排出体外的通道,起自膀胱内称为尿道内口,末端直接开口于体表称为尿道外口。尿道口周围有平滑肌环绕,形成膀胱括约肌(内括约肌);尿道穿过尿生殖膈处有横纹肌环绕,形成尿道括约肌(外括约肌),可随意志控制尿道的开闭。临床上把尿道穿过尿生殖膈的部分称为前尿道,未穿过尿生殖膈的部分称为后尿道。男、女尿道有很大不同,男性尿道长 18～20 cm,有三个狭窄,即尿道内口、膜部和尿道外口;两个弯曲,即耻骨下弯和耻骨前弯。耻骨下弯固定无变化,而耻骨前弯则随着阴茎位置不同而变化,如将阴茎向上提起,耻骨前弯即可消失。女性尿道长 4～5 cm,较男性尿道短、直、粗,富于扩张性,尿道外口位于阴蒂下方,与阴道口、肛门相邻,比男性更容易发生尿道感染。尿道的主要功能是将尿液从膀胱排出体外。

5. 排尿的过程　肾脏生成尿液是一个连续不断的过程,而膀胱的排尿则是间歇进行的,排尿活动是受大脑皮层控制的反射活动。当膀胱内尿量充盈时(成人达 400～500 mL、儿童达 50～200 mL),膀胱内压力增加,膀胱壁的牵张感受器受压力的刺激而兴奋,冲动沿盆神经传入脊髓的排尿反射中枢,同时冲动也到达脑干和大脑皮层的排尿反射高级中枢,产生尿意。如果条件允许,排尿反射进行,冲动沿盆神经传出,引起逼尿肌收缩,内括约肌松弛,尿液进入后尿道,使膀胱外括约肌松弛,于是尿液被强大膀胱内压驱出;如果环境不适合,排尿反射将受到抑制。

(二) 排尿活动的评估

1. 影响排尿因素的评估

(1) 心理因素及文化:心理因素对机体排尿影响较大,压力会影响会阴部肌肉和膀胱括约肌的收缩或放松,如当个体处于过度焦虑和紧张的情况下,可出现尿频、尿急或因抑制排尿而出现尿潴留。排尿还受各种暗示的影响,听觉、视觉和其他身体感觉的刺激都可诱发排尿,如听流水声等可诱发尿意。另外,在隐蔽场所排尿是通过文化教育形成的一种社会规范,当个体排尿缺乏隐蔽的环境时,会产生压力,从而影响正常排尿。

(2) 个人习惯:大多数人在潜意识里会形成一些排尿的习惯,如早晨起床后先进行排尿,晚上睡前要排尿。儿童时期的排尿方式会影响成年后的排尿习惯,如儿童期排尿方式不当,会造成成年后因心理问题发生夜尿的现象。排尿的姿势、时间是否充裕和环境是否合适也会影响排尿的完成。

(3) 液体和饮食的摄入:如果其他影响体液的因素不变,液体的摄入量与排尿次数和排尿量成正比,液体摄入量多,排尿量和排尿次数均增加。摄入液体的种类也会影响排尿,如咖啡、茶、酒类、饮料等有利尿作用;有些食物的摄入也会影响排尿,如含水量多的蔬菜、水果可使尿量增多;摄入含盐较多的饮料或食物则会造成机体水钠潴留,使尿量减少。

（4）气候变化:夏季炎热,身体出汗使体液减少,造成血浆晶体渗透压升高,引起机体抗利尿激素分泌增多,促进肾脏重吸收,使尿液浓缩和尿量减少;冬季寒冷,身体外周血管收缩,循环血量增加,体内水分相对增多,反射性地抑制抗利尿激素的分泌,而使尿量增加。

（5）治疗及检查:药物的使用会影响排尿。如利尿剂可使尿量增加;而镇痛、镇静及手术中的麻醉剂可抑制排尿,导致尿潴留;外伤及外科手术引起体液减少、泌尿系统损伤等可导致尿潴留或尿失禁;某些诊断性检查要求禁饮、禁食,使体液减少而影响尿量。

（6）疾病:神经系统的病变和损伤可使排尿反射的意识控制和神经传导产生障碍,出现尿失禁;肾脏的病变可导致尿液生成障碍,出现多尿、少尿、无尿;泌尿系统的狭窄、结石或肿瘤可导致排尿障碍,出现尿潴留。

（7）其他因素:女性妊娠早期和分娩前因子宫压迫膀胱使排尿次数增加;女性行经前因激素水平影响有体液潴留,出现尿量减少;老年人的膀胱肌肉张力减弱,出现尿频或尿失禁;婴儿大脑发育不完善,排尿时不受意识控制,2～3 岁后才能自我控制。

2. 正常尿液及排尿　　正常情况下,排尿受意识控制,无痛苦,无障碍,可以自主随意进行。

（1）尿量及次数:尿量是反映肾脏功能的重要指标之一。正常成人一般白天排尿 3～5 次,夜间 0～1 次,每次尿量 200～400 mL,每小时尿量 25～30 mL,24 h 尿量 1 000～2 000 mL,平均在 1500 mL 左右。当膀胱内尿液充盈达到 400 mL 左右时,机体便会产生尿意。

（2）颜色:正常的新鲜尿液呈淡黄色或深黄色,因为尿液中含有尿胆原和尿色素。当尿液浓缩时,或人体进食某些食物或药物时(如进食大量胡萝卜或核黄素时),尿液呈深黄色。

（3）气味:正常的新鲜尿液没有明显的氨臭味,其气味来自其中的挥发性酸。当尿液久置后,因尿素分解产生氨,故出现氨臭味。

（4）透明度:正常的新鲜尿液清澈透明,放置后可受温度及 pH 值变化引起核蛋白、黏蛋白、上皮细胞及盐类凝结而产生微量絮状沉淀物。

（5）酸碱度:正常尿液呈弱酸性,pH 值为 4.5～7.5,平均为 6。饮食的种类可影响尿液的酸碱性,如进食大量蔬菜时,尿液可呈碱性;而进食大量肉类时,尿液可呈酸性。

（6）比重:尿液比重的高低主要取决于肾脏的浓缩功能。成人在正常情况下,尿液的比重波动于 1.015～1.025 之间,一般尿比重和尿量成反比。

3. 异常尿液及排尿

1）尿量及次数异常

（1）多尿:指 24 h 尿量超过 2500 mL。正常情况下,饮用大量液体、使用利尿剂及妊娠时可出现尿量增多的现象。病理情况下,由机体内分泌代谢障碍或肾小管浓缩功能不全而引起尿量增多,常见于糖尿病、尿崩症、急性肾功能不全(多尿期)的患者。

（2）少尿:指 24 h 尿量少于 400 mL 或每小时尿量少于 17 mL,常见于发热、摄入液体过少、休克等体内血液循环不足的患者,以及心、肝、肾功能衰竭的患者。

（3）无尿:又称尿闭,是指 24 h 尿量少于 100 mL 或 12 h 内没有尿液产生。常见于急性肾功能衰竭、严重休克、药物中毒等患者。其发生机制是因循环血容量严重不足、肾小球滤过率明显降低而引起的。

2）颜色异常

（1）血尿：是指尿液中含有红细胞。红细胞含量的多少影响血尿颜色的深浅，当尿液中红细胞含量超过 1 mL 时，肉眼可见尿液呈淡红色，称为肉眼血尿；当红细胞含量较多时，尿液呈洗肉水色。常见于急性肾小球肾炎、输尿管结石、泌尿系统肿瘤、感染及结核病等。

（2）血红蛋白尿：是指尿液中含有血红蛋白，主要是由于各种原因导致大量红细胞在血管内被破坏，使血红蛋白经肾脏排出而形成血红蛋白尿，尿液呈浓茶色或酱油样色，常见于溶血性贫血、血型不合引起的溶血、恶性疟疾和阵发性睡眠性血红蛋白尿患者。

（3）胆红素尿：是指尿液中含有胆红素。尿液呈深黄色或黄褐色，振荡尿液后其泡沫也呈黄色。常见于肝细胞性黄疸和阻塞性黄疸。

（4）乳糜尿：是指尿液中含有淋巴液，排出的尿液呈乳白色。常见于丝虫病或由其他原因引起的肾周围淋巴管阻塞患者。

3）气味异常 新鲜尿液有氨臭味说明泌尿系统已感染；糖尿病酮症酸中毒时，尿液中含有丙酮，故有烂苹果气味；有机磷农药中毒者，尿液有蒜臭味。

4）透明度异常 泌尿系统感染时，因尿液中含有大量脓细胞、红细胞、上皮细胞、管型、黏液、细菌或炎性渗出物等，可使新鲜尿液呈白色絮状且出现混浊，此种尿液在加热、加酸或加碱后，其混浊度不变。

5）酸碱度异常 酸中毒患者的尿液可呈强酸性，严重呕吐的患者其尿液可呈强碱性。

6）比重异常 若尿的比重经常固定于 1.010 左右水平，则提示肾功能有严重障碍。

7）膀胱刺激征 表现为尿频、尿急、尿痛。尿频是指单位时间内排尿次数增多，由膀胱炎症或机械性刺激引起；尿急是指突然有强烈尿意，不能控制需立即排尿，这是由于膀胱三角或后尿道的刺激造成排尿反射活动特别强烈而引起的；尿痛是指排尿时，膀胱区及尿道有疼痛感，由于病损处受到刺激而引起。患有膀胱刺激征时，常伴有血尿。产生膀胱刺激征主要是因为膀胱及尿道感染和机械性刺激所致。

8）尿潴留 尿潴留是指尿液大量存留于膀胱内而不能自主排出。当尿潴留时，膀胱容积可增至 3000～4000 mL，膀胱高度膨胀可至脐部。患者主诉下腹胀痛，排尿困难。体检可见耻骨上方膨隆，扪及囊样包块，叩诊呈实音，有压痛。产生尿潴留的常见原因有以下几种。

（1）机械性梗阻：膀胱颈部或尿道有梗阻性病变，常见于前列腺肥大或肿瘤、膀胱或尿道结石、尿道狭窄等疾病患者。

（2）动力性梗阻：由排尿功能障碍所致，膀胱及尿道并无器质性梗阻病变。常见于外伤、疾病或使用麻醉剂所致脊髓初级排尿中枢活动障碍或抑制，不能形成排尿反射的患者。

（3）其他原因：不能用力排尿或不习惯卧床排尿，包括某些心理因素，如焦虑、窘迫等情绪使排尿不能及时进行。由于尿液存留过多，膀胱过度充盈，导致膀胱肌肉收缩无力，造成尿潴留。

9）尿失禁 尿失禁是指排尿失去意识控制或不受意识控制，尿液不自主地流出。尿失禁可分为以下几种。

（1）真性尿失禁（完全性尿失禁）：指膀胱不能储存尿液，稍有一些尿液便会不自主地流出，膀胱处于空虚状态。其表现为持续滴尿。产生真性尿失禁的原因：脊髓初级排尿中枢与大脑皮层之间联系受损，排尿时失去大脑皮层的控制，如昏迷、截瘫患者，外伤、手术或先天原因引起膀胱或支配膀胱的神经受损者，病变所致膀胱括约肌功能不良者，膀胱和阴道之间有瘘道者等。

（2）假性尿失禁（充溢性尿失禁）：指膀胱内的尿液充盈且达到一定的压力时，出现少量尿液不自主地溢出的现象。当膀胱内压力降低时,排尿立即停止,但膀胱仍处于胀满状态而不能排空。产生假性尿失禁的原因:脊髓初级排尿中枢活动受到抑制,当膀胱内充满尿液内压增高时,迫使少量尿液流出;由于下尿路有机械性(如前列腺增生症)或功能性梗阻,当膀胱内压上升超过尿道阻力时,少量尿液自尿道中排出。

（3）压力性尿失禁(不完全性尿失禁):指当腹压增大,如咳嗽、打喷嚏、运动等时,尿液不自主地排出。产生压力性尿失禁的原因:膀胱括约肌张力降低,骨盆底部肌肉及韧带松弛。常见于中老年女性、多产及产伤者。

（三）排尿异常的护理

1. 尿失禁患者的护理

1）皮肤护理　保持患者皮肤及床单的清洁干燥。床上铺橡胶单和中单,给患者使用尿垫及一次性纸尿裤,用温水擦洗患者的会阴部皮肤,勤换床单、衣裤、尿垫。根据患者的皮肤情况,定时翻身、按摩受压部位,预防压疮发生。

2）外部引流　女性患者用女式尿壶紧贴外阴接取尿液;男性患者可用尿壶接取尿液,也可用阴茎套连接集尿袋接尿。使用尿壶时,注意保护尿壶与患者的接触部位,防止摩擦或损伤局部。阴茎套只宜短期使用,每天需定时取下,同时要清洗会阴部及阴茎。

3）重建正常的排尿功能

（1）持续的膀胱训练:观察患者排尿反应,定时使用便器,养成规律的排尿习惯。开始时白天间隔 1～2 h 使用便盆一次,以后间隔时间逐渐延长,以促进排尿功能的恢复。使用便盆时,可用手按压膀胱,协助排尿,但需注意用力适度。向患者解释膀胱训练的原理及治疗目的,指导其配合方法,取得理解与合作。

（2）摄入适当的液体:如病情允许,指导患者白天摄入液体 2000～3000 mL,告知患者多饮水可促进排尿反射,并可增加尿量冲洗尿道,预防泌尿系统感染。但入睡前应限制饮水,减少夜间尿量,以免影响患者休息。

（3）肌肉力量的锻炼:指导患者取立位、坐位或卧位,试做排尿动作,先慢慢收紧肛门、阴道(此项专指女性)及尿道,同时大腿和腹部肌肉放松,每次收紧尽量不少于 3 s,然后缓慢放松,每次 10 s 左右,连续 10 次,每日进行数次,以不感觉疲劳为宜。同时,训练患者间断排尿,即在每次排尿时停顿或减缓尿流,从而达到抑制不稳定的膀胱收缩、减轻排尿紧迫感程度和频率。如病情允许,应鼓励患者做抬腿运动或下床走动,增强腹部肌肉的力量。

（4）导尿术:对于长期尿失禁的患者给予导尿管留置术持续导尿或定期放尿,避免尿液浸湿床褥,刺激皮肤发生压疮。

（5）心理护理:无论什么原因引起的尿失禁,都会给患者造成很大的心理压力,表现为精神苦闷、抑郁、丧失自尊,渴望得到他人的理解和帮助。医务人员应主动关心、理解和尊重患者,给予安慰和鼓励,消除患者的不良情绪,并提供必要的帮助,使其树立起战胜疾病的信心,积极配合治疗及护理。

2. 尿潴留患者的护理

1）心理护理　安慰患者,消除其焦虑和紧张情绪。

2）提供隐蔽的环境　为患者创造一个隐蔽的排尿环境,关闭门窗、屏风遮挡、请无关人员回避;合理安排治疗及护理时间,使患者不受影响,身心放松,安心排尿。

3）调整姿势　协助患者取适当体位,如支起床头支架,辅助卧床患者坐起,尽可能地使患者以习惯的姿势排尿。对需绝对卧床休息或某些手术患者,应事先有计划地训练其床上排尿,以免因不适应排尿姿势的改变而导致尿潴留的发生。

4）诱导排尿　利用条件反射如让患者听流水声或用温水冲洗会阴部诱导排尿；也可针刺曲骨、中极、三阴交穴或艾灸关元、中极穴等，以刺激排尿。

5）热敷、按摩或叩击耻骨上区　具体按摩方法：①嘱患者平卧，双下肢屈曲外展，尿道口前放一便器。②护士站立在患者的右侧，双手平放于膀胱底部和体部，轻揉膀胱两侧5～10 s，随即用双手五指按膀胱底部和体部。按摩时用力不可过猛，操作轻柔。对孕妇、骨盆性损伤及肿物压迫尿道引起的尿潴留者禁用按摩法。

6）药物治疗　必要时，遵医嘱使用卡巴胆碱等药物，以松弛尿道括约肌，促进排尿。

7）导尿术　经上述处理仍不能解除尿潴留时，可采用导尿术。

（四）与排尿有关的护理技术

1. 导尿术　导尿术是指在严格无菌条件下，将导尿管经患者的尿道插入膀胱引流出尿液的方法。导尿术是解除患者排尿困难的重要措施，同时也是协助临床诊断和治疗的必要手段。但导尿术容易引起医源性感染，因为在导尿的过程中因操作不当很容易造成膀胱、尿道黏膜的损伤及细菌侵入，若细菌侵入，将很快扩散至整个泌尿系统，导致泌尿系统的感染。因此，只有在必要的情况下，才执行导尿术。

2. 留置导尿术　留置导尿术是指在导尿后，将导尿管存留在膀胱内引流出尿液的方法。

3. 膀胱冲洗　膀胱冲洗指使用三通导尿管，将无菌溶液或药物注入膀胱内，进行冲洗或治疗，再利用虹吸原理将注入的溶液或药物引流出来的方法。

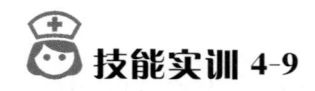

技能实训 4-9

导 尿 术

【目的】

1. 解除痛苦　为尿潴留的患者引流出尿液，解除患者痛苦。

2. 治疗疾病　为膀胱肿瘤的患者进行膀胱内化疗，起到治疗疾病的作用。

3. 协助诊断　留取尿标本做细菌培养，测量膀胱容积、压力及检查残余尿液，进行膀胱或尿道造影等。

4. 术前准备　进行盆腔器官手术前排空膀胱，以免手术中误伤。

【评估】

1. 患者的一般情况，如年龄、病情、临床诊断、治疗情况、意识状态、生命体征、自理能力、合作程度、心理状况及对疾病的认知情况等。

2. 患者的膀胱充盈度、会阴部皮肤黏膜的完整性及清洁度。

【计划】

1. 护士准备　着装整洁，修剪指甲，洗手，戴口罩。

2. 患者准备

（1）患者和家属了解导尿的目的、意义、过程、注意事项及配合要点，愿意合作。

（2）根据自理能力清洁会阴，做好导尿准备。

3. 用物准备

（1）治疗车上层：无菌导尿包（治疗碗或弯盘2个，一次性单腔导尿管10号、12号各1根，弯血管钳2把，小药杯1个（内盛棉球至少4个），润滑油棉签或棉球瓶1个，无菌标本瓶1个，洞巾 1 块,治疗巾 1 块,纱布 2 块,包布 1 块),如果使用一次性导尿包,则里面应为生产厂商直接准备好的已消毒灭菌的用物,包括初步消毒、再次消毒和导尿用物。外阴初步消毒用物(治疗碗包 1 个(内盛消毒液棉球 10 余个,纱布 1 块,血管钳或镊子 1 把),弯盘 1 个,一次性手套 1 只或指套 2 只),无菌持物钳和容器 1 套,消毒溶液,手消毒液,无菌手套 1 副,小橡胶单和治疗巾 1 套,浴巾 1 条。

(2)治疗车下层:便盆及便盆巾、生活垃圾桶、医疗垃圾桶。

(3)其他:根据环境准备屏风。

4. 环境准备　清洁、宽敞、明亮,温度适宜,关闭门窗,用屏风或围帘遮挡。

导尿管的种类

　　一般分为单腔导尿管(用于一次性导尿)、双腔导尿管(用于留置导尿)、三腔导尿管(用于膀胱冲洗或向膀胱内滴药)三种。其中双腔导尿管和三腔导尿管均有一个气囊,以达到将导尿管头端固定在膀胱内防止脱落的目的。根据患者情况选择合适大小的导尿管。

【实施】　见表 4-16。

表 4-16　导尿术操作流程

操作程序	操作步骤	要点说明
1.核对、解释	＊携用物至床旁,核对患者床号、姓名	·确认患者
	＊向患者及家属解释导尿的目的、操作程序及配合方法	·解除患者紧张情绪,取得合作
	★女患者导尿术	
2.患者准备	＊将床旁椅移至床尾同侧,放便盆于椅上,打开便盆巾	·方便操作
	＊松开床尾盖被,帮助患者脱去对侧裤腿,盖于近侧腿上,并盖上浴巾,将对侧腿用盖被遮盖	·防止患者受凉 ·尽量减少暴露,保护患者自尊,减轻其窘迫感
	＊协助患者取仰卧屈膝位,双腿略外展,暴露会阴,臀下垫小橡胶单和治疗巾	·保护床单不被污染
3.初步消毒	＊将弯盘置于靠近会阴处,手消毒液洗手,打开治疗碗包布,将碗内纱布取出,倒消毒液于治疗碗内,浸湿棉球	·保证操作的无菌性,预防感染的发生
	＊左手戴手套或指套,右手持血管钳或镊子夹取消毒棉球,依次消毒阴阜、对侧大阴唇、近侧大阴唇、对侧小阴唇、近侧小阴唇、尿道口经阴道口至肛门	·血管钳要夹在棉球中间,避免损伤消毒部位 ·消毒顺序自上而下、由外向内 ·每个棉球限用一次 ·消毒尿道口时稍作停顿,充分发挥消毒效果
	＊污棉球置于弯盘内,消毒完毕,脱下手套或指套置于弯盘中,将治疗碗和弯盘移至治疗车下层,手消毒液洗手	

续表

操作程序	操作步骤	要点说明
4. 开包倒液	＊检查无菌导尿包的灭菌日期及质量，按照无菌技术操作逐层打开导尿包，并放于患者两腿之间 ＊用无菌持物钳将小药杯移至无菌区域边缘，倒消毒液浸湿棉球	·嘱患者肢体勿动，保持安置体位，避免污染无菌区域 ·减少跨越无菌区域 ·消毒液勿溅湿无菌区域
5. 铺巾润管	＊戴无菌手套，铺洞巾，按操作顺序合理排列用物 ＊润滑导尿管前端	·洞巾与包布内层形成连续完整的无菌区域，铺好的洞巾不能暴露患者的肛门 ·成人用 10～12 号导尿管，婴幼儿用 8～10 号导尿管
6. 再次消毒	＊将一弯盘置于会阴处，小药杯置于弯盘后 ＊左手分开并固定小阴唇，右手持血管钳夹取消毒液棉球，依次消毒尿道口、对侧小阴唇、近侧小阴唇、尿道口 ＊污棉球、小药杯、血管钳置于弯盘内，将弯盘妥善置于无菌区域远端	 ·消毒顺序自上而下、由内向外再向内 ·每个棉球限用一次 ·消毒尿道口时稍作停顿，充分发挥消毒效果 ·左手继续固定小阴唇
7. 插管导尿	＊将另一无菌弯盘移至会阴处，右手持弯血管钳夹导尿管，嘱患者张口呼吸、松弛尿道，将导尿管前端轻轻插入尿道 4～6 cm，见尿后再插入 1 cm（图 4-17(a)） ＊左手下移固定导尿管，将尿液引流入弯盘（图 4-17(b)）。如需留取尿培养标本，用无菌标本瓶接取 5 mL 中段尿，盖好瓶盖	·插管时动作应轻柔，避免损伤尿道 ·仔细观察，避免导管误入阴道 ·观察患者反应，询问其感受 ·首次放尿量不超过 1 000 mL ·标本避免碰洒或污染
	★男患者导尿术	
2. 患者准备	＊床旁椅移至床尾同侧，放便盆于椅上，打开便盆巾 ＊松开床尾盖被，脱去患者对侧裤腿，盖于近侧腿上，并盖上浴巾，将对侧腿用盖被遮盖 ＊患者取仰卧位，双腿略外展，暴露会阴，臀下垫小橡胶单和治疗巾	·便于操作 ·防止患者受凉 ·尽量减少暴露，保护患者自尊，减轻其窘迫感 ·保护床单不被污染

续表

操作程序	操作步骤	要点说明
3.初步消毒	＊将弯盘置于靠近会阴处,手消毒液洗手,打开治疗碗包布,将碗内纱布取出,倒消毒液于治疗碗内,浸湿棉球 ＊左手戴手套,右手持血管钳夹消毒液棉球进行初步消毒,依次为阴阜、阴茎、阴囊。左手取无菌纱布裹住阴茎,将包皮向后推暴露尿道口,自尿道口向外旋转擦拭尿道口、龟头及冠状沟 ＊将污棉球、纱布置于弯盘内,消毒完毕,脱下手套置于弯盘内,将治疗碗和弯盘移至治疗车下层,手消毒液洗手	·血管钳要夹在棉球中间,避免损伤消毒部位 ·消毒阴茎时按阴茎背侧、阴茎两侧、(提起阴茎后)阴茎腹侧的顺序 ·每个棉球限用一次 ·包皮和冠状沟易藏污纳垢,应注意仔细擦拭,预防感染
4.开包倒液	＊检查无菌导尿包灭菌日期及质量,按照无菌技术操作逐层打开导尿包,并放于患者两腿之间 ＊用无菌持物钳将小药杯移至无菌区域边缘,倒消毒液浸湿棉球	·嘱患者肢体勿动,保持安置体位,避免污染无菌区域 ·减少跨越无菌区域 ·消毒液勿溅湿无菌区域
5.铺巾润管	＊戴无菌手套,铺洞巾,按操作顺序合理排列用物 ＊润滑导尿管前端	·洞巾与包布内层形成连续完整的无菌区域 ·成人用 10～12 号导尿管,婴幼儿用 8～10号导尿管
6.再次消毒	＊将一弯盘置于会阴处,小药杯置于弯盘后 ＊左手用无菌纱布包裹阴茎后将包皮向后推,露出尿道口。右手持血管钳夹取消毒液棉球自尿道口向外螺旋擦拭龟头至冠状沟 ＊将污棉球、小药杯、血管钳置于弯盘内,将弯盘妥善置于无菌区域远端	·每个棉球限用一次,避免已消毒的部位再污染 ·消毒尿道口时稍作停顿,充分发挥消毒效果 ·左手继续固定阴茎
7.插管导尿	＊将另一无菌弯盘移至会阴处,左手将阴茎提起与腹壁呈 60°角(图 4-18),使耻骨前弯消失,尿道伸直,右手持弯血管钳夹取导尿管,嘱患者张口呼吸、松弛尿道,将导尿管前端轻轻插入尿道 20～22 cm,见尿后再插入 1～2 cm ＊左手下移固定导尿管,将尿液引流入弯盘内。如需留取尿培养标本,用无菌标本瓶接取 5 mL 中段尿,盖好瓶盖	·使耻骨前弯消失,利于插管 ·插管时动作应轻柔,避免损伤尿道 ·观察患者反应,询问其感受 ·首次放尿量不超过 1000 mL ·标本避免碰洒或污染

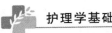

续表

操作程序	操作步骤	要点说明
8.拔管、整理	*导尿完毕,嘱患者张口呼吸、放松,夹闭导尿管尾端,拔管置于弯盘内 *撤洞巾,擦净外阴,脱手套,撤导尿包和橡胶单、治疗巾,置于治疗车下层 *协助患者穿好裤子,整理床单位 *尿标本贴标签送检	• 动作应轻柔,避免损伤 • 保护隐私,避免不适
9.洗手、记录	*洗手,记录导尿时间、引流尿量、尿液性状及患者反应	• 及时送检,避免污染

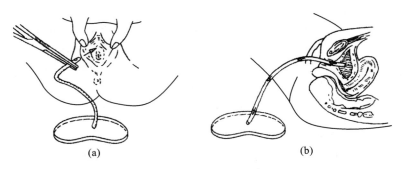

图 4-17 女患者导尿术

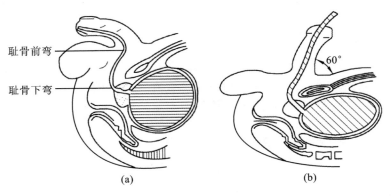

图 4-18 男患者导尿术的插管角度

【注意事项】

1. 操作过程中应严格执行查对制度和无菌技术操作原则。

2. 及时遮挡,保护患者隐私,防止受凉。

3. 膀胱高度膨胀且极度虚弱的患者,首次放尿量不超过 1 000 mL,以免腹腔内压急剧下降,使大量血液滞留在腹腔内,导致血压下降而虚脱。另外,膀胱内压突然降低,可导致膀胱黏膜急剧充血,出现血尿。

4. 因老年女性尿道口回缩,操作时应仔细观察、辨认,避免误入阴道。

5. 女性尿道短、粗、直,长 4~5 cm,富扩张性,尿道外口位于阴蒂下方、阴道口上方,与肛门距离接近。男性尿道长 18～20 cm,有两个弯曲(耻骨前弯和耻骨下弯)、三个狭窄(尿道内口、膜部、尿道外口)。操作时,需掌握男女患者尿道的解剖特点,以避免损伤和感染,提高成功率。

6. 女性患者插管时如误入阴道,应更换无菌导尿管并重新插管。

【评价】

1. 护士无菌观念强,严格查对,操作过程无污染、无差错。

2. 护患沟通有效,患者和家属理解导尿的目的及过程,能主动配合,顺利完成操作。

3. 患者身心痛苦减轻,感觉舒适、安全。

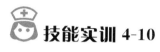 技能实训 4-10

留置导尿术

【目的】

1. 抢救休克、危重患者时准确记录尿量,测量尿相对密度,密切观察患者的病情变化,为病情评估提供依据。

2. 为尿失禁的患者进行膀胱功能训练。

3. 进行膀胱冲洗或膀胱内药物治疗。

4. 腹腔及盆腔手术前、中、后均应排空膀胱,避免膀胱损伤及减轻膨胀的膀胱对伤口的牵拉。

5. 对尿失禁和会阴有伤口的患者,保持其皮肤和床单位的清洁、干燥,预防压疮的发生。

【评估】

1. 患者的一般情况,如年龄、病情、临床诊断、治疗情况、意识状态、生命体征、自理能力、合作程度、心理状况及对疾病的认知情况等。

2. 患者的膀胱充盈度及会阴部皮肤黏膜的完整性等。

【计划】

1. 护士准备　着装整洁,修剪指甲,洗手,戴口罩。

2. 患者准备

(1)患者和家属了解留置导尿术的目的、意义、过程、注意事项及配合要点,愿意合作。

(2)根据能力清洁会阴,做好导尿准备。

3. 用物准备

(1)备导尿用物:同导尿术。

(2)另备:无菌双腔或三腔气囊导尿管 1 根、10 mL 或 20 mL 无菌注射器 1 副、无菌生理盐水 10～40 mL、无菌集尿袋 1 只、橡皮圈 1 根、安全别针 1 个等。

4. 环境准备　同导尿术。

【实施】　见表 4-17。

表 4-17　留置导尿术操作流程

操作程序	操作步骤	要点说明
1.核对、解释	*携用物至床旁,核对患者床号、姓名 *向患者及家属解释留置导尿术的目的、操作程序及配合方法	·确认患者 ·解除患者紧张情绪,取得合作

续表

操作程序	操作步骤	要点说明
2.患者准备	*将床旁椅移至床尾同侧,放便盆于椅上,打开便盆巾	·便于操作
	*松开床尾盖被,协助患者脱去对侧裤腿,盖于近侧腿上,并盖上浴巾,将对侧腿用盖被遮盖	·防止患者受凉 ·尽量减少暴露,保护患者自尊,减轻其窘迫感
	*患者体位同男、女患者导尿体位安置,暴露会阴,臀下垫小橡胶单和治疗巾	·保护床单不被污染
3.剃去阴毛	*如采用普通导尿管胶布固定法,需结合肥皂液剃除阴毛	·便于固定
4.消毒插管	同男、女患者导尿术操作,插管(气囊导尿管插入前必须检查气囊有无漏气)见尿液后再插入 5～7 cm,引流出尿液	
5.固定导尿管	*根据气囊导尿管上注明的气囊容积向气囊内注入等量的无菌生理盐水(图4-19)	·将气囊导尿管向内伸入少许,然后向外牵拉有阻力,证实导尿管固定于膀胱内;再将导尿管向内推少许,避免气囊压迫
6.接集尿袋	*导尿成功后,夹闭导尿管,撤洞巾,擦净外阴,将导尿管末端与集尿袋引流管接头处相连,用安全别针将集尿袋固定在床单上,或挂在床旁的挂钩上(图4-20),粘贴管道标识于导尿管上,并注明插管日期、时间	·引流管应有足够长度,防止翻身时牵拉导尿管,致其滑脱 ·集尿袋妥善固定于低于膀胱水平的位置,防止尿液逆流引起感染
7.整理、记录	*患者取舒适卧位,整理床单位,询问患者感受,交代注意事项 *清理用物,洗手,记录	·记录留置导尿管的时间、首次排尿量和患者的反应

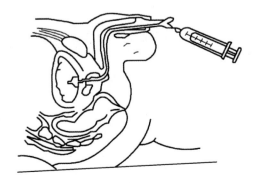

图 4-19　双腔气囊导尿管固定法

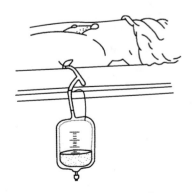

图 4-20　固定集尿袋

【注意事项】

1. 同导尿术注意事项1～6。

2. 使用气囊导尿管固定时,需注意不能过度牵拉导尿管,以防止膨胀的气囊卡在尿道内口,压迫膀胱壁或尿道,导致黏膜组织的损伤。

【留置导尿管患者的护理】

1. 防止泌尿系统逆行感染的措施

(1) 保持尿道口清洁:女患者用消毒液棉球擦拭外阴及尿道口,男患者用消毒液棉球擦拭尿道口、龟头及包皮,每日1～2次,排便后及时清洗肛门及会阴部皮肤。

(2) 如病情允许鼓励患者每日摄取水分在2000 mL以上(包括口服和静脉输液等),摄入含维生素C丰富的水果、饮料等,以增加尿量,达到自然冲洗尿路的目的,减少泌尿系统感染的发生。

(3) 保持尿液引流通畅,避免导尿管扭曲、折叠、受压、堵塞。患者离床活动时,集尿袋不能超过膀胱高度并避免挤压,防止尿液逆流。

(4) 每日定时更换集尿袋,若有尿液性状、颜色改变,需及时更换,及时排空集尿袋,并记录尿量。

(5) 每周更换导尿管一次,硅胶导尿管可酌情延长更换时间。

2. 训练膀胱反射功能 采用间歇性夹管方式,夹闭导尿管,每3～4 h开放一次,使膀胱定时充盈和排空,以促进膀胱功能的恢复。

3. 听取患者主诉并仔细观察尿液情况 发现尿液浑浊、沉淀、结晶时及时处理,每周检查尿常规一次。如患者出现发热、畏寒、尿频、尿急、尿痛、血尿等感染情况,及时报告医生处理。

4. 健康教育

(1) 向患者及家属解释留置导尿术的目的及护理方法,使他们认识到预防泌尿系统感染的重要性,鼓励他们主动参与护理。

(2) 在病情允许的情况下,鼓励患者每日多饮水、适当活动,每日尿量维持在2 000 mL以上。

(3) 嘱患者保持引流通畅,防止导尿管折叠、扭曲、受压及堵塞。集尿袋应妥善安置,其位置应低于膀胱位置,防止尿液逆流。

【评价】

1. 护士无菌观念强,严格查对,操作过程中无污染、无差错。

2. 在操作过程中注意保护、关心患者。

3. 患者在留置导尿术后护理措施及时、有效,无并发症发生。

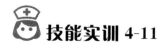

技能实训 4-11

膀胱冲洗术

【目的】

1. 防止留置导尿管的患者管路堵塞,保持引流通畅。

2. 通过冲洗可以清除膀胱内的血凝块、黏液及细菌等异物,预防感染。

3. 治疗某些膀胱疾病,如膀胱炎、膀胱肿瘤等。

护理学基础

【评估】

1. 患者的一般情况，如年龄、病情、临床诊断、治疗情况、意识状态、生命体征、自理能力、合作程度、心理状况及对疾病的认知情况等。

2. 病室环境是否适合膀胱冲洗。

【计划】

1. 护士准备　着装整洁，修剪指甲，洗手，戴口罩。

2. 患者准备　患者和家属了解膀胱冲洗的目的、过程、注意事项及配合要点，愿意合作。

3. 用物准备

(1) 治疗车上层：按导尿术准备的导尿用物，遵医嘱准备的冲洗液，无菌膀胱冲洗装置1套，消毒液，无菌棉签，医嘱执行本，手消毒液。

(2) 治疗车下层：便盆及便盆巾，生活垃圾桶，医用垃圾桶。

(3) 其他：常用冲洗液有0.9%氯化钠溶液、0.02%呋喃西林溶液、3%硼酸溶液、0.1%新霉素溶液等；溶液温度为38～40 ℃，若为前列腺增生摘除术后患者，应用4 ℃左右的0.9%氯化钠溶液冲洗；输液架。

4. 环境准备　病室清洁、宽敞、明亮，温度适宜，关闭门窗，用屏风遮挡。

【实施】　见表4-18。

表4-18　膀胱冲洗术操作流程

操作程序	操作步骤	要点说明
1. 核对、解释	* 携用物至床旁，核对患者床号、姓名、医嘱	· 确认患者
	* 向患者及家属解释导尿的目的、操作程序及配合方法	· 解除患者紧张情绪，取得合作
2. 导尿固定	* 按留置导尿术插管并固定好导尿管	· 便于冲洗液顺利滴入膀胱
3. 排空膀胱	* 打开引流管开关，引流出尿液，排空膀胱	· 有利于药液与膀胱壁充分接触，并保持有效浓度，达到冲洗目的
4. 准备冲洗	* 去掉冲洗液瓶铝盖中心部分并常规消毒瓶塞，将膀胱冲洗装置插入瓶塞，将冲洗液瓶倒挂于输液架上，排气夹闭	· 避免污染，防止感染 · 冲洗液液面距床面约60 cm，以便产生一定的压力，使液体能够顺利滴入膀胱
	* 分离导尿管与集尿袋引流管接头，消毒导尿管口和引流管接头，将导尿管和引流管与Y形管的两个分管分别连接	· Y形管须低于耻骨联合，以便引流彻底。如使用三腔导尿管，则可不用Y形管
5. 冲洗膀胱	* 夹闭引流管，开放冲洗管，使溶液滴入膀胱；待患者有尿意或滴入200～300 mL后，夹闭冲洗管，开放引流管，待冲洗液全部引流出，再夹闭引流管（图4-21） * 按需要反复冲洗	· 每次注入200～300 mL液体 · 调节滴速为60～80滴/分，速度过快易引起患者强烈尿意，迫使冲洗液从导尿管侧溢出 · 冲洗过程中询问患者感受，观察患者反应及引流液性状。若患者出现不适或有出血情况，应立即停止冲洗，及时报告医生处理

续表

操作程序	操作步骤	要点说明
6.接集尿袋	＊冲洗完毕,取下冲洗管,消毒导尿管口和引流管接头并连接 ＊清洁外阴部,妥善固定好导尿管	·引流管应有足够长度,防止翻身时牵拉导尿管使其滑脱 ·集尿袋妥善固定于低于膀胱水平的位置,防止尿液逆流而引起感染
7.整理、记录	＊患者取舒适卧位,整理床单位,询问其感受,交代注意事项 ＊清理用物,洗手,记录	·记录冲洗液名称、冲洗量、引流量、引流液性状及冲洗过程中患者反应等

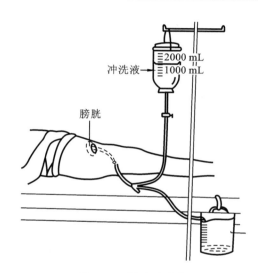

图 4-21　膀胱冲洗术

【注意事项】

1. 严格执行无菌技术操作,防止感染。

2. 冲洗过程中应密切观察,若引流量少于冲洗量,应考虑是否有堵塞,可酌情增加冲洗次数或更换导尿管;若患者感到腹痛、腹胀、膀胱剧烈收缩等不适,应暂停冲洗,通知医生处理;冲洗后若出血较多或血压下降,应立即通知医生处理。

3. 冲洗时嘱患者深呼吸,尽量放松,减轻疼痛;避免用力回抽而导致膀胱黏膜损伤。

4. 若滴入治疗性药物,需在膀胱内保留 30 min 后再引流出体外,以保证疗效。

5. 每日冲洗 3～4 次,每次冲洗量为 500～1 000 mL。若需持续冲洗,冲洗管和引流管需 24 h 更换一次。

6. 不污染衣裤、床单位。冲洗过程中能随时了解患者的不适。

【评价】

1. 护士无菌观念强,严格查对,操作熟练,方法正确,动作轻柔。

2. 护患沟通有效,关心患者,告知有效。

3. 患者和家属理解膀胱冲洗术的目的及过程,能主动配合,感觉舒适、安全。

4. 患者膀胱炎等症状减轻。

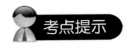考点提示

异常尿液和排尿，三种尿失禁的区别，排尿异常的护理，导尿术和留置导尿术的目的及注意事项，防止泌尿系统逆行感染的措施。

直通护考

一、A1/A2 型题（以下每一道考题下面有 A、B、C、D、E 五个备选答案，请从中选择一个最佳答案）

1. 患者，女，40 岁。上午拟进行子宫切除术，术前需要留置导尿管，护士在导尿操作中，应为患者安置的体位是（　　）。

　A. 去枕仰卧位　　　　　　　B. 头高足低位　　　　　　　C. 侧卧位

　D. 屈膝仰卧位　　　　　　　E. 截石位

2. 患者，女，38 岁。剖宫产术后第 2 天，导尿管拔后 5 h，患者诉下腹疼痛，有尿意但排不出来。护士检查发现耻骨上隆突，应首先进行的处理措施是（　　）。

　A. 肌内注射卡巴可　　　　　　　　　　B. 用力按压膀胱，帮助患者排尿

　C. 重新插导尿管，将尿液排出　　　　　D. 让患者听流水声诱导其排尿

　E. 让患者尝试去厕所蹲着排尿

3. 患者，男，70 岁。因肾功能衰竭住院。护士观察其 24 h 尿量为 360 mL，该患者的排尿状况是（　　）。

　A. 正常　　　　B. 尿量偏少　　　C. 无尿　　　　D. 少尿　　　　E. 尿潴留

4. 患者，男，30 岁。前列腺增生，尿潴留。遵医嘱行留置导尿术。正确的操作方法是（　　）。

　A. 导尿管插入尿道的长度为 4～6 cm　　　B. 插导尿管时见尿后再插入 2 cm

　C. 插导尿管遇到阻力时应尽力快速插入　　D. 第一次放尿不可超过 800 mL

　E. 集尿袋放置位置应高于耻骨联合

5. 患者，男，60 岁。行前列腺增生摘除术，术后膀胱冲洗时，应选择的溶液是（　　）。

　A.0.02％呋喃西林溶液　　　　　　　　B.3％硼酸溶液

　C.0.9％氯化钠溶液　　　　　　　　　 D.0.1％新霉素溶液

　E.5％葡萄糖溶液

二、A3/A4 型题（以下提供若干个案例，每个案例下设若干个考题。请根据各考题题干所提供的信息，在每道题下面的 A、B、C、D、E 五个备选答案中，选择一个最佳答案）

（6～9 题共用题干）

患者，女，56 岁。卵巢癌术后，拔出导尿管后 7 h 未能自行排尿。查体：耻骨上部膨隆，叩诊呈实音，有压痛，考虑尿潴留。

6. 为患者提供的护理措施中，维护其自尊的是（　　）。

　A. 教育其养成良好的排尿习惯　　　　　B. 耐心解释，并提供隐蔽的排尿环境

　C. 调整体位以协助排尿　　　　　　　　D. 按摩其下腹部使尿液排出

　E. 温水冲洗会阴以诱导排尿

7. 为患者实施导尿时,第二次消毒的顺序是(　　　)。

A. 自上而下,由外向内　　　　　　　　B. 自下而上,由外向内

C. 自下而上,由内向外　　　　　　　　D. 自上而下,由内向外

E. 自上而下,由内向外再向内

8. 首次导出尿液,不应超过(　　　)。

A. 1000 mL　　　　　　B. 1200 mL　　　　　　C. 1500 mL

D. 1700 mL　　　　　　E. 2000 mL

9. 如果一次放尿过多,将会发生(　　　)。

A. 膀胱挛缩　　　　　　B. 加重不舒适感　　　　　　C. 血尿和脱水

D. 诱发膀胱感染　　　　E. 膀胱反射功能恢复减慢

(刘锦锦)

二、排便护理

 案例引导

　　患者,张某,52 岁。入院时诊断为"大叶性肺炎"。测量体温 39.5 ℃,脉搏 102 次/分,采用灌肠法为其降温。问题:

　　1. 选择哪种灌肠法?

　　2. 操作中可能出现哪些异常情况?如何处理?

　　3. 列表比较这种灌肠法与其他灌肠法的异同点。

(一) 排便活动的评估

1. 粪便的评估　当食物由口进入胃和小肠,经过消化吸收后,残渣储存于大肠内,其中除一部分水分被大肠吸收外,其余均经细菌发酵和腐败作用后形成粪便。通常情况下,粪便的性质与性状可以反映整个消化系统的功能状况。因此,护士通过对患者排便活动及粪便的观察,可以及早发现和鉴别消化道疾病,有助于诊断和选择治疗、护理措施。

(1)排便次数:排便是人体的基本生理需要,排便次数因人而异。一般成人每天排便1～3次。婴幼儿每天排便3～5次。成人排便每天超过 3 次或每周少于 3 次,应视为排便异常。

(2)量:每日排便量与膳食种类、数量、摄入液体量、大便次数及消化器官的功能有关。正常成人每天排便量为100～300 g。进食少纤维、高蛋白质等精细食物者粪便量少。进食大量蔬菜、水果等粗粮者粪便量较多。当消化器官功能紊乱时,也会出现排便量的改变。

(3)形状:正常人的粪便为成形软便;便秘时粪便坚硬、呈栗子样;消化不良或急性肠炎可为稀便或水样便;肠道部分梗阻或直肠狭窄,粪便常呈扁条形或带状。

(4)颜色:正常成人的粪便颜色呈黄褐色或棕黄色,婴儿的粪便呈黄色或金黄色。因摄入食物或药物种类的不同,粪便颜色会发生变化,如食用大量绿叶蔬菜,粪便可呈暗绿色;摄入动物血或铁制剂,粪便可呈无光样黑色。如果粪便颜色改变与上述情况无关,表示消化系统有病

理变化存在。如柏油样便提示上消化道出血;白陶土色便提示胆道梗阻;暗红色血便提示下消化道出血;果酱样便见于肠套叠、阿米巴痢疾;粪便表面粘有鲜红色血液见于痔疮或肛裂;白色"米泔水"样便见于霍乱、副霍乱。

(5)内容物:粪便内容物主要为食物残渣、脱落的大量肠上皮细胞、细菌以及机体代谢后的废物,如胆色素衍生物和钙、镁、汞等盐类。粪便中混入少量黏液,肉眼不易查见;若粪便中混入或粪便表面附有血液、脓液或肉眼可见的黏液,提示消化道有感染或出血发生。肠道寄生虫感染患者的粪便中可查见蛔虫、蛲虫、绦虫节片等。

(6)气味:正常时粪便气味因膳食种类而异,强度由腐败菌的活动性及动物蛋白质的量而定。肉食者味重,素食者味轻。严重腹泻患者因未消化的蛋白质与腐败菌作用,粪便呈碱性反应,气味极恶臭;下消化道溃疡、恶性肿瘤患者粪便呈腐败臭;上消化道出血的柏油样粪便呈腥臭味;消化不良、乳儿糖类未充分消化或吸收脂肪酸产生气体,粪便呈酸性反应,气味为酸败臭。

2. 影响因素的评估

(1)心理因素:心理因素是影响排便的重要因素。精神抑郁,身体活动减少,肠蠕动减少而导致便秘。而情绪紧张、焦虑可导致迷走神经兴奋,肠蠕动增加而致吸收不良、腹泻的发生。

(2)文化教育:社会的文化教育影响个人的排便观念和习惯。排便是个人隐私的观念已被大多数社会文化所接受,当个体因排便问题需要医务人员帮助而丧失隐私时,个体就可能压抑排便的需要而造成排便功能异常。

(3)年龄:年龄可影响人对排便的控制。2～3岁以下的婴幼儿,神经肌肉系统发育不全,不能控制排便;老年人随年龄增加,腹壁肌肉张力下降,胃肠蠕动减慢,肛门括约肌松弛等导致肠道控制能力下降而出现排便功能的异常。

(4)食物与液体摄入:均衡饮食与足量的液体是维持正常排便的重要条件。富含纤维的食物可提供必要的粪便容积,加速食糜通过肠道,减少水分在大肠内的再吸收,使大便柔软而能轻易排出;每日摄入足量液体,可以液化肠内容物使食物能顺利通过肠道。当摄食量过少、食物中缺少纤维或水分不足时,无法产生足够的粪便容积和液化食糜,食糜通过回肠速度减慢、时间延长,水分的再吸收增加,导致粪便变硬、排便减少而发生便秘。

(5)活动:活动可维持肌肉的张力,刺激肠道蠕动,有助于维持正常的排便功能。各种原因所致长期卧床、缺乏活动的患者,可因肌肉张力减退而导致排便困难。

(6)个人排泄习惯:在日常生活中,许多人都有自己固定的排便时间,使用某种固定的便具,排便时从事某种活动如阅读等。当这些生活习惯由于环境的改变无法维持时,可能影响正常排便。

(7)疾病:肠道本身的疾病或身体其他系统的病变均可影响正常排便。如大肠癌、结肠炎可使排便次数增加;脊髓损伤、脑卒中等可致排便失禁等。

(8)药物:有些药物能治疗或预防便秘和腹泻,如缓泻药可刺激肠蠕动,减少肠道水分吸收,促进排便,但是如药物剂量掌握不正确,可能导致相反的结果。有些药物则可能干扰排便的正常形态,如长时间服用抗生素,可抑制肠道正常菌群而导致腹泻;麻醉剂或止痛药,可使肠运动能力减弱而导致便秘。

(9)治疗和检查:某些治疗和检查会影响个体的排便活动。如腹部、肛门部位手术,会因为肠壁肌肉的暂时麻痹或伤口疼痛而造成排便困难;胃肠X线检查常需灌肠或服用钡剂,也可影响排便等。

3. 异常排便活动的评估

1）便秘　便秘是指正常的排便形态改变,排便次数减少,排出过干过硬的粪便,且排便不畅、困难。

(1)原因:某些器质性病变,排便习惯不良,中枢神经系统功能障碍,排便时间或活动受限制,强烈的情绪反应,各类直肠肛门手术,某些药物不合理的使用,饮食结构不合理、饮水量不足,滥用缓泻剂、栓剂、灌肠,长期卧床或活动减少等,均可抑制肠道功能而导致便秘的发生。

(2)症状和体征:头痛、腹痛、腹胀、消化不良、乏力、食欲不振、舌苔变厚、粪便干硬,触诊腹部较硬实且紧张,有时可触及包块,肛诊可触及粪块。

2）粪便嵌塞　粪便嵌塞是指粪便持久滞留堆积在直肠内,坚硬不能排出。常发生于慢性便秘的患者。

(1)原因:便秘未能及时解除,粪便滞留在直肠内,水分被持续吸收而乙状结肠排下的粪便又不断加入,最终使粪块变得又大又硬不能排出,发生粪便嵌塞。

(2)症状和体征:患者有排便冲动,腹部胀痛,直肠肛门疼痛,肛门处有少量液化的粪便渗出,但不能排出粪便。

3）腹泻　腹泻是指正常排便形态改变,频繁排出松散稀薄的粪便甚至水样便。任何原因引起肠蠕动增加,肠黏膜吸收水分障碍,胃肠内容物迅速通过胃肠道,水分不能在肠道内被及时的吸收;又因肠黏膜受刺激,肠液分泌增加,进一步增加了粪便的水分,因此,当粪便到达直肠时仍然呈液体状态,并排出体外,形成腹泻。短时的腹泻可以帮助机体排出刺激物质和有害物质,是一种保护性反应。但是,持续严重的腹泻,可使机体内的大量水分和胃肠液丧失,导致水、电解质和酸碱平衡紊乱。又因机体无法吸收营养物质,长期腹泻将导致机体的营养不良。

(1)原因:饮食不当或使用缓泻剂不当,情绪紧张焦虑,消化系统发育不成熟,胃肠道疾病,某些内分泌疾病如甲状腺功能亢进症等均可导致肠蠕动增加,发生腹泻。

(2)症状和体征:腹痛、肠痉挛、疲乏、恶心、呕吐、肠鸣、有急于排便的需要和难以控制的感觉,粪便松散或呈液体样。

4）排便失禁　排便失禁是指肛门括约肌不受意识的控制而不自主地排便。

(1)原因:神经肌肉系统的病变或损伤,如瘫痪、胃肠道疾病、神经障碍、情绪失调等。

(2)症状和体征:患者不自主地排出粪便。

5）肠胀气　肠胀气是指胃肠道内有过量气体积聚,不能排出。一般情况下,胃肠道内的气体只有150 mL左右,胃内的气体可通过口腔打嗝排出;肠道内的气体部分在小肠被吸收,其余的可通过肛门排出,不会导致不适。

(1)原因:食入产气性食物过多,吞入大量空气,肠蠕动减少,肠道梗阻及肠道手术后。

(2)症状和体征:患者表现为腹部膨隆,叩诊呈鼓音、腹胀、痉挛性疼痛、呃逆、肛门排气过多。当肠胀气压迫膈肌和胸腔时,可出现气急和呼吸困难。

(二)排便异常的护理

1. 便秘患者的护理

(1)健康教育:帮助患者及家属正确认识维持正常排便习惯的意义和获得有关排便的知识。

(2)帮助患者重建正常的排便习惯:指导患者选择一个适合自身排便的时间,理想的是饭后(早餐后最佳),因为此时胃结肠反射最强,每天固定在此时间排便,不随意使用缓泻剂及灌肠等方法。

（3）合理安排膳食：多摄取可促进排便的食物和饮料。如：多食用蔬菜、水果、粗粮等高纤维食物；餐前提供开水、柠檬汁等热饮料，促进肠蠕动，刺激排便反射；适当提供轻泻食物如梅子汁等促进排便；多饮水，病情许可时每日液体摄入量不少于 2000 mL；适当食用油脂类的食物。

（4）鼓励患者适当运动：按个人需要拟订规律的活动计划并协助患者进行运动，如散步、做操、打太极拳等，卧床患者可进行床上活动。此外还应指导患者进行增强腹肌和盆底部肌肉的运动，以增加肠蠕动和肌张力，促进排便。

（5）提供适当的排便环境：提供患者单独隐蔽的环境及充裕的排便时间。如拉床帘或屏风遮挡，避开查房、治疗护理和进餐时间，以消除紧张情绪，保持心情舒畅，利于排便。

（6）选取适宜的排便姿势：床上使用便盆时，除非有特别禁忌，最好采取坐姿或抬高床头，利用重力作用增加腹内压促进排便；病情允许时让患者下床上厕所排便；对手术患者，在手术前应有计划地训练其在床上使用便器。

（7）腹部环形按摩：排便时用手自右沿结肠解剖位置向左环形按摩，可促使降结肠的内容物向下移动，并可增加腹内压，促进排便；指端轻压肛门后端也可促进排便。

（8）遵医嘱给予口服缓泻药物：缓泻剂可使粪便的水分含量增加，刺激肠蠕动，加速肠内容物的运行，而引起导泻的作用，但使用缓泻剂时应根据患者的特点及病情选用。对于老人、小孩应选择作用缓和的泻剂，慢性便秘的患者可选用蓖麻油、番泻叶、酚酞（果导）、大黄等接触性泻剂。使用缓泻剂可暂时解除便秘，但长期使用或滥用又可使个体养成对缓泻剂的依赖性，导致慢性便秘的发生。

（9）使用简易通便剂：常用开塞露、甘油栓等。其作用机制是软化粪便，润滑肠壁，刺激肠蠕动促进排便。

（10）灌肠：以上方法均无效时，遵医嘱给予灌肠。

2. 粪便嵌塞患者的护理

（1）通便：早期可使用栓剂、口服缓泻剂来润肠通便。

（2）灌肠：必要时先行油类保留灌肠，2～3 h 后再做清洁灌肠。

（3）进行人工取便：通常在清洁灌肠无效后按医嘱执行。术者戴上手套，将涂有润滑剂的示指慢慢插入患者直肠内，触到硬物时注意大小、硬度，然后机械地破碎粪块，一块一块地取出，操作时应注意动作轻柔，避免损伤直肠黏膜。心脏病、脊椎受损者用人工取便易刺激其迷走神经，须特别留意。操作中患者出现心悸、头昏时须立即停止。

（4）健康教育：向患者及家属讲解有关排便的知识，养成合理的膳食结构。协助患者建立并维持正常的排便习惯，防止便秘的发生。

3. 腹泻患者的护理

（1）去除原因：如为肠道感染遵医嘱给予抗生素治疗。

（2）卧床休息，减少肠蠕动，注意腹部保暖：对不能自理的患者应及时给予便盆，消除焦虑不安的情绪，使之达到身心充分休息的目的。

（3）膳食调理：鼓励患者多饮水，酌情给予清淡的流质或半流质食物，避免油腻、辛辣、高纤维食物。严重腹泻时可暂禁食。

（4）注意补充水电解质，防止水和电解质的紊乱：按医嘱给予止泻剂、口服补盐液或静脉输液。

（5）维持皮肤完整性：特别是婴幼儿、老人、身体衰弱者，每次便后用软纸轻擦肛门，温水清洗,并在肛门周围涂油膏保护局部皮肤。

(6)密切观察病情:记录排便的性质、次数等,必要时留取标本送检。病情危重者,注意生命体征变化,如疑为传染病按肠道隔离原则护理。

(7)心理支持:因粪便异味及污染的衣裤、床单、被套、便盆均会给患者带来不适,因此要协助患者清洗沐浴、更换衣裤、床单、被套,使患者感到舒适。便盆清洗干净后,置于易取处,方便患者取用。

(8)健康教育:向患者讲解有关腹泻的知识,指导患者注意饮食卫生,养成良好的卫生习惯。

4. 排便失禁患者的护理

(1)心理护理:排便失禁的患者心情紧张而窘迫,常感到自卑和忧郁,期望得到理解和帮助。护理人员应尊重、理解患者,给予心理安慰与支持,帮助其树立信心,配合治疗和护理。

(2)保护皮肤:床上铺橡胶(或塑料)单和中单或一次性尿布,每次便后用温水洗净肛门周围及臀部皮肤,保持皮肤清洁干燥。必要时,肛门周围涂抹软膏以保护皮肤,避免破损感染。注意观察骶尾部皮肤变化,预防压疮的发生。

(3)帮助患者重建控制排便的能力:了解患者排便时间,掌握规律,定时给予便器,促使患者按时自己排便;与医生协调定时应用导泻栓剂或灌肠,以刺激定时排便;教会患者进行肛门括约肌及盆底部肌肉收缩锻炼;指导患者取立、坐或卧位,试做排便动作,先慢慢收缩肌肉,然后再慢慢放松,每次 10 s 左右,连续 10 次,每次锻炼 20~30 min,每天数次,以患者感觉不疲乏为宜。

(4)补充水分:如无禁忌,保证患者每天摄入足量的液体。

(5)保持清洁:保持床褥、衣服清洁,室内空气清新,及时更换污湿的衣裤、被单,定时开窗通风,除去不良气味。

5. 肠胀气患者的护理

(1)指导患者养成细嚼慢咽的良好饮食习惯。

(2)去除引起肠胀气的原因。如勿食产气食物和饮料,积极治疗肠道疾病等。

(3)鼓励患者适当运动。协助患者下床活动如散步,卧床患者可做床上活动或变换体位,以促进肠蠕动,减轻肠胀气。

(4)轻微胀气时,可行腹部热敷或腹部按摩、针刺疗法。严重胀气时,遵医嘱给予药物治疗或行肛管排气。

(三)与排便有关的护理技术

灌肠法是将一定量的液体由肛门经直肠灌入结肠,以帮助患者清洁肠道、排便、排气或由肠道供给药物,达到确定诊断和治疗目的的方法。

根据灌肠的目的可分为保留灌肠和不保留灌肠。不保留灌肠又根据灌入的液体量分为大量不保留灌肠和小量不保留灌肠。如果为了达到清洁肠道的目的,而反复使用大量不保留灌肠,则为清洁灌肠。

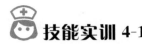

大量不保留灌肠

【目的】

1. 解除便秘、肠胀气。

2. 清洁肠道,为肠道手术、检查或分娩做准备。

3. 稀释并清除肠道内的有害物质,减轻中毒。

4. 灌入低温液体,为高热患者降温。

【评估】

1. 患者的病情及治疗情况。

2. 患者的意识状态、生命体征、排便情况和生活自理能力。

3. 患者心理状况及对灌肠的理解配合程度。

4. 患者肛周皮肤、黏膜情况。

【计划】

1. 护士准备　衣帽整洁、洗手、戴口罩。

2. 用物准备

(1) 治疗盘内备:灌肠筒一套(橡胶管连接玻璃接管,全长 120 cm,筒内盛灌肠溶液)、肛管、血管钳(或液体调节开关)、润滑剂、棉签、弯盘、卫生纸、橡胶单、治疗巾、水温计。

(2) 便盆、便盆巾、输液架、屏风。

(3) 灌肠溶液:常用 0.1%～0.2% 的肥皂液、生理盐水。成人每次用量为 500～1000 mL,小儿每次用量为 200～500 mL。溶液温度一般为 39～41 ℃,降温时用 28～32 ℃ 的溶液,中暑时用 4 ℃ 的溶液。

3. 患者准备　了解灌肠的目的、过程和注意事项,并配合操作。

4. 环境准备　关闭门窗,屏风遮挡。

【实施】　见表 4-19。

表 4-19　大量不保留灌肠操作流程

操作程序	操作步骤	要点说明
1. 核对、解释	*备齐用物携至床旁,核对并解释以取得合作,并嘱患者排尿	• 认真执行查对制度,避免差错事故的发生
2. 取体位	*协助患者取左侧卧位,双膝屈曲,脱裤至膝部,臀部移至床沿。垫橡胶单和治疗巾于臀下,盖好被子	• 该姿势使乙状结肠、降结肠处于下方,利用重力作用使灌肠溶液顺利流入乙状结肠和降结肠 • 保暖,维护患者隐私,使其放松
3. 挂灌肠筒	*打开灌肠筒,按需要配制灌肠溶液,将灌肠溶液倒入灌肠筒内,挂灌肠筒于输液架上,筒内液面高于肛门 40～60 cm	• 保持一定灌注压力和速度,灌肠筒过高、压力过大,不易保留,而且易造成肠道损伤

续表

操作程序	操作步骤	要点说明
4.插管	＊戴手套、润滑肛管前端、连接肛管与灌肠筒、排气,右手托住肛管,左手揭开盖被,置弯盘于臀边,垫纱布或卫生纸分开肛门,暴露肛门口;嘱患者深呼吸,一手将肛管轻轻插入直肠 7～10 cm,小儿插入的深度为 4～7 cm	• 如插入受阻,可退出少许,旋转后缓缓插入 • 如液面下降过慢或停止,多由于肛管前端孔道被阻塞,可移动肛管或挤捏肛管,挤捏可使堵塞肛管孔的粪便脱落 • 如患者感觉腹胀或有便意,可嘱其张口深呼吸并降低灌肠筒的高度或暂停片刻。张口深呼吸可转移患者的注意力,放松腹肌,减轻腹压;降低灌肠筒,可减少灌入溶液的压力 • 如患者出现脉速、面色苍白、出冷汗、剧烈腹痛、心慌气促,应立即停止灌肠与医生联系,给予处理。因患者可能发生肠道剧烈痉挛或出血
5.固定	＊固定肛管,开放管夹,使液体缓缓流入(图 4-22) ＊待灌肠溶液即将流尽时夹管	• 避免拔管时空气进入肠道及灌肠溶液和粪便随管流出
6.保留	＊协助患者取舒适的卧位,嘱其尽量保留 5～10 min 后再排便	• 使灌肠液在肠中有足够的作用时间,以利粪便充分软化而容易排出 • 降温灌肠,液体要保留 30 min,排便后 30 min,测量体温并记录
7.整理、记录	＊对不能下床的患者,给予便器,将卫生纸、呼叫器放于易取处,排便后及时取出便器,擦净肛门,协助患者穿裤,整理床单位,开窗通风;辅助能下床的患者上厕所排便。观察大便性状,必要时留取标本送检,清理用物 ＊洗手、记录	• 保持病房的整齐,去除异味 • 在体温单大便栏目内记录灌肠结果,如灌肠后解便一次为 1/E;灌肠后无大便记为 0/E;自行排便一次,灌肠后排便两次记为 1^2/E

【注意事项】

1. 正确选用灌肠溶液,掌握溶液的温度、浓度和量。肝性脑病患者禁用肥皂液灌肠;充血性心力衰竭和水钠潴留患者禁用生理盐水灌肠;急腹症、消化道出血、妊娠、严重心血管疾病等患者禁忌灌肠。

2. 伤寒患者灌肠时灌肠筒内液面不得高于肛门 30 cm,液体量不得超过 500 mL。

【评价】

1. 操作方法和步骤正确、熟练。

2. 灌肠溶液选择正确,灌肠筒的高度及肛管插入的深度合适。

3. 注意关心、保护患者。

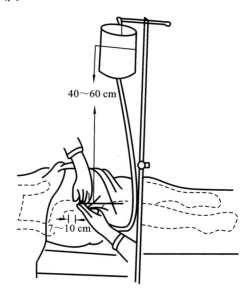

40～60 cm

7～10 cm

图 4-22　大量不保留灌肠

技能实训 4-13

小量不保留灌肠

适用于腹部或盆腔手术后的患者及危重患者、年老体弱者、小儿、孕妇等。

【目的】

1. 软化粪便,解除便秘。

2. 排出肠道内的气体,减轻腹胀。

【评估】

1. 患者的病情、临床诊断、灌肠的目的。

2. 患者的意识状态、生命体征、心理状况和排便状况。

3. 患者的合作、理解程度。

4. 患者肛门皮肤、黏膜的状况。

【计划】

1. 护士准备　衣帽整洁、洗手、戴口罩。

2. 用物准备

(1) 治疗盘内备:注洗器、量杯或容量灌肠筒、肛管、温开水 5～10 mL、血管钳、润滑剂、棉签、弯盘、卫生纸、橡胶单、治疗巾。

(2) 便盆、便盆巾、屏风。

（3）常用灌肠溶液：123 溶液（50％硫酸镁 30 mL、甘油 60 mL、温开水 90 mL）；甘油或液体石蜡 50 mL 加等量温开水；各种植物油 120～180 mL。液体温度为 38 ℃。

3. 患者准备　同大量不保留灌肠。

4. 环境准备　同大量不保留灌肠。

【实施】　见表 4-20。

表 4-20　小量不保留灌肠操作流程

操作程序	操作步骤	要点说明
1. 核对、解释	＊备齐用物携至床旁，核对并解释以取得合作，并嘱患者排尿	·认真执行查对制度，避免差错事故的发生
2. 取体位	＊协助患者取左侧卧位，双膝屈曲，褪裤至膝部，臀部移至床沿。垫橡胶单和治疗巾于臀下，盖好被子	·防止床单被污染
3. 插管	＊将弯盘置于臀边，用注洗器抽吸药液，连接肛管，润滑肛管前端，排气夹管。一手垫纱布或卫生纸分开肛门，暴露肛门口，嘱患者深呼吸；另一手将肛管轻轻插入直肠 7～10 cm（图 4-23）	
4. 固定	＊固定肛管，放开血管钳，缓缓注入溶液。注毕夹管，取下注洗器再吸取溶液，松夹后再行灌注，如此反复直至溶液注完 ＊注入温开水 5～10 mL，抬高肛管尾端	·注入速度不宜过快过猛，以免刺激肠黏膜，引起排便反射 ·更换注洗器时，防止空气进入肠道，引起腹胀
5. 保留	＊夹管或反折肛管，用纱布或卫生纸包住肛管轻轻拔出，放入弯盘内 ＊擦净肛门，协助患者取舒适卧位，嘱其尽量保留溶液 10～20 min 再排便	·充分软化粪便，利于排出
6. 整理、记录	＊洗手、记录	

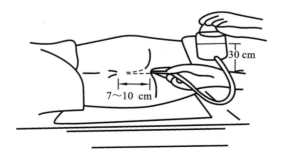

图 4-23　小量不保留灌肠

【注意事项】

1. 正确选用灌肠溶液，掌握溶液的温度、浓度和量。

2. 如用小容量灌肠筒,液面距肛门低于 30 cm。

【评价】　同大量不保留灌肠。

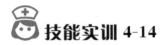技能实训 4-14

清 洁 灌 肠

反复多次进行大量的不保留灌肠,首次用肥皂水,以后用生理盐水,直到排出液无粪便为止。注意灌肠时压力要低,液面距肛门高度不超过 40 cm。

【目的】　彻底清除肠道内粪便,为直肠、结肠检查和手术做肠道准备。

【评估】　同大量不保留灌肠。

【计划】　同大量不保留灌肠。

【实施】　同大量不保留灌肠。

【评价】　同大量不保留灌肠。

知识链接

口服高渗溶液清洁肠道

1. 目的　高渗溶液,在肠道内不吸收而造成高渗环境,使肠道内水分大量增加,从而软化粪便,刺激肠蠕动,加速排便,达到清洁肠道的目的。适用于直肠、结肠检查和手术前肠道准备。

2. 方法

(1) 甘露醇法:患者术前 3 日进半流质饮食,术前 1 日进流质饮食,术前 1 日下午 2 时至 4 时口服甘露醇溶液 1500 mL(20% 甘露醇 500 mL＋5% 葡萄糖 1000 mL 混匀),一般服用后 15～20 min 即反复自行排便。

(2) 硫酸镁法:患者术前 3 日进半流质饮食,每晚口服 50% 硫酸镁 10～30 mL;术前 1 日进流质饮食,术前 1 日下午 2 时至 4 时,口服 25% 硫酸镁 200 mL(50% 硫酸镁 100 mL＋50% 葡萄糖盐水 100 mL),然后再口服温开水 1000 mL。一般服后 15～30 min,即可反复自行排便,2～3 h 内可排便 2～5 次。

3. 注意事项　服药速度不宜过快,以免引起呕吐。服药中护士应观察患者的一般情况,注意排便次数及粪便性质,确定是否达到清洁肠道的目的并记录。

技能实训 4-15

保 留 灌 肠

【目的】　将药液灌入到直肠或结肠内,通过肠黏膜吸收达到治疗的目的。常用于镇静、催眠和治疗肠道感染。

【评估】

1. 患者的病情(肠道病变部位)、治疗情况。

2. 患者的意识状态、生命体征、心理状态及合作程度。

【计划】

1. 护士准备 衣帽整洁、洗手、戴口罩。

2. 用物准备

(1) 同小量不保留灌肠。

(2) 常用溶液：药物及剂量遵医嘱准备，一般镇静催眠用10%水合氯醛；肠道抗感染用2%小檗碱、0.5%～1%新霉素或其他抗生素溶液。灌肠溶液量不超过200 mL，溶液温度39～41 ℃。

3. 患者准备 了解保留灌肠的目的、过程和注意事项，解尽大小便，配合操作。

4. 环境准备 关闭门窗，屏风遮挡。

【实施】 见表4-21。

表4-21 保留灌肠操作流程

操作程序	操作步骤	要点说明
1.核对、解释	＊备齐用物携至床旁，核对并解释以取得合作，嘱患者排便、排尿	·利于药物保留
2.取体位	＊根据病情选择合适卧位，臀部抬高10 cm	·防止药液溢出
	＊慢性细菌性痢疾，病变部位多在直肠或乙状结肠，取左侧卧位；阿米巴痢疾病变多在回盲部，取右侧卧位	·以提高疗效
3.插管	＊同小量不保留灌肠法轻轻插入肛管10～15 cm，注入药液	
4.保留	＊拔出肛管，用纱布或卫生纸在肛门处轻轻按揉，嘱患者尽量忍耐，保留药液在1 h以上	·使药液充分被吸收，达到治疗目的
5.整理、记录	＊整理床单位、清理用物、洗手 ＊观察患者反应，并做好记录	

【注意事项】

1. 为保留药液，减少刺激，要做到肛管细、插入深，以及注入药液速度慢、量少。

2. 液面距肛门不超过30 cm。

【评价】

1. 操作方法和步骤正确、熟练。

2. 灌肠溶液选择正确，灌肠筒的高度及肛管插入的深度合适。

3. 注意关心、保护患者。

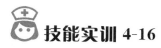
技能实训 4-16

简易通便术

【目的】 通过简便、经济、有效的措施，帮助患者解除便秘。适用于老人、体弱和久病卧床患者。

【评估】

1. 患者的病情、临床诊断及排便情况。

2. 患者的意识状态、生命体征、心理状况。

3. 患者的合作、理解程度。

【计划】

1. 护士准备　衣帽整洁、洗手、戴口罩

2. 用物准备　通便剂、卫生纸、剪刀。

3. 患者准备　了解简易通便的目的、过程和注意事项，配合操作。

4. 环境准备　注意隐蔽性。

【实施】　见表4-22。

表 4-22　简易通便术操作流程

操作程序	操作步骤	要点说明
1. 核对、解释	*备齐用物携至床旁，核对并解释以取得合作	
2. 取体位	*患者取左侧卧位，放松肛门外括约肌	
3. 通便	*开塞露法：开塞露用甘油或山梨醇制成，装在塑料容器内，使用时将封口端剪去，先挤出少许液体，润滑开口处，将开塞露的前端轻轻插入肛门后再将药液全部挤入直肠内（图4-24）。保留5～10 min后，排便	
	*甘油栓法：甘油栓是用甘油和明胶制成的栓剂。使用时手垫纱布或戴手套，捏住甘油栓底部轻轻插入肛门至直肠内（图4-25），抵住肛门处轻轻按摩。保留5～10 min后，排便	
	*肥皂栓法：将普通肥皂削成圆锥形（底部直径约1 cm，长3～4 cm），使用时手垫纱布或戴手套，将肥皂栓蘸热水后，轻轻插入肛门。保留5～10 min后，排便	
4. 整理、记录	*整理床单位，清理用物	

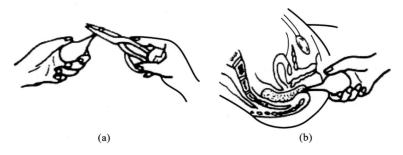

(a)　　　　　　　(b)

图 4-24　开塞露法

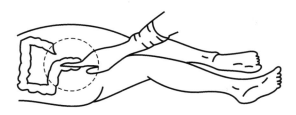

图 4-25　甘油栓简易通便法

【注意事项】　有肛门黏膜溃疡、肛裂及肛门剧烈疼痛者,不宜使用肥皂栓法通便。

【评价】

1. 操作方法和步骤正确、熟练。

2. 灌肠溶液选择正确,灌肠筒的高度及肛管插入的深度合适。

3. 注意关心、保护患者。

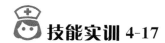 **技能实训** 4-17

肛管排气法

肛管排气法是指将肛管从肛门插入直肠,以排除肠腔内积气的方法。

【目的】　排出肠腔积气,减轻腹胀。

【评估】

1. 患者的腹胀情况、临床诊断。

2. 患者的意识状态、生命体征、心理状况。

3. 患者合作、理解程度。

【计划】

1. 护士准备　衣帽整洁、洗手、戴口罩。

2. 用物准备　治疗盘内备:肛管、玻璃接头、橡胶管、玻璃瓶(内盛水 3/4 满,瓶口系带(图 4-26))、润滑油、棉签、胶布(1 cm×15 cm)、别针、卫生纸、弯盘、屏风。

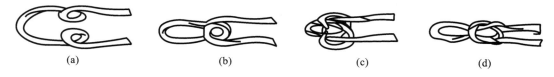

(a)　　　　　　(b)　　　　　　(c)　　　　　　(d)

图 4-26　瓶口系带法

3. 患者准备　了解肛管排气的目的、过程和注意事项,配合操作。

4. 环境准备　关闭门窗,屏风遮挡。

【实施】　见表 4-23。

表 4-23　肛管排气法操作流程

操作程序	操作步骤	要点说明
1.核对、解释	*备齐用物携至床旁,核对并解释以取得合作	
2.取体位	*协助患者取左侧卧位或平卧位	

续表

操作程序	操作步骤	要点说明
3.固定玻璃瓶	＊将玻璃瓶系于床边,橡胶管一端插入玻璃瓶液面下,另一端与肛管相连	·防止外界空气进入直肠内,加重腹胀;还可观察气体排出量的情况
4.插管	＊润滑肛管前端,嘱患者张口呼吸,将肛管轻轻插入直肠 15～18 cm,用胶布将肛管固定于臀部,橡胶管留出足够长度用别针固定在床单上(图 4-27)	·如排气不畅,帮助患者更换体位或按摩腹部 ·若有气体排出,可见瓶内液面下有气泡自管端逸出
5.整理、记录	＊记录排气情况。保留肛管不超过 20 min,拔出肛管,清洁肛门,需要时 2～3 h 后再行肛管排气 ＊协助患者取舒适的体位,询问患者腹胀有无减轻 ＊整理床单位,清理用物	

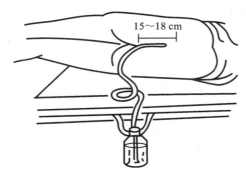

图 4-27　肛管排气

【注意事项】　保留肛管不超过 20 min,长时间留置肛管,会降低肛门括约肌的反应,甚至导致肛门括约肌永久性松弛。

【评价】

1. 操作方法和步骤正确、熟练,完成操作后患者感觉舒适。

2. 肛管插入的深度合适,留置时间正确。

3. 注意关心、保护患者。

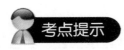
考点提示

粪便的评估,排便异常的护理,灌肠法,排气护理。

直通护考

一、A1/A2 型题(以下每一道考题下面有 A、B、C、D、E 五个备选答案,请从中选择一个最佳答案)

1. 患者,男。患十二指肠溃疡,经对症治疗出血停止,大便隐血阳性,出血期间,患者大便呈(   )。

   A. 黄褐色便   B. 果酱样便   C. 柏油样便   D. 陶土色便   E. 鲜红色便

2. 阿米巴痢疾或肠套叠时,粪便呈(   )。

   A. 黄褐色便   B. 果酱样便   C. 柏油样便   D. 陶土色便   E. 鲜红色便

3. 关于便秘患者健康教育,错误的是(   )。

   A. 定时排便   B. 多吃蔬菜   C. 每天摄入液体 1500 mL

   D. 卧床患者少活动   E. 适当食用油脂类食物

4. 腹泻患者护理时,下列不妥的是(   )。

   A. 卧床休息,减少体力消耗   B. 少饮水,减少腹泻次数

   C. 遵医嘱补液   D. 观察排便情况

   E. 做好健康教育

5. 患者,男,52 岁,患肝性脑病。为患者灌肠时不宜选用肥皂水,其原因是(   )。

   A. 防止发生腹胀   B. 防止发生酸中毒   C. 防止对肠黏膜的刺激

   D. 减少氨的产生与吸收   E. 避免引起腹泻

6. 0.1%～0.2%肥皂水灌肠液禁用于(   )。

   A. 高热患者   B. 便秘   C. 心力衰竭患者

   D. 肝性脑病患者   E. 肾炎患者

7. 患者,女,36 岁。因高热后中暑,体温达 40.5 ℃。护士遵医嘱为其灌肠降温,正确的做法是(   )。

   A. 选用 0.1%～0.2%肥皂水   B. 用 4 ℃的 0.9%氯化钠溶液

   C. 灌肠液量每次少于 500 mL   D. 灌肠时患者取右侧卧位

   E. 灌肠后患者保留 1 h 排便

8. 保留灌肠的溶液量不宜超过(   )。

   A. 50 mL   B. 100 mL   C. 150 mL   D. 200 mL   E. 500 mL

9. 患儿,男,1 岁。患小儿肺炎后剧烈哭闹,遵医嘱给予 10%水合氯醛行保留灌肠。护士指导患儿家长应保留的时间是(   )。

   A. 10 min   B. 20 min   C. 30 min   D. 40 min   E. 60 min 以上

10. 患者,女,60 岁。患阿米巴痢疾,护士灌肠时为其安置右侧卧位,其主要目的是(   )。

   A. 方便操作   B. 降低压力   C. 提高效果   D. 减轻痛苦   E. 方便合作

11. 患者,男,52 岁。肝性脑病前期,表现为躁动,意识不清,此时灌肠忌用(   )。

   A. 0.1%肥皂水   B. 生理盐水   C. 123 溶液

   D. 油剂   E. 液状石蜡

12. 保留灌肠时,嘱患者保留(   )。

A. 5 min　　　B. 20 min　　　C. 30 min　　　D. 60 min　　　E. 120 min

二、A3/A4 型题(以下提供若干个案例,每个案例下设若干个考题。请根据各考题题干所提供的信息,在每道题下面的 **A、B、C、D、E** 五个备选答案中,选择一个最佳答案)

(13~17 题共用题干)

患者,男,55 岁。因进行性吞咽困难 1 个月入院,入院后诊断为食管癌。术前医生要求护士为患者灌肠以清洁肠道。

13. 护士应为该患者采取的灌肠类型是(　　)。

　　A. 大量不保留灌肠　　　　B. 小量不保留灌肠　　　　C. 清洁灌肠

　　D. 保留灌肠　　　　　　　E. 肛管排气

14. 灌肠筒内液面距离肛门(　　)。

　　A. 10~20 cm　　　　　　B. 20~30 cm　　　　　　C. 30~40 cm

　　D. 40~60 cm　　　　　　E. 60~80 cm

15. 肛管插入直肠的深度为(　　)。

　　A. 7~10 cm　　　　　　B. 10~15 cm　　　　　　C. 15~18 cm

　　D. 18~20 cm　　　　　　E. 20~25 cm

16. 当液体灌入 200 mL 时,患者感觉有便意,护士应(　　)。

　　A. 停止灌肠　　　　　　B. 转动肛管　　　　　　C. 嘱患者张口深呼吸

　　D. 降低灌肠筒的高度　　E. 协助患者平卧

17. 灌肠过程中,患者出现脉速、出冷汗、剧烈腹痛,护士应(　　)。

　　A. 停止灌肠　　　　　　B. 转动肛管　　　　　　C. 嘱患者张口深呼吸

　　D. 降低灌肠筒的高度　　E. 协助患者平卧

(余　兰)

任务四　冷热疗法

 要点导航

重点:冷疗法的作用和禁忌证,热疗法的作用与禁忌证。

难点:冷疗法的实施方法,热湿敷技术。

一、冷、热疗法概述

(一)概念

冷、热疗法是利用低于或高于人体温度的物质作用于体表皮肤,通过神经传导引起皮肤和内脏器官血管的收缩或扩张,改变身体各系统血液循环和新陈代谢,达到治疗的目的。

（二）影响冷、热疗法的因素

1. 方式　冷、热应用方式不同效果也不同,因为水是一种良好的导体,其传导能力及渗透力比空气强,所以同样的温度,湿冷、湿热的效果优于干冷、干热。

2. 面积　冷、热应用面积越大,冷、热疗法的效果就越强;反之,则越弱。但是使用面积越大,患者的耐受性也越差,容易引起全身反应。

3. 时间　在一定时间内冷、热疗法的效应随着时间的增加而增加,一般时间为 20～30 min,已达到最大的治疗效果。如果时间过长,则会产生继发效应而抵消治疗效应,甚至还会引起不良反应,如疼痛、皮肤苍白、冻伤、烫伤等。

知识链接

　　持续用冷或用热超过一定时间,将产生与生理效应相反的作用,这种现象称为继发效应。如冷疗可使血管收缩,但持续用冷 1 h 后产生局部小动脉扩张;持续用热 30 min ～1 h 后,局部小动脉会出现收缩。继发反应是机体避免长时间用冷或用热对组织的损伤而引起的防御反应。因此使用冷、热疗法一般以 20～30 min 为宜,如需反复使用,中间须间隔 1 h,让组织有一个复原过程,防止产生继发效应而抵消应有的生理效应。

4. 温度　冷、热疗法的温度与机体体表的温度相差越大,机体对冷、热刺激的反应越强;反之,则越小。环境温度也可影响冷、热效应,如环境温度高于或等于身体温度时用热,传导散热被抑制,热效应会增强;而在干燥冷环境中用冷,散热会增加,冷效应会增强。

5. 部位　不同厚度的皮肤对冷、热反应的效果不同,皮肤较厚的区域,如脚底、手心,对冷、热耐受性较大,冷、热疗法效果比较差;皮肤较薄的区域,如前臂内侧、颈部,对冷、热的敏感性较强,冷、热疗法效果比较好。血液循环也能影响冷、热疗法的效果,血液循环良好的部位,可增强冷、热疗法的效果。

6. 个体差异　年龄、性别、身体状况、居住习惯、肤色等影响冷、热疗法的效应。婴幼儿神经系统发育尚未成熟,对冷、热的适应能力有限;老年人由于温度调节功能减退,对冷、热刺激反应的敏感性降低;昏迷、血液循环障碍、血管硬化、感觉迟钝等患者,对冷、热的敏感性降低。

二、冷疗法

 案例引导

　　患者,女,30 岁。病毒性脑膜炎,畏寒、高热,39.5 ℃,呼吸急促,面色潮红,皮肤灼热,医嘱予冰袋降温。问题:

　　1. 护士应该怎样为患者施行冰袋降温?

　　2. 实施过程中有哪些注意事项?

（一）冷疗的作用

1. 减轻局部充血或出血 冷疗可使局部血管收缩，毛细血管通透性降低，减轻局部充血；冷疗还可以使血流减慢，血液黏稠度增加，有利于血液凝固而控制出血。适用于局部软组织损伤的初期（48 h 之内）、扁桃体摘除术后、鼻出血等。

2. 减轻疼痛 冷疗可以抑制细胞的活动，减慢神经冲动的传导，降低神经末梢的敏感性而减轻疼痛；同时冷疗使血管收缩，毛细血管的通透性降低，渗出减少，从而减轻由于组织肿胀压迫神经末梢引起的疼痛。适用于急性损伤初期、牙痛、烫伤等。

3. 控制炎症扩散 冷疗可使局部血管收缩，血液减少，细胞的新陈代谢和细菌的活力降低，从而限制炎症的扩散。适用于炎症的早期。

4. 降低体温 冷直接与皮肤接触，通过传导与蒸发的物理作用，使体温降低，让患者感觉舒适。适用于高热、中暑患者，也可用于脑外伤、脑缺氧的患者，通过局部或全身降温，减少脑细胞需氧量，利于脑细胞功能的恢复。

（二）冷疗法禁忌证

1. 血液循环障碍 用冷会增加血液循环障碍，可发生组织变性及坏死，如大面积组织损伤、全身微循环障碍、休克、水肿等患者。

2. 慢性炎症或深部化脓病灶 用冷可使局部毛细血管收缩，血流量减少、妨碍炎症的吸收。

3. 不适宜人群 对冷过敏、心脏病、昏迷、感觉异常及年老体弱者，均应慎用冷。

4. 冷疗的禁忌部位

（1）枕后、耳廓、阴囊处：用冷易引起冻伤。

（2）心前区：用冷易引起心律不齐、反射性心率减慢、心房颤动或心室颤动。

（3）腹部：用冷易引起腹痛、腹泻。

（4）足底：用冷易引起反射性末梢血管而影响散热，甚至可反射性引起一过性冠状动脉收缩。

（三）冷疗技术

常用的冷疗方法分为局部冷疗法和全身冷疗法。局部冷疗法包括冰袋、冰帽、冰槽的使用以及冷湿敷的方法，全身冷疗法包括温水或乙醇拭浴法。

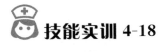
技能实训 **4-18**

冰袋、冰囊的使用

【目的】 降温、消肿、消炎、镇痛、止血。

【评估】 患者的年龄、病情、体温、治疗情况，局部皮肤情况，活动能力和合作程度。

【计划】

1. 护士准备 洗手，戴口罩。

2. 用物准备 冰袋（图 4-28）或冰囊、布套、冰块、帆布袋、木槌、脸盆、冷水、毛巾、勺。

3. 患者准备 患者了解用冷的目的、方法、注意事项。

4. 环境准备 室温适宜，酌情关闭门窗，避免对流风直吹患者。

【实施】 见表 4-24。

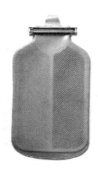

图 4-28 冰袋

表 4-24 冰袋、冰囊操作流程

操作程序	操作步骤	要点说明
1. 准备冰袋 （图 4-29）	＊备冰：冰块装入帆布袋，木槌敲碎成小块，放入盆内用冷水冲去棱角	·避免棱角引起患者不适及损坏冰袋
	＊装袋：将小冰块装至冰袋 1/2～2/3 满	·便于冰袋与皮肤接触
	＊驱气：排出冰袋内空气并夹紧袋口	·空气可加速冰的融化
	＊检查：用毛巾擦干冰袋、倒提、检查	·检查冰袋有无破损、漏水
	＊加套：将冰袋装入布套	·避免冰袋与皮肤直接接触
2. 核对	＊携用物至患者床旁，核对患者床号、姓名、手腕带	·确认患者
3. 放置冰袋	＊高热降温需置冰袋于前额（图 4-30）、头顶、体表大血管流经处，如颈部、腋窝、腹股沟等；扁桃体摘除术后将冰袋置于颈前颌下（图 4-31）	·放置前额时，应将冰袋悬吊在支架上，以减轻局部压力，必须与前额皮肤接触
4. 观察反应	＊观察局部皮肤的颜色、感觉及冰袋有无异常	
5. 撤去冰袋	＊用冷约 30 min 后，撤去冰袋	·防止产生继发反应
6. 整理、记录	＊冰袋内冰水倒空，倒挂晾干，吹入少量空气，夹紧袋口备用 ＊记录使用部位、时间、效果、反应	

【注意事项】

1. 随时观察冰袋有无漏水，是否夹紧。冰袋融化后应及时更换，保持布袋干燥。

2. 注意观察患者局部皮肤变化，如出现苍白、青紫、麻木等情况，应立即停止用冷。

3. 为高热患者降温使用冰袋时，冰袋使用后 30 min 需测体温，当体温降至 39 ℃ 以下，应取下冰袋，并在体温单上做好记录。

【评价】

1. 患者体温下降，感觉舒适，无不良反应发生。

2. 满足患者的身心需要，得到患者的理解与配合。

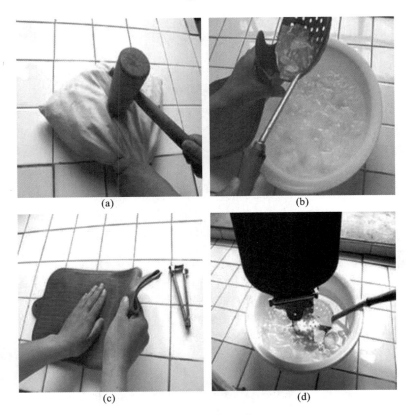

(a)　　　　　　　　(b)

(c)　　　　　　　　(d)

图 4-29　准备冰袋

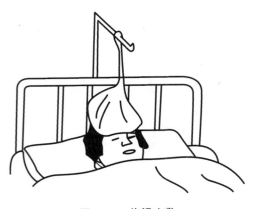

图 4-30　前额冰敷

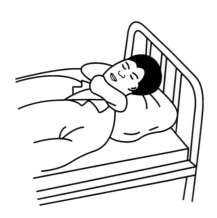

图 4-31　颈前颌下冰敷

 技能实训 4-19

冰帽的使用

【目的】　头部降温,预防脑水肿。

【评估】　患者的年龄、病情、意识状态、治疗情况、头部情况,合作程度。

【计划】

1. 护士准备　衣帽整洁,洗手,戴口罩。

2. 用物准备　冰帽或冰槽(图 4-32)、冰块、帆布袋、木槌、盆、冷水、勺、海绵垫 3 块、水桶、肛表。若冰槽降温另备不脱脂棉球及凡士林纱布。

3. 患者准备　患者了解冰帽使用的目的、方法、注意事项及配合要点。

4. 环境准备　室温适宜,酌情关闭门窗。

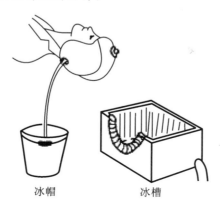

图 4-32　冰帽与冰槽

【实施】　见表 4-25。

表 4-25　冰帽使用操作流程

操作程序	操作步骤	要点说明
1.备冰、装帽	＊同冰袋的使用	
2.核对	＊携用物至患者床旁,核对患者床号、姓名、手腕带	·确认患者
3.降温	★冰帽降温(图 4-33):头部置于冰帽中,后颈部、双耳廓垫海绵。排水管放水桶内	·防止枕后、外耳冻伤
	★冰槽降温:头部置冰槽中,双耳塞不脱脂棉球,双眼覆盖凡士林	·防止冰水流入耳内
4.观察	＊观察效果与反应	·每 30 min 测体温一次,维持肛温在 33 ℃左右,不可低于 30 ℃,以防心室颤动等并发症发生
5.整理、记录	＊记录用冷时间、效果及患者反应	·冰帽处理同冰袋;冰槽将冰水倒空以备用

【注意事项】

1. 注意患者头部皮肤及耳廓有无青紫、麻木等,以防冻伤。

2. 注意监测肛温,不得低于 30 ℃。

【评价】　操作方法正确,患者感觉舒适、安全,未发生不良反应。

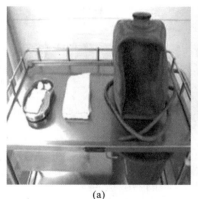
(a)
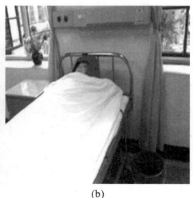
(b)

图 4-33　冰帽降温

技能实训 4-20

冷　湿　敷

【目的】　降温、止血、消炎、止痛。

【评估】　患者的年龄、病情、意识状态、体温、治疗情况,局部皮肤情况,合作程度。

【计划】

1. 护士准备　衣帽整洁,洗手,戴口罩。

2. 用物准备　小盆内盛冰水、敷布 2 块、敷钳 2 把,小橡胶单、治疗巾、毛巾、凡士林、纱布。

3. 患者准备　患者了解冷湿敷的目的、方法、注意事项及配合要点。

4. 环境准备　室温适宜,酌情关闭门窗。

【实施】　见表 4-26。

表 4-26　冷湿敷操作流程

操作程序	操作步骤	要点说明
1. 核对	＊携用物至患者床旁,核对患者床号、姓名、手腕带	·确认患者
2. 暴露患处	＊暴露冷敷部位,垫小橡胶单和治疗巾,局部涂凡士林,上盖一层纱布	·保护皮肤及床单位 ·必要时皮肤遮挡,保护患者隐私
3. 湿敷患处	＊浸透敷布并拧至不滴水,敷于患处(图4-34),高热患者及降温敷于前额 ＊每 3～5 min 更换一次敷布,持续 15～20 min	·若高热降温 30 min 后测体温 ·防止发生继发反应
4. 观察	＊局部皮肤情况及患者反应	·局部皮肤发紫、有麻木感,立即停止
5. 整理、记录	＊擦干冷敷部位,整理床单位 ＊处理用物,洗手,记录	·记录冷敷的部位、时间、效果、患者的反应

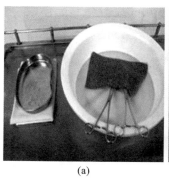 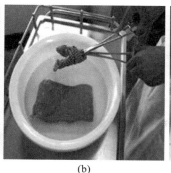 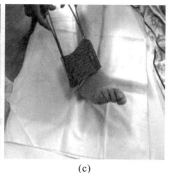

(a) 　　　　　　　　　　(b) 　　　　　　　　　　(c)

图 4-34　冷湿敷法

【注意事项】　若冷敷部位为开放性伤口,须按无菌技术处理伤口。

【评价】

1. 患者体温下降,无不适。

2. 用冷方法、时间正确。

 技能实训 4-21

温水或乙醇拭浴

【目的】　为高热患者降温。

【评估】　同冰袋使用的评估,询问患者有无乙醇过敏史。

【计划】

1. 护士准备　衣帽整洁,洗手,戴口罩。

2. 用物准备　30 ℃、25%~35%的乙醇 200~300 mL,或 32~34 ℃温水 2/3 满、大毛巾、小毛巾 2 块、热水袋、冰袋、衣裤。

3. 患者准备　患者了解拭浴的目的、方法、注意事项及配合要点。

4. 环境准备　室温适宜,酌情关闭门窗或遮挡患者。

【实施】　见表 4-27。

表 4-27　乙醇(温水)拭浴法

操作程序	操作步骤	要点说明
1.核对	*携用物至患者床旁,核对患者床号、姓名、手腕带	·确认患者
2.安置体位	*松开床尾盖被,取舒适卧位,头部放冰袋,足部置热水袋	·头部置冰袋,有助于降温并防止头部充血而致疼痛;足部放热水袋,促进下肢血管扩张,利于散热、减轻头部充血,使患者感到舒适

续表

操作程序	操作步骤	要点说明
3.垫巾拭浴	*暴露拭浴部位,下垫大毛巾,小毛巾浸入乙醇溶液或温水中,拧至半干,缠于手上成手套状,以离心方向拍拭,每侧3 min,拭浴全过程不多于20 min(图4-35)	·防止发生继发反应
	*拍拭双上肢:颈外侧→肩→上臂外侧→前臂外侧→手背;侧胸→腋窝→上臂内侧→肘窝→前臂内侧→掌心	·先近侧后对侧 ·拍拭至腋窝、肘窝、手心处稍用力并延长停留时间,以促进散热
	*拍拭背部:患者侧卧,背部→腰部→臀部	
	*仰卧、穿衣、脱裤	
	*拍拭双下肢:髋部外侧→下肢外侧→外踝;腹股沟→下肢内侧→内踝;臀下→腘窝→足跟	·先近侧后对侧 ·拍拭至腹股沟、腘窝处稍用力并延长停留时间,以促进散热
4.整理、记录	*拭浴完毕,协助患者穿裤,取出热水袋,整理床单位 *用物处置,洗手,记录	·30 min后测体温,并记录在体温单上,体温降至39 ℃以下取下头部冰袋

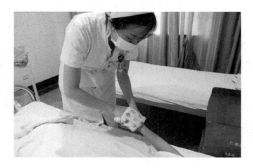

图4-35 乙醇拭浴法

【注意事项】

1. 在拭浴过程中,密切观察患者反应,若出现面色苍白、寒战等异常应立即停止拭浴并给予处理。

2. 胸前区、腹部、后颈、足底为拭浴禁忌部位。新生儿、血液病、乙醇过敏患者禁用乙醇拭浴。

3. 拭浴时,以轻拍方式进行,避免摩擦生热。

【评价】

1. 患者体温下降,无不适。

2. 护士操作熟练,关爱患者,注重患者的隐私。

知识链接

冰 毯 机

冰毯机又称冰毯全身降温仪,是利用半导体制冷原理,将水箱内蒸馏水冷却后通过主机与冰毯内的水循环交换,促进与冰毯面接触的皮肤散热,起到降温作用。冰毯机上连有肛温传感器,可设定肛温上下限,自定切换、控制肛温在设定范围内。

冰毯机可用于高热患者单纯降温和重型颅脑损伤患者亚低温治疗。治疗时患者脱去上衣,盖中单于冰毯面,患者仰卧于冰毯上,使整个背部接触冰毯。

二、热疗法

案例引导

患者,女,75岁。糖尿病,肢端冰冷,予以热水袋保暖。问题:

作为责任护士,应如何正确使用热水袋?使用过程中有哪些注意事项?

（一）热疗的作用

1. 促进炎症的消散和局限　热疗使局部血管扩张,血液循环速度加快,促进组织中毒素、废物的排出;血量增多,白细胞数量增多,吞噬能力增强,新陈代谢加快,使机体局部或全身的抵抗力和修复力增强。所以炎症早期用热,可促进炎性渗出物的吸收和消散;后期用热,可促进白细胞释放蛋白质溶解酶,使炎症局限。

2. 减轻疼痛　热疗可降低痛觉神经兴奋性,改善血液循环,加速致痛物质排出和炎性渗出物吸收,解除对神经末梢的刺激和压迫,减轻疼痛。同时热疗可使肌肉松弛,增强结缔组织伸展性,增加关节的活动范围,减轻肌肉痉挛、僵硬以及关节强直所致的疼痛。

3. 减轻深部组织的充血　热疗使皮肤血管舒张,使平时大量呈闭锁状态的动静脉吻合支开放,皮肤血流量增多。由于全身循环血量的重新分布,减轻深部组织的充血。

4. 保暖与舒适　热疗可使局部血管扩张,促进血液循环,将热带到全身,使体温上升,患者感到舒适。适用于年老体弱者,早产儿,危重、末梢循环不良患者。

（二）热疗的禁忌证

1. 未明确诊断的急性腹痛　热疗虽能减轻疼痛,但易掩盖病情真相,贻误诊断和治疗,有引发腹膜炎的危险。

2. 面部危险三角区　该处血管丰富,面部静脉无静脉瓣,且与颅内海绵窦相通,热疗可使血管扩张,血流增多,导致细菌和病毒进入血循环,促进炎症扩散,造成严重的颅内感染和败血症。

3. 各种脏器出血　热疗可使局部血管扩张,增加脏器的血流量和血管通透性从而加重出血。

4. 软组织损伤或扭伤早期(48 h之内)　可促进血液循环,加重皮下出血、肿胀、疼痛。

5．其他

（1）心、肝、肾功能不全者：大面积热疗使皮肤血管扩张，减少对内脏器官的血液供应，加重病情。

（2）皮肤湿疹：热疗会加重皮肤受损，使患者增加痒感不适。

（3）急性炎症：热疗可使局部温度升高，利于细菌繁殖及分泌物增多，加重病情。

（4）孕妇：影响胎儿生长。

（5）金属移植部位：金属是热的良好导体，易造成烫伤。

（6）恶性病变部位：热疗加速细胞的新陈代谢，使血液循环加快，加速肿瘤细胞的转移、扩散，加重病情。

（7）麻痹、感觉异常者慎用。

（三）热疗技术

热疗的方法有干热法和湿热法两种。常用的干热法有热水袋法和烤灯法；湿热法有热湿敷法、热水坐浴法和温水浸泡法。

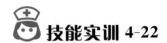

技能实训 4-22

热水袋的使用

【目的】　保暖、解痉、镇痛、舒适。

【评估】　患者的年龄、病情、体温、意识状态、治疗情况，局部皮肤情况，对热的耐受度，活动能力等。

【计划】

1．护士准备　洗手，戴口罩，向患者解释使用热水袋的目的、部位及配合要点。

2．用物准备　热水袋及套布袋、水温计、水壶或量杯、热水（60～70 ℃）、毛巾。

3．患者准备　患者了解使用热水袋的目的、方法、时间和注意事项。

4．环境准备　环境安静整洁，温度适宜，酌情关闭门窗或遮挡患者。

【实施】　见表4-28。

表 4-28　热水袋操作流程

操作程序	操作步骤	要点说明
1.备热水袋	＊检查热水袋有无破损，塞子能否旋紧，调节水温60～70 ℃	·老人，婴幼儿，以及昏迷、感觉迟钝、循环不良等患者，水温应低于50 ℃
	＊取下塞子，放平热水袋，一手提袋口边缘，另一手灌水（图4-36），边灌边提高热水袋，至1/2～2/3满时，放平热水袋排气并拧紧塞子	
	＊擦干，倒提，检查，装袋（图4-37）	
2.核对	＊携用物至床旁，核对床号、姓名、手腕带	

续表

操作程序	操作步骤	要点说明
3.置热水袋	＊将热水袋放到所需部位,袋口朝向身体外侧	·治疗时间不超过 30 min,用于保暖可持续使用
4.观察效果	＊用热期间询问患者的感觉,观察局部皮肤颜色及热水袋情况 ＊热水袋内水温降低后应及时更换 ＊用毕取下热水袋	·如皮肤出现潮红、疼痛等反应,立即停止使用,局部涂凡士林保护皮肤
5.整理、记录	＊协助患者取舒适卧位,整理床单位 ＊处理热水袋 ＊洗手,记录用热部位、时间、效果	·热水袋处理同冰袋

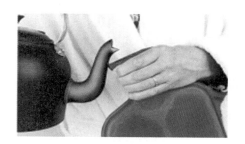

图 4-36　灌热水袋

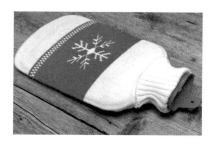

图 4-37　热水袋装套布袋

【注意事项】

1. 特殊患者使用热水袋,应再包一块大毛巾或放于两层毯子之间,以防烫伤。

2. 加强巡视,定期检查局部皮肤情况,注意倾听患者的主诉。

【评价】

1. 患者感觉舒适,未发生不良反应,达到热水袋使用目的。

2. 护患沟通有效,患者理解、配合操作,学会热水袋的使用方法。

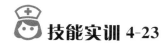

技能实训 4-23

烤灯的使用

【目的】　消炎、镇痛、解痉,促进创面干燥结痂,促进肉芽组织的生长。

【评估】　患者的年龄、病情、意识、治疗情况,局部皮肤情况,活动能力及合作程度等。

【计划】

1. 护士准备　洗手,戴口罩,向患者解释烤灯的目的和相应的注意事项。

2. 用物准备　红外线灯或鹅颈灯(图 4-38),必要时备有色眼镜或湿纱布。

3. 患者准备　患者了解烤灯的目的、方法、时间和注意事项及配合要点。

4. 环境准备　调节室温,酌情关闭门窗或遮挡患者。

【实施】　见表 4-29。

表 4-29　烤灯操作流程

操作程序	操作步骤	要点说明
1. 核对、解释	* 携用物至床旁,核对床号、姓名、手腕带,向患者解释操作的目的、方法	
2. 暴露患处	* 协助患者取舒适卧位,暴露患处,打开烤灯开关	
3. 照射患处	* 将烤灯对准治疗部位,调节灯距 30～50 cm(图 4-39),用手试温,感觉温热即可	· 照射面颈部及前胸部时,需用湿纱布或有色眼镜保护眼睛 · 烤灯上切勿覆盖衣被以防火灾
4. 观察效果	* 照射期间询问患者感受,观察局部皮肤颜色,照射时间一般为 20～30 min	
5. 整理、记录	* 照射完毕,关闭开关,撤除烤灯 * 协助患者取舒适卧位,整理床单位 * 洗手,记录用热部位、时间、效果	

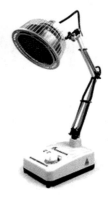

图 4-38　烤灯

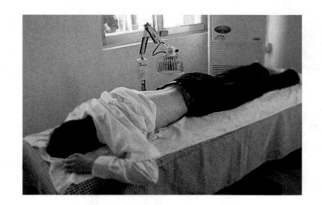

图 4-39　烤灯使用

【注意事项】

1. 照射过程中随时观察局部皮肤反应,以皮肤出现桃红色的均匀红斑为合适剂量,如出现紫红色,应立即停止照射,局部涂凡士林保护皮肤。

2. 照射完毕,嘱患者休息 15 min(面部照射需休息 30 min)后方可外出,以预防感冒。

【评价】

1. 患者舒适,无头晕、心慌等不适,达到治疗目的。

2. 照射剂量合适,无不良反应发生。

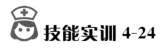

技能实训 4-24

热　湿　敷

【目的】　消炎、消肿、解痉、镇痛。

【评估】　患者的年龄、病情、意识、治疗情况,局部皮肤情况,活动能力及合作程度等。

【计划】

1. 护士准备　洗手,戴口罩,向患者解释热湿敷的目的和注意事项。

2. 用物准备　小盆内盛热水(50~60 ℃)、水温计、敷布 2 块、敷钳 2 把、弯盘、纱布、凡士林、棉签、小橡胶单、治疗巾、毛巾、塑料纸、棉垫、热水袋。

3. 患者准备　患者了解热湿敷的目的、方法、时间和注意事项及配合要点。

4. 环境准备　调节室温,酌情关闭门窗或遮挡患者。

【实施】　见表 4-30。

表 4-30　热湿敷操作流程

操作程序	操作步骤	要点说明
1. 核对、解释	* 携用物至床旁,核对床号、姓名、手腕带,向患者解释操作的目的、方法	
2. 暴露患处	* 热敷部位下垫小橡胶单和治疗巾,局部涂凡士林,上盖一层纱布	
3. 湿敷患处	* 敷布浸入热水中,敷钳夹起拧至不滴水,抖开,敷于患处,盖棉垫 * 如病情需要,且患处不忌压时,可将热水袋放置于棉垫上 * 每 3~5 min 更换一次敷布,持续 15~20 min	· 在手腕内侧试温,温度以不烫手为宜 · 可用热源或及时更换盆内热水维持水温
4. 观察反应	* 用热期间询问患者感受,观察局部皮肤颜色及全身状况	· 若患者感觉过热,可掀起敷布一角散热
5. 整理、记录	* 热敷完毕,撤去敷布和纱布,擦去凡士林,整理床单位,清理用物。记录热敷部位、时间、效果	

【注意事项】

1. 伤口部位做湿热敷,应按无菌操作进行,热敷结束后,按换药法处理伤口。

2. 面部湿热敷者,30 min 后方能外出,以防感冒。

【评价】

1. 患者无不适感觉,未发生烫伤等不良反应。

2. 敷布温度适宜,更换及时,达到治疗效果。

3. 热湿敷后,及时检查患者治疗局部皮肤情况,必要时行换药治疗。

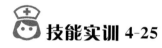

技能实训 4-25

热 水 坐 浴

【目的】　消炎、消肿、止痛、减轻水肿等,使患者清洁、舒适,适用于肛肠、会阴、外生殖器疾病或手术后等。

【评估】　患者的年龄、病情、意识、治疗情况,局部皮肤情况,活动能力及合作程度等。

【计划】

1. 护士准备　洗手,戴口罩,向患者解释热水坐浴的目的和注意事项。

2. 用物准备　坐浴椅(图4-40)、消毒坐浴盆、40～45 ℃温水、水温计、毛巾、无菌纱布,遵医嘱准备药液。

3. 患者准备　患者了解热水坐浴的目的、方法、时间和注意事项及配合要点。排空大小便,清洗坐浴部位。

4. 环境准备　病室安静、整洁,温度适宜,酌情关闭门窗或遮挡患者。

【实施】　见表4-31。

表 4-31　热水坐浴操作流程

操作程序	操作步骤	要点说明
1.核对、解释	*携用物至床旁,核对床号、姓名、手腕带,向患者解释操作的目的、方法,嘱患者排空大小便	
2.配药浸泡	*测量水温,将坐浴药液倒入盆内1/2满,试水温,将臀部完全浸入盆内 15～20 min	·注意保暖和安全
3.观察反应	*密切观察患者面色、呼吸、脉搏	·若患者出现面色苍白、脉搏加快、眩晕、软弱无力,应停止坐浴
4.整理、记录	*坐浴完毕擦干局部,撤去用物,穿裤、整理,洗手,记录	·记录坐浴时间、药液、效果、患者反应

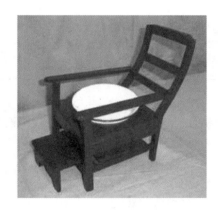

图 4-40　坐浴椅

【注意事项】

1. 热水坐浴前先排尿、排便,防止热水刺激肛门、会阴部引起排尿、排便反射。

2. 坐浴部位若有伤口,坐浴盆、溶液及用物必须无菌;坐浴后应用无菌技术处理伤口。

3. 女性患者经期、妊娠后期、产后2周内、阴道出血和盆腔急性炎症患者不宜坐浴,以免引起和加重感染。

【评价】

1. 达到热水坐浴目的,患者感觉舒适,无烫伤等不良反应发生。

2. 护患沟通有效,保护患者自尊,满足患者的身心需要。

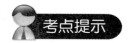

冷、热疗的作用,冷、热疗禁忌证,冷、热疗技术的实施及注意事项。

直通护考

一、A1/A2 型题(以下每一道考题下面有 A、B、C、D、E 五个备选答案,请从中选择一个最佳答案)

1. 物理降温最有效的方法是(　　)。

A. 使用冰槽头部降温　　　　B. 冰袋头部冷敷　　　　C. 冰囊冷敷大动脉处

D. 40 ℃温水拭浴　　　　　　E. 30％酒精拭浴

2. 热疗的目的不包括(　　)。

A. 保暖　　　　　　　　　　B. 减轻深部组织充血　　　C. 缓解疼痛

D. 减慢炎症扩散或化脓　　　E. 促进炎症的消散和局限

3. 关于冷疗的应用,不正确的是(　　)。

A. 缓解局部疼痛　　　　　　　　　　　B. 减轻深部组织充血

C. 为高热患者物理降温　　　　　　　　D. 控制炎症扩散

E. 扭伤早期减轻肿胀

4. 对伤口湿热敷时,最需要注意的问题是(　　)。

A. 保护床单位干洁　　　　　　　　　　B. 严格无菌操作

C. 敷布每 3～5 min 更换一次　　　　　D. 水温为 50～60 ℃

E. 热敷时间为 15～20 min

5. 禁忌热水坐浴的是(　　)。

A. 痔疮手术后　　　　　　　B. 肛门部充血　　　　　　C. 外阴部炎症

D. 肛周感染　　　　　　　　E. 妊娠后期外痔疼痛

6. 为血液病伴高热患者降温时不宜采用的方法是(　　)。

A. 温水拭浴　　　　　　　　B. 冰袋头部冷敷　　　　　C. 冰囊冷敷大动脉处

D. 多饮水　　　　　　　　　E. 酒精拭浴

7. 不可用冷的病情是(　　)。

A. 鼻出血　　　　　　　　　B. 压疮　　　　　　　　　C. 头皮下血肿早期

D. 中暑　　　　　　　　　　E. 牙痛

8. 患者,女。全身微循环障碍,临床上禁忌使用冷疗的理由是(　　)。

A. 可引起腹泻　　　　　　　B. 可引起过敏　　　　　　C. 可发生冻疮

D. 可导致组织缺血缺氧而变性坏死

E. 可降低血液循环,影响愈合

9. 患者,男,35 岁。不慎左侧踝关节扭伤,为防止皮下出血肿胀,早期应(　　)。

A. 松节油涂擦　　　　　　　B. 热湿敷　　　　　　　　C. 冷湿敷

D. 冷热交替敷　　　　　　　E. 局部按摩

二、A3/A4 型题(以下提供若干个案例,每个案例下设若干个考题。请根据各考题题干所提供的信息,在每道题下面的 A、B、C、D、E 五个备选答案中,选择一个最佳答案)

(10~11 题共用题干)

刘小姐,24 岁。左侧第二磨牙牙龈红肿,影响睡眠。

10. 最佳的护理指导是( )。

A. 口含冰块   B. 口含温开水   C. 侧卧位面颊部热水袋

D. 侧卧位面颊部冰袋   E. 红外线照射

11. 护理指导的依据是( )。

A. 促进炎症的消散和局限   B. 热减轻组织充血

C. 限制炎症的扩散   D. 热降低痛觉神经的兴奋性

E. 冷使神经末梢敏感性降低

(12~14 题共用题干)

患者,女,28 岁。分娩时会阴部侧切,现切口部位出现红、肿、热、痛,给予红外线灯局部照射。

12. 照射时间宜控制在( )。

A. 5 min   B. 10 min   C. 10~20 min

D. 20~30 min   E. 40 min

13. 照射过程中发现局部皮肤出现紫红色,应采取的措施是( )。

A. 改用热湿敷   B. 局部纱布覆盖   C. 抬高照射距离

D. 换用低功率灯头   E. 立即停用,局部涂凡士林

14. 照射完,嘱患者休息 15 min 后再离开病室,目的是( )。

A. 观察疗效   B. 预防感冒   C. 防止晕倒

D. 减轻疼痛   E. 促进炎症局限

(朱玮珂)

项目五 临床诊疗护理

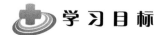 学习目标

知识目标：

掌握体温、脉搏、呼吸、血压的评估及护理；掌握药疗原则、注射原则、各种注射法、口服给药法、青霉素过敏试验法、青霉素过敏性休克处理、破伤风脱敏注射法；掌握常见输液、输血反应的原因、症状及处理措施；掌握标本采集的原则及血标本采集的注意事项；熟悉体温、脉搏、呼吸、血压的正常值及生理性变化；熟悉药物保管和存放要求，给药途径，注射部位及注意事项，过敏反应的表现及预防，输液、输血的目的；熟悉尿液标本、粪便标本采集的注意事项；了解体温的形成与调节、过敏反应发生的机制、常用溶液与血制品的种类。

能力目标：

能正确测量体温、脉搏、呼吸、血压，并为体温过高患者制订护理措施；能正确完成发药、药物抽吸、各种注射法及青霉素皮肤试验法并正确判断试验结果；能正确完成静脉输液输血操作、识别常见输液输血反应并采取适当的预防处理措施；能熟练进行各种标本采集。

任务一 生命体征的评估与护理

 要点导航

重点：体温、脉搏、呼吸、血压的正常范围、测量方法及注意事项；稽留热、弛张热、间歇热、间歇脉、绌脉、潮式呼吸、呼吸困难的概念。

难点：高热患者的护理；间歇脉、脉搏短绌等异常脉搏的测量方法，血压的测量方法。

 案例引导

患者，李某，20岁。因昨晚被大雨淋湿，早晨起床后感觉头晕、恶心、乏力、咳嗽、流鼻涕、发热，被家人送来医院就诊，以"急性肺炎"收住入院。问题：

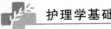
1. 如何正确测量该患者的体温?

2. 该患者体温过高时,如何采取正确的护理措施?

体温、脉搏、呼吸、血压是机体内在活动的客观反映,也是衡量机体状况正常与否的重要指标,临床上统称为生命体征。正常情况下,生命体征在一定范围内相对稳定,而在病理情况下,会发生变化。护士通过对生命体征的评估,可以掌握机体生理状态的基本情况,了解重要脏器的功能,并可预防疾病的发生、发展及转归,为预防、诊断、治疗和护理提供重要依据。因此,正确掌握生命体征的评估及护理是临床护理工作的重要内容之一。

一、体温的评估及护理

人体具有一定的温度,这就是体温(body temperature)。体温可分为体核温度和体表温度。体核温度指身体内部胸腔、腹腔和脑的温度,因受到神经、内分泌系统的精细调节,通常比较稳定;体表温度指人体表面皮肤的温度,因受环境温度的影响,通常不太稳定,会在一定范围内发生变化。相对恒定的体温是机体新陈代谢和生命活动的重要条件,因此体温被视为观察生命活动的重要体征之一。

(一) 体温的形成与调节

1. 体温的形成 体温是物质代谢的产物。三大营养物质在氧化过程中释放的能量,其中50%左右的能量变为体热以维持体温,并以热能的形式不断散发于体外;另有45%的能量转移到三磷酸腺苷(ATP)的高能磷酸键中,供机体利用。机体利用的最终结果仍是转化为热能散发出体外。

2. 产热与散热

1)产热过程 人体通过化学方式产热。机体产热过程是细胞新陈代谢的过程,主要的产热部位是肝脏和骨骼肌。使产热增加的因素:进食、骨骼肌运动、交感神经兴奋、甲状腺激素分泌增多等;使产热减少的因素:禁食、肌肉运动减少等。

2)散热过程 人体通过物理方式散热。人体散热的主要部位是皮肤,占总散热量的70%,其余散热途径为呼吸和排泄。人体散热方式主要有辐射、传导、对流和蒸发四种。

(1)辐射:指热由一个物体表面通过电磁波的形式传导至另一个与它不接触物体表面的一种方式,它是人体安静状态下处于气温较低环境中主要的散热形式。辐射散热量的多少主要取决于皮肤与周围环境的温差及机体的有效散热面积。

(2)传导:传导是指机体的热量直接传给同它接触的温度较低物体的一种散热方式,传导散热与物体接触面积、温差大小及导热性有关。临床常用冰帽、冰袋、冰(凉)水湿敷给高热的患者物理降温,就是利用传导散热的原理。

(3)对流:对流是传导散热的一种特殊形式,是指通过气体或液体的流动来进行热量交换的一种散热方式。对流散热量受气体或液体流动速度、温度大小的影响,它们之间成正比关系。

(4)蒸发:是指机体通过体表水分的蒸发而散失体热的一种形式,蒸发散热有蒸发(不显汗)和发汗两种形式。临床上高热的患者用乙醇擦浴,就是通过乙醇的蒸发,起到降温的作用。

当环境温度低于人体皮肤温度时,机体大部分热量可通过辐射、传导、对流等方式散热;当环境温度接近或高于皮肤温度时,蒸发就成为人体唯一的散热形式。

3. 体温的调节　正常人的体温保持在相对恒定的状态,通过大脑和下丘脑体温调节中枢的调节和神经体液作用,使产热和散热保持动态平衡。

（二）正常体温及生理性变化

1. 正常体温　临床上以直肠、口腔、腋下等处的温度来代表体温,三种测量方法中直肠温度最接近人体体核温度,但日常生活中腋下测量温度更为方便安全。正常体温是一个温度范围,而不是一个具体的体温点,其正常范围见表 5-1。

表 5-1　成人体温正常范围及平均值

部位	正常范围	平均温度
腋下	36.0～37.0 ℃	36.5 ℃
口腔	36.3～37.2 ℃	37.0 ℃
直肠	36.5～37.7 ℃	37.5 ℃

2. 生理性变化　体温在一些因素的影响下会出现生理性变化,但这种变化很小,一般在 0.5～1.0 ℃范围内。

（1）昼夜:正常体温随昼夜变化出现有规律的波动,一般清晨 2～6 时体温最低,下午 2～8 时体温最高,但变化范围不大,在 0.5～1.0 ℃之间。这种昼夜的规律性变化与机体活动的生物节律有关。

（2）年龄:儿童基础代谢率高,体温可略高于成人;老年人由于基础代谢率低,故体温偏低;新生儿尤其是早产儿,由于体温调节中枢发育尚未完善,体温极易受环境温度的影响而发生变化。不同年龄由于基础代谢水平不同,体温也不同。

（3）性别:一般女性体温较男性高 0.3 ℃,女性基础体温随月经周期而发生规律性变化。女性在月经前期和妊娠早期,体温可轻度升高,而排卵期较低,排卵后体温逐渐升高,这主要与体内孕激素水平周期性变化有关。

（4）运动:人体活动时体温升高,与肌肉活动时代谢增强,产热增加有关。因此,临床上应在患者安静状态下测量体温。

（5）药物:麻醉药可抑制体温调节中枢,使体温调节发生障碍,并能扩张血管,导致散热增加,故对术中、术后患者要注意保暖;有些药物则可通过抑制汗腺分泌而使体温升高,如阿托品。

（6）其他:情绪激动、精神紧张、进食均可使体温略有升高。而安静、睡眠、饥饿等可使体温略有下降。

（三）异常体温的评估与护理

1. 体温过高　体温过高又称发热,是指机体在致热原作用下,体温调节中枢的调定点上移而引起的调节性体温升高。当体温上升超过正常范围的 0.5 ℃或一昼夜体温波动在 1.0 ℃以上即可称为发热。

1）发热程度　以口腔温度为例,发热程度可划分为以下几种。

低热:37.3～38.0 ℃。

中度热:38.1～39.0 ℃。

高热:39.1～41.0 ℃。

超高热:41 ℃以上。

2）发热过程及临床表现

（1）体温上升期：特点为产热大于散热，患者主要表现为畏寒、皮肤苍白、无汗、疲劳乏力以及出现寒战。体温上升的方式有骤升和渐升，体温突然升高，在数小时内体温就上升到最高点，称为骤升，如肺炎球菌性肺炎；体温逐渐升高，在数日内上升到最高点，称为渐升，如伤寒。

（2）高热持续期：其特点为产热和散热在较高水平趋于平衡，体温维持在较高状态。患者表现为皮肤潮红而灼热、口唇干燥、呼吸和脉搏加快、尿量减少、头痛头晕、全身不适、软弱无力。

（3）退热期：其特点为散热大于产热，散热增加而产热趋于正常，体温调节水平恢复至正常，此期患者表现为大量出汗和皮肤温度降低。体温急剧下降称为骤退，如大叶性肺炎；体温逐渐下降称为渐退，如伤寒。体温下降时，由于大量出汗，体液丧失，年老体弱者及患心血管病的患者，易出现虚脱或休克现象，表现为血压下降、脉搏细速、四肢湿冷等，应密切观察，加强护理。

3）常见热型　临床上把各种体温曲线的形态称为热型。不同的发热性疾病可表现出不同的热型，加强观察有助于疾病的诊断，常见热型如下。

（1）稽留热：是指体温持续在 39～40 ℃，达数天或数周，24 h 内体温波动范围不超过 1 ℃（图 5-1），常见于大叶性肺炎、伤寒等。

（2）弛张热：是指体温常在 39 ℃ 以上，24 h 内体温波动范围超过 1 ℃，但最低体温仍高于正常水平（图 5-2），常见于败血症、风湿热、化脓性炎症等。

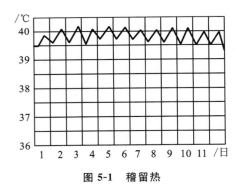

图 5-1　稽留热

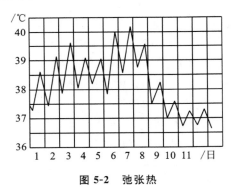

图 5-2　弛张热

（3）间歇热：体温骤然升达 39 ℃ 以上持续数小时或更长，然后又迅速降至正常水平，经过一段时间的间歇，体温又升高，并反复发作，即高热期与无热期反复交替出现（图 5-3）。常见于疟疾、急性肾盂肾炎等。

（4）不规则热：发热的体温曲线无一定规律，且持续时间不定（图 5-4），常见于流行性感冒、癌性发热等。

4）护理措施

（1）病情观察：①定时测量体温，一般每日测量 4 次，高热患者每 4 h 测体温一次，待体温恢复正常 3 日后改为每日 2 次。②注意观察患者呼吸、脉搏、血压、发热类型、发热程度、出汗情况及患者面色、精神状态等，若有异常及时与医生联系。③注意观察是否有淋巴结肿大、出血、结膜充血、肝大、脾大、关节肿痛等伴随症状。

（2）降低体温：可根据病情采用物理降温或药物降温方法。如：体温超过 39 ℃ 可用冰袋冷敷头部；体温超过 39.5 ℃ 可用温水或乙醇擦拭，以达到降温的目的；根据医嘱给予药物降温

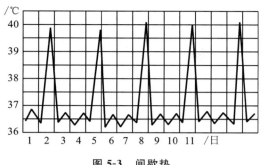

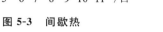

图 5-3　间歇热

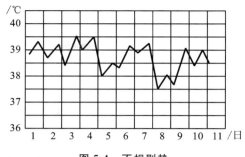

图 5-4　不规则热

时应注意药物剂量,防止退热时大量出汗引起虚脱或休克;采取降温措施 30 min 后测体温,并做好记录和交班;患者出现寒战时应给予保暖。

（3）补充水分:高热患者因呼吸加快、皮肤蒸发水分及出汗,体液大量丧失。应鼓励患者多饮水,每日摄入量不低于 2500～3000 mL,必要时遵医嘱给予静脉输液以补充水分,促进毒素和代谢产物的排出。

（4）补充营养:高热患者交感神经兴奋,胃肠蠕动减弱,同时机体分解代谢增强,能量消耗增多,导致机体消瘦,应及时给予高热量、高蛋白、高维生素、易消化的流质或半流质饮食。同时注意食物的色、香、味,嘱患者少食多餐。不能进食者遵医嘱给予静脉输液或鼻饲,以补充营养物质。

（5）休息与环境:发热患者由于消耗多进食少,可酌情减少活动并卧床休息;高热患者应卧床休息减少耗能,有利于机体恢复;为患者提供安静、空气流通、温湿度适宜的休息环境。

（6）预防并发症:①口腔护理:发热患者抵抗力降低,加之唾液分泌减少,口腔黏膜干燥,有利于病原体生长繁殖,易发生口腔溃疡和炎症。护士应协助患者在晨起、餐后和睡前给予漱口,保持口腔清洁,如口唇干裂者给予石蜡油涂抹。②皮肤护理:对于出汗较多的患者,及时更换衣服和床单,保持皮肤清洁、干燥,防止着凉,使患者感到舒适。③安全护理:对长期高热卧床的患者,应注意预防压疮和坠积性肺炎等并发症。

（7）心理护理:根据发热的不同阶段提供相应的心理支持,缓解其紧张情绪。①体温上升期:患者易产生紧张、不安、害怕等心理反应,护理中加强巡视,耐心解答各种问题,给予精神安慰。②高热持续期:应尽量满足患者的要求,缓解高热患者的身心不适。③退热期:注意清洁卫生,及时补充营养。

2. 体温过低　体温过低是指各种原因引起的产热减少或散热增加导致体温低于正常范围。当体温低于 35 ℃时称体温不升,常见于早产儿、重度营养不良及极度衰竭的患者。体温过低是一种危险信号,常提示疾病的严重程度和不良预后。

1）程度划分　以口腔温度为例,体温过低可划分为以下几种。

轻度:32～35 ℃。

中度:30～32 ℃。

重度:<30 ℃,瞳孔散大,对光反应消失。

致死温度:23～25 ℃。

2）临床表现　其主要临床表现为体温不升,皮肤苍白、冰冷,口唇、耳垂呈紫色,轻度颤抖,心跳、呼吸减慢,血压降低,尿量减少,意识障碍,晚期可能出现昏迷。

3）护理措施

（1）保暖措施：采取适当的保暖措施，首先提高室温在 24～26 ℃，新生儿可置于温箱中；其次可采取局部保暖措施，如给患者加盖棉被、给予热饮料、足部放置热水袋等方法，提高机体温度。

（2）病情监测：密切监测患者的生命体征，加强体温监测，至少每小时测量一次，直至体温恢复至正常且稳定，同时注意脉搏、呼吸、血压的变化。

（3）病因治疗：采取积极的治疗措施，去除引起体温过低的原因，使体温逐渐恢复至正常。指导患者避免营养不良等导致体温过低的因素。

（4）做好抢救准备：体温过低提示疾病的严重程度和不良预后。加温过程中，注意监测病情变化，以防发生心律不齐、休克等并发症，各种急救物品准备齐全，抢救仪器处于良好的备用状态。

（四）体温测量法

1. 体温计的种类及构造

1）水银体温计　又称玻璃体温计，为临床最常用的体温计。它是一种外表有刻度的真空毛细玻璃管，玻璃管末端为贮汞槽，当贮汞槽受热后，汞膨胀使管内汞柱相应变化，其上行高度与受热程度成正比，毛细玻璃管和贮汞槽之间有一凹陷处，可防止汞遇冷时下降，以便检视温度。摄氏体温计的刻度通常是 35～42 ℃，而且每度的范围又分为 10 份，因此体温计可精确到 0.1 ℃。玻璃体温计分为口表、腋表、肛表三种（图 5-5）。口表和腋表端口的汞柱要比肛表细且长，而肛表端口的汞柱则要明显比口表粗的多；口表和腋表端口的汞柱较细长，有助于测温时扩大接触面；肛表端口的汞柱较粗短，可防止插入肛门时折断或损伤黏膜。

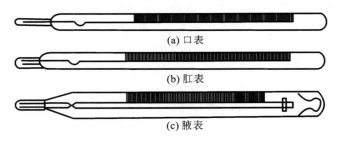

(a) 口表

(b) 肛表

(c) 腋表

图 5-5　玻璃体温计

2）电子体温表　此种体温计是由电子感温器及显示器等部件组成，采用电子感温探头来测量体温，测得温度可直接由数字显示器显示。为适应不同需要，有笔式（图 5-6）、奶嘴式（图 5-7）等。使用时，将探头插入塑料护套置于测量部位，蜂鸣器发出蜂鸣声再持续测量，直到数字不变为止，即可读取所显示的体温值，塑料护套为一次性使用，用毕可弃。

3）红外线体温计

（1）耳温枪：耳温枪（图 5-8）是属于非接触遥测式（不到 1 cm）的温度测量仪，它是利用检测鼓膜（相当于下视丘）所发出的红外线光谱来决定体温。根据黑体辐射理论，不同温度的物体所产生的红外线光谱也不同，利用可以精准到 0.1 ℃ 的温差电堆红外线侦测器，再以微计算机转换读数而显现出来。

（2）额温枪：额温枪（图 5-9）针对测量人体额温基准设计，使用非常简单、方便。1 s 可准确测温，无镭射点，免除对眼睛的潜在伤害，不需接触人体皮肤，避免交叉感染，一键测温，排查

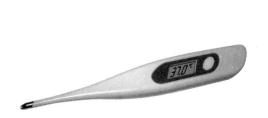

图 5-6　笔式电子体温计

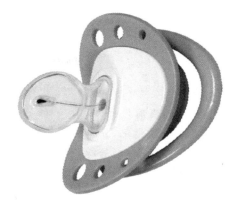

图 5-7　奶嘴式电子体温计

流感。适合家庭用户、宾馆、图书馆、大型企事业单位，也可以用于医院、学校、海关、机场等综合性场所，还可以提供给医务人员在诊所使用。

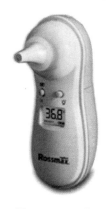

图 5-8　耳温枪

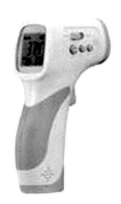

图 5-9　额温枪

2. 体温计的消毒与检测

1）体温计消毒法　为防止交叉感染，对测量体温后的体温计应进行消毒处理，常用的消毒液为 70% 乙醇、1% 过氧乙酸、1% 消毒灵等。采用有盖容器浸泡消毒方式进行消毒，消毒液每天更换一次，容器、离心器每周消毒一次。

（1）口表、腋表消毒法：使用后即浸泡于消毒液中，5 min 后取出，清水冲净擦干，放入另一盛有消毒液的容器内，浸泡 30 min 后取出，用冷开水冲洗，再用消毒纱布擦干后用手或离心机将汞柱甩至 35 ℃ 以下，存放于清洁容器内备用。切忌用 40 ℃ 以上的温水浸泡，以防汞过度膨胀，引起爆裂。

（2）肛表消毒法：先用消毒纱布擦净，再按上述方法单独进行消毒。

2）体温计检测法　为保证测量准确，使用中的体温计（包括新使用体温计）应定期进行准确性检测。检测时，将所有体温计的汞柱甩至 35 ℃ 以下，于同一时间放入已测试过的 40 ℃ 水中，3 min 后取出检视。若读数相差 0.2 ℃ 以上、玻璃管有裂隙、汞柱自行下降，则不再使用。

技能实训 5-1

体温测量法

【目的】

1. 判断体温有无异常。

2. 监测体温变化,分析热型,观察伴随症状。

3. 为疾病的诊断、治疗、护理和预防提供依据。

【评估】

1. 患者年龄、病情、意识、治疗等情况,判断采取何种测量方法。

2. 患者在 30 min 内有无影响测量体温准确性的因素存在。

3. 患者的心理状态、合作程度。

【计划】

1. 护士准备　衣帽整洁,修剪指甲,洗手,戴口罩。

2. 患者准备　了解测量体温的目的、方法、注意事项及配合要点。测量前 30 min 内无剧烈运动、进食、洗澡、灌肠等影响体温的因素。

3. 用物准备　治疗盘内备清洁干燥容器,容器内放置清洁体温计、消毒液纱布、弯盘、记录本、笔及有秒针的表,如测肛温可另备润滑油、棉签、卫生纸。

4. 环境准备　病室安静、整洁,光线充足,必要时拉上窗帘或用屏风遮挡。

【实施】　见表 5-2。

表 5-2　体温测量法

操作程序	操作步骤	要点说明
1. 核对、解释	*核对患者床号、姓名;解释目的、配合方法及注意事项,取得患者合作	
2. 选择部位	*根据患者情况选择合适测量部位	·临床上最常选择腋温
3. 测量体温		
★测口温	*将口表汞端放于患者舌下热窝处(图5-10) *嘱患者闭唇含住口表,勿切用牙咬体温计,用鼻呼吸 *测量 3 min,获得准确测量结果	·此处靠近舌动脉,是口腔温度最高的部位
★测腋温	*将腋表汞端放于腋窝处(图 5-11) *指导患者夹紧体温计,紧贴皮肤,屈臂过胸 *测量 10 min,获得准确测量结果	·擦干汗液
★测肛温	*患者取侧卧、俯卧或屈膝仰卧位,暴露测量部位便于测量,必要时用屏风遮挡 *润滑肛表汞端,轻轻插入 3~4 cm *测量 3 min,获得准确测量结果	·注意保护患者隐私 ·婴儿只需将贮汞槽轻插入即可,护士注意扶持固定肛表(图5-12)

续表

操作程序	操作步骤	要点说明
4. 检测记录	＊擦净体温计,正确读数、记录	・测肛温时为患者擦净肛门
5. 消毒、整理	＊整理患者衣被,协助患者取舒适卧位	
	＊告知测量结果,感谢患者合作	
	＊将体温计浸泡于消毒液容器中	
6. 绘制体温	＊洗手,将体温测得数值绘制在体温单上	・见项目二任务四

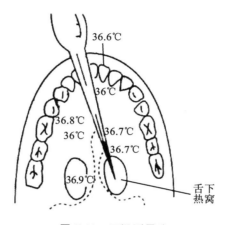

图 5-10　口温测量法

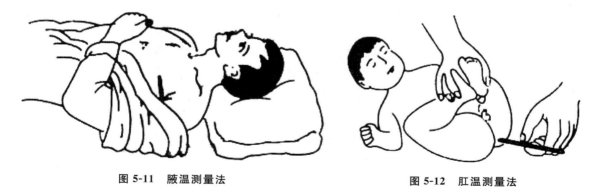

图 5-11　腋温测量法　　　　　　　　**图 5-12　肛温测量法**

【注意事项】

1. 测量体温前、后,应清点体温计总数。手甩体温计时要用腕部力量,勿触及他物,以防撞碎。检查体温计是否完好,汞柱是否在 35 ℃以下。

2. 根据患者病情选择合适的测量体温的方法:①凡婴幼儿、精神异常、昏迷、口腔疾患、口鼻手术以及呼吸困难、不能合作的患者,不宜测口腔温度;②腋下出汗较多者、有炎症、创伤或手术者,肩关节受伤或极度消瘦不能夹紧体温计的患者不宜使用腋下测温法;③凡直肠或肛门手术、腹泻者禁忌测肛温;心肌梗死的患者不宜使用直肠测温,以免刺激肛门引起迷走神经反射,导致心率过缓。

3. 患者进食、饮水,或进行蒸汽吸入、面颊冷热敷等,须隔 30 min 后测口腔温度;腋窝局部冷热敷应隔 30 min 再测量腋温;灌肠、坐浴后须隔 30 min,方可经直肠测温。

4. 测口温时,当患者不慎咬破体温计时,首先应立即清除玻璃碎屑,以免损伤唇、舌、口腔、食管及胃肠道的黏膜;再口服牛奶或蛋清以延缓汞的吸收;最后在病情允许的情况下,可口服大量粗纤维食物(如韭菜等),以加速汞的排出。

5. 发现体温与病情不相符时,应守在患者身旁重新测量,必要时可同时测口温和肛温作对照。

6. 严格做好体温计的清洁消毒工作,防止交叉感染。传染患者体温计应固定使用。

7. 向患者家属讲解检测体温的重要性及影响体温的因素,学会体温的正确测量方法和异常体温的护理,增强自我护理能力。

【评价】

1. 患者理解体温测量的意义、目的,主动配合,操作顺利。

2. 患者了解体温的正常值及测量过程中的注意事项。

3. 护士测量方法正确,测量结果准确,测量过程中患者有安全感。

4. 有效沟通,患者满意。

二、脉搏的评估及护理

 案例引导

患者,王某,62 岁。因心房颤动住院治疗。心率 114 次/分,心音强弱不等,心律不规则,脉搏细弱,且极不规则。问题:

1. 此时护士如何观察患者脉搏与心率?

2. 护士应如何在体温单上表示?

在每一个心动周期中,随着心脏的节律性收缩和舒张,动脉内的压力发生周期性变化导致动脉管壁产生有节律的搏动,称为动脉脉搏,临床简称脉搏(pulse)。搏动沿着动脉管壁向小动脉传播,可以在人体的皮肤表面触及浅表动脉的搏动。

(一) 正常脉搏及生理性变化

正常情况下,脉率与心率是一致的,当脉搏微弱不易测定时,应测心率。

1. 正常脉搏

(1)脉率:即每分钟脉搏搏动的次数。正常成人在安静状态下,脉率为 60~100 次/分,它可随多种生理性因素变化而发生一定范围的波动。

(2)脉律:指脉搏的节律性。它在一定程度上反映了心脏的功能,正常脉搏搏动均匀规则,间隔时间相等。但在正常小儿、青年和部分成年人中可出现吸气时脉律增快,呼气时减慢的现象,表现为脉搏跳动的间隔时间不等,称为窦性心律不齐,一般无临床意义。

(3)脉搏的强弱:指血流冲击血管壁的力量强度的大小。正常情况下每搏强弱相同。脉搏的强弱取决于动脉的充盈程度、脉压大小及动脉管壁的弹性。

(4)动脉管壁的情况:触诊时可感觉到的动脉管壁性质。正常动脉管壁光滑、柔软、富有弹性。

2. 生理性变化

（1）年龄：脉率随年龄的增长而逐渐减低，到老年时轻度增加。一般新生儿、幼儿的脉率较快，成人逐渐减慢，老年人稍增快。各年龄组的平均脉率见表 5-3。

表 5-3　各年龄组的平均脉率

年龄	平均脉率/（次/分）	年龄	平均脉率/（次/分）	
			男	女
出生～1 个月	120	12～14 岁	85	90
1～12 个月	120	14～16 岁	80	85
1～3 岁	100	16～18 岁	75	80
3～6 岁	100	18～65 岁	72	
6～12 岁	90	65 岁以上	75	

（2）性别：女性的脉率比男性稍快，通常每分钟相差 5 次左右。

（3）活动、情绪：一般在运动、情绪激动时可使脉率增快，休息、睡眠时则脉率减慢。

（4）饮食、药物：进食、饮浓茶或咖啡及使用兴奋剂可使脉率加快，禁食和使用镇静剂、洋地黄类药物可使脉率减慢。

（二）异常脉搏的评估及护理

1. 异常脉搏

1）脉率异常

（1）速脉：指在安静状态下成人脉率每分钟超过 100 次，又称心动过速。常见于发热、甲状腺功能亢进症、大出血、疼痛、心力衰竭等患者，以增加心排量，满足机体新陈代谢的需要。一般体温每升高 1 ℃，成人脉率每分钟约增加 10 次，儿童则增加 15 次。

（2）缓脉：指在安静状态下成人脉率每分钟少于 60 次，又称心动过缓。常见于颅内压增高、甲状腺功能减退症、房室传导阻滞或服用某些药物（如地高辛）等患者。

2）节律异常

（1）间歇脉：在一系列正常均匀的脉搏中，出现一次提前而较弱的脉搏，其后有一较正常延长的间歇（代偿性间歇），称间歇脉，亦称过早搏动。如间隔一个或两个正常搏动后出现一次过早搏动，前者称二联律，后者称三联律，常见各种器质性心脏病或洋地黄中毒等患者。正常人在过度疲劳、精神兴奋时偶尔也出现间歇脉。

（2）绌脉：在同一单位时间内脉率少于心率，称绌脉或脉搏短绌。听诊时心律完全不规则，心率快慢不一，心音强弱不等。常见于心房颤动的患者，绌脉越多，心律失常越严重，病情好转，绌脉可以消失。

3）强弱异常

（1）洪脉：当心输出量增加，周围动脉阻力较小，动脉充盈和脉压较大时，脉搏搏动强大有力，称洪脉。常见于高热、甲状腺功能亢进症、主动脉瓣关闭不全等患者。

（2）丝脉：当心输出量减少，周围动脉阻力较大，动脉充盈度降低时，脉搏搏动细弱无力，扪之如细丝，称丝脉。常见于心功能不全、大出血、休克等患者。

（3）水冲脉：脉搏骤起骤落，急促而有力，如潮水涨落样称水冲脉，由于脉压增大所致。常见于主动脉瓣关闭不全、甲状腺功能亢进症、严重贫血、先天性动脉导管未闭等患者。

（4）奇脉：当平静吸气时脉搏显著减弱或消失，又称吸停脉，是由于心包腔内压力升高，使心脏舒张充盈受限所致。常见于心包积液和缩窄性心包炎的患者。

（5）交替脉：指节律正常而脉搏强弱交替出现的脉搏，是由于心室收缩强弱不均所致。见于高血压性心脏病、冠状动脉硬化性心脏病、心肌炎患者等。交替脉是左心衰竭的重要体征。

4）动脉壁异常　正常动脉用手指压迫时，其远端动脉管壁不能触及，若仍能触及到者，提示动脉硬化。早期动脉硬化表现为动脉壁变硬，失去弹性，触诊呈条索状如按琴弦上，严重者出现动脉迂曲或结节。

2. 护理措施

（1）休息与活动：根据病情指导患者适量运动，必要时增加卧床时间，以减少心肌耗氧量，必要时给予氧疗。

（2）加强观察：观察患者脉搏有无频率、节律和强弱的异常，动脉管壁的弹性；指导患者按时服用药物并观察药物的疗效及不良反应。

（3）急救准备：各种急救物品齐全，抢救仪器处于良好的备用状态。

（4）心理护理：进行有针对性的心理护理，以缓解患者的紧张、恐惧情绪。

（5）健康教育：指导患者及家属合理饮食，勿用力排便，戒烟限酒；认识脉搏监测的重要性，学会正确测量脉搏，学会自我护理。

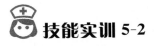 技能实训 5-2

脉搏测量法

【目的】

1. 判断脉搏有无异常。

2. 监测脉搏变化，间接了解心脏功能状态。

3. 为疾病的诊断、治疗、护理和预防提供依据。

【评估】

1. 患者年龄、病情、治疗等情况，有无偏瘫及功能障碍。

2. 患者在 30 min 内有无影响测量脉搏准确性的因素存在。

3. 患者的心理状态、合作程度。

【计划】

1. 护士准备　衣帽整洁，修剪指甲，洗手，戴口罩。

2. 患者准备　患者了解测量脉搏的目的、方法、注意事项及配合要点。测量前 30 min 内无剧烈运动、情绪激动等影响脉搏的因素。

3. 用物准备　有秒针的表、记录本和笔，必要时备听诊器。

4. 环境准备　病室安静、整洁，光线充足。

【实施】　见表 5-4。

表 5-4　脉搏测量法

操作程序	操作步骤	要点说明
1.核对、解释	＊核对患者床号、姓名；向患者解释测量目的、配合方法及注意事项，取得患者合作	
2.选择部位	＊根据患者情况选择合适的测量部位 ＊患者取坐位或卧位，手腕伸展，手臂取舒适位置，便于护士测量	·首选桡动脉
3.正确测量	＊护士将示指、中指、环指并拢，指端轻按于桡动脉搏动处，按压的大小以能清晰触及脉搏搏动为宜 ＊测量 30 s，将所测得数值乘 2，即为脉率 ★绌脉测量　应由两名护士同时测量，一人听心率，另一人测脉率，由听心率者发出"起""停"口令，两人同时开始，测 1 min（图 5-13）	·异常脉搏或危重患者应测 1 min ·若脉搏细弱而触不清时，应用听诊器听心率 1 min 代替触诊
4.记录、整理	＊方式：次/分；绌脉：心率/脉率（次/分） ＊告知测量结果，感谢患者配合	·如方式：76 次/分；绌脉：100/76（次/分）
5.绘制脉搏	＊洗手，将脉搏测得的数值绘制在体温单上	·见项目二任务四

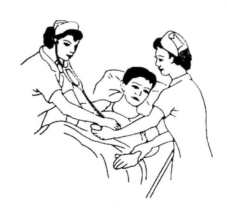

图 5-13　绌脉测量法

【注意事项】

1.选择合适的测量部位：浅表、靠近骨骼的大动脉均可用于诊脉。常用的是桡动脉，其次有颞动脉、颈动脉、肱动脉、腘动脉、足背动脉、胫骨后动脉和股动脉等（图 5-14）。

2. 不可用拇指诊脉，因拇指小动脉搏动比较强，易与患者脉搏相混淆。

3. 为肢体有损伤或偏瘫患者测脉搏时应选择健侧肢体，以免患侧肢体血液循环不良影响测量的准确性。

4. 测量脉率的同时，还应注意脉搏的节奏、强弱、动脉管壁的弹性、紧张度等，发现异常及

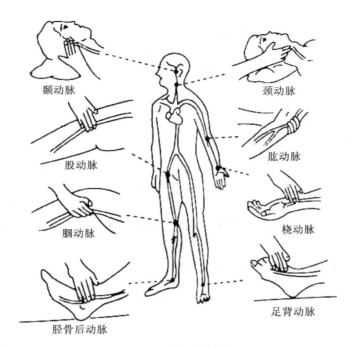

图 5-14　常用诊脉部位

时报告医生并详细记录。

【评价】

1. 患者理解脉搏测量的意义、目的,主动配合,操作顺利。

2. 患者了解脉搏的正常值及测量过程中的注意事项。

3. 护士测量方法正确,测量结果准确,测量过程中患者有安全感。

4. 有效沟通,患者满意。

三、呼吸的评估及护理

机体在新陈代谢过程中需要不断地从外界环境中摄入 O_2,并把自身产生的 CO_2 排出体外,这种机体与外界环境之间进行气体交换的过程,称为呼吸(respiration)。护士准确测量呼吸可以了解患者呼吸系统功能状况,以满足患者的生理需要。

(一) 正常呼吸及生理性变化

1. 正常呼吸　正常成人安静状态下呼吸频率为 16～20 次/分,节律规则,呼吸运动均匀平稳,无声且不费力,呼吸与脉搏的比例为 1 : 5～1 : 4。一般情况下,男性及儿童以腹式呼吸为主;女性以胸式呼吸为主。

2. 生理性变化

(1) 年龄:年龄越小,呼吸频率越快,如新生儿呼吸约为 44 次/分。

(2) 性别:同年龄的女性较男性呼吸频率稍快。

(3) 活动:由于剧烈运动使机体新陈代谢增加可引起呼吸加快,而休息、睡眠时较慢。

(4) 情绪:剧烈的情绪变化,如恐惧、愤怒、害怕、悲伤或兴奋等刺激呼吸中枢引起呼吸加快或屏气。

(5) 气压:气压的变化也会影响呼吸。人处在高山或飞机上的高空低氧环境时,吸入的氧气不足以维持机体耗氧量,呼吸便代偿性地加深加快。

(6)其他:环境温度升高,可使呼吸加深加快。

(二)异常呼吸的评估及护理

1. 异常呼吸

1)频率异常

(1)呼吸过速:成人在安静状态下呼吸频率超过 24 次/分,称呼吸过速。常见于发热、疼痛、甲状腺功能亢进症、贫血等患者。一般体温每升高 1 ℃,呼吸频率每分钟增加 3~4 次。

(2)呼吸过缓:成人安静状态下呼吸频率低于 12 次/分,称为呼吸过缓。常见于颅内压增高、巴比妥类药物中毒等,这是由于呼吸中枢受抑制所致。

2)深浅度异常

(1)深度呼吸:又称库斯莫呼吸,是一种深而规则的大呼吸,可伴有鼾音。常见于糖尿病、尿毒症等引起的代谢性酸中毒的患者。

(2)浅快呼吸:是一种浅表而不规则的呼吸,有时呈叹息样。可见于呼吸肌麻痹、肺与胸膜疾病、肋骨骨折、严重腹胀、腹水者,也可见于濒死的患者。

3)节律异常

(1)潮式呼吸:又称为陈-施呼吸,是一种周期性的呼吸异常。其表现为呼吸由浅慢逐渐加快加深,再由深快转变为浅慢,经一段时间(5~30 s)的呼吸暂停后,再次出现上述状态的呼吸,如此周而复始,其呼吸运动呈潮水涨落般的状态,故称潮式呼吸。发生机理:当呼吸中枢兴奋性减弱时,呼吸减弱至停,造成缺氧及血中 CO_2 潴留,通过颈动脉体和主动脉弓的化学感受器反射性地刺激呼吸中枢,引起呼吸由弱到强,随着呼吸的进行,CO_2 排出,使 CO_2 分压降低,呼吸再次减弱至停止,从而形成周期性呼吸。多见于中枢神经系统疾病,如脑炎、脑膜炎、颅内压增高、巴比妥类药物中毒等患者。

(2)间断呼吸:又称毕奥呼吸,表现为有规律的呼吸几次后,突然暂停呼吸,间隔一段时间后又开始呼吸,如此反复交替出现。间断呼吸是呼吸中枢兴奋性显著降低的表现,但比潮式呼吸更为严重,多在呼吸停止前出现。见于颅内病变、呼吸中枢衰竭患者。

正常呼吸与异常呼吸类型的特点比较见表 5-5。

表 5-5 正常呼吸与异常呼吸类型的特点比较

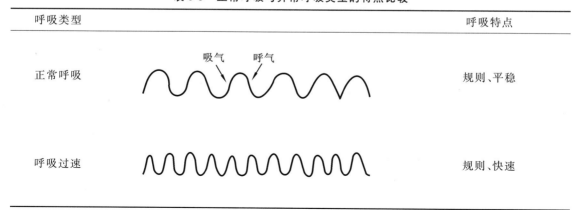

呼吸类型		呼吸特点
正常呼吸	吸气 呼气	规则、平稳
呼吸过速		规则、快速

续表

呼吸类型		呼吸特点
呼吸过缓	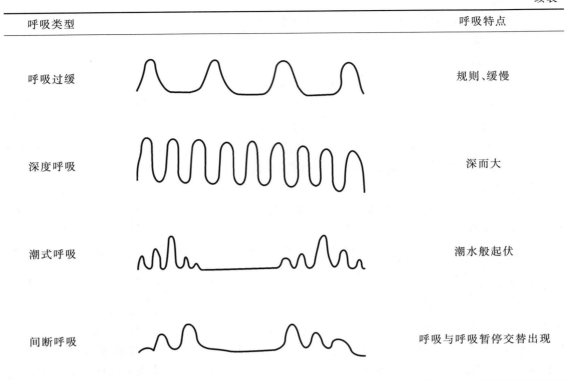	规则、缓慢
深度呼吸		深而大
潮式呼吸		潮水般起伏
间断呼吸		呼吸与呼吸暂停交替出现

4）声音异常

（1）蝉鸣样呼吸：即吸气时产生一种极高音的音响，似蝉鸣音样。多由于声带附近阻塞，使空气进入发生困难所致。常见于喉头水肿、喉头异物等患者。

（2）鼾声呼吸：即呼吸时发出一种粗大的鼾声。由于气管或支气管有较多的分泌物蓄积所致，多见于深昏迷患者，也可见于睡眠呼吸暂停综合征的患者。

5）呼吸困难　呼吸困难是指呼吸频率、节律和深浅度的异常。患者主观上感到空气不足、胸闷、呼吸费力；客观上可见呼吸用力、鼻翼扇动、端坐呼吸、辅助呼吸机参加呼吸运动及末梢发绀等。主要由于气体交换不足、机体缺氧所致，临床上可分为以下几种。

（1）吸气性呼吸困难：患者表现为吸气困难，吸气时间明显延长，伴有明显的三凹征（胸骨上窝、锁骨上窝、肋间隙凹陷）。由于上呼吸道部分梗阻，气流进入肺部不畅，呼吸肌收缩，肺内负压增高所致。多见于喉头水肿、喉头异物等患者。

（2）呼气性呼吸困难：患者表现为呼气费力，呼气时间延长，由于下呼吸道部分梗阻，气流呼出不畅所致。多见于支气管哮喘、阻塞性肺气肿等患者。

（3）混合性呼吸困难：患者表现为吸气和呼气均费力、呼吸表浅、频率增加，由于广泛性肺部病变使呼吸面积减少，影响换气功能所致。多见于重症肺炎、广泛性肺纤维化、大量胸水、大面积肺不张等患者。

2. 护理措施

（1）保持呼吸道通畅：及时清理呼吸道分泌物，指导患者有效咳嗽，进行体味引流，对痰液黏稠者给予雾化吸入以稀释痰液，必要时采取机械吸痰等措施，保持呼吸道通畅。

（2）氧气吸入：根据病情给予氧气吸入，必要时可使用呼吸机辅助呼吸，提高动脉血中的含氧量,促进气体交换,以改善呼吸困难。

（3）改善环境:调节室内温湿度,保持空气清新、湿润,以减少呼吸道不适感;提供安静的环境以利于患者休息,减少耗氧量。

（4）加强观察:观察呼吸频率、节律的变化,有无呼吸困难及其他伴随症状;观察药物疗效和不良反应。

（5）心理护理:紧张、恐惧的情绪因素可加重缺氧,应细心安慰和呵护患者,使患者情绪稳定。

（6）健康教育:指导患者及家属养成良好的生活方式;认识呼吸监测的重要性,学会正确测量呼吸及自我护理;学会缩唇呼吸、腹式呼吸等呼吸训练的方法。

知识链接

有 效 咳 嗽

有效咳嗽是呼吸道的重要防御机制之一,咳嗽所产生的高速气流有助于排除咽喉部、气管及大支气管内的病理性分泌物或异物,从而减少感染的发生,保障呼吸道的通畅。实施要点:患者取坐位或半卧位,屈膝,上身前倾,双手抱膝或在膝盖与胸部之间置一枕头用两肋夹紧,深吸气并屏气 3 s(有伤口者,护理人员应将双手压在切口两侧,以减轻伤口张力),然后患者腹肌用力,双手抓经支持物,用力做爆破性咳嗽,将气管深处的痰液咳出。

 技能实训 5-3

呼吸测量法

【目的】
1. 判断呼吸有无异常。
2. 动态监测呼吸变化,间接了解呼吸系统功能状态。
3. 协助诊断,为疾病的预防、治疗、护理和预防提供依据。

【评估】
1. 患者年龄、病情、治疗等情况。
2. 患者在 30 min 内有无影响测量呼吸准确性的因素存在。

【计划】
1. 护士准备 衣帽整洁,修剪指甲,洗手,戴口罩。
2. 患者准备 患者了解测量呼吸的目的、方法、注意事项及配合要点,测量前 30 min 内无剧烈运动、情绪激动等影响呼吸的因素。
3. 用物准备 有秒针的表、记录本和笔,必要时备棉花。
4. 环境准备 病室安静、整洁,光线充足。

【实施】 见表5-6。

表 5-6　呼吸测量法

操作程序	操作步骤	要点说明
1.核对、解释	*核对患者床号、姓名；解释目的与注意事项，取得患者理解、合作	
2.选择体位	*协助患者取舒适体位，精神放松	
3.正确测量	*护士诊脉后手仍保持诊脉手势，分散患者注意力，使患者处于自然呼吸的状态，观察患者胸或腹部起伏	·转移患者注意力 ·一起一伏为一次呼吸
	*计数 30 s，将所测得数值乘以 2，即为呼吸频率，如患者呼吸不规则或婴幼儿应测 1 min	
	*危重患者呼吸不易被观察时，用少许棉絮置于患者鼻孔前，观察棉絮纤维被吹动次数，计数 1 min	
4.整理、记录	*记录方式：次/分，如 20 次/分 *告知测量结果，感谢患者合作	
5.绘制呼吸	*洗手，将呼吸测得数值绘制在体温单上	·见项目二任务四

【注意事项】

1. 呼吸受到意识的控制，测呼吸时应转移患者的注意力，使其处于自然呼吸状态，以保证测量的准确性。

2. 幼儿应先测呼吸后再测体温，接续测其他生命体征，因测量体温幼儿易哭闹不配合而影响呼吸的测量。

3. 测量呼吸的同时应观察呼吸的深浅度、节律、有无异常声音等，以准确评估患者的整体呼吸状况。

【评价】

1. 患者理解呼吸测量的意义、目的，主动配合，操作顺利。

2. 患者了解呼吸的正常值及测量过程中的注意事项。

3. 护士测量方法正确，测量结果准确，测量过程中患者有安全感。

4. 有效沟通，患者满意。

四、血压的评估与护理

 案 例 引 导

患者，男，57 岁。两年前诊断为原发性高血压，血压的控制一直不理想，因头痛入院测量血压值为 165/105 mmHg。患者自述高血压病并未给他带来很多不适，当头痛、心悸等症状出现时，他会服用医生开的降压药。随着症状好转，他常常熬夜加班工作，没有运动锻炼的习惯，嗜烟，偶饮酒。问题：

1. 该患者属于几级高血压?

2. 如何正确测量血压并对患者进行指导?

血压(blood pressure,BP)是指血液在血管内流动时对血管壁的侧压力。分为动脉血压和静脉血压,如无特别注明一般指肱动脉血压。血压随心室的收缩或舒张而发生规律性变化,当心脏收缩时,血液射入主动脉,此时动脉管壁所受到的压力最高值称为收缩压(systolic blood pressure);当心脏舒张时,管壁弹性回缩,此时动脉管壁所受到的压力最低值称为舒张压(diastolic pressure)。收缩压与舒张压之差称为脉压。

(一)正常血压及生理性变化

1. 正常血压　以肱动脉血压为标准,正常成人安静状态下的血压范围为收缩压 90～139 mmHg(12.0～18.5 kPa),舒张压 60～89 mmHg(8.0～11.8 kPa),脉压 30～40 mmHg(4.0～5.3 kPa),平均动脉压为 100 mmHg(13.3 kPa)左右。血压的计量单位有 kPa 和 mmHg 两种,kPa 和 mmHg 之间的换算关系

$$1 \text{ mmHg} = 0.133 \text{ kPa}$$
$$1 \text{ kPa} = 7.5 \text{ mmHg}$$

2. 生理性变化　正常人的血压经常在一个较小的范围内波动,保持着相对的恒定,但可因各种因素的影响而有所改变,并且以收缩压的改变为主。

(1)年龄与性别:血压随年龄的增长而逐渐增高,但于收缩压的升高更为显著。青春期前男女之间血压差异较小,更年期以前女性血压略低于男性,更年期以后无显著差别。

(2)昼夜和睡眠:正常人血压呈明显的昼夜波动,一般清晨血压最低,傍晚血压最高,过度劳累或睡眠不佳时血压稍增高。

(3)情绪与疼痛:紧张、恐惧、兴奋、焦虑、发怒等情况下可导致收缩压升高,舒张压一般无改变;疼痛可使血压升高,但若剧烈疼痛使机体大量出汗,则导致血压下降。

(4)体位改变:立位血压高于坐位,坐位血压高于卧位,此种情况与重力引起的代偿机制有关。但长期卧床、贫血或使用降压药物的患者,若由卧位变为立位时可出现头晕、心慌等直立性低血压表现。

(5)测量部位:一般右上肢血压高于左上肢 10～20 mmHg,下肢收缩压比上肢高 20～40 mmHg(如用上肢袖带测量)。

(6)环境温度:在寒冷环境中由于末梢神经收缩血压可上升,高温环境中由于皮肤血管扩张血压可略下降。

此外,剧烈运动、吸烟,可使收缩压升高,舒张压一般无变化。饮酒、摄盐过多、应用药物等对血压也有影响。

(二)异常血压的评估与护理

1. 异常血压

1)高血压(hypertension)　在未使用降压药的情况下,成人收缩压不低于 140 mmHg 和(或)舒张压不低于 90 mmHg。根据《中国高血压防治指南》(2010 年修订版)的标准,分类见表 5-7。

表 5-7　　中国高血压分类标准（2010 版）

分级	收缩压/mmHg		舒张压/mmHg
正常血压	<120	和	<80
正常高值	120~139	和（或）	80~89
高血压	≥140	和（或）	≥90
1 级高血压（轻度）	140~159	和（或）	90~99
2 级高血压（中度）	160~179	和（或）	100~109
3 级高血压（重度）	≥180	和（或）	≥110
单纯收缩期高血压	≥140	和	<90

注:若患者的收缩压和舒张压属于不同分级时,应按两者中较高的级别分类。

知识链接

高血压的危害

　　高血压是我国的常见病、多发病,是危害人民健康的主要疾病之一,也是全球范围内的重大公共卫生问题。随着生活水平的不断提高,生活节奏的不断加快,高血压发病率呈上升趋势。高血压的危害主要表现在以下几个方面。

　　1. 心　　高血压引起心脏改变主要是左心室肥厚和扩张,最终导致心力衰竭;长期高血压常合并冠状动脉粥样硬化和微小血管病变。

　　2. 脑　　长期高血压可使脑血管发生缺血性病变,形成微动脉瘤而发生脑出血;还可使脑动脉硬化并发脑血栓。

　　3. 肾　　高血压可使肾动脉硬化、肾实质缺血和肾单位不断减少,最终导致肾功能衰竭。

　　4. 视网膜　　高血压可使视网膜小动脉硬化,当血压急剧升高时视网膜易渗血或出血,导致视力模糊。

　　2) 低血压(hypotension)　　低血压是指成人血压低于 90/60 mmHg。常见于大出血、休克、急性心力衰竭等疾病。

　　3) 脉压异常

　　(1) 脉压增大:脉压超过 40 mmHg 称为脉压增大,常见于主动脉硬化、主动脉关闭不全、甲状腺功能亢进症等疾病。

　　(2) 脉压减小:脉压低于 20 mmHg 称为脉压减小,常见于心包积液、缩窄性心包炎、心力衰竭等疾病。

　　2. 护理措施

　　(1) 加强观察:如发现血压有异常时,应加强血压监测,及时了解血压变化,同时密切观察其伴随症状。

（2）休息与活动：根据血压情况合理安排休息与活动，高血压初期不限制一般的体力活动，但避免重体力活动，可进行散步、打太极等适度运动，颐养身心。患者血压较高时应遵医嘱卧床休息，如血压过低，应迅速安置患者平卧位，并针对病因给予应急处理。

（3）心理护理：长期的抑郁或情绪激动、急剧而强烈的精神创伤可使交感神经-肾上腺素活性增强，血压升高，因此保持患者良好的心理状态非常重要。可通过了解患者性情及有关社会心理因素进行疏导，说明疾病过程，训练患者自我控制力，消除紧张和压抑的心理，保持最佳心理状态，主动配合治疗与护理。

（4）生活规律：良好的生活习惯是保持健康、维持血压正常的重要条件。如选择易消化、低脂、低胆固醇、低盐、高维生素、富含纤维素的食物，保证足够睡眠，养成定时排便的好习惯，注意保暖，避免冷热刺激。

（5）健康教育：指导高血压患者及家属科学的生活方式、合理的饮食与治疗要求，戒烟限酒；认识高血压检测的重要性，学会正确测量血压及自我护理；学会紧急情况的处理方法。

（三）血压测量法

1. 血压计的种类 常用的血压计主要有水银柱式血压计（台式和立式）、表式血压计和电子血压计三种。

2. 血压计的构造 血压计主要由三个部分组成。

1）输气球及压力阀门 输气球可向袖带气囊充气，压力阀门可调节空气压力大小。

2）袖带 由内层长方形扁平的橡皮袋和外层布套组成。袖带的长度和宽度应符合标准：长与宽的比例为（2～2.5）：1，橡胶气囊的宽度应为上臂周径的40%，长度应正好缠绕上臂1周，至少应包绕上臂的80%。1999年WHO专家委员会推荐成人袖带的宽度为13～15 cm，长度为30～35 cm，上臂粗大和肥胖者袖带宽度应大于20 cm。

小儿袖带要求为：新生儿长5～10 cm，宽2.5～4 cm；婴儿长12～13.5 cm，宽6～8 cm；儿童长17～22.5 cm，宽9～10 cm。橡皮气囊上有两根橡胶管，一根连输气球，另一根与压力表相通。

3）血压计

（1）水银柱式血压计（图5-15）：由玻璃管、尺标、水银槽三部分组成。血压计盒盖板壁上有一固定的玻璃管，管面上标有双刻度为0～300 mmHg（0～40 kPa），每小格相当于2 mmHg（0.5 kPa）。玻璃管上端和大气相通，其下端和水银槽相通。水银槽内装有水银，输气球送入空气后，槽内水银由玻璃管底部上升，水银柱上缘所指即为压力刻度。水银柱式血压计的优点是测得数值较准确可靠，但较重且玻璃管易碎。

（2）表式血压计（图5-16）：外形似表，呈圆盘状，正面盘上标有刻度及读数2.6～40 kPa（20～300 mmHg），盘中央有一指针，以指示血压数值。其优点为体积小，便于携带，但应定期和水银柱式血压计校验。

（3）电子血压计（图5-17）：袖带内有一换能器，能自动采样，微电脑控制数字运算、自动放气形式，所以仪器省略掉听诊器和放气系统。数秒内可得到血压数值。优点是清晰直观，使用方便，也可排除测量者听觉不灵敏、噪声干扰等误差，但需定期校验。对严重心律不齐或心力衰竭者、处于急救或手术后的重症监护患者、手臂过细或过短的婴幼儿不适用。

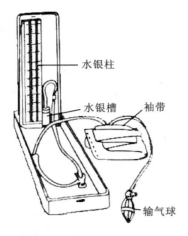

图 5-15　水银柱式血压计

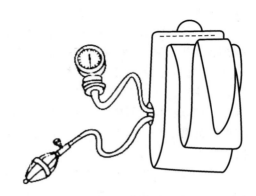

图 5-16　表式血压计

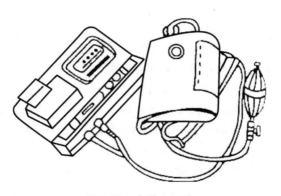

图 5-17　电子血压计

 技能实训 5-4

血压测量法

【目的】

1. 判断血压有无异常。

2. 监测血压变化,间接了解循环系统的功能状况。

3. 为诊疗、治疗、护理和预防提供依据。

【评估】

1. 患者年龄、病情、治疗等情况,有无偏瘫及功能障碍。

2. 患者在 30 min 内有无影响测量血压准确性的因素存在。

3. 患者的心理状态、合作程度。

【计划】

1. 护士准备　衣帽整洁,修剪指甲,洗手,戴口罩。

2. 患者准备　患者了解测量血压的目的、方法、注意事项及配合要点,测量前 30 min 内无剧烈运动、情绪激动等影响血压的因素。

3. 用物准备　血压计、听诊器、记录本和笔。如为水银柱式血压计应检查玻璃管有无裂损,水银有无漏出,输气球与橡胶管有无漏气。

4．环境准备　病室安静、整洁,光线充足。

【实施】　见表5-8。

表5-8　血压测量法

操作程序	操作步骤	要点说明
1.核对、解释	*核对患者床号、姓名;解释目的、配合方法及注意事项,取得患者合作	
★上肢肱动脉测量法		
1)选择体位	*患者取坐位或仰卧位,被测肢体应和心脏处于同一水平 *卷袖露臂,手掌向上,肘部伸直 *放妥血压计,开启水银槽	•坐位平第四肋、卧位平腋中线
2)缠绕袖带	*驱尽袖带内空气,将袖带橡胶管向下正对肘窝平整地缠于上臂中部,使袖带下缘距肘窝 2～3 cm,松紧以能放入一指为宜。	•必要时脱袖以免袖口过紧,影响血压准确性 •不可过松也不可过紧
★下肢腘动脉测量法(图5-18)		
1)选择体位	*患者取仰卧位、俯卧位或侧卧位。协助患者卷裤或脱去一侧裤子,暴露测量部位。便于测量,同时减少误差	•注意所测血管与心脏在同一水平
2)缠绕袖带	*将袖带缠于大腿下部,其下缘距腘窝 3～5 cm,将听诊器放于腘动脉搏动处,其余同上肢肱动脉测量法	
2.加压注气	*先触摸肱动脉搏动,将听诊器胸件紧贴肱动脉搏动最明显处(图5-19),关闭气门,均匀充气至肱动脉搏动音消失再升高 20～30 mmHg,充气不可过快以免水银溢出	•不可直接将听诊器塞入袖带内
3.缓慢放气	*缓慢放气(每秒 4 mmHg 的速度),注意肱动脉声音和水银柱刻度变化	•视线应与水银柱所指刻度保持同一高度
4.判断数值	*当听诊器中听到第一声搏动音时水银柱上所指刻度为收缩压;当搏动音突然变弱或消失,此时水银柱所指刻度为舒张压	•仔细听声音,特别是第一声与最后一声
5.整理、归位	*测量完毕排尽袖带内余气,整理袖带放回盒内,将血压计向水银槽倾斜45°,使水银全部回流槽内,关闭水银槽开关,平稳放置 *协助患者取舒适体位,正确解释测量结果,感谢患者配合	•确保水银全部进入水银槽

续表

操作程序	操作步骤	要点说明
6.记录测值	＊记录方法为分数式,即收缩压/舒张压 mmHg,如测量下肢腘动脉则应注明为下肢血压	• 如变音与消失音之间有差异时,两个读数都应记录,如 170/90/50 mmHg

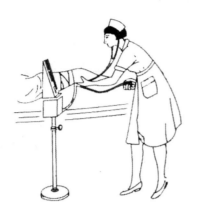 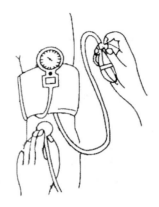

图 5-18　下肢腘动脉测量法　　　图 5-19　听诊器胸件位置

【注意事项】

1. 对需严密观察血压的患者要做到四定:定时间、定部位、定体位、定血压计,有助于测量准确性和对照的可比性。

2. 为偏瘫、肢体外伤或手术的患者测血压应选择健侧肢体,因为患侧肢体肌张力及血液循环障碍能影响真实血压变化。

3. 排除影响血压测量的外界因素,保证测量血压的准确性。①袖带过宽使大段血管受压,致搏动音在到达袖带下缘之前已消失,故测得血压值偏低;袖带过窄测得血压值偏高。②袖带缠紧使血管在未充气前已受压,测得血压值偏低;袖带过松使橡胶带呈球状,以致有效测量面积变窄,导致测量血压值偏高。③肱动脉高于心脏水平,测得血压值偏低;肱动脉低于心脏水平,测得血压值偏高。④视线低于水银柱,使血压读数偏高;视线高于水银柱,使血压读数偏低。

4. 发现血压异常或听不清时,应重新测量。重测时,应先将袖带内气体驱尽,使水银柱降至“0”点,休息片刻后再测量,一般连测 2~3 次,取其最低值,必要时可行双侧肢体血压测量对照。

【评价】

1. 患者理解血压测量的意义、目的,主动配合,操作顺利。

2. 患者了解血压的正常值及测量过程中的注意事项。

3. 护士测量方法正确,测量结果准确,测量过程中患者有安全感。

4. 有效沟通,患者满意。

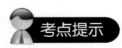 考点提示

体温的评估、常见热型、体温测量技术及注意事项;异常脉搏、呼吸及测量技术;血压的生理性变化、异常血压的观察、血压测量技术及注意事项。

直通护考

一、A1/A2 型题（以下每一道考题下面有 A、B、C、D、E 五个备选答案，请从中选择一个最佳答案）

1. 以口腔温度为标准，高热的范围是（　　）。
   A. 38.0～38.9 ℃　　　　　　　B. 39.0～39.9 ℃　　　　　　　C. 40.0～40.9 ℃
   D. 39.1～41 ℃　　　　　　　　E. 41.0～41.9 ℃

2. 高热患者用冰袋降温的原理是（　　）。
   A. 传导　　　　　　　　　　　B. 辐射　　　　　　　　　　　C. 对流
   D. 抑制下丘脑　　　　　　　　E. 蒸发

3. 脉搏短绌常见于（　　）。
   A. 发热　　　　　　　　　　　B. 房室传导阻滞　　　　　　　C. 洋地黄中毒
   D. 心房纤维颤动　　　　　　　E. 甲状腺功能亢进症

4. 休克患者的脉搏特征是（　　）。
   A. 强大有力　　　　　　　　　B. 细弱无力　　　　　　　　　C. 动脉管壁变硬，失去弹性
   D. 单位时间内脉率少于心率　　E. 每隔一个正常搏动后出现一次早搏

5. 心包积液患者常见的脉搏是（　　）。
   A. 水冲脉　　　B. 绌脉　　　C. 奇脉　　　D. 交替脉　　　E. 细脉

6. 当从听诊器中听到第一声搏动时，袖带内压力（　　）。
   A. 等于心脏收缩压　　　　　　B. 大于心脏收缩压　　　　　　C. 小于心脏收缩压
   D. 等于心脏舒张压　　　　　　E. 小于心脏舒张压

7. 可使血压测量值偏高的因素是（　　）。
   A. 手臂位置过高　　　　　　　B. 袖带过紧　　　　　　　　　C. 袖带过宽
   D. 袖带过松　　　　　　　　　E. 眼睛视线高于水银柱

8. 测量呼吸时护士的手不离开诊脉部位是为了（　　）。
   A. 保持患者体位不变　　　　　B. 不被察觉，以免患者紧张　　C. 易于计时
   D. 对照呼吸与脉搏的频率　　　E. 观察患者面色

9. 张先生，70 岁。测口温时不慎将体温计咬碎，护士应立即采取的措施为（　　）。
   A. 催吐　　　　　　　　　　　B. 口服蛋清液　　　　　　　　C. 服缓泻剂
   D. 洗胃　　　　　　　　　　　E. 清除口腔内玻璃碎屑

10. 徐女士，52 岁。安眠药中毒，意识模糊不清，呼吸微弱，浅而慢，不宜观察，护士应采取的测量方法是（　　）。
   A. 以 1/4 的脉率计数　　　　　　　　　　　B. 测脉率后观察胸部起伏次数
   C. 听呼吸音响计数　　　　　　　　　　　　D. 用手感觉呼吸气流计算
   E. 用少许棉花置患者鼻孔前观察棉花飘动次数计数

二、A3/A4 型题（以下提供若干个案例，每个案例下设若干个考题。请根据各考题题干所提供的信息，在每道题下面的 A、B、C、D、E 五个备选答案中，选择一个最佳答案）

（11～13 题共用题干）

周女士，45 岁。因"风湿性心脏病、心房颤动"入院，主诉心悸、头晕、胸闷、四肢乏力、护士

为其诊脉时发现脉搏细速、不规则,同一时间内心率大于脉率,听诊心率快慢不一,心律完全不规则,心音强弱不等。

11. 此脉搏称为(　　)。

A. 缓脉　　　　B. 间歇脉　　　　C. 绌脉　　　　D. 洪脉　　　　E. 丝脉

12. 此脉搏属于(　　)。

A. 频率异常　　B. 次数异常　　C. 节律异常　　D. 强弱异常　　E. 动脉管壁异常

13. 正确测量脉搏的方法是(　　)。

A. 先测脉率,再测心率　　　　　　B. 护士测脉率,医生测心率

C. 一人同时测脉率和心率　　　　　D. 一人听心率,一人测脉率,同测 1 min

E. 一人测脉率,一人计时

（李　艳）

任务二　药 物 疗 法

 要点导航

重点:安全给药原则、注射原则、口服给药、雾化吸入和各种注射法。

难点:药物抽吸技术、各种注射技术。

 案例引导

患者,女,63 岁。因"支气管扩张合并肺部感染、左心衰竭"入院治疗,入院时体温 39 ℃,呼吸急促,端坐呼吸。经过积极抗炎、利尿、强心治疗后,体温降至正常范围,能够平卧,现改用地高辛口服。问题:

1. 护士按医嘱给药时需查对哪些内容?

2. 如何做到安全正确给药?

一、给药的基本知识

药物疗法是临床最常用的一种治疗方法,广泛应用于预防、诊断和治疗疾病过程中。在临床护理工作中,护士是给药的直接执行者和实施者,也是用药过程的监护者。随着新型药物不断推出,药物剂型与品种层出不穷。因此,护士必须具备丰富全面的药学知识、规范娴熟的给药技术,以及高度的责任心和运用护理程序的能力,严格遵守给药原则与操作规程,正确评估

患者用药后的疗效与反应,指导患者合理、准确、安全、有效地用药,防止和减少不良反应,并做好药品的管理工作,使药物治疗达到最佳效果。

护士在执行药物疗法的过程中,不仅要了解药物的药理学知识,还需熟悉药物的领取与保管方法,明确给药的时间与途径,严格遵守给药原则,对患者实施全面、安全的给药护理,确保临床用药安全有效。

（一）药物的种类

常用药物的种类依据给药途径不同可分为以下几种。

1. 内服药　分为固体剂型和液体剂型,固体剂型有片剂、散剂、胶囊、丸剂等;液体剂型有口服液、合剂、酊剂等。

2. 外用药　包括软膏、粉剂、搽剂、洗剂、滴剂等。

3. 注射药　包括溶液、油剂、混悬液、结晶和粉剂等。

4. 其他　中草药、中成药、粘贴敷片、植入慢溶药片等。

（二）药物的领取和保管原则

1. 药物的领取　药物的领取须凭医生的处方进行。领取方法可因医院规定有所不同,主要包括以下几种。

（1）病区药柜:病区药柜备有一定数量的常用药品,由专人负责,定期清点药品存量,根据消耗量到医院中心药房领取和补充。患者使用的贵重药、特殊药须凭医生处方领取;剧毒药、麻醉药,病区内有固定数量,使用时凭医生处方领取。

（2）中心药房:医院内中心药房的护士负责病区患者的日间用药。

（3）联网管理:患者用药从医生给出医嘱到医嘱处理、药物计价、药品消耗、结算等均由专人负责,用计算机处理。这样既方便了患者,减少了护士的工作量,也提高了管理效率。

2. 病区内药物的保管

（1）药柜放置:药柜应置于通风、干燥处,光线明亮,避免阳光直射,保持整洁。同时应由专人负责,定期检查药品质量,以确保安全。

（2）分类放置:药柜内的药物应按内服、外用、注射等不同分类放置,并按药物有效期的先后顺序有计划地使用,以免失效。剧毒药、麻醉药、贵重药应有明显标记,应加锁保管,实行"三专",专人负责、专用处方、专本登记,并列入交班内容。

（3）标签明显:所有的药品都应有明显的标签,内服药标签为蓝色边,外用药标签为红色边,剧毒药标签为黑色边。标签上标明药品名称(中、英文对照)、剂量、浓度、用法、有效期。

（4）定期检查药物的质量:定期检查药物的质量和有效期,如发现药物标签脱落,模糊不清或药物有沉淀、混浊、潮解、异味、霉变等,均应立即停止使用。

（5）妥善保存:各类药物根据性质不同,应采取相应的保存方法,以避免药物变质,影响疗效或增加毒副作用。①易挥发、潮解或风化的药物:置于密封瓶内保存,用后应盖紧瓶盖,如乙醇、碘酊、甘草、过氧乙酸、糖衣片、酵母片等。②易受热破坏的药物:应放入冰箱内冷藏(2～10 ℃)保存,如疫苗、胎盘球蛋白、抗毒血清等。③易燃易爆的药物:应单独存放,远离火源,密闭置于阴凉处,如乙醚、环氧乙烷等。④易氧化、遇光变质的药物:应装入有色密封瓶中,针剂应放在黑纸避光的纸盒内,置于阴凉处保存,如维生素 C、盐酸肾上腺素、氨茶碱等。⑤易过期的药物:按有效期时限的先后,有计划地使用,避免浪费。⑥中药:各类中药应存放在干燥、阴凉、防虫处,芳香性药物应置于密封的器皿中保存。

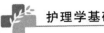

（6）专用药物：患者个人专用的药物，应注明病室、床号、姓名，单独存放。

（三）给药的原则

给药原则是一切用药的总则，护士在执行药疗工作中必须严格遵守。

1. 根据医嘱准确给药 给药须有医嘱作为法律依据，护士必须严格根据医嘱给药。护士对医嘱有监督的义务，对于有疑问或错误的医嘱要及时与医生沟通、核对清楚，切忌盲目执行或擅自更改医嘱。

2. 严格执行查对制度 护士在执行药疗时，应首先检查药物的质量，对已过有效期、变质或疑有变质的药物，应禁止使用，严格执行"三查八对"。

（1）三查：摆药后查；服药、注射、处置前查；服药、注射、处置后查。

（2）八对：对床号、姓名、药名、剂量、浓度、时间、用法、药品有效期。

3. 安全正确给药

（1）做到"五个准确"："五个准确"即将准确的药物，按准确的剂量，用准确的途径，在准确的时间内给予准确的患者。备好的药物及时使用，避免放置过久引起药物污染或药效降低。

（2）熟练掌握给药方法：掌握正确的给药方法和技术，是护士胜任药疗工作的必备条件。护士在给药过程中应与患者有效沟通，给药前应向患者解释，以取得合作，同时还要给予患者相应的用药指导，提高患者自己合理用药的能力。

（3）防止过敏反应发生：使用易致过敏反应的药物，用药前应先了解患者的用药史、过敏史及家族史，并按要求做过敏试验，结果为阴性者方可使用，并且在使用过程中加强观察。

（4）临床试验用药：应了解试验所用药物的作用及不良反应，征得患者同意后方可应用。用药过程中，必须密切观察疗效及不良反应，同时做好有关记录。

（5）注意配伍禁忌：当有两种或两种以上的药物联合使用时，应核查有无配伍禁忌。

知识链接

药物配伍禁忌

配伍禁忌是指两种以上药物混合使用或药物制成制剂时，发生体外的相互作用，出现使药物中和、水解、破坏失效等理化反应，这时可能发生混浊、沉淀、产生气体及变色等外观异常的现象。有些药品配伍使药物的治疗作用减弱，导致治疗失败；有些药品配伍使副作用或毒性增强，引起严重不良反应；还有些药品配伍使治疗作用过度增强，超出了机体所能耐受的能力，也可引起不良反应，甚至危害患者等。这些配伍均属配伍禁忌。

---

4. 密切观察用药反应 给药后护士应监测患者的病情变化，密切观察药物的疗效和不良反应，对易引起过敏反应或毒副作用较大的药物，更应注意观察，必要时做好记录。在给药过程中，护士还应根据患者具体的心理、行为反应采取相应的心理护理和行为指导。若发生给药错误，护士应立即报告护士长、主管医师，协助医师做紧急处理，以减少或消除由于给药差错造成的不良后果，并向患者及家属解释、道歉。填写的意外事件报告应作为该事件的法律证明，并检讨造成错误的原因。

5. 指导患者合理用药 合理用药可使药物治疗达到安全性、有效性、经济性、适当性的标准。合理用药是指充分发挥药物的治疗作用，尽量减少药物的毒副作用，达到迅速、有效地治疗疾病、控制疾病、减轻症状、恢复及促进患者健康的目的。

（四）给药途径

依据药物的性质、剂型、机体组织对药物的吸收情况和治疗需要等，选择不同的给药途径。常用的给药途径有口服、舌下含服、吸入、皮肤黏膜用药、直肠给药以及注射（皮内、皮下、肌内、静脉注射）等。除动、静脉注射药液直接进入血液循环外，其他药物均有一个吸收过程，吸收顺序依次为吸入→舌下含服→直肠→肌内注射→皮下注射→口服→皮肤。有些药物不同的给药途径可产生不同的生物效应，如硫酸镁口服产生导泻和利胆作用，而注射则产生镇静和降压作用。

（五）给药的次数和时间间隔

给药次数与时间取决于药物的半衰期，以能维持药物在血液中的有效浓度为最佳选择，同时考虑药物的特性及人体的生理节奏。临床工作中常用外文缩写来描述给药时间、给药部位和给药次数等，医院常用外文缩写见表 5-9。

表 5-9　医院常用外文缩写与中文译意

外文缩写	中文译意	外文缩写	中文译意
qd	每日一次	ac	饭前
bid	每日两次	pc	饭后
tid	每日三次	po	口服
qid	每日四次	inj	注射
qh	每小时一次	H	皮下注射
q2 h	每两小时一次	ID 或 id	皮内注射
q4 h	每四小时一次	IM 或 im	肌内注射
q6 h	每六小时一次	IV 或 iv	静脉注射
qm	每晨一次	iv gtt	静脉滴注
qn	每晚一次	st	立即
qod	隔日一次	DC	停止
biw	每周两次	sos	需要时（限用一次，十二小时内有效）
am	上午	prn	需要时（长期）
pm	下午	Liq	液体
12 n	中午十二点	U	单位
12 mn	午夜十二点	IU	国际单位
hs	睡前	CO	复方
OD	右眼	Mist	合剂
OS	左眼	Sup	栓剂
OU	双眼	Pulv	粉剂
AD	右耳	Tab	片剂
AS	左耳	pil	丸剂
AU	双耳	Caps	胶囊

续表

外文缩写	中文译意	外文缩写	中文译意
gtt	滴	Tr	酊剂
g	克	Ung	软膏
mL	毫升	Lot	洗剂
ad	加至	Ext	浸膏

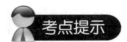

影响药物疗效的因素

1. 药物方面因素　①药物的剂量和剂型;②给药途径、时间;③药物的耐受性和依赖性;④联合用药。

2. 机体方面因素　①生理方面:老年人用药剂量比成人少,一般为成人量的1/2～3/4;婴幼儿用药要考虑药物对婴幼儿的影响。②病理方面:肝肾功能损害严重者,药物代谢速度变慢,经肝肾代谢的药物要减量、慎用或禁用。③心理行为方面。④饮食方面:饮食可降低某些药物吸收,如:补钙时不宜同食菠菜,影响钙的吸收;酸性食物可促进铁吸收;高脂肪饮食可促进脂溶性维生素的吸收;某些食物可增强疗效,如红霉素在碱性条件下抗菌作用增强,氨苄西林在酸性尿液中杀菌力强。

考点提示

不同性质药品的保存方法、"三查八对一注意"的内容、给药途径。

二、口服给药法

口服给药是临床上最常用的给药方法,药物经口服后,通过胃肠道黏膜吸收而进入血液循环,达到局部或全身从而治疗疾病的一种方法。口服给药法方便、经济又比较安全,但药物吸收较慢,故不适用于急救、意识不清、呕吐频繁、吞咽困难及禁食的患者。

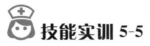

技能实训 5-5

口服给药法

【目的】

1. 减轻症状、治疗疾病,维持正常生理功能。

2. 协助诊断、预防疾病。

【评估】

1. 患者的年龄、病情、意识状态、吞咽能力、是否留置鼻饲管等。

2. 患者的用药史、过敏史、配合程度及对所服药物的了解程度,能否自理服药。

【计划】

1. 护士准备　洗手,戴口罩,向患者解释用药的目的和相应的注意事项。

2. 用物准备　发药车(发药盘)、服药本、小药卡、药杯、药匙、量杯、滴管、研钵、湿纱布、治疗巾、温开水、壶、吸管。

3. 患者准备　患者了解用药的目的、方法、时间和注意事项,做好服药配合准备。

4. 环境准备　备药的环境安静整洁,光线适宜。

【实施】　见表5-10。

表 5-10　口服给药法操作流程

操作程序	操作步骤	要点说明
1. 核对	* 填写小药卡,放好药杯	· 按床号顺序将药卡插入药盘
2. 配药	* 对照服药本上的床号、姓名、药名、浓度、剂量、时间、用法、药品有效期进行配药	· 摆好一个患者的药物后再摆另一个患者的药物,严格"三查八对",防止差错发生
3. 取药	* 根据不同药物剂型采取相应的取药方法 ★固体药:用药匙取药,一手拿药瓶,瓶签朝向自己,另一手用药匙取出所需药量,放入药杯 ★水剂药:用量杯量取,一手持量杯,拇指置于所需刻度处,并使刻度与视线齐平;另一手将药瓶瓶签朝向手心,倒药液至所需刻度处(图5-20)。用湿纱布擦净瓶口,盖好,放回原处 ★油剂、按滴计算的药液或药量不足1 mL时:用滴管吸取药液。盛药前,药杯内应倒入少许温开水	· 先摆固体药,后摆水剂或油剂药,粉剂、含化片用纸包好放入药杯内 · 量取不同药液须清洗量杯 · 同一患者的不同种水剂应分别放置 · 先摇匀药液 · 以15滴为1 mL计算 · 以免药液黏附药杯,影响药物剂量
4. 再次查对	* 备药完毕,整理药柜,并根据服药本重新核对一遍,盖上治疗巾	
5. 发药	* 洗手,再次核对 * 携带服药本,备温开水,按床号顺序送药至患者床前 * 核对床号、姓名、药名、剂量、浓度、时间、用法 * 协助患者取舒适体位服药。能自理者,帮助其倒水,确认服下后方可离开;自理有困难者(如危重者及不能自行服药者)应喂服;鼻饲者须将药物碾碎,用水溶解后,从胃管注入,再以少量温开水冲净胃管	· 确认无误后发药 · 同一患者的药物应一次取出药盘;不同患者的药物不可同时取出,避免发错药物

续表

操作程序	操作步骤	要点说明
6.整理用物	＊再次查对 ＊服药后,收回药杯,按要求做相应处理 ＊清洁药盘 ＊观察患者服药后的反应,若有异常,及时与医生联系,必要时记录	·药杯先浸泡消毒,后冲洗清洁(盛油剂的药杯,先用纸擦净再进行初步消毒),再消毒备用;一次性药杯经集中消毒后按规定处理

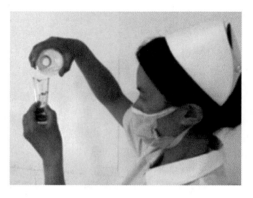

图 5-20　水剂药取药方法

【注意事项】

1. 发药前,详细评估患者的有关情况。如遇患者因特殊检查或手术而禁食,应暂不发药,将药带回保管,并做好交班工作;如患者不在,应将药带回,适时再发;如患者病情有变化,应暂不发药,并及时报告医生进行处理。

2. 严格执行查对制度。发药时,一次不能同时取出两位患者的药物,避免发错。

3. 发药时若患者提出疑问,应耐心听取,必要时重新核查医嘱,确认无误后,需对患者耐心解释,再给患者服药。

4. 密切观察患者服药后的疗效及不良反应,发现异常,及时通知医生进行处理。

知识链接

小儿喂药技巧

1. 婴儿用塑胶滴管或塑胶注射器,给药时抬高婴儿头及肩,用拇指压下颌以使口张开,将滴管或注射器置于舌中央,轻滴药物至舌上,给药速度宜慢,避免哽咽;婴儿哭时不可喂药,以免呛入气管及呕吐。不可将药与乳汁混合哺喂。

2. 幼儿直接用药杯或汤匙喂药,从患儿的口角顺口颊方向慢慢倒入,也可鼓励患儿自行服药,对不合作的幼儿不可捏住双侧鼻孔喂药。

3. 年长儿耐心说服,训练自行服药。

【服药指导】

1. 健胃及增进食欲的药物,宜饭前服;对胃黏膜有刺激的药物及助消化的药物宜饭后服,使药物与食物混合,减少对胃黏膜的刺激,以利于食物消化。

2.对牙齿有腐蚀作用或使牙齿染色的药物,如酸剂、铁剂等,服用时应避免与牙齿接触,可用吸水管吸入,服用后及时漱口。

3.止咳糖浆对呼吸道黏膜起安抚作用,服后不宜立即饮水,以免冲淡药液,降低疗效;同时服用多种药物的,应最后服用止咳糖浆。

4.磺胺类药物由肾脏排出,尿少时可析出结晶,故应鼓励患者多饮水,以免因尿液不足而致磺胺结晶析出,堵塞肾小管。

5.抗生素和磺胺类药物要严格按规定的时间准时给药,以维持血药的有效浓度。

6.服用强心苷类药物前应先测脉率(心率)及心律,脉率(心率)低于60次/分或节律不齐者应停服,并报告医生进行处理。

7.某些有相互作用的药物不能同时服用,如胃蛋白酶在碱性环境里能迅速失去活性,忌与碳酸氢钠、复方氢氧化铝等碱性药物同时服用。

【评价】

1.操作熟练,护患沟通有效,患者能主动配合。

2.患者安全、正确地服药,达到治疗效果。

3.患者能叙述所服用药物的有关知识和注意要点。

 考点提示

量杯取药、不足1 mL药液的配取、暂不发药情况的处理、服药指导。

三、雾化吸入法

雾化吸入法是指用雾化装置将水分或药液分散成较小的雾滴,使其悬浮于吸入的空气中,经口或鼻吸入以达到湿化呼吸道黏膜、祛痰、解痉、消炎等治疗目的。雾化吸入药物除了对呼吸道局部有治疗作用外,还可通过肺组织吸收,对全身产生疗效。由于雾化吸入法见效快,药物用量小,不良反应较轻,临床应用日渐广泛。

案例引导

患儿,男,3岁。因"重症肺炎"入院治疗,入院时体温39 ℃,呼吸急促,咳嗽咳痰。需进行超声雾化吸入。问题:

如果你是责任护士,如何为患儿正确实施超声雾化吸入?

（一）超声雾化吸入法

超声雾化吸入法是利用超声波声能产生高频震荡,使药液变成细微的雾滴,随着吸入的空气散布在气管、支气管、细支气管等深部呼吸道而发挥疗效的方法。

技能实训 5-6

超声雾化吸入法

【目的】

1. 湿化呼吸道,稀释和松解黏稠的分泌物。

2. 改善通气功能,解除支气管痉挛,保持呼吸道通畅。

3. 常用于预防和治疗胸部手术后、咽喉炎及肺炎等患者呼吸道感染。

4. 间歇吸入抗癌药物,以治疗肺癌。

【评估】

1. 患者病情及治疗情况,尤其是呼吸系统的情况,如呼吸道是否通畅、有无感染、支气管痉挛、呼吸道黏膜水肿、痰液等。

2. 患者的意识状态、自理能力、心理状态及对超声雾化给药的认知及合作程度。

【计划】

1. 护士准备   洗手,戴口罩,着装整洁。

2. 用物准备   超声雾化吸入器、按医嘱备药、弯盘、治疗巾、纸巾、冷蒸馏水、水温计、电源插座。下面着重介绍超声雾化吸入器。

(1)构造(图 5-21):①超声波发生器:通电后输出高频电能,其面板上设有电源和雾量调节开关、指示灯及定时器。②水槽与晶体换能器:水槽内盛冷蒸馏水,其底部有一晶体换能器,接收发生器输出的高频电能,将其转化为超声波声能。③雾化罐(杯)与透声膜:雾化罐内盛药液,声能可透过其底部的透声膜与罐内药液作用,产生雾滴喷出。④螺纹管和口含嘴(或面罩)。

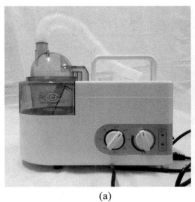
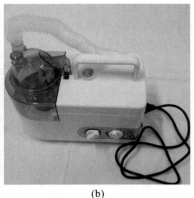

(a)   (b)

图 5-21   超声雾化吸入器

(2)原理:超声波发生器通电后输出高频电能,使水槽底部的晶体换能器发出超声波声能,声能振动并透过雾化罐底部的透声膜,作用于罐内的液体,从而破坏了药液的表面张力,使药液变成细微的雾滴喷出,通过导管随着患者吸气而进入呼吸道。

(3)特点:雾量大小可以调节;雾滴小而均匀,直径小于 5 μm;药液随深而慢的吸气到达终末细支气管和肺泡;通过雾化器电子部件产热可对药液加温,使患者吸入舒适、温暖的气雾,治疗效果好。

（4）常用药物：①抗生素：如庆大霉素、卡那霉素等，用于控制呼吸道感染，消除炎症。②祛痰药：如 α-糜蛋白酶、乙酰半胱氨酸溶液（痰咳净）等，用于稀释痰液，帮助祛痰。③平喘药：如氨茶碱、沙丁胺醇等，用于解除支气管痉挛。④糖皮质激素：如地塞米松等，与抗生素同时使用，可增加抗炎效果，减轻呼吸道黏膜水肿。

3. 患者准备　患者体位舒适安全，理解超声雾化吸入法的目的，愿意配合。

4. 环境准备　环境安静整洁，光线、温湿度适宜。

【实施】　见表 5-11。

表 5-11　超声雾化吸入法操作流程

操作程序	操作步骤	要点说明
1. 检查、连接	＊检查雾化器是否完好，安全使用，并连接超声雾化吸入器	
2. 加蒸馏水	＊在水槽内加蒸馏水 250 mL，水量要求浸没雾化罐底部的透声膜	·不可加入温水或者热水
3. 加入药物	＊将药液用生理盐水稀释至 30～50 mL 放于雾化罐内，检查无漏水后，将雾化罐放入水槽内盖好	
4. 核对、解释	＊携用物至床旁，核对并解释超声雾化吸入的方法、目的、注意事项	·严格执行查对制度
5. 舒适体位	＊协助患者取舒适卧位，颌下铺治疗巾	
6. 调节雾量	＊接通电源，预热 3～5 min，根据患者的病情需要，调节雾量大小，调节定时开关至所需时间，并指导患者将口含嘴放入患者口中或者用面罩，同时密切观察患者反应	·一般每次吸入时间为 15～20 min
7. 关雾化器	＊治疗完毕，取下口含嘴结束雾化，先关雾化器开关，再关电源开关	
8. 清洁整理	＊擦净患者面部，帮助患者取舒适卧位	
9. 消毒、记录	＊将水槽内水倒掉，将雾化罐、螺纹管及口含嘴浸泡于消毒液中消毒后备用 ＊记录雾化开始、结束时间，患者的反应及效果	

【注意事项】

1. 使用前，先检查仪器各部件有无松动、脱落等异常情况。

2. 严格执行查对、消毒制度，以防差错、事故及交叉感染的发生。

3. 超声雾化吸入器水槽底部的晶体换能器和雾化罐底部的透声膜薄而质脆，易破碎，操作过程中应动作轻、稳，以免损坏。

4. 水槽和雾化罐内切忌加温水或热水。水槽中应有足够的蒸馏水，槽内水温不能超过 50℃，必要时关机调换蒸馏水，以免损坏电晶片。

5. 连续使用超声雾化吸入器时,中间应间隔 30 min。

6. 加强健康教育(根据患者的实际需要进行),重点指导患者如何配合操作以及预防呼吸道疾病。

【评价】

1. 患者了解雾化吸入的目的及注意事项,并能很好地配合。

2. 吸入过程安全,患者感觉舒适,痰液易咳出,无不良反应,无意外发生。

(二) 氧气雾化吸入法

氧气雾化吸入法是利用一定压力的氧气或空气产生的高速气流,使药液为雾状,随吸气进入呼吸道产生疗效的方法。

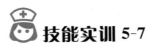技能实训 5-7

氧气雾化吸入法

【目的】

1. 协助消炎、镇咳、祛痰。

2. 稀释和松解黏稠的分泌物。

3. 解除支气管痉挛,改善通气功能。

4. 预防和治疗呼吸道感染。

【评估】

1. 患者病情及治疗情况。

2. 患者呼吸道通畅情况、面部及口腔黏膜状况。

3. 患者自理能力及合作程度。

【计划】

1. 护士准备 洗手,戴口罩,着装整洁。

2. 患者准备 了解氧气雾化吸入的目的及注意事项,并能积极配合。

3. 用物准备 氧气装置 1 套(湿化瓶内不装水)、氧气雾化吸入器、按医嘱所备药物、5 mL 注射器、生理盐水、弯盘、治疗巾、纸巾。

(1) 作用原理:氧气雾化吸入器(又称射流式雾化器)是借助高速气流通过毛细管并在管口产生负压,将药液由邻近的小管吸出,所吸出的药液又被毛细管口高速的气流撞击成细小的雾滴,形成气雾喷出。

(2) 常用药物:同超声雾化吸入法。

4. 环境准备 整洁、安静,光线、温湿度适宜,远离火源。

【实施】 见表 5-12。

表 5-12　氧气雾化吸入法操作流程

操作程序	操作步骤	要点说明
1.检查、备药	*检查氧气雾化吸入器是否完好,将药液稀释至 5 mL,并注入雾化罐内	
2.连雾化器	*连接氧气雾化吸入器的接气口与氧气装置的橡皮管	• 氧气湿化瓶应干燥,以免液体进入氧气雾化吸入器内使药液稀释

续表

操作程序	操作步骤	要点说明
3.核对、解释	*核对并解释氧气雾化吸入的目的、配合方法及注意事项,并给予舒适卧位	·严格执行查对制度
4.调氧流量	*氧气流量一般为6~8 L/min	
5.舒适体位	*协助患者取舒适卧位,颌下铺治疗巾	
6.指导患者	*指导患者手持氧气雾化吸入器,将吸嘴放入口中,紧闭口唇吸气,用鼻呼气,如此反复,直至药液吸完为止	·一般每次吸入时间为15~20 min ·嘱患者深吸气使药液充分进入细支气管及肺内
7.停氧结束	*治疗结束,取出氧气雾化吸入器,关闭氧气开关,结束雾化	
8.整理、记录	*整理用物及床单位,协助患者漱口,协助患者取舒适体位 *记录雾化开始、结束的时间,患者的反应	·将雾化罐消毒备用

【注意事项】

1. 使用前,先检查氧气雾化吸入器各部件是否完好,有无松动、脱落等异常情况。

2. 严格执行查对、消毒制度,以防差错、事故及交叉感染的发生。

3. 雾化吸入时,严禁接触烟、火和易燃品,氧流量不可过大,以免损坏氧气雾化吸入器颈部。

4. 氧气湿化瓶内不装水,以免药液稀释。

【评价】

1. 护士操作熟练,护患沟通有效,患者能主动配合。

2. 患者症状减轻,感觉舒适,达到治疗目的。

知识链接

手压式雾化吸入法

手压式雾化器是将药液置于由适当的抛射剂制成的送雾器,由于送雾器内腔为高压,将其倒置,用拇指按压顶部时,其内阀门即打开,药液便从喷嘴喷出,随着深吸气的动作,药物经口缓慢地吸入,尽可能屏住呼吸(10 s左右),再呼气。每次喷1~2次,间隔时间不少于3 h。用后将药瓶置阴凉处保存。由于其出速极快,故80%的雾滴会直接喷到口腔及咽部黏膜。

临床多用于哮喘患者,以减轻支气管痉挛。操作方法比较简单,要教会患者自行使用。

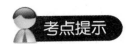 **考点提示**

超声雾化吸入的特点、作用及操作要点。

四、注射给药法

注射给药法是将一定量的无菌药液或生物制剂注入体内的方法。注射给药的主要特点是药物吸收快,血药浓度迅速升高,适用于各种原因不宜口服给药或需要药物迅速发生疗效的患者。因此,护士必须熟练掌握各种注射法的操作规程,确保患者安全、有效,防止感染及并发症的发生。常用的注射法有皮内注射、皮下注射、肌内注射、静脉注射。

 案例引导

患者,男,50 岁。3 天前因受凉淋雨后,出现咳嗽、咽痛伴流涕,全身不适,四肢乏力,就诊时体温 39.5 ℃,诊断为急性上呼吸道感染。医嘱:复方氨林巴比妥注射液 2 mL 肌内注射。问题:

1. 执行该医嘱时护士应遵循哪些原则?

2. 患者怕肌内注射带来疼痛,护士如何做到无痛注射?

3. 如何正确选择注射部位?

(一) 注射原则

1. 严格执行查对制度

(1) 严格执行"三查八对"制度:确保用药安全。

(2) 认真检查药物质量:发现药液混浊、变色、沉淀,药物已过有效期,安瓿有裂痕,密封瓶盖松动等情况均不能使用。

(3) 注意药物的配伍禁忌:若几种药物同时注射,在确认无配伍禁忌后方可进行。

2. 严格遵守无菌技术操作原则

(1) 环境清洁,符合无菌技术操作基本要求。注射前,操作者应衣帽整洁、洗手、戴口罩。

(2) 注射器空筒内壁、活塞、乳头、针梗与针头必须保持无菌。

(3) 注射部位皮肤常规消毒,用蘸过 2% 碘酊的棉签以注射点为中心,由内向外螺旋式旋转涂擦,消毒范围直径应在 5 cm 以上,待干后,用蘸过 70% 乙醇的棉签以同样方式脱碘后注射;或用安尔碘涂擦,消毒 1～2 遍,待干后即可注射。

3. 选择合适的注射器与针头　根据药液量、黏稠度、刺激性强弱、注射方法及患者情况,选择合适的注射器和针头。注射器要无裂缝、完整、不漏气;针头要锐利、无钩、无弯曲、型号合适;注射器与针头紧密衔接。一次性注射器的包装应密封,且在有效期内。

4. 注射药液应现用现配　注射药液应现用现配,即时注射,以免放置时间过久,药物疗效降低或被污染。

5. 选择合适的注射部位　选择注射部位应避开血管、神经,不可在局部有硬结、损伤、炎症、瘢痕处进针。对需长期进行注射的患者,应经常更换注射部位,静脉注射时选择的血管应由远心端到近心端。

6. 注射前排尽空气　注射前必须排尽注射器内空气,以免空气进入血管而形成空气栓塞。

7. 掌握合适的进针深度

（1）各种注射法分别有不同的进针深度要求。

（2）进针时不可将针梗全部刺入皮肤内,防止不慎发生断针时处理困难。

8. 推药前检查回血　进针后、注射药液前应抽动活塞,检查有无回血,动、静脉注射必须有回血后方可注入药液。皮下、肌内注射,抽吸无回血,方可注入药液;如有回血,应拔出针头重新进针,不可将药液注入血管内。

9. 掌握无痛注射技术

（1）解除患者的思想顾虑,分散其注意力;指导患者做深呼吸,尽可能地身心放松。

（2）指导并协助患者采取舒适体位,以利肌肉放松,易于进针。

（3）注射时做到"二快一慢",即进针与拔针要快,推注药液速度要慢、均匀。

（4）对刺激性强的药物或油剂,应选择长针头,进针要深,以免引起疼痛和硬结。注射完毕拔针时,适当延长按压穿刺点的时间。如需同时注射几种药物,一般先注射刺激性较弱的药物,然后注射刺激性较强的药物。

10. 严格执行消毒隔离制度,防止交叉感染　注射时,要做到一人一针一管、一人一根止血带、一人一个垫枕。所用过的一次性物品按医疗垃圾处理原则,统一进行处理。

（二）用物准备

1. 注射盘

（1）皮肤消毒液:2%碘酊、70%乙醇或安尔碘。

（2）无菌持物钳或镊:浸泡在盛有消毒液的罐内。

（3）其他:消毒棉签、无菌治疗巾、砂轮、开瓶器(如为静脉注射,加放止血带、塑料小枕、胶布)、弯盘、免洗手消毒液等。

2. 注射器和针头　注射器和针头构造如图 5-22 所示。

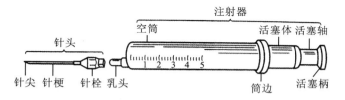

图 5-22　注射器和针头构造

（1）注射器:注射器由空筒、活塞两部分组成。空筒前端为乳头部,空筒上标有容量刻度;活塞包括活塞体、活塞轴、活塞柄。其中乳头、空筒内壁、活塞体应保持无菌,不得用手触摸。

（2）针头:针头分为针尖、针梗、针栓三个部分。除针栓外壁外,其余部分不得用手指触摸,以防污染。注射器规格、针头型号及主要用途见表5-13。

表 5-13　注射器规格、针头型号及主要用途

注射器规格	针头型号	主要用途
1 mL	4～5 号	皮内注射、注射小剂量药液
2 mL、5 mL	6～7 号	皮下注射、肌内注射、静脉采血
10 mL、20 mL、30 mL、50 mL、100 mL	7～12 号	静脉注射、静脉输血、采血、各种穿刺

3. 注射药物及其他　遵医嘱准备,常用的有溶液、油剂、混悬剂、结晶、粉剂等。

4. 注射依据　注射单或医嘱单。

（三）药物抽吸法

药物抽吸法包括自安瓿内抽吸药液法和自密封瓶内抽吸药液法。

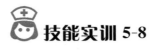
技能实训 5-8

药物抽吸法

【目的】　准确吸取药物,为各种注射做准备。

【评估】

1. 药物的名称、剂量、给药途径、有效期。

2. 药物的颜色、有无絮状物、有无颗粒状漂浮物等,确保药物未被污染。

3. 保存药物的容器以及抽吸药物的注射器是否完整。

4. 给药目的、药物性能及给药方法。

【计划】

1. 护士准备　洗手,戴口罩。

2. 用物准备　常规注射盘,注射卡,按医嘱准备药物及溶媒、相应规格的注射器及针头等。

3. 环境准备　按无菌操作技术要求进行;环境安静、整洁、光线适宜。

【实施】　见表 5-14。

表 5-14　药物抽吸法操作流程

操作程序	操作步骤	要点说明
1. 查对药物	＊核对医嘱 ＊核对药名、剂量、浓度,检查质量、有效期	·按查对无菌溶液的要求查对药物
2. 抽吸药物	★自安瓿内吸取药物法(图 5-23) ＊再次查对药名后将安瓿顶端药物弹至体部,用 75％乙醇消毒颈部,用砂轮在安瓿颈部划一锯痕,再重新消毒安瓿	·安瓿颈部有蓝色标记的无须划痕,75％乙醇消毒后用纱布包裹可直接折断
	＊折断安瓿:从敷料缸内取一纱布裹住安瓿并折断,检查药物内有无玻璃碎屑 ＊抽吸药物:备注射器及针头,将注射器刻度朝上,针尖斜面向下,放入安瓿内的液面下,抽动活塞,吸取药物	·针尖不能触及安瓿外口,不能将针栓置于安瓿内 ·抽药时手不可触及活塞体部,以免污染药物

操作程序	操作步骤	要点说明
	★自密封瓶内吸取药物法(图5-24) *消毒瓶塞:用启瓶器除去铝盖中心部分,常规消毒瓶盖顶部及其周围 *抽吸药物:备注射器及针头,注射器内吸入与所需药物等量的空气后将针头插入瓶塞内并注入空气,倒转药瓶,使针头在液面以下,吸取药物至所需量后,以示指固定针栓,拔出针头	·使密封瓶内压力增加,利于吸药 ·吸取结晶和粉剂药物时,先抽吸无菌生理盐水或专用溶媒注入瓶中,并抽出空气,待药物充分溶解后吸取 ·混悬液摇匀后立即抽取 ·油剂用粗针头吸取
3.排尽空气	*将针头垂直向上,先回抽活塞使针头内的药物流入注射器内,并使气泡聚集在乳头处,再轻推活塞,排出空气	·若注射器乳头偏向一侧,排气时可让注射器倾斜,使乳头朝上,利于气泡集中于乳头根部,再排出气体
4.保持无菌	*将空安瓿或密封瓶套在针头上,核对无误后放于无菌盘内备用	·也可将针头护套套在针头上,但安瓿或密封瓶不可丢弃,以便查对
5.清理用物	*再次查对,清理用物并正确处理	

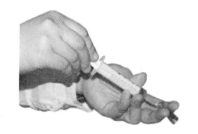 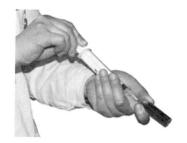

(a) 自小安瓿内吸取药物　　　　(b) 自大安瓿内吸取药物

图 5-23　自安瓿内吸取药物

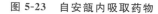

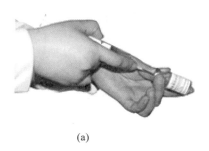 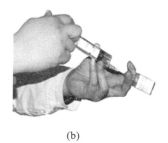 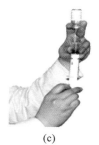

(a)　　　　　　　　(b)　　　　　　　　(c)

图 5-24　自密封瓶内吸取药物

【注意事项】

1. 严格执行查对制度及无菌技术操作原则。

2. 针头进、出安瓿时,不可触及安瓿外口。

3. 吸药时,手只能触及活塞柄和针栓,不能触及活塞体、针梗和针尖;不可将针栓插入安瓶内,以防止药液被污染。

4. 从大安瓿内抽吸药物时,安瓿的倾斜度不可过大,以免药物流出造成浪费。

5. 注射器乳头部位如偏向一侧,则应将乳头向上倾斜,以利于排尽空气。

【评价】

1. 严格按照操作程序抽吸药物,手法正确,药量准确。

2. 吸药过程中药物和针头无污染。

(四) 各种注射法

常用注射法包括皮内注射法、皮下注射法、肌内注射法和静脉注射法。

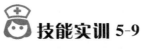 技能实训 5-9

皮内注射法

皮内注射法:将少量药物注射于表皮与真皮之间的方法。

【目的】

1. 对各种药物进行过敏试验,以观察有无过敏反应。

2. 预防接种。

3. 为局部麻醉做准备。

【部位】

1. 皮内试验 常选用前臂掌侧下段处,因该处皮肤较薄,易于注射,且此处肤色较淡,易于辨认局部反应。

2. 预防接种 常选用上臂三角肌下缘。

3. 局部麻醉 实施局部麻醉处的局部皮肤。

【评估】

1. 患者的病情,用药史或过敏史。

2. 患者的心理状态及合作程度。

3. 患者注射部位的皮肤情况,有无瘢痕或溃疡等。

【计划】

1. 护士准备 洗手,戴口罩。询问患者药物过敏史并解释皮内注射的目的及注意事项。

2. 患者准备 取舒适卧位并暴露局部注射部位。

3. 用物准备 常规注射盘、注射卡,按医嘱准备药物,1 mL 注射器及 4～5 号针头,如做药物过敏试验,需另备 0.1% 盐酸肾上腺素和 2 mL 注射器。

4. 环境准备 按无菌操作技术要求进行;注射环境安静、整洁、光线适宜。

【实施】 见表 5-15。

表 5-15 皮内注射法操作流程

操作程序	操作步骤	要点说明
1.执行医嘱	*按医嘱准备药物	·严格执行查对制度和无菌操作原则
2.查对解释	*携用物到患者处,核对床号、姓名、医嘱,向患者解释操作的目的、过程及方法	·详细询问用药史、过敏史

续表

操作程序	操作步骤	要点说明
3.消毒、排气	*选择注射部位,以70%乙醇消毒皮肤,待干,抽吸药物,再次查对并排尽空气	·忌用碘酊消毒,避免影响结果的观察
4.进针推药	*一手绷紧注射部位皮肤,另一手持注射器,针头斜面向上,与皮肤呈5°角刺入皮内(图5-25)。待针头斜面完全进入皮内后,放平注射器,固定针栓,注入药物,见局部出现一圆形隆起的皮丘	·皮内注射注入的剂量为0.1 mL ·进针角度过大会将药物注入皮下,影响局部反应的观察和判断
5.拔针观察	*注射完毕,迅速拔出针头,观察患者反应	·若为药物过敏试验,15～20 min后观察局部反应并作出判断
6.查对指导	*再次查对,安置患者,告知患者注意事项	·切勿按揉,并嘱咐患者勿揉擦局部
7.整理、记录	*协助患者取舒适卧位,整理床单位,清理用物,洗手并记录	·注射器按要求分离后集中处理

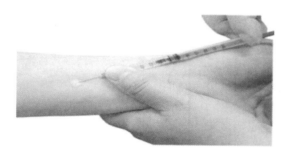

图 5-25　皮内注射

【注意事项】

1. 严格执行查对制度和无菌技术操作原则。

2. 做药物过敏试验时,应仔细询问用药史、过敏史、家族史,并嘱患者不可随意离开病室,便于观察用药后的反应及结果。

3. 忌用碘类消毒剂,以免影响局部反应的观察与判断,并避免与碘过敏反应相混淆。

【评价】

1. 操作方法正确,用药安全、有效。

2. 患者理解皮内注射的目的,能主动配合。

3. 患者获得预防药物过敏的一般知识。

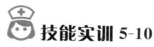技能实训 5-10

皮下注射法

皮下注射法:将少量药物或生物制剂注入皮下组织的方法。

【目的】

1. 预防接种。

2. 局部麻醉用药。

3. 不宜口服给药且需要在一定时间内发生药效者,如胰岛素、阿托品、肾上腺素等药物的注射。

【部位】　常选用上臂三角肌下缘、腹壁、后背、大腿前侧和外侧。

【评估】

1. 患者的病情及治疗情况。

2. 患者注射部位的皮肤情况,有无溃疡、硬结、瘢痕等。

3. 患者肢体活动能力、心理状态及合作程度。

【计划】

1. 护士准备　洗手、戴口罩,询问患者用药史并解释皮下注射的目的及注意事项。

2. 患者准备　了解皮下注射的目的及注意事项,并能积极配合。

3. 用物准备　常规注射盘 1 套、注射卡,按医嘱准备药物,1~2 mL 注射器及 5~6 号针头。

4. 环境准备　按无菌技术操作要求进行;环境安静、整洁、光线适宜,必要时遮挡患者。

【实施】　见表 5-16。

表 5-16　皮下注射法操作流程

操作程序	操作步骤	要点说明
1.准备药物	*洗手、戴口罩,按医嘱准备药物	· 严格执行查对制度和无菌操作原则
2.核对、解释	*携用物至患者处,查对并解释	
3.消毒、排气	*选择注射部位,常规消毒皮肤、待干,抽吸药物再次查对并排尽空气	
4.快速进针	*一手绷紧局部皮肤,另一手持注射器,示指固定针头斜面向上,与皮肤呈 30°~40°角,快速将针梗的 1/2~2/3 刺入皮下(图 5-26)	· 注射少于 1 mL 的药物时,用 1 mL 注射器,以保证注入的药物剂量准确无误 · 进针角度不宜超过 45°,以免刺入肌层
5.推注药物	*松开绷皮肤的手,抽动活塞,如无回血,缓慢推注药物	· 确认针头未刺入血管内 · 如有回血,拔出针头重新注射
6.拔针按压	*注射毕,用干棉签轻压针刺处,快速拔针后按压片刻	· 压迫至不出血为止
7.查对、安置	*再次查对,安置患者	
8.整理、记录	*整理床单位,清理用物,洗手并记录	· 用物严格按消毒隔离原则处理

【注意事项】

1. 针头刺入角度不应超过 45°,对于过瘦者须捏起局部组织或适当减小进针角度,以免针头刺入肌层。

2. 注射药物不足 1 mL 时,必须用 1 mL 注射器,以保证注入药物剂量准确。

3. 长期皮下注射的患者,应有计划地更换注射部位,避免局部出现硬结,影响药物吸收。

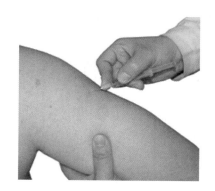

图 5-26 皮下注射法

4. 剂量过大或刺激性较强的药物不易做皮下注射。

【评价】

1. 患者理解皮下注射的目的,能主动配合。

2. 患者注射部位未发生硬结、感染。

 技能实训 5-11

肌内注射法

肌内注射法:将少量药物注入肌肉组织内的方法。人体肌肉组织有丰富的毛细血管网,因此,药物注入肌肉组织后,吸收迅速而完全。

【目的】

1. 注射不宜采用口服或不宜静脉注射且要求比皮下注射更快获得疗效的药物。

2. 注射刺激性较强或剂量较大的药物。

【部位】 注射部位多选择肌肉较丰厚,远离大血管及神经的部位。最常用的部位是臀大肌,其次为臀中肌、臀小肌、股外侧肌、上臂三角肌。

1. 定位方法

1) 臀大肌注射定位法 注射时,为避免损伤坐骨神经,定位方法有两种。

(1) 十字法:从臀裂顶点向右或向左做一水平线,然后从髂嵴最高点做一垂直平分线,将臀部分为四个象限,其外上象限避开内下角(髂后上棘至股骨大转子连线),即为注射区(图 5-27(a))。

(2) 连线法:取髂前上棘与尾骨连线的外上 1/3 处为注射部位(图 5-27(b))。

2) 臀中肌、臀小肌注射定位法 臀中肌、臀小肌处血管、神经分布较少,且脂肪组织较薄,目前已广泛使用。其定位方法有两种:①构角法:以示指尖、中指尖分别置于髂前上棘和髂嵴下缘处,这样髂嵴、示指、中指之间便构成一个三角形区域,即为注射部位(图 5-28)。②三指法:髂前上棘外侧三横指处(以患者的手指宽度为标准)。

3) 股外侧肌注射定位法 大腿中段外侧,一般成人在髋关节下 10 cm 至膝上 10 cm、宽约 7.5 cm 的范围内为注射部位(图 5-29)。此处大血管、神经干很少通过,适用于多次注射。

4) 上臂三角肌注射定位法 上臂外侧,肩峰下 2~3 横指处为三角肌注射部位(图 5-30)。此处肌肉不如臀部肌肉丰厚,只能做小剂量注射。

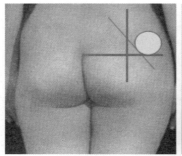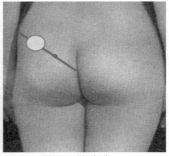

(a) 十字法   (b) 连线法

图 5-27 臀大肌注射定位法

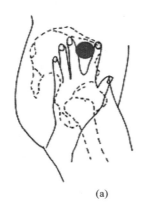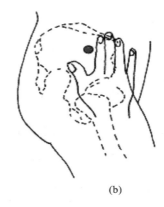

(a)   (b)

图 5-28 臀中肌、臀小肌注射定位法

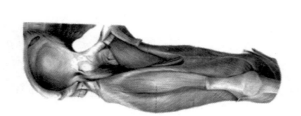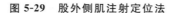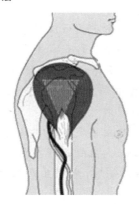

图 5-29 股外侧肌注射定位法   图 5-30 上臂三角肌注射定位法

2. 常用体位 为了使臀部肌肉松弛,减少疼痛,注射时常取下列各种体位。

(1) 侧卧位:上腿伸直放松,下腿稍弯曲。

(2) 俯卧位:足尖相对,足跟分开,头偏向一侧。

(3) 仰卧位:常用于危重或不能翻身的患者,宜选用臀中肌、臀小肌做肌内注射,嘱患者肌肉放松,勿紧张。

(4) 坐位:凳子宜稍高,嘱患者坐稳,放松局部肌肉。

【评估】

1. 患者病情及治疗情况。

2. 患者对注射给药的认识与合作程度。

3. 患者注射部位皮肤、肌肉组织情况及肢体活动能力。

【计划】

1. 护士准备 洗手、戴口罩,解释肌内注射的目的及注意事项。

2. 患者准备 了解肌内注射的目的及注意事项并能积极配合。

3. 用物准备 常规注射盘 1 套、注射卡,按医嘱准备的药物,2~5 mL 注射器及 6~7 号针头。

4. 环境准备 符合无菌技术操作要求;注射环境安静、整洁、光线适宜,必要时遮挡患者。

【实施】 见表 5-17。

表 5-17 肌内注射法操作流程

操作程序	操作步骤	要点说明
1. 医嘱备药	*洗手、戴口罩,按医嘱准备药物	• 严格执行查对制度和无菌技术操作原则
2. 核对、解释	*携用物至患者处,查对并向患者或家属解释操作的目的和方法	
3. 选择定位	*协助患者取合适体位,选择注射部位、定位	• 嘱患者放松,勿紧张
4. 消毒、排气	*常规消毒皮肤、待干,抽吸药物再次核对,并排尽空气	
5. 进针穿刺	*一手拇、示指绷紧局部皮肤,另一手持注射器,中指固定针栓,将针头迅速垂直刺入针梗的 2/3(图 5-31)	• 切勿将针梗全部刺入,以防针梗从根部衔接处折断,难以取出 • 消瘦者及患儿的进针深度酌减
6. 推药、观察	*松开绷紧皮肤的手,抽动活塞,如无回血,缓慢注入药物,同时观察患者的表情及反应	• 确认针头未刺入血管内
7. 拔针按压	*注射毕,快速拔针,用干棉签轻压进针处,按压片刻	• 体现"两快一慢" • 压迫至不出血为止
8. 整理、记录	*再次进行核对,协助患者取舒适卧位,整理床单位,清理用物,洗手,做好记录	• 用物处理严格按消毒隔离原则分类处理

【注意事项】

1. 严格执行查对制度和无菌技术操作原则。

2. 注射时,切勿将针梗全部刺入,以防针梗从根部衔接处折断,无法取出。若针头折断,应嘱患者保持原位不动,用止血钳夹住断端后取出;如全部刺入肌肉组织,立即请外科医生行手术取出。对消瘦者或小儿进针深度应酌减。

3. 2 岁以内小儿不宜选择臀大肌注射,因幼儿臀大肌发育不完善,有损伤坐骨神经的危险,可选用臀中、小肌或股外侧肌注射。

4. 需长期肌内注射的患者,应经常更换注射部位,以利于药物的充分吸收,防止组织损伤或皮下硬结。

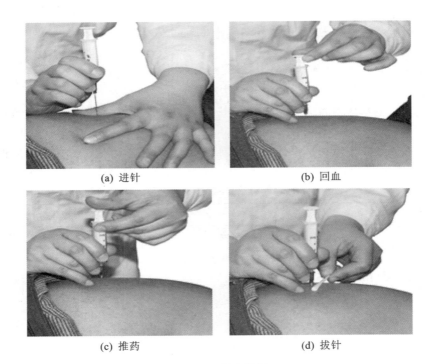

(a) 进针　　　　　　　　(b) 回血

(c) 推药　　　　　　　　(d) 拔针

图 5-31　肌内注射

【评价】

1. 患者理解肌内注射的目的，能主动配合。
2. 患者注射部位未发生硬结、感染，达到治疗目的。

知识链接

皮 下 硬 结

　　皮下硬结临床表现为局部肿胀、瘙痒，局部可扣及硬结。严重者可导致皮下纤维组织变性、增生，形成肿块或出现脂肪萎缩，甚至坏死。出现皮下硬结时可用 50% 硫酸镁进行湿热敷，或用云南白药和食醋调成糊状，涂于局部，以促进炎症消退和药物吸收。

 技能实训 5-12

静脉注射法

　　静脉注射法：由静脉注入无菌药物的方法。药物可直接进入血液循环而达全身，是作用最快的给药方法。

【目的】

1. 注入药物　注入不宜口服、皮下或肌内注射又需迅速发生药效的药物。
2. 输液输血　常用于急危重症患者的治疗，为静脉输注液体、药物、血液提供通道。
3. 诊断性检查　注入药物以协助临床诊断，如胆囊 X 线摄片、肾功能检查前注入药物等。

4. 静脉营养治疗

【部位】

1. 四肢浅静脉　上肢常用贵要静脉、肘正中静脉、头静脉、腕部及手背静脉,下肢常用大隐静脉、小隐静脉、足背静脉等(图 5-32)。

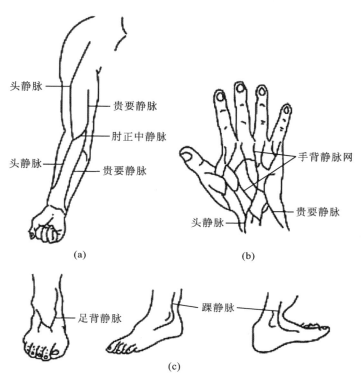

图 5-32　四肢浅静脉分布图

2. 股静脉　位于股三角区,在股动脉和股神经的内侧(图 5-33)。

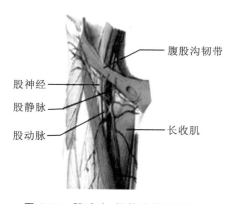

图 5-33　股动脉、股静脉的解剖位置

3. 小儿头皮静脉　小儿头皮静脉极为丰富,分支甚多,互相沟通交错成网,且静脉表浅易见,易于固定,方便患儿肢体活动。常用的头皮静脉有额静脉、颞浅静脉、耳后静脉、枕静脉等。进行穿刺时,应注意区分头皮动、静脉(表 5-18)。

表 5-18　头皮静脉与头皮动脉的鉴别

特征	头皮静脉	头皮动脉
颜色	微蓝	深红或与皮肤同色
搏动	无	有
管壁	薄、易压瘪	厚、不易压瘪
血流方向	向心	离心
血液颜色	暗红	鲜红
注药反应	阻力小	阻力大,局部血管树枝状突起,患儿疼痛,脸色苍白,尖叫

【评估】

1. 患者的病情、意识状态及治疗情况。

2. 患者注射部位的静脉是否明显,肢体的血液循环情况。

3. 患者所用药物可能产生的效果及不良反应。

4. 患者对静脉注射给药的认识与合作程度。

【计划】

1. 护士准备　洗手、戴口罩,询问患者用药史并解释静脉注射的目的及注意事项。

2. 患者准备　患者或家属了解静脉注射的目的及注意事项,并能积极配合。

3. 用物准备　常规注射盘 1 套、注射卡,按医嘱准备药液,根据药量选定注射器及 7～9号针头或头皮针,止血带、小垫枕、胶贴。

4. 环境准备　环境安静、整洁、光线适宜,符合无菌技术操作要求;必要时遮挡患者。

【实施】　见表 5-19。

表 5-19　静脉注射法操作流程

操作程序	操作步骤	要点说明
1. 准备药物	*洗手、戴口罩,按医嘱准备药物	·严格执行查对制度和无菌操作原则
2. 核对、解释	*携用物至患者处,查对并解释	
3. 选择静脉	★四肢浅静脉注射	
	*选择合适静脉,在穿刺部位的下方垫小枕。戴手套,在穿刺部位上方(近心端)约 6 cm 处扎止血带,选择静脉,再松开止血带,常规消毒皮肤,待干,再扎上止血带	·选择粗直、弹性好、易于固定的静脉,避开关节和静脉瓣 ·止血带末端向上 ·使静脉充盈、显露,便于穿刺
	*抽吸药物,再次查对,排尽空气。以一手拇指绷紧静脉下端皮肤,使其固定;另一手持注射器,示指固定针栓,针头斜面向上,与皮肤呈 15°～30°角自静脉上方或侧方刺入皮下再刺入静脉(图 5-34)	·穿刺时应沉着,一旦出现局部血肿,立即拔出针头,按压局部,另选其他部位静脉穿刺
	*见回血,再沿静脉推进少许,松开止血带,固定针头	·见暗红色血液回流,提示针头进入静脉

续表

操作程序	操作步骤	要点说明
	★股静脉注射	
	＊协助患者取仰卧位,穿刺侧下肢伸直略外展外旋,常规消毒局部皮肤	
	＊抽吸药物,再次查对,排尽空气	
	＊术者按无菌技术原则戴上无菌手套,一手示指和中指于腹股沟处扣及股动脉搏动最明显部位并固定,另一手持注射器,针头和皮肤呈90°或45°角,在股动脉内侧0.5 cm处刺入,抽动活塞见有暗红色血,固定针头	·抽出暗红色血液,提示针头已进入股静脉 ·有出血倾向者不宜采用股静脉注射 ·必要时穿刺侧股下可垫小枕以显露注射部位
	★小儿头皮静脉注射	
	＊协助患儿取仰卧或侧卧位	
	＊选择静脉,注射部位备皮	
	＊常规消毒局部皮肤,待干	
	＊选用头皮针,再次核对,检查排尽空气	
	＊由助手固定患儿头部,操作者一手拇指、示指固定静脉两端皮肤,另一手持头皮针针柄沿静脉向心方向,针头与皮肤呈15°～20°角,由静脉上方刺入皮下,再沿静脉方向潜行刺入静脉	
	＊见回血后推药少许,如无异常,用胶布固定针头	·见回血证明针头已刺入血管内
4.推注药物	＊缓慢推注药物	·注药过程中要缓慢地试抽回血,以检查针头是否仍在静脉内,如有局部疼痛或肿胀隆起,抽无回血,应拔出针头,更换部位,重新注射
5.拔针按压	＊注射毕,将干棉签放于穿刺点上方,快速拔出针头,按压片刻	·股静脉注射,拔针后局部用无菌纱布加压止血3～5 min,以免引起出血或形成血肿
6.整理、记录	＊再次核对,协助患者取舒适卧位,整理床单位,清理用物。洗手,做好记录	·用物处理严格按消毒隔离原则进行

【注意事项】

1. 一般选择弹性好、粗直、相对固定、避开关节部位的静脉。为保护血管,应有计划地自远心端至近心端选择血管。

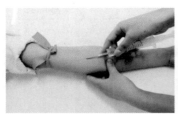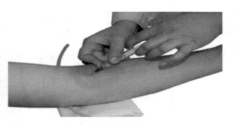

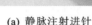
(a) 静脉注射进针　　　　　　　　(b) 推注药物

图 5-34　静脉注射法

2. 根据病情及药物性质调整注入药物的速度,并注意观察患者局部皮肤及病情变化。

3. 注射对组织刺激性强的药物时,应采用引导注射法。另备 0.9%氯化钠注射液穿刺,证实针头在血管内后,再换上所需药物推注,以防药物外渗于皮下而发生组织坏死。

4. 如静脉出现烧灼感、触痛或其他异常感觉,用 50%硫酸镁湿敷或报告医生进行处理。保持皮肤清洁,以防发生感染。

5. 股静脉穿刺中,若回血呈鲜红色,表示误刺入股动脉,应立即拔出针头,并用无菌纱布压迫穿刺处 5～10 min,直至无出血为止,再改用另一侧股静脉重新穿刺;有出血倾向的患者禁忌股静脉穿刺。

6. 小儿头皮静脉注射时,应与家属进行沟通,注意约束患儿,防止其抓捏注射部位。穿刺时注意动、静脉的鉴别。

【评价】

1. 患者理解注射目的,能够接受并配合操作。

2. 患者注射部位无渗出、肿胀,未发生感染,无损伤。

【常见静脉穿刺失败的原因】

1. 针头未刺入静脉内　穿刺时,因进针角度过小或因静脉滑动,针头刺入皮下组织,抽吸无回血,推注药物可见局部皮肤隆起并有疼痛。

2. 针头斜面一部分在血管内　穿刺时,见回血后未平行进针或推进针尖斜面不完全;或在穿刺成功后,因固定不当或松解止血带方法欠妥,导致针头移位,使针尖斜面部分在血管外,抽吸可见回血,推药时部分药物渗出至皮下组织,局部皮肤隆起并伴有疼痛。

3. 针头刺破对侧血管壁　针头刺入略深,即针头斜面部分穿破对侧静脉管壁,抽吸有回血,推注时部分药物溢至深部组织,虽局部皮肤暂无明显隆起,但患者有明显疼痛感。

4. 针头刺入深层组织　针头刺入过深,即针头穿透对侧静脉管壁后进入深层组织,抽吸无回血,推注药物时局部皮肤无隆起,但有疼痛感。

🧑‍⚕️ 技能实训 5-13

微量注射泵应用法

微量注射泵是电子调速注射装置,能将小剂量药物持续、均匀、定量注入人体静脉的注射装置。临床上常用于小儿及某些药物如杜冷丁、毛花苷丙、硫酸镁、氨茶碱等静脉注射。

【目的】　使药物注入剂量准确,速度均匀。

【部位】　同四肢浅静脉注射。

【评估】

1. 患者的病情、治疗情况。
2. 患者的意识状态、心理反应、合作程度及对治疗计划的了解情况。
3. 注射部位皮肤状况、静脉状况。

【计划】

1. 护士准备　着装整洁,剪指甲,洗手,戴口罩。
2. 患者准备　了解注射目的及相关知识,能主动配合。
3. 用物准备　注射泵、注射泵延长管、注射器,其余同静脉注射法。
4. 环境准备　环境安静、整洁、光线适宜,符合无菌技术操作要求。

【实施】　见表5-20。

表5-20　微量注射泵应用法操作流程

操作程序	操作步骤	要点说明
1.准备药物	*依据医嘱备药,放入无菌纱布内	·严格执行查对制度和无菌操作原则
2.核对、解释	*用物备齐后携至床旁,核对解释	·取得患者配合
3.接电源	*插好电源,打开开关	
4.固定注射器	*将抽吸好药物的注射器固定于注射泵上	
5.设定参数	*根据医嘱设定注射器的速度	
6.穿刺	*选择合适的静脉,常规消毒皮肤,待干,再次核对后将注射器连接头皮针、排气,穿刺静脉	
7.注射	*头皮针固定好后按下"开始"键,开始注射	
8.观察	*注药过程中随时注意观察患者反应和注射泵的运行	
9.注射毕	*按下"停止"键,用干棉签轻压穿刺点,快速拔针后按压片刻	
10.取下注射器	*再次核对后取下注射器,关闭注射泵,切断电源	
11.整理、记录	*安置患者,整理床单位;分类清理用物,洗手并记录	

【注意事项】

1. 严格执行查对制度和无菌操作原则。
2. 注射过程中要随时观察患者反应和注射泵运转情况。
3. 严格遵医嘱调节注射速度及时间。

【评价】

1. 患者积极配合,无不适,护患沟通良好。
2. 护士操作规范、正确,严格执行查对制度和无菌操作。

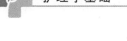 **考点提示**

注射原则、各种注射法的操作要点、臀大肌定位法、臀小肌定位法、股静脉穿刺定位及进针角度。

直通护考

一、A1/A2 型题（以下每一道考题下面有 A、B、C、D、E 五个备选答案，请从中选择一个最佳答案）

1. 服磺胺类药需多饮水的目的是（　　）。

A. 减轻服药引起的消化道症状　　　　　　B. 避免结晶析出堵塞肾小管

C. 避免头晕头痛等中枢神经系统反应　　　D. 增强药物疗效

E. 避免影响造血功能

2. 某护士在病房发药时不慎将 2 床患者的维生素 C 0.2 g 发给了 3 床患者，发现错误后，护士应直接向谁汇报？（　　）

A. 值班医生　　　　　　B. 科护士长　　　　　　C. 病区护士长

D. 护理部主任　　　　　E. 主班护士

3. 患者，女，26 岁。车祸后并发血气胸，进行手术治疗后医嘱常规行舒坦（盐酸氨溴索）雾化吸入，用该药的目的是（　　）。

A. 解痉　　　　　　　　B. 平喘　　　　　　　　C. 镇痛

D. 抑制腺体分泌　　　　E. 稀释痰液，促进排出

4. 患者，男，29 岁。因高热、畏寒、咳嗽、流涕而住院治疗，医生开出以下口服药，护士在指导用药时嘱咐患者宜最后服用的是（　　）。

A. 止咳糖浆　　　　　　B. 利巴韦林　　　　　　C. 维 C 银翘片

D. 对乙酰氨基酚　　　　E. 阿莫西林胶囊

二、A3/A4 型题（以下提供若干个案例，每个案例下设若干个考题。请根据各考题题干所提供的信息，在每道题下面的 A、B、C、D、E 五个备选答案中，选择一个最佳答案）

（5～7 题共用题干）

患者，男，59 岁。Ⅱ型糖尿病 8 年，胰岛素 8 U 治疗，餐前 30 min，H. tid。

5. "H"翻译成中文的正确含义是（　　）。

A. 皮内注射　　B. 皮下注射　　C. 肌内注射　　D. 静脉注射　　E. 静脉点滴

6. 每日给药次数（　　）。

A. 每日一次　　B. 每日两次　　C. 每日三次　　D. 每日四次　　E. 隔日一次

7. 合适的注射部位是（　　）。

A. 腹部　　　　B. 臀小肌　　　C. 臀中肌　　　D. 臀大肌　　　E. 股外侧肌

（秦淑英）

任务三　药物过敏试验法

 要点导航

重点：青霉素过敏试验法、过敏反应的预防及过敏性休克的急救措施，破伤风抗毒素脱敏注射法。

难点：皮试液的配制。

 案例引导

患者，男，23 岁。化脓性扁桃体炎。医嘱：青霉素 800 万 U　qd　ivgtt×5，皮试结果为阴性。在输液过程中患者突然感到胸闷、气促，且面色苍白、出冷汗，脉细弱，测血压为 60/46 mmHg。问题：

1. 请判断该患者出现了什么情况？
2. 立即采取的急救措施包括哪些？

某些药物在临床使用过程中，常可引起不同程度的过敏反应。为了合理使用药物，充分发挥药物疗效，防止过敏反应的发生，在使用某些药物前除须详细询问患者的过敏史、用药史、家族史外，还须做药物过敏试验。在做药物过敏试验过程中，要准确配制药液，熟练掌握操作方法，认真观察患者反应，正确判断结果，做好发生过敏反应时的抢救准备，熟练掌握抢救技术。

一、青霉素过敏试验法

青霉素主要用于敏感的革兰氏阳性球菌、阴性球菌和螺旋体感染。青霉素毒性较低，最常见的不良反应是过敏反应，其发生率在各种抗生素中最高，为 3%～6%。常发生于多次接受青霉素治疗者，偶见初次用药患者。由于任何剂型和剂量、任何给药途径与时间、任何年龄，均可能发生过敏反应，因此使用任何青霉素制剂时均应做过敏试验，结果阴性方可用药，同时要加强用药前后监测，及时发现过敏反应并处理。

（一）青霉素过敏反应发生的原因

青霉素过敏反应发生的根本原因是抗原和抗体的相互作用。青霉素本身不具有免疫原性，其制剂中所含的高分子聚合体及其降解产物作为一种半抗原，进入机体后，与蛋白质、多糖及多肽类结合形成全抗原，刺激机体产生特异性抗体 IgE。IgE 黏附于某些组织如皮肤、鼻咽部、支气管黏膜下微血管壁周围的肥大细胞上或血液中的嗜碱性粒细胞表面，使机体呈致敏状

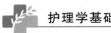
态。当过敏体质的人再次接触该抗原时,抗原即和抗体在致敏细胞上相互作用,导致肥大细胞破裂,释放出生物活性物质,如组胺、缓激肽、5-羟色胺等血管活性物质,引起平滑肌痉挛,腺体分泌增多、毛细血管扩张及通透性增强,从而产生一系列过敏反应的临床表现。

(二)青霉素过敏反应的预防

(1)用药前必须详细询问患者的用药史、过敏史和家族史,已知有过敏史者,应禁止做过敏试验。对已接受青霉素治疗的患者,停药 72 h 以上再用或更换药物批号,均须重做过敏试验,试验结果为阴性者方可用药。

(2)在做青霉素试验和注射前均应做好急救的准备工作,备好盐酸肾上腺素、注射器和抢救设备。

(3)正确实施过敏试验,准确判断试验结果,试验过程中应严格遵守操作规程。

(4)做青霉素过敏试验时,溶媒应选择 0.9%氯化钠注射液。青霉素试验液极不稳定,易产生降解产物致过敏反应发生,因此药液必须现配现用。

(5)用药过程中,应严密观察患者的反应,首次注射青霉素者注射后留观 30 min,以防迟缓性过敏反应发生。

(6)皮试结果阳性者禁用青霉素,及时报告医生,在体温单、医嘱单、病历、床头卡、门诊病历上醒目地注明,并告知患者及家属。

(三)青霉素过敏试验法

青霉素过敏试验通常以 0.1 mL(含青霉素 20~50 U)的试验液皮内注射,根据皮丘变化及患者全身情况来判断试验结果,过敏试验结果阴性方可使用青霉素。

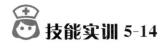

技能实训 5-14

青霉素过敏试验法

【目的】 预防过敏反应。

【部位】 常选用前臂掌侧下段处,因该处皮肤较薄,易于进针且肤色较淡,易于辨认皮试结果。

【评估】

1. 患者病情,用药史、过敏史、家族史,是否用过此药或停药时间,是否更换批号。

2. 患者对药物过敏试验的认识,试验部位皮肤情况,患者的心理反应及合作程度。

【计划】

1. 护士准备 衣帽整洁,清洗双手,戴口罩,掌握青霉素皮试结果的观察方法,熟悉青霉素过敏反应的处理措施。

2. 患者准备 了解药物过敏试验的目的、过程及注意事项,稳定情绪,积极配合。患者空腹时不宜做过敏试验,以防发生晕针、低血糖、晕厥等反应,与过敏反应相混淆。

3. 用物准备 同皮内注射,另备 5 mL 注射器、0.9%氯化钠注射液、试验药液、0.1%盐酸肾上腺素、地塞米松、氧气及急救用物等。

4. 环境准备 整洁、安静、舒适、安全,光线充足。

【实施】 见表 5-21。

表 5-21 青霉素过敏试验法操作流程

操作程序	操作步骤	要点说明
1.核对检查	*检查药物,查看所需用物是否齐全 *撬开铝盖中心部分并消毒、待干	·核对药名、浓度、剂量、有效期,检查质量
2.准备药物	*用 5 mL 注射器抽取 0.9%氯化钠注射液 4 mL,注入并溶解青霉素 80 万 U,含青霉素 20 万 U/mL 的原液	·注入氯化钠溶液后回抽等量空气,保证密封瓶内外压力一致
	*再次消毒瓶塞中心部分,待干。取上液 0.1 mL,加0.9%氯化钠注射液稀释至1 mL,混匀;含青霉素 2 万 U/mL	·取 0.1 mL 原液时不能混有气体 ·每次抽吸氯化钠溶液过程中勿使气体进入注射器内
	*弃去上液 0.9 mL,剩 0.1 mL,加0.9%氯化钠注射液稀释至1 mL,混匀;含青霉素 2000 U/mL	
	*弃去上液 0.9 mL 或 0.75 mL,余0.1 mL或0.25 mL,加0.9%氯化钠注射液稀释至1 mL,混匀、排气,配成含青霉素 200~500 U/mL 的皮试液,换接 $4\frac{1}{2}$ 号针头贴好标记,放入注射盘内备用	·注明试验液名称、配制时间
3.核对、解释	*将用物携至床旁,核对、解释	
4.皮肤试验	*协助患者取舒适卧位,穿刺部位用70%乙醇消毒,遵照皮内注射要点在患者前臂掌侧下段注射 0.1 mL 青霉素皮肤试验液,20 min 后观察并判断、记录皮肤试验结果	
5.整理用物	*再次核对,协助患者取舒适体位,整理床单位及用物,正确处理注射用物	
6.结果判断	*阴性(一):皮丘无改变,周围无红肿,无红晕,患者无自觉症状,无不适表现 *阳性(十):皮丘隆起增大,出现红晕硬结,直径大于 1 cm 或周围出现伪足,有痒感。可有头晕、心悸、恶心,严重者可出现过敏性休克	·观察局部情况,同时要询问患者全身情况及自觉症状;如对皮试结果有怀疑,可在对侧前臂皮内注射生理盐水 0.1 mL,以做对照
7.判断后处理	*试验结果为阴性者遵医嘱应用药物 *试验结果为阳性者禁用青霉素,并在医嘱单、体温单、病历卡、床头卡、注射卡、门诊卡上标明"青霉素阳性",同时告知患者及其家属	·告知医生更换药物

【注意事项】

1. 用药前必须详细询问患者的用药史、过敏史和家族史 对已知过敏史者禁做过敏试验,对有其他药物过敏或变态反应病史者应慎用。

2. 严格执行"三查八对"制度 首次用药、已接受青霉素治疗者停药72 h以上,或用药过程中更换药物批号时,必须做过敏试验,结果为阴性者方可用药,使用任何剂型的青霉素前都应做过敏试验。

3. 严格遵守操作规程 准确配制皮试液浓度,准确注入药物剂量,准确判断试验结果。

4. 青霉素应现配现用 青霉素水溶液极不稳定,若放置时间过长,除药物被污染或药物效果降低外,还可分解产生各种致敏物质而引起过敏反应。配制试验液和稀释青霉素的等渗盐水应专用。

5. 对试验结果为阳性者的处理 禁用青霉素,并在医嘱单、体温单、病历卡、床头卡、注射卡、门诊卡上标明"青霉素阳性",同时告知患者及其家属。

6. 不宜空腹进行皮肤试验和药物注射 有的患者因空腹用药会出现晕针、疼痛刺激等,并产生头晕眼花、出冷汗、面色苍白、恶心等反应,易于和过敏反应相混淆,应注意区分。

7. 严密观察过敏反应 在皮试后及首次注射青霉素者需就地观察30 min,并备好急救药品及抢救设备,如备好盐酸肾上腺素、氧气等。

【评价】

1. 患者能叙述青霉素皮试的目的,愿意接受并正确配合。

2. 护士操作规范,无意外情况发生。

(四)青霉素过敏反应的临床表现

1. 过敏性休克 属于Ⅰ型变态反应,是过敏反应中最严重的一种反应。过敏性休克的发生率为5~10人/万人,多在用药后5~20 min内发生,反应迅速的甚至在用药后数秒内发生,也有极少数患者发生于连续用药的过程中。过敏性休克的主要临床表现有以下几种。

(1)呼吸系统症状:喉头水肿、支气管痉挛和肺水肿引起胸闷、气促、哮喘、呼吸困难等,并伴有濒死感。

(2)循环系统症状:周围血管扩张导致有效循环血量不足而引起面色苍白、冷汗、发绀、脉细弱、血压下降等。

(3)中枢神经系统症状:脑组织缺氧引起头晕眼花、四肢麻木、意识丧失、抽搐、大小便失禁等。

2. 血清病型反应 属于Ⅲ型变态反应,也称免疫复合物型变态反应。一般于用药后7~12天发生症状,临床表现与血清病相似,有发热、关节肿痛、皮肤瘙痒、荨麻疹、全身淋巴结肿大、腹痛等症状。

3. 器官或组织的过敏反应

(1)皮肤过敏反应:瘙痒、荨麻疹,严重者发生剥脱性皮炎。

(2)呼吸道过敏反应:可引起哮喘或促发原有的哮喘发作。

(3)消化系统过敏反应:恶心、呕吐、腹痛、腹泻、便血等。

上述症状可单独出现也可同时存在,临床上最早出现的是呼吸道过敏反应或皮肤瘙痒。因此,护士必须观察患者用药后的反应,认真倾听患者的主诉。

(五)青霉素过敏性休克的急救措施

1. 就地抢救 立即停药,进行抢救,使患者平卧,注意保暖。

2. 首选盐酸肾上腺素注射　立即皮下注射 0.1％盐酸肾上腺素 0.5～1 mL，小儿酌减。如症状不缓解，可每隔 30 min 皮下或静脉注射 0.1％盐酸肾上腺素 0.5 mL，直至脱离危险期。此药是抢救过敏性休克的首选药物，它具有收缩血管、增加外周阻力、增加心输出量及松弛支气管平滑肌等作用。

3. 纠正缺氧、改善呼吸　给予氧气吸入，当呼吸受抑制时，应立即进行口对口呼吸，并肌内注射尼可刹米或洛贝林等呼吸兴奋剂。因喉头水肿影响呼吸时，应立即准备气管插管或配合施行气管切开术。

4. 抗过敏治疗　根据医嘱立即给予地塞米松 5～10 mg 静脉注射或用氢化可的松 200～400 mg 加入 500 mL 5％～10％葡萄糖溶液内，静脉滴注。及时纠正酸中毒，按医嘱应用抗组胺药物，如肌内注射异丙嗪 25～40 mg 或苯海拉明 40 mg。

5. 补充血容量　给予 10％葡萄糖溶液或平衡液静脉滴注，以扩充血容量，如血压下降不回升，可根据医嘱给予多巴胺、间羟胺等升压药物；如患者心搏骤停，应立即进行胸外心脏按压。

6. 密切观察病情　密切观察患者的体温、脉搏、呼吸、血压、尿量及其他临床变化，对病情动态做好护理记录，患者未脱离危险期时，不宜搬动。

知识链接

药物过敏

药物过敏是药物不良反应的一个类型，由药物引起的全身或局部变态反应病变，亦称药物变态反应。其表现有发热，各种形态的皮疹，溶血，肝、肾病变以及休克等。以上现象轻重不一，均与应用的药物种类、方式等不同有关，临床上应与发热、发疹性疾病鉴别。如果不能及时诊断，有时可发展至致命后果。它与其他药物不良反应的区别是易于发生在有特应性体质的患者，而且与药物剂量没有明确关系，可以由极小的剂量引起，如青霉素变态反应可以因吸入医院内受青霉素污染的空气而发生。最常引起药物过敏的有青霉素、氨基比林、巴比妥类、呋喃唑酮、血清制剂、重金属盐等。发生药物过敏者，一般不应再用引起过敏的药物。

考点提示

过敏反应的表现、过敏性休克的表现、过敏性休克的抢救原则及首选药物给药方法、青霉素试验指征、青霉素皮试液的配制方法、过敏试验法的操作要点、结果判断及安全防护。

二、其他过敏试验法

（一）氨苄西林过敏试验法

氨苄西林属半合成青霉素，与青霉素之间有交叉反应，用药前同样要做过敏试验。

1. 皮试液的配制　试验药液以 1 mL 含 0.5 mg 的氨苄西林等渗盐水溶液为标准，配制方法见表 5-22。

表 5-22　氨苄西林皮试液的配制方法(0.5 mg/mL)

氨苄西林	0.9%氯化钠注射液	药液含量	要求
0.5 g/支	2 mL→	0.25 g/mL	充分溶解
取上液 0.1 mL	0.9 mL→	25 mg/mL	摇匀、稀释
取上液 0.1 mL	0.9 mL→	2.5 mg/mL	摇匀、稀释
取上液 0.2 mL	0.8 mL→	0.5 mg/mL	配制完毕换接 $4\frac{1}{2}$ 号针头,贴好标签妥善放置

2. 试验方法　皮内注射氨苄西林皮试溶液 0.1 mL(0.05 mg)。

3. 试验结果　判断、记录试验结果同青霉素皮试法。

(二) 头孢菌素过敏试验法

头孢菌素类过敏反应的机制与青霉素相似,主要由抗原和抗体相互作用所引起。此外,头孢菌素类与青霉素之间呈现不完全的交叉过敏反应,对青霉素过敏的患者中,有 10%～30% 对头孢菌素类过敏,而对头孢菌素类过敏者绝大多数对青霉素过敏。

1. 皮试液的配制　试验药液以 1 mL 含 500 μg 头孢菌素等渗盐水溶液为标准。配制方法见表 5-23。

表 5-23　头孢菌素皮试液的配制方法(500 μg/mL)

头孢菌素	0.9%氯化钠注射液	药液含量	要求
0.5 g	2 mL→	250 mg/mL	充分溶解
取上液 0.2 mL	0.8 mL→	50 mg/mL	摇匀、稀释
取上液 0.1 mL	0.9 mL→	5 mg/mL	摇匀、稀释
取上液 0.1 mL	0.9 mL→	500 μg/mL	配制完毕换接 $4\frac{1}{2}$ 号针头,贴好标签妥善放置

2. 试验方法　皮内注射头孢菌素皮试液 0.1 mL(50 μg)。

3. 试验结果　判断、记录试验结果同青霉素皮试法。

4. 注意事项

(1) 凡既往使用头孢菌素类药物发生过敏反应者,不得再做过敏试验。

(2) 皮试结果阴性者,用药后仍有发生过敏反应的可能,故在用药期间应密切观察,如有过敏反应,应立即停药并通知医生,处理方法同青霉素过敏反应。

(三) 链霉素过敏试验法

链霉素主要对革兰氏阴性细菌及结核杆菌有较强的抗菌作用。链霉素本身的毒性作用及所含杂质(链霉素胍及二链霉胺)具有释放组胺的作用,可引起中毒反应和过敏反应。因此,使用链霉素时,必须做药物过敏试验,操作方法基本同青霉素皮试法。

1. 过敏试验方法

(1) 皮试液的配制:试验药液以 2500 U/mL 链霉素等渗盐水溶液为标准。配制方法见表 5-24。

表 5-24　链霉素皮试液的配制方法（2500 U/mL）

链霉素	0.9％氯化钠注射液	药液含量	要求
100 万 U	4 mL→	25 万 U/mL	充分溶解
取上液 0.1 mL	0.9 mL→	2.5 万 U/mL	摇匀
取上液 0.1 mL	0.9 mL→	2500 U/mL	配制完毕换接 4$\frac{1}{2}$号针头，贴好标签妥善放置

（2）试验方法：皮内注射 2500 U/mL 链霉素皮试液 0.1 mL（250 U）。

（3）试验结果：判断、记录试验结果同青霉素皮试法。

2．过敏反应的临床表现与急救措施

（1）链霉素过敏反应临床上较少见，其表现同青霉素过敏反应。但链霉素可同时伴有更严重的毒性反应，如全身麻木、肌肉无力、耳鸣、耳聋、眩晕等中毒症状。

（2）急救措施同青霉素过敏反应，出现中毒反应时，可在急救措施中另加用 10％葡萄糖酸钙或稀释一倍的 5％氯化钙溶液进行静脉注射。另外，链霉素杂质可与钙离子结合，从而减轻毒性症状。

3．评价

（1）皮试液配制过程正确，保证剂量准确无误。

（2）注射部位准确、操作手法规范，试验结果判断正确。

（四）破伤风抗毒素过敏试验法

破伤风抗毒素（TAT）是马的免疫血清，对人体是一种异种蛋白，具有抗原性，注射后容易出现过敏反应。因此，用药前须做过敏试验，曾用过 TAT 但停药超过一周者，如需再次使用，也应重新做过敏试验。

1．皮试液的配制　试验药液以 1 mL 含 150 U TAT 等渗盐水溶液为标准，配制方法见表 5-25。

表 5-25　破伤风抗毒素皮试液的配制方法（150 U/mL）

TAT(1 支 1500 U)	0.9％氯化钠注射液	药液含量	要求
取上液 0.1 mL	0.9 mL→	150 U/mL	摇匀后贴好标签备用

2．试验方法　皮内注射 TAT 皮试液 0.1 mL（15 U），注射后 20 min 观察、判断试验结果。

3．试验结果

（1）阴性（—）：局部无红肿，无全身反应。

（2）阳性（＋）：局部皮丘红肿、硬结，直径大于 1.5 cm，红晕范围直径超过 4 cm，有时出现伪足、痒感，全身反应同青霉素过敏反应。

（3）TAT 脱敏注射法：对 TAT 过敏试验阳性患者，可采用小剂量多次脱敏注射疗法。TAT 脱敏疗法的机制：小量抗原进入体内后同吸附于肥大细胞或嗜碱性粒细胞上的 IgE 结合，使其逐步释放出少量的组胺等活性物质；而机体本身有一种组胺酶释放，它可使组胺分解，不致对机体产生严重损害，因此在临床上可不出现症状。经过多次小剂量的反复注射后，可使细胞表面大部分的 IgE 抗体甚至全部被结合而消耗掉，最后大剂量注射 TAT，便不会发生过敏。脱敏注射方法见表 5-26。

表 5-26　破伤风抗毒素脱敏注射方法

注射次数	TAT	0.9%氯化钠注射液	注射方法	观察间隔时间
1	0.1 mL	0.9 mL	肌内注射	20 min
2	0.2 mL	0.8 mL	肌内注射	20 min
3	0.3 mL	0.7 mL	肌内注射	20 min
4	余量	稀释至 1 mL	肌内注射	20 min

知识链接

人体破伤风免疫球蛋白

　　人体破伤风免疫球蛋白是一种血液制品抗感染药,指用乙型肝炎疫苗免疫后再经吸附破伤风疫苗免疫的健康人血浆,经提取、灭活病毒而制成的。

　　人体破伤风免疫球蛋白是针对破伤风杆菌的特异性免疫球蛋白,每支 250 IU,含有高效价的破伤风抗体,能中和破伤风毒素。主要用于预防和治疗破伤风,尤其适用于对马血清破伤风抗毒素(TAT)有过敏反应者。对人免疫球蛋白类制品有过敏史者禁用,需在 2~8 ℃的暗处保存,仅供臀部肌内注射,不需做皮试,不得用作静脉注射。

　　在脱敏注射过程中,应密切观察患者反应。若发现患者出现面色苍白、发绀、荨麻疹、头晕及心悸等不适或过敏性休克,应立即停止注射 TAT,按青霉素过敏性休克的急救措施处理;若过敏反应轻微,可待症状消退后,酌情减少剂量,并增加注射次数,以达到顺利注入余量的目的。

(五)普鲁卡因过敏试验法

　　普鲁卡因为常用的局麻药,主要用于浸润麻醉、神经阻滞麻醉、蛛网膜下腔麻醉,偶发轻重不一的过敏反应。凡首次应用普鲁卡因或注射普鲁卡因青霉素者,均须做皮肤过敏试验,试验结果阴性者方可用药。操作方法基本同青霉素皮试法。

　　1. 皮试液的配制　试验药液以 0.25%普鲁卡因等渗盐水溶液为标准,配制方法见表 5-27。

表 5-27　普鲁卡因皮试液的配制方法(0.25%)

1%普鲁卡因	0.9%氯化钠注射液	浓度	要求
取上液 0.25 mL	0.75 mL→	0.25%	摇匀后贴好标签备用

　　2. 试验方法　皮内注射 0.25%普鲁卡因皮试液 0.1 mL(0.25 mg)。

　　3. 试验结果　判断、记录试验结果及过敏反应的急救措施同青霉素皮试法。

(六)细胞色素 C 过敏试验法

　　细胞色素 C 是一种细胞呼吸激活剂,常作为治疗组织缺氧的辅助用药。偶见过敏反应,用药前仍须做过敏试验,结果阴性者方可用药,操作方法基本同青霉素皮试法。

　　1. 过敏试验方法

　　(1)皮试法:①皮试液的配制:试验药液以 1 mL 含细胞色素 C 0.75 mg 的等渗盐水溶液

为标准,配制方法见表5-28。②试验方法:皮内注射细胞色素C皮试液0.1 mL(0.075 mg),注射后20 min观察、判断试验结果。

表5-28 细胞色素C皮试液的配制方法(0.75 mg/mL)

细胞色素C(2 mL含15 mg)	0.9%氯化钠注射液	药液含量	要求
取上液0.1 mL	0.9 mL→	0.75 mg/mL	摇匀后贴好标签备用

(2)划痕试验法:①在患者的前臂下段,用70%乙醇常规消毒皮肤,待干。②取细胞色素C原液(每1 mL含细胞色素C 7.5 mg)1滴,滴于皮肤上。③用无菌针头在表皮上划痕两道,长约0.5 cm,深度以微量渗血为度。

(3)试验结果判断:①阴性(-):局部无红肿。②阳性(+):局部红肿,直径大于1 cm,有丘疹。

2. 注意事项及急救措施 同青霉素过敏反应。

(七)碘过敏试验法

临床上常用碘化物造影剂做肾脏、胆囊、膀胱、支气管、脑血管等造影检查,此类药物也可发生过敏反应。凡是首次应用该药者,应在碘造影前1~2日做过敏试验,结果为阴性者方可做碘造影检查,操作方法基本同青霉素皮试法。

1. 过敏试验方法

(1)口服试验法:口服5%~10%碘化钾5 mL,3次/日,共3日,观察结果。

(2)皮内注射法:皮内注射碘造影剂0.1 mL,注射后20 min观察、判断试验结果。

(3)静脉注射法:在患者静脉内缓慢注入碘造影剂1 mL(30%泛影葡胺1 mL),注射后5~10 min观察、判断试验结果。在静脉注射造影剂前,必须先做皮内注射,然后再行静脉注射,如为阴性方可进行碘造影。

2. 试验结果

(1)口服法:服药后出现口麻、流泪、流涕、头晕、恶心、呕吐、荨麻疹等反应为阳性。

(2)皮试法:局部有红肿、硬结,直径大于1 cm为阳性。

(3)静脉注射法:观察患者有无全身反应,如血压、脉搏、呼吸、面色等改变为阳性。

3. 过敏反应的急救措施 同青霉素过敏反应。

4. 注意事项

(1)静脉注射造影剂前,必须先做皮试,阴性者做静脉注射试验,静脉试验阴性者方可进行碘造影。

(2)少数患者过敏试验为阴性,但在注射碘造影剂时仍可发生过敏反应,所以在造影时需备好急救药品。

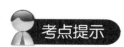考点提示

各种试验药液的浓度、抢救链霉素过敏性休克的首选药物、破伤风抗毒素皮试结果的判断及脱敏注射的程序。

直通护考

一、A1/A2 型题（以下每一道考题下面有 A、B、C、D、E 五个备选答案，请从中选择一个最佳答案）

1. 护士在执行注射时，使用前不需做过敏试验的药物是（ ）。
   A. 普鲁卡因　　　　　　B. 细胞色素 C　　　　　　C. 链霉素
   D. 破伤风抗毒素　　　　E. 呋塞米

2. 护士为患者做青霉素皮试，下述错误的是（ ）。
   A. 有过敏史者禁做皮试　　　　　　B. 试验药液宜用生理盐水配制
   C. 注入皮试液 500 U　　　　　　　D. 试验部位禁用碘酊消毒
   E. 注射后 20 min 观察结果

3. 患者，女，26 岁。注射青霉素过程中出现头晕、胸闷、面色苍白、脉细弱，血压76/44 mmHg，首选抢救药物是（ ）。
   A. 盐酸肾上腺素　　　　B. 去甲肾上腺素　　　　C. 盐酸异丙嗪
   D. 地塞米松　　　　　　E. 尼可刹米

4. 患者，张先生，接受破伤风抗毒素皮试 20 min 后，不能判断为阳性反应的是（ ）。
   A. 硬结直径为 1 cm　　　　　　　　B. 红晕大于 4 cm
   C. 局部皮丘红肿、硬结 1.5 cm　　　D. 皮丘周围出现伪足，有痒感
   E. 出现气促胸闷、发绀

二、A3/A4 型题（以下提供若干个案例，每个案例下设若干个考题。请根据各考题题干所提供的信息，在每道题下面的 A、B、C、D、E 五个备选答案中，选择一个最佳答案）

（5～8 题共用题干）

患者，男，40 岁。因足部外伤 30 min 就诊，清创缝合后遵医嘱破伤风抗毒素肌内注射。

5. 为患者注射前需做破伤风抗毒素过敏试验，皮试液的浓度是（ ）U/mL。
   A. 15　　　B. 150　　　C. 1500　　　D. 15 万　　　E. 150 万

6. 皮试后 20 min，观察局部皮丘红肿，硬结大于 1.5 cm，红晕大于 4 cm。正确的护理措施是（ ）。
   A. 在对侧前臂做对照试验　　　　　B. 待患者症状消失后全量注射
   C. 分 5 次注射　　　　　　　　　　D. 脱敏注射
   E. 分 6 次注射

7. 脱敏过程中患者皮肤出现荨麻疹，应采取的护理措施是（ ）。
   A. 立即停止注射，迅速对症处理　　　　B. 待症状消失后按原剂量注射
   C. 待症状消失后减少剂量，增加注射次数　D. 对症处理后减少剂量，增加注射次数
   E. 对症处理后增加剂量，减少注射次数

8. 脱敏注射每次间隔的时间是（ ）。
   A. 10 min　　　B. 20 min　　　C. 15 min　　　D. 30 min　　　E. 60 min

（秦淑英）

任务四　静脉输液与输血法

 要点导航

重点：静脉输液及输血的注意事项，静脉输液及输血反应的临床表现、预防及处理，周围静脉输液法，间接静脉输血法。

难点：静脉输液与输血反应的判断与处理。

 案例引导

　　患者，男，53岁。阑尾炎术后第四天，遵医嘱静脉输液：氨苄西林5.0 g加入500 mL 5％葡萄糖溶液中。输入大约300 mL液体时，患者主诉怕冷，接着出现寒战、发热。查体：T 39.5 ℃；P 90次/分；R 22次/分。问题：

　　1.该患者为什么输入上述药物？

　　2.该患者发生了什么情况，如何预防及处理？

　　3.该患者从早上10:00开始输液，输液滴速为50滴/分，几点可以输液完毕？

一、静脉输液法

　　静脉输液是利用液体静压和大气压的原理，将一定量的无菌溶液或药液直接输入静脉内的方法。

（一）静脉输液的目的

1.补充水和电解质，纠正水、电解质和酸碱平衡失调　常用于因剧烈呕吐、腹泻等原因引起的脱水、酸碱代谢紊乱的患者。

2.补充血容量，增加循环血量，改善微循环，维持血压　常用于大面积烧伤、大出血、休克等患者。

3.补充营养，供给热能，促进组织修复　常用于慢性消耗性疾病、胃肠道吸收障碍及不能由口腔进食的患者，如昏迷、口腔疾病等患者。

4.输入药物，治疗疾病　常用于各种感染、中毒、组织水肿等患者。

（二）常用溶液及其作用

1.晶体溶液　晶体溶液的特点：分子小，在血管内存留时间短，对维持细胞内外水分的相对平衡有重要作用，可以有效地纠正体内的水、电解质失调，临床常用的晶体溶液有以下几种。

（1）葡萄糖溶液：常用的有 5％葡萄糖溶液和 10％葡萄糖溶液，用于补充水分和热量，也常用作静脉给药的载体和稀释液。

（2）等渗电解质溶液：常用的有 5％葡萄糖氯化钠溶液、复方氯化钠溶液、0.9％氯化钠溶液等，用于补充水分及电解质，维持体液容量和渗透压平衡。

（3）碱性溶液：常用的有 5％碳酸氢钠溶液、11.2％乳酸钠溶液等，用于纠正酸中毒，调节酸碱平衡。

（4）高渗溶液：常用的有 25％～50％葡萄糖溶液、20％甘露醇、25％山梨醇，可以迅速提高血浆渗透压，回收组织水分进入血管内，消除水肿，用于利尿脱水；同时可降低颅内压，改善中枢神经系统的功能。

2. 胶体溶液　胶体溶液的特点：分子大，在血管内存留时间长，能有效维持血浆胶体渗透压，增加血容量，改善微循环，提升血压，临床常用的胶体溶液有以下几种。

（1）右旋糖酐：常用的有中分子右旋糖酐和低分子右旋糖酐，中分子右旋糖酐，可以提高血浆胶体渗透压、补充血容量、提升血压；低分子右旋糖酐，可以降低血液黏稠度、改善微循环及抗血栓形成。

（2）代血浆：常用羟乙基淀粉（706 代血浆）、氧化聚明胶等。作用与低分子右旋糖酐相似，扩容效果良好，输入后可增加血浆胶体渗透压和循环血量，急性大出血时可与全血共用。

（3）血液制品：常用 5％白蛋白、血浆蛋白等，用于提高胶体渗透压，补充蛋白质和抗体，减轻组织水肿和增强机体免疫力。

（4）水解蛋白液：可补充蛋白质，用于纠正低蛋白血症，促进组织修复。

3. 静脉高营养液　常用的有复方氨基酸、脂肪乳剂等，用于供给热能，补充蛋白质，维持正氮平衡，补充各种维生素和矿物质。

（三）常用静脉输液技术

静脉输液法包括周围静脉输液法、头皮静脉输液法、经外周中心静脉置管（PICC）输液法、颈外静脉输液法。周围静脉输液法包括密闭式静脉输液法和开放式静脉输液法。

1. 周围静脉输液法

周围静脉输液常用肘部的浅静脉（贵要静脉、正中静脉、头静脉）及腕部、手背、足背部浅静脉。

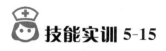

技能实训 5-15

周围静脉输液法

【目的】　同"静脉输液的目的"。

【评估】

1. 核对医嘱　输液前认真核对医嘱、床号、姓名、药液等。

2. 评估患者

（1）患者年龄、病情、意识状态及营养状况等。

（2）患者心理反应、合作程度及对输液的认知度。

（3）患者静脉穿刺部位皮肤、血管状况及肢体活动度。

【计划】

1. 护士准备　着装整洁，洗手，戴口罩。

2. 用物准备

（1）密闭式静脉输液：注射盘、输液器、药液、瓶套、开瓶器、小垫枕、治疗巾、止血带、敷贴（或胶布）、输液卡、输液架、必要时备小夹板和绷带等。

（2）开放式静脉输液：同密闭式静脉输液，另备开放式输液瓶。

（3）静脉留置针输液：同密闭式静脉输液，另备静脉留置针、封管液。

3. 患者准备　患者了解输液的目的和注意事项，排空大小便，取舒适卧位。

4. 环境准备　清洁、安静、舒适、光线充足。

【实施】　见表5-29。

表5-29　周围静脉输液法操作流程

操作程序	操作步骤	要点说明
密闭式静脉输液法		· 利用原装密封瓶（袋）插入无菌输液器进行输液的方法
1. 核对、检查	*根据医嘱核对输液卡、输液执行卡、填写输液瓶贴	· 严格执行查对，以确保患者安全
	*认真检查药物名称、浓度、剂量及有效期，检查药液瓶身有无裂痕，瓶盖有无松动，对光检查药液有无混浊、沉淀及絮状物等	
2. 准备药液	*将输液瓶贴倒贴在输液瓶标签旁，启开瓶盖的中心部分，由瓶塞消毒到瓶颈	· 严格无菌操作技术，注意药物的配伍禁忌
	*按医嘱加入所需药物，再次核对输液卡、液体、药物，无误后在输液卡上签名，请另一护士核对并签名	
3. 插输液器	*检查输液器后打开输液器包装，将通气管和输液管针头插入瓶塞至根部，通气管固定在瓶套上，关闭调节器，整理治疗台，洗手	· 检查输液器的有效期、包装袋是否完整及有无漏气 · 注意避免污染针头及已消毒的瓶塞
4. 核对、解释	*携用物至床旁，核对患者姓名及床号，解释，安置舒适的体位	· 操作前核对，确认患者，取得合作
5. 一次排气	*将输液瓶倒挂于输液架上，一手持输液管远端针头，另一手将滴管倒置，抬高滴管下输液管，打开调节器，使液体流入滴管内，待滴管内液面至1/2～2/3满时，迅速倒转滴管，使液体顺管流入头皮针管内，关闭调节器（图5-35），备好敷贴	· 排尽空气，防止空气栓塞，首次排气原则是不排出药物
6. 消毒皮肤	*将小垫枕与治疗巾放于输液肢体下方，在穿刺部位上方6 cm处扎止血带，确定合适静脉后再松开止血带，常规消毒穿刺部位后再扎上止血带，再次消毒皮肤，待干	· 选择粗、直、弹性好的静脉，避开关节及静脉瓣 · 消毒穿刺部位超过5 cm，避免感染 · 操作中查对，排液于弯盘

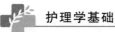

续表

操作程序	操作步骤	要点说明
7.查对、排气	＊再次核对患者、药物,取下头皮针的针帽,打开调节器,排尽空气,关闭调节器,对光检查无气泡	·穿刺时避免污染消毒范围 ·穿刺针尖保证全部进入血管内
8.穿刺固定	＊嘱患者轻握拳,使静脉充盈,左手拇指绷紧穿刺部位下端皮肤,固定静脉,右手持头皮针针翼,使针尖斜面向上并与皮肤呈15°~30°角进针,见回血后再将针头沿血管方向平行进针少许	
	＊"三松":松止血带、嘱患者松拳、打开调节器,观察滴管内液体点滴情况,询问患者有无疼痛与不适	
	＊用敷贴固定,第一条敷贴固定针翼,第二条带小棉片的敷贴固定于穿刺局部,第三条敷贴固定于盘成环状的头皮针胶管上(图5-36)	·不合作患者,可用绷带及夹板固定
9.调节滴速	＊根据患者的年龄、病情和药物性质调节滴速	·一般成人 40~60 滴/分,儿童 20~40 滴/分 ·对年老体弱、婴幼儿、心肺疾病的患者及输入高渗盐水、含钾药物、升压药时输入速度宜慢 ·对脱水严重、且心肺功能良好者,输入速度可稍快
10.安置患者	＊取出止血带、小垫枕,帮助患者取舒适体位,整理床单位,向患者交代注意事项,呼叫器置于易取处,洗手、取下口罩	
11.核对、记录	＊再次核对,在输液卡上正确填写输液时间及滴速,护士签全名后挂于输液架上	·操作后核对
12.整理用物	＊垃圾分类处理,整理用物	·用物规范处理,避免交叉感染
13.观察病情	＊加强巡视,及时处理异常情况	·观察有无输液反应及穿刺部位的情况,耐心倾听患者的主诉
14.更换药液	＊核对第二瓶液体,常规消毒瓶塞(或遵医嘱加入所需药物),拔出第一瓶内的插瓶针(或通气管和输液管),插入第二瓶内,观察点滴通畅	·及时更换液体瓶,避免空气栓塞

续表

操作程序	操作步骤	要点说明
15.拔针按压	*输液完毕,核对床号、姓名,除去敷贴,关闭调节器,用无菌棉签轻压穿刺点上方,迅速拔针,按压片刻至无出血	·按压部位为穿刺点及上方 ·按压时不要用力或者搓揉局部,以免疼痛或出血
16.整理、记录	*协助患者取舒适卧位,整理床单位,清理用物后洗手,取下口罩并做好记录	·用物规范处理,避免交叉感染
开放式静脉输液法		·将无菌溶液倒入开放式输液瓶内进行输液的方法。此方法可以灵活更换药物的种类和数量,并可随时添加药物。适用于急救、手术、儿科等患者,但易被污染,故临床上较少使用
1.核对、检查	*同密闭式静脉输液法1	·严格执行查对,以确保患者安全
2.准备药液	*按医嘱准备并核对药液,除去瓶盖的中心部分,消毒瓶口及瓶塞	·严格无菌操作技术,注意药物的配伍禁忌
	*打开输液瓶包装,检查输液瓶装置是否完好	
	*一手持输液瓶,并将瓶根部的导管折叠夹于指缝间,另一手按取用无菌溶液法倒入 30~50 mL 溶液,旋转冲洗输液瓶及导管后将溶液排于弯盘内,再将无菌药液倒入输液瓶内(图 5-37),盖好盖子,排气后可输液	·冲洗输液瓶及导管,减少致热源 ·倒入溶液时,溶液瓶不得触及输液瓶口,以免污染
	*如需添加药液,按无菌操作法打开输液瓶瓶盖,用注射器抽吸药液后取下针头,在距离输液瓶口 1 cm 处注入药液,将药液摇匀后盖好瓶盖	
3.消毒穿刺	*余同密闭式静脉输液法	
静脉留置针输液法		·有利于保护静脉,减少反复穿刺造成的血管损伤,减轻患者痛苦,便于给药和抢救。适用于需要长期输液、静脉穿刺较困难的患者
1~5.	*同密闭式静脉输液法 1~5	
6.备留置针	*检查留置针包装、型号、有效期,确认针尖及套管针尖完好,旋转松动套管(图5-38)	·针尖锋利、无钩 ·避免外套管与针芯粘连

续表

操作程序	操作步骤	要点说明
7.消毒皮肤	*备输液敷贴及透明敷贴 *在穿刺点上方10 cm处扎止血带,常规消毒穿刺部位,直径8 cm以上	
8.查对排气	*再次核对患者,取出静脉留置针,将输液器上的针头插入留置针的肝素帽内,排尽留置针内的空气,关闭调节器	·严格查对
9.穿刺固定	*左手绷紧皮肤,右手持留置针针翼,保持针尖斜面向上,在血管上方,使针头与皮肤呈15°~30°角进针,见回血后,降低穿刺角度,平行将穿刺针再推进0.2 cm	·动作轻稳,防止针芯损伤血管
	*一手固定针芯,另一手将外套管沿血管方向全部送入静脉,左手固定针翼,右手将针芯退出	
	*松止血带,打开调节器,嘱患者松拳	
	*用透明无菌敷贴固定留置针,再用输液敷贴固定头皮针及输液管,并在透明敷贴上书写留置日期和时间(图5-39),再次核对,调节滴速	·固定稳妥,松紧度适宜
10.完毕封管	*输液完毕,关闭调节器,拔出输液器针头 *常规消毒肝素帽,将抽有封管液的注射器针头刺入肝素帽内,一边注一边退针,直至针头完全退出,药液推注完毕为止,确保正压封管	·常用的封管液:①无菌生理盐水:每次5~10 mL,每隔6 h冲管一次。②稀释肝素溶液:10~100 U/mL,每次2~5 mL,抗凝作用持续12 h以上
11.再次输液	*常规消毒肝素帽,将输液头皮针插入,完成输液	
12.拔针按压	*输液完毕,核对床号、姓名,除去敷贴,关闭调节器,轻压穿刺点上方,迅速拔针,按压片刻至无出血	·用物规范处理,避免交叉感染
13.整理、记录	*协助患者取舒适卧位,整理床单位,清理用物后洗手,取下口罩并做好记录	

【注意事项】

1. 操作中严格执行无菌技术操作和查对制度,防止差错事故发生。

2. 根据患者病情、用药原则和药物性质,合理安排输液顺序,注意药物的配伍禁忌。

3. 选择粗、直、弹性好的静脉,避开关节及静脉瓣。

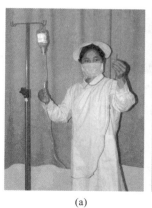
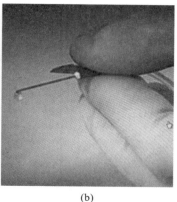

(a)　　　　　　　　(b)

图 5-35　静脉输液排气法

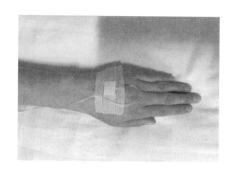

图 5-36　针头固定法

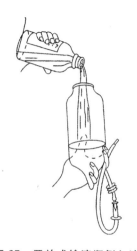

图 5-37　开放式输液瓶倒入液体

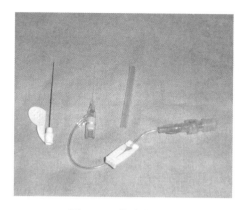

图 5-38　静脉留置针

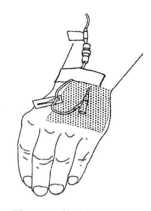

图 5-39　静脉留置针固定

4. 对需长期输液的患者,注意合理使用和保护静脉,一般从远端小静脉开始,对 24 h 连续输液者,应每天更换输液器一次。

5. 输液前排尽输液管及针头内空气,输液过程中及时更换溶液瓶,输液完毕及时拔针,防止空气栓塞。

6. 输液过程中加强巡视,注意倾听患者主诉,观察患者全身及局部反应,及时处理输液故障及各种输液反应。

7. 采用静脉留置针输液,每次输液开始和输液完毕,均用封管液冲洗套管针,一旦发现留置针管腔内有回血,应立即用肝素液冲洗,避免管腔被堵塞。输液前后应检查穿刺部位静脉有无红肿,询问患者有无不适,发现异常及时处理,静脉留置针一般可保留3～5天,最长不超过7天。

【评价】

1. 患者能理解输液的目的,护患沟通良好,患者主动配合,无不良反应。

2. 护士正确执行无菌技术操作及查对制度。

3. 操作规范、熟练,治疗安全、有效。

(二)头皮静脉输液法

头皮静脉丰富,分支多,互相沟通,交错成网,表浅易见,不易滑动、易于固定。患儿临床输液常采用头皮静脉穿刺,便于患儿肢体活动和临床治疗及护理工作的开展。常选用的静脉有颞浅静脉、额静脉、耳后静脉及枕静脉(图5-40)。

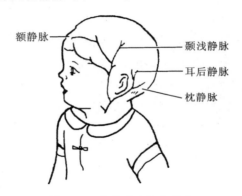

图5-40 小儿头皮静脉分布

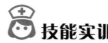
技能实训 5-16

头皮静脉输液法

【目的】 同"静脉输液的目的"。

【评估】

1. 核对医嘱 输液前认真核对医嘱、床号、姓名、药液等。

2. 评估患者

(1)患儿年龄、病情、意识状态及营养状况等。

(2)患儿心理反应、合作程度及家属对输液的认知度。

(3)患儿静脉穿刺部位皮肤、血管状况(表5-30)。

表 5-30　小儿头皮静脉与动脉的鉴别

特征	头皮静脉	头皮动脉
外观	微蓝色	淡红色或皮肤色
管壁	薄,易被压瘪	厚,不易压瘪
搏动	无	有
活动度	较固定	易滑动
血流方向	向心流动	离心流动
血液颜色	暗红色	鲜红色
推药时感觉	阻力小	阻力大,局部血管呈树枝状突起,颜色苍白,患儿痛苦

【计划】

1. 护士准备　护士着装整洁,洗手,戴口罩。

2. 用物准备　$4 \sim 5 \frac{1}{2}$ 号头皮针,备皮用物,根据需要 $5 \sim 10$ mL 的注射器 1 副(内盛生理盐水),其余同密闭式静脉输液。

3. 患者准备　患儿排空大小便,取舒适卧位。

4. 环境准备　清洁、安静、舒适、光线充足。

【实施】　见表 5-31。

表 5-31　头皮静脉输液操作流程

操作程序	操作步骤	要点说明
1~5.	同密闭式静脉输液法 1~5	• 严格执行查对制度,以确保患者安全
6. 安置患儿	*患儿取仰卧位或侧卧位 *助手固定患儿头部与四肢,操作者位于患儿头端	
7. 选择静脉	*选择粗、直的头皮静脉 *用 75% 乙醇消毒皮肤,待干 *准备输液贴或胶布	• 必要时剃去注射部位头发,方便穿刺
8. 穿刺固定	*按密闭式静脉输液法排尽空气,再次核对患儿 *护士一手拇、示指分别固定静脉两端皮肤,另一手持针柄,沿静脉向心方向,针头与皮肤呈 10°~20° 角进针,见回血后再进针少许,打开调节器,点滴通畅,如无异常,即用输液敷贴固定	• 固定牢固,防止导管脱出
9. 调节滴速	*根据年龄、病情和药物性质调节滴速,一般不超过 20 滴/分,做好记录	• 根据患儿不同年龄严格控制速度
10~16.	*同密闭式静脉输液法 10~16	

【注意事项】

1. 输液前不要喂奶、喂水,以免在穿刺过程中患儿哭闹引起恶心、呕吐,造成窒息。

2. 输液过程中注意约束好患儿,防止其抓拽穿刺部位。

3. 输液过程中加强巡视,及时发现患儿的异常情况并及时处理。

4. 拔针时患儿因哭闹导致头皮血管压力升高,故按压时间稍长,防止出血。

5. 余同周围静脉输液法。

【评价】

1. 家长及年长患儿能理解输液的目的,无不良反应,年长患儿主动配合。

2. 护士正确执行无菌技术操作及查对制度。

3. 操作规范、熟练,治疗安全、有效。

知识链接

植入式静脉输液港

　　静脉输液港是一种完全植入患者体内的血管通道器材,它可以为长期及反复静脉输液的患者提供安全、可靠的静脉通道,减少患者重复做静脉穿刺的痛苦和风险。因为它的功能与我们经常提及的港口相类似,是静脉治疗的港口,故称之为输液港,如图5-41所示。植入式静脉输液港的优点如下。

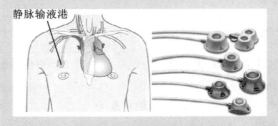

静脉输液港

图5-41　静脉输液港

1. 感染风险降低　因完全埋置于皮下,从而降低了感染风险。

2. 提高生活质量　拔出针头后,可正常洗澡、淋浴、甚至游泳(小幅度)。

3. 美观、隐私保密度高　可正常参加社交活动,没有心理压力。

4. 减小反复穿刺血管的次数　保护血管。

5. 维护简单　治疗间歇期每4周维护一次。

6. 使用时间长　规范使用的情况下,通常可使用10~20年。

(三) 经外周中心静脉置管输液法

　　经外周中心静脉置管(PICC)是利用导管从外周静脉进行穿刺,导管直达靠近心脏的大静脉,PICC置管时因穿刺点在外周表浅静脉,不会出现血气胸、大血管穿孔、感染、空气栓塞等威胁生命的并发症,且血管的选择范围较大,穿刺成功率高,导管最长可留置1年;同时可避免高渗性、刺激性化疗药物等与外周静脉的直接接触,加上大静脉的血流速度很快,可以迅速稀释化疗药物,防止药物对血管的刺激。目前已成为危重病和化疗患者长期静脉营养支持及用药的一条方便、安全、快捷、有效的静脉通路(图5-42)。

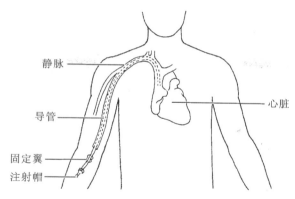

静脉

导管

固定翼
注射帽

心脏

图 5-42　PICC 模式图

 技能实训 5-17

经外周中心静脉置管输液法

【目的】

1. 需要长期静脉输液,但外周浅静脉条件差,不易穿刺成功者。

2. 需反复输入刺激性药物,如化疗药物等。

3. 长期输入高渗透性或黏稠度较高的药物,如高糖、脂肪乳、氨基酸等。

4. 需要使用压力或加压泵快速输液者,如输液泵等。

5. 需要反复输入血液制品,如全血、血浆、血小板等。

【评估】

1. 核对医嘱　输液前认真核对医嘱、床号、姓名、药液等。

2. 评估患者

(1) 患者年龄、病情、意识状态及营养状况等。

(2) 患者心理反应、合作程度及对输液的认知度。

(3) 患者静脉穿刺部位皮肤、血管状况及肢体活动度。

【计划】

1. 护士准备　护士着装整洁,洗手,戴口罩。

2. 用物准备

(1) PICC 穿刺套件:PICC 导管(图 5-43)、延长管、链接器、思乐扣、皮肤保护剂、肝素帽或正压接头。

(2) PICC 穿刺包:治疗巾、洞巾、止血钳或镊子、棉球数个、纱布数块、弯盘、直剪刀、小药杯等。

(3) 其他用物:治疗盘、输液卡、输液器、药液、0.9% 氯化钠、皮肤消毒剂、无菌手套 2 副、10 mL 或 20 mL 注射器 2 支、无菌透明敷贴、胶布、瓶套、开瓶器、治疗巾、止血带、尺、笔、输液架等。

3. 患者准备　患者了解 PICC 的目的、方法、注意事项及配合要点,并在知情同意书上签字,排空大小便,取舒适卧位。

4. 环境准备　清洁、安静、舒适、光线充足。

【实施】 见表 5-32。

表 5-32 PICC 输液法操作流程

操作程序	操作步骤	要点说明
1～5.	*同密闭式静脉输液 1～5	·严格执行查对制度,以确保患者安全
6.选择静脉	*首选贵要静脉,其次肘正中静脉、头静脉	·需要选择弹性及显露性好的血管 ·尽量避开肘弯处 1～2 cm
7.安置体位	*协助患者取平卧位,手臂外展与躯干呈 90°	·充分暴露穿刺部位,便于穿刺
8.测量定位	*上腔静脉测量法:从预穿刺点沿静脉走向测量至胸锁关节再向下至第 3 肋间(图 5-44)。锁骨下静脉测量法:从预穿刺点沿静脉走向测量至右锁骨切迹,再减去 2 cm。测量臂围(位置为肘关节上 4 横指处)	·确定导管置入长度
9.开包消毒	*打开 PICC 穿刺包,戴无菌手套,将一块治疗巾和止血带垫在穿刺侧肢体的下方 *先用 75% 的乙醇消毒待干,再用碘伏消毒,消毒范围以穿刺点为中心,直径 20 cm,两侧至臂缘	·开包前要检查包是否完好及有效期 ·每次消毒的方向与上次相反
10.建无菌区	*更换无粉无菌手套,铺无菌巾及无菌孔巾,构成无菌区,将 PICC 穿刺套件及相关无菌物品放入无菌区	·物品按使用方便摆放在无菌区
11.预冲导管	*用注射器抽取 0.9% 的氯化钠预冲导管,并将导管浸泡在 0.9% 的氯化钠溶液内,湿化导丝	·预冲导管检查导管是否通畅,并使导管内充满液体,防止空气进入血管
12.扎止血带	*助手在消毒区外扎好止血带,嘱患者握拳	·使静脉充盈,止血带的两个长头远离无菌区,防止污染
13.静脉穿刺	*取下针套,活动套管,绷紧皮肤,使针头与皮肤呈 15°～30°角进针,见回血后,降低穿刺角度,平行将穿刺针再推进 1～2 mm(图 5-45)	·不宜过猛、过快
14.匀速置管	*一手固定针芯,另一手将插管鞘向前推进 *嘱助手松开止血带后,患者松拳,左手拇指固定插管鞘,示指或中指按压鞘尖端处的血管,右手将针芯退出,一手固定插管鞘,另一手匀速缓慢地将 PICC 导管送入静脉,当导管进入肩部时,嘱咐患者头部转向穿刺侧下颌靠肩,以防导管误入颈静脉,直至送入预定长度(图 5-46)	

续表

操作程序	操作步骤	要点说明
15. 撤去管鞘	*用无菌纱布在管鞘的尖端处用纱布压迫止血并固定导管,拔出管鞘,远离穿刺点	·防止出血
16. 撤去导丝	*将导管与导丝分离,按压穿刺点以保持导管的位置,缓慢撤出导丝,修剪导管长度,留出外导管至少 5 cm,将减压器安装到导管上,再将导管与连接器相连	·动作协调,轻稳 ·修剪导管时不要剪出斜面 ·导管最后 1 cm 一定要剪掉 ·一定要推到底,导管不能有皱褶,将连接器锁定
17. 连接冲管	*连接肝素帽或正压接头,抽回血,再用 0.9%氯化钠 20 mL 脉冲式冲管	·冲管的注射器不能小于 10 mL,防止推注压力过大
18. 固定记录	*用纱布清理穿刺点周围的血迹 *取出白色固定翼,捏住白色固定翼的两个柄夹在距穿刺点 0.5 cm 的导管上,导管出皮肤处逆血管方向摆放"L"或"U"弯,用无菌胶布横向固定连接器翼形部分,穿刺点上方盖无菌纱布,用输液贴粘贴 *再用透明敷贴贴在穿刺点及连接器外面(图 5-47) *在透明敷贴外注明穿刺日期、时间、操作者姓名,脱手套	·穿刺点及连接器一定要在透明敷贴内
19. 整理交代	*清理用物,协助患者取舒适体位,向患者交代注意事项	·置管手臂尽量少下垂,不得过度用力或提重物,衣袖不宜太紧,穿刺部位防水,防牵拉
20. X 线确认	*X 线确定导管在预定位置,再按需要进行输液	·必要时用
21. 停止输液	*按静脉留置针输液法封管	
22. 再行输液	*按静脉留置针输液法输液	
23. 拔管按压	*输液完毕,核对床号、姓名,除去敷贴,关闭调节器,沿静脉走向缓慢平行拔出,轻压止血 *伤口用无菌纱布覆盖,再用透明敷贴粘贴 24 h *仔细检查并对照穿刺记录以确定导管无残留	·以免发生静脉炎及空气栓塞
24. 整理记录	*协助患者取舒适卧位,整理床单位,清理用物后洗手,取下口罩并做好记录	·污物规范处理,以免交叉感染

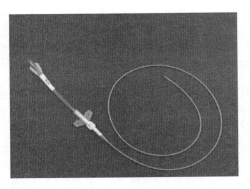

图 5-43 PICC 导管

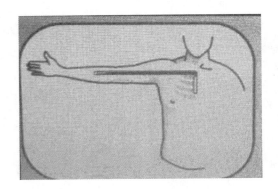

图 5-44 PICC 穿刺体位及置管长度

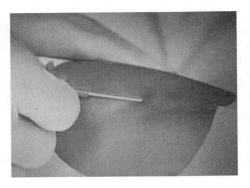

图 5-45 PICC 穿刺

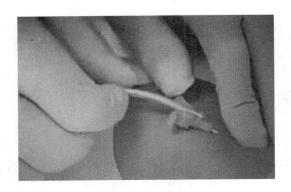

图 5-46 PICC 送管

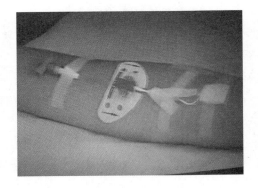

图 5-47 PICC 导管固定

【注意事项】

1. 严格执行无菌技术操作及查对制度,避免差错事故及感染的发生。

2. 操作前应评估患者病情、静脉穿刺部位皮肤、血管状况,并征得患者的知情同意签字。

3. 穿刺时,动作要轻稳,避免用力过大、穿刺过深,以免损伤血管和神经。

4. 送管时速度不宜过快、过猛,如遇阻力,不能强行置入,可将导管退出少许再置入。

5. 置管后应密切观察局部有无红、肿、热、痛等异常,置管后 24 h 必须换药,以后每周更换敷料、接头、冲洗导管 1 次。如伤口敷料松开、潮湿时,随时更换;如穿刺部位有红肿、皮疹、渗出、过敏等异常情况,可缩短更换敷料时间。更换敷料,应自下而上去除敷料,切忌将导管拔出体外,更换后在 PICC 置管维护登记表记录。

6. 每次输液完毕,封管时不要抽回血,用 10 mL 以上的注射器抽生理盐水进行脉冲式冲管。当导管发生阻塞时,可使用尿激酶冲管以溶解导管内的血凝块,严禁将血块推入血管。

【评价】

1. 患者能理解 PICC 置管的目的,知情同意,无不良反应,患者能主动配合。

2. 护士正确执行无菌技术操作及查对制度。

3. 操作规范、熟练,治疗安全、有效。

(四) 颈外静脉输液法

颈外静脉属于颈部最大的浅静脉,在下颌角后方垂直下降,越过胸锁乳突肌后缘,于锁骨上方穿过深筋膜,最后汇入锁骨下静脉,因其行径表浅,位置较恒定,故易于穿刺。

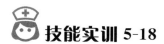

技能实训 5-18

颈外静脉输液法

【目的】

1. 长期输液,周围静脉不易穿刺者。

2. 长期静脉内滴注高浓度或有刺激性的药物,或行静脉内高营养疗法。

3. 周围循环衰竭的危重患者,用于测量中心静脉压。

【评估】

1. 核对医嘱　输液前认真核对医嘱、床号、姓名、药液等。

2. 评估患者

(1) 患者年龄、病情、意识状态及营养状况等。

(2) 患者心理反应、合作程度及对输液的认知度。

(3) 患者静脉穿刺部位皮肤、血管状况及肢体活动度。

【计划】

1. 护士准备　护士着装整洁,洗手,戴口罩。

2. 用物准备

(1) 同静脉输液用物。

(2) 静脉穿刺包:带内芯穿刺针 2 根(长约 6.5 cm,内径 2 mm,外径 2.6 mm)、硅胶管 2 条(长 25～30 cm,内径 1.2 mm,外径 1.6 mm)、平顶针头 2 枚、洞巾、纱布数块、弯盘、注射器 2 支(5 mL,10 mL)等。

(3) 其他用物:0.9% 氯化钠、利多卡因溶液、无菌手套 2 副、无菌透明敷贴、肝素稀释液、无菌静脉帽等。

3. 患者准备　患者了解颈外静脉输液的目的、方法、注意事项及配合要点,排空大小便,取舒适卧位。

4. 环境准备　清洁、安静、舒适、光线充足。

【实施】　见表 5-33。

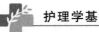

表 5-33　颈外静脉输液法操作流程

操作程序	操作步骤	要点说明
1～5.	＊同密闭式静脉输液 1～5	·严格执行查对制度,以确保患者安全
6.安置体位	＊协助患者取去枕仰卧位,头偏向对侧,肩下垫小枕,头尽量向后	·充分暴露穿刺部位,便于穿刺
7.定穿刺点	＊操作者站立于患者头侧或对侧,选择穿刺点并正确定位	·取下颌角和锁骨上缘中点连线的上 1/3 处,颈外静脉的外侧缘(图 5-48)
8.消毒皮肤	＊常规消毒局部皮肤	
9.开包铺巾	＊打开静脉穿刺包,戴无菌手套,铺洞巾	·开包前要检查静脉穿刺包是否完好及有效期
10.局部麻醉	＊由助手协助操作者用 10 mL 注射器抽取生理盐水连接硅胶管排尽空气,备用 ＊用 5 mL 注射器抽取利多卡因溶液 4～5 mL,在穿刺点旁 2 mm 处行局部麻醉	
11.静脉穿刺	＊再次查对姓名、床号、药液 ＊先用刀片在穿刺点上刺破皮肤做引导 ＊助手按压颈静脉三角处 ＊操作者左手绷紧皮肤,右手持穿刺针与皮肤呈 45°角进针,入皮后呈 25°角沿静脉方向穿刺,见回血再进针少许	·减少进针阻力 ·使静脉充盈,便于穿刺 ·动作协调、轻稳,避免硅胶管打折
12.送管固定	＊见回血后,立即抽出针内芯,左手拇指用纱布堵住针栓孔,右手持备好的硅胶管送入针孔内 10 cm 左右 ＊插管时助手一边抽回血,一边缓慢注入生理盐水 ＊确定硅胶管在血管内,缓慢退出穿刺针,再次抽回血,确定在血管内,移去洞巾,接上肝素帽及输液器,用透明敷贴固定针栓及肝素帽	·固定牢固,防止硅胶管脱出
13.调节滴速	＊同密闭式静脉输液	
14.完毕封管	＊按静脉留置针输液法封管	
15.再次输液	＊按静脉留置针输液法输液	
16.拔管按压	＊拔管时,应在硅胶管末端接上注射器,边抽边吸拔出硅胶管 ＊拔管后,按压局部数分钟,消毒穿刺点,覆盖无菌纱布	·防止空气及残留血块进入血管
17.整理记录	＊协助患者取舒适卧位,整理床单位,清理用物后洗手,取下口罩并做好记录	·污物规范处理,以免交叉感染

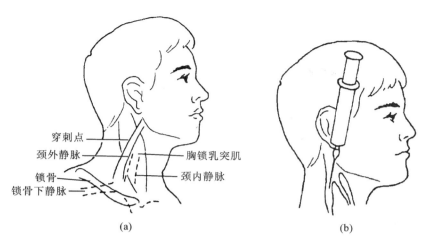

图 5-48　颈外静脉穿刺定位及进针方向

【注意事项】

1. 严格执行无菌技术操作及查对制度,避免差错事故及感染的发生。

2. 正确选择穿刺部位,穿刺点的位置不宜过高或高低,位置过高因靠近下颌角而妨碍操作,位置过低则易损伤锁骨下胸膜及肺尖而产生气胸。

3. 在输液过程中应加强巡视,如发现硅胶管内有回血,应及时用 0.4% 枸橼酸钠生理盐水或肝素稀释液冲注,以免阻塞管道。若溶液点滴不畅应及时检查硅胶管是否脱出或阻塞。

4. 每天输液前要先检查硅胶管是否在静脉内,停止输液时要进行封管,防止导管内发生凝血。一旦发现硅胶管内有凝血,应用注射器抽出血凝块,再注入药液,切忌将血凝块推入血管。

5. 每天常规消毒穿刺点及周围皮肤并更换敷料,更换敷料时要注意观察局部皮肤的情况,一旦出现炎症表现如红、肿、热、痛等,应立即抗感染处理。

【评价】

1. 患者能理解颈外静脉输液的目的,护患沟通良好,无不良反应,能主动配合。

2. 护士正确执行无菌技术操作及查对制度。

3. 操作规范、熟练,治疗安全、有效。

知识链接

锁骨下静脉输液法

优点: 锁骨下静脉离右心房较近,血量多,输入高浓度或刺激性强的药液时能迅速被稀释,对血管壁的刺激性较小;同时管径粗大,周围有结缔组织固定,易于穿刺。

适用范围: ①长期不能进食或需要迅速补充大量液体者;②周围循环衰竭的危重患者,用于测量中心静脉压;③长时间接受化疗,须输入刺激性较强的抗癌药物;④长期输液,周围静脉不易穿刺者;⑤需紧急放置心内起搏导管者。

方法: 患者去枕平卧,头偏向一侧,在胸锁乳突肌外侧缘与锁骨上缘所形成的夹角平分线上,距顶点 0.5～1 cm 处,将穿刺针与皮肤呈 30°～40° 角进针,边进针边抽回血,一般成人进针 2.5 cm 左右见回血即达锁骨下静脉。

（五）静脉输液速度的调节及计算

静脉输液速度和时间可按下列公式计算。

（1）已知每分钟滴数及输液总量，计算输液所需时间。

$$输液时间(h)=\frac{输液总量(mL)\times 点滴系数}{每分钟滴数(滴)\times 60(min)}$$

例如：某患者需输入液体 1000 mL，每分钟滴数为 50 滴，所用输液器点滴系数为 15，求需用多长时间输完液体？

$$输液时间(h)=\frac{1000(mL)\times 15}{50(滴)\times 60(min)}=5(h)$$

（2）已知输液总量及计划所用时间，计算每分钟滴数。

$$每分钟滴数(滴)=\frac{输液总量(mL)\times 点滴系数}{输液时间(min)}$$

例如：某患者需输入液体 1500 mL，计划 5 h 输完，所用输液器点滴系数为 10，求每分钟滴数？

$$每分钟滴数(滴)=\frac{1500(mL)\times 10}{5\times 60(min)}=50(滴)$$

点滴系数是指每毫升溶液的滴数，目前常用的静脉输液器的点滴系数有 10、15、20 等多种型号，一般记录在输液器外包装上。

知识链接

输液泵的应用

输液泵是一种能够准确控制输液滴数，保证药物能够均匀、精确、微量，并且安全地进入患者体内发挥作用的一种仪器。输液泵通常是机械或电子的控制装置，它通过作用于输液导管达到控制输液速度的目的。常用于需要严格控制输液量和药量的情况，如在应用升压药物、抗心律失常药物、婴幼儿静脉输液或静脉麻醉等。输液泵种类很多（图 5-49），但主要功能和组成大体相同。

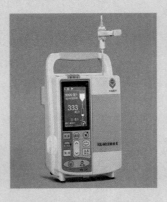

图 5-49 静脉输液泵

使用输液泵时，先将其固定在输液架上，接通电源，打开开关，排尽输液管内空气，将输液管置于输液泵的管道槽里，关闭泵门，设定输液速度和输液量。静脉输液成功后，按下"开始"键；当输液量接近预先设定量时，"输液量显示"键闪烁，提示输液结束；输液终止，按下"停止"键，取出输液管，关闭开关即可。输液过程中，一旦出现故障，输液泵能自动报警，保证患者输液的安全。

（六）常见输液故障及处理

1. 溶液不滴

（1）针头滑出血管外：液体注入皮下组织，穿刺部位局部肿胀、疼痛，挤压输液管无回血。处理方法：更换针头，另选静脉重新穿刺。

（2）针尖斜面紧贴血管壁：液体不滴或滴速很慢，挤压输液管有回血。处理方法：适当调整针头位置或变换肢体位置。

（3）针头阻塞：挤压输液管有阻力感，无回血。处理方法：更换针头，另选静脉重新穿刺。

（4）压力过低：患者周围循环不良、肢体抬举过高或者输液瓶位置较低等所致。处理方法：适当抬高输液瓶或降低肢体位置。

（5）静脉痉挛：常由于穿刺肢体在寒冷环境中暴露的时间过长或者输入液体温度过低所致。处理方法：热敷注射部位上端皮肤，或将下端输液器置于恒温器上加温，即可缓解。

2．茂菲氏滴管内液面过高

（1）滴管有侧孔时：夹紧滴管上端的输液管，打开侧孔，待滴管内液面下降至所需高度时，关闭侧孔，松开滴管上端输液管即可。

（2）滴管无侧孔时：取下输液瓶，倾斜瓶身，使插入瓶内的针头露出液面，随着液体缓缓流下，滴管内见到液面后即可将输液瓶重新挂好。

3．茂菲氏滴管内液面过低

（1）滴管有侧孔时：夹紧滴管下端输液管，打开侧孔，待滴管内液面升至所需高度时，关闭侧孔，松开滴管下端输液管即可。

（2）滴管无侧孔时：夹紧滴管下端输液管，挤压滴管，使液体下流至滴管内，当液面升至所需高度时，停止挤压，松开滴管下端输液管即可。

4．茂菲氏滴管内液面自行下降　在输液过程中，若出现滴管内液面自行下降，应检查滴管上端输液管和滴管衔接是否紧密，有无漏气或裂隙，必要时予以更换。

（七）常见输液反应及护理

1．发热反应　发热反应是输液过程中最常见的一种反应。

1）原因　由于输入致热物质而引起，常因输液器具灭菌不彻底或被污染、输入的药液制剂不纯、消毒保存不良，输液过程中未严格遵守无菌技术操作等所致。

2）临床表现　多发生于输液后数分钟至一小时。患者出现发冷、寒战和发热。轻者体温在 38 ℃左右，停止输液后体温可自行恢复正常；严重者继寒战后，体温可高达 41 ℃，并伴有头痛、恶心、呕吐、脉速等全身不适症状。

3）预防

（1）严格查对制度：输液前认真检查药液质量和输液器具的包装、灭菌日期、有效期等。

（2）严格执行无菌操作规程。

4）护理措施

（1）轻者减慢输液速度，继续观察；重者立即停止输液，通知医生。

（2）密切观察病情，特别是生命体征的变化，患者出现寒战时予以保暖，高热时行物理降温。

（3）遵医嘱给予抗过敏药物或激素类药物。

（4）保留剩余药液和输液器进行检测，查找出现反应的原因。

2．循环负荷过重（急性肺水肿）

1）原因

（1）短时间内患者输入液体量过多、速度过快，使循环血量剧增，心脏负荷过重。

（2）患者原有心肺功能不良，如急性左心功能不全的患者。

2）临床表现　输液过程中患者突然出现气促、胸闷、呼吸困难、咳嗽、咳粉红色泡沫样痰，严重时痰液可从口、鼻涌出,听诊双肺可闻及湿啰音,心率快且心律不齐。

3)预防　严格控制输液速度和输液量,尤其对心肺功能不良患者、老年人、儿童更应谨慎。

4)护理措施

(1)出现症状,立即停止输液并通知医生,进行紧急处理。

(2)若病情许可,患者取端坐位,双腿下垂,以减少静脉回流。

(3)给予高流量氧气吸入,6～8 L/min,以增加肺泡内压,减少肺泡内毛细血管渗出液的产生;同时湿化瓶内加入20％～30％的乙醇湿化氧气,因乙醇可降低肺泡内泡沫的表面张力,促使泡沫破裂消散,进而改善肺部气体交换,缓解缺氧症状。

(4)遵医嘱给予镇静剂、强心剂、利尿剂和扩血管等药物。

(5)必要时用止血带或血压计袖带适当加压,进行四肢轮扎,以阻断静脉回流,但仍保持动脉血流通畅。每5～10 min轮流放松一侧肢体上的止血带,待症状缓解后,再逐渐解除止血带。

(6)给予患者心理护理,缓解其紧张情绪,使患者能积极配合治疗和护理。

3．静脉炎

1)原因

(1)长期输入高浓度或刺激性较强的药液。

(2)刺激性较大的输液导管在静脉内放置时间过长。

(3)静脉输液时未严格执行无菌技术操作等。

2)临床表现　沿静脉走向出现条索状红线,局部组织出现红、肿、热、痛,有时伴有畏寒、发热等全身症状。

3)预防

(1)严格执行无菌技术操作,防止感染。

(2)对血管壁刺激性较强、浓度高的药物应充分稀释后再使用,防止药液渗出血管外,且输液速度宜慢。

(3)静脉内置管应选择无刺激性或刺激性小的导管,且留置时间不宜过长。

(4)注意保护静脉,要有计划地更换静脉穿刺部位。

4)护理措施

(1)停止在炎症局部输液,抬高患肢并制动。

(2)局部用50％硫酸镁湿热敷,或95％乙醇溶液湿热敷,每日2次。

(3)活血化瘀中药如如意金黄散加醋调成糊状,局部外敷,每日2次。

(4)超短波理疗,每日1次。

(5)对合并全身感染者,遵医嘱给予抗生素治疗。

4．空气栓塞

1)原因

(1)静脉输液时输液管内空气未排尽;输液管衔接不紧、有漏缝;未及时更换药液或拔针。

(2)加压输液、输血时无专人守护。

(3)拔出较粗的、近胸腔的深静脉导管时,穿刺点封闭不严。

进入静脉的空气,随着血液循环进入右心房、右心室。如空气量少,可随血流进入肺动脉,再分散到肺小动脉内,最后经毛细血管吸收,损害较小;如进入的空气量大,则在右心室内堵塞肺动脉入口,使血液不能进入肺内(图5-50),引起机体严重缺氧,甚至死亡。

2)临床表现　患者感到胸部异常不适或胸骨后疼痛,呼吸困难、严重发绀,有濒死感,心前区听诊可闻及响亮、持续的"水泡音";心电图呈心肌缺血和急性肺心病的改变。

3)预防

(1)输液过程中应加强巡视,及时处理故障;及时更换液体瓶;输液完毕及时拔针。

(2)加压输液、输血时必须有专人守护。

4)护理措施

(1)有上述表现,立即停止输液,通知医生进行抢救。

(2)立即置患者于左侧头低足高位,左侧卧位可使肺动脉的位置低于右心室,气泡随即向上漂移至右心室的顶部,从而避开肺动脉入口,随着心脏的搏动,将气体混成泡沫,分次小量进入肺动脉内被逐渐吸收(图5-51)。

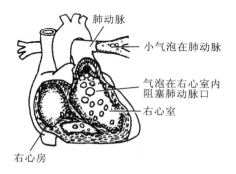

图5-50　空气在右心室内堵塞肺动脉入口

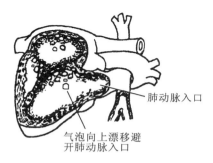

图5-51　置患者于左侧卧位,使气泡避开肺动脉入口

(3)给予高流量氧气吸入,提高患者的血氧浓度,纠正缺氧。

(4)有条件者可以通过中心静脉导管抽出空气。

(5)密切观察病情变化,如有异常及时对症处理。

知识链接

输液微粒污染

输液微粒是指在输入溶液中的非代谢性的颗粒杂质。输液微粒污染是指在输液过程中将输液微粒带入人体,对人体造成严重危害的过程。

输液微粒的来源:药物生产制作过程中混入杂质与微粒;盛装药液容器不洁净;输液器与注射器不洁净;在输液操作中的污染。

输液微粒污染的危害:直接阻塞血管致局部供血不足,组织缺血、缺氧,甚至坏死;形成血栓,引起血管栓塞和静脉炎;出现血小板减少症和过敏反应;形成肺内肉芽肿;刺激组织而发炎或形成肿块。

预防输液微粒污染的措施:严格控制制剂生产过程中的各个环节;采用密闭式一次性输液器;输液前认真检查药液的透明度、有效期及质量;严格执行无菌操作;药物现配现用;净化配液和输液工作环境的空气;输液器通气管末端使用终端滤器。

考点提示

常用溶液的选择，输液反应的判断与处理，输液速度的调节及计算。

二、静脉输血法

静脉输血法是将全血或成分血（如血浆、红细胞、白细胞等）通过静脉输入人体内的方法。

（一）静脉输血目的

1. 补充血容量　增加循环血量，提升血压，促进循环，常用于失血、失液引起血容量减少或休克患者。

2. 补充血红蛋白　促进红细胞的携氧功能，纠正贫血，常用于严重贫血患者。

3. 补充各种凝血因子和血小板　改善凝血功能，有助于止血，常用于凝血功能障碍的患者。

4. 补充血浆蛋白　维持胶体渗透压，以减轻组织渗出和水肿，常用于低蛋白血症的患者。

5. 补充抗体、补体　增加机体免疫力，提高机体抗感染的能力，常用于严重感染、免疫功能低下的患者。

6. 排除有害物质　改善组织器官的缺氧状况，常用于一氧化碳、苯酚等化学物质中毒的患者。

（二）血液制品的种类及作用

1. 全血　即采集的血液未经任何加工而全部存于保养液中待用的血液。

（1）新鲜血：保存在 4 ℃冰箱内，保存的时间不超过 1 周的血液。新鲜血保留了血液的所有成分，可补充各种血细胞、凝血因子、血小板，主要适用于血液病患者。

（2）库存血：保存在 4 ℃冰箱内，有效期 2～3 周，具体的保存时间因保养液而定。库存血含有血液的各种成分，但白细胞、血小板、凝血酶原等成分破坏较多，库存血保存时间越长，血液成分变化越大，由于红、白细胞细胞内的钾离子外溢到血浆中，导致血液钾离子含量增多，同时血液中葡萄糖分解，乳酸增多，血液的酸性增高，故大量输库存血时，可出现酸中毒和高血钾。主要适用于各种原因引起大出血的患者。

2. 成分血　成分血是将血液中的各种有效成分加以分离提纯，根据患者的病情，针对性地输入相应的血液成分，故又称为成分输血。其优点：针对性强、治疗效果好、副作用少、一血多用、节约血源，目前在临床上广泛应用，常用的成分血有以下几种。

1）血浆　全血分离后所得的液体成分。主要成分为血浆蛋白，不含血细胞，无凝集原，可分为以下几种。

（1）新鲜血浆：采血后立即分离输入或 4 ℃冰箱内保存 24 h，除了红细胞，基本保留了血液的各种成分，适用于凝血因子缺乏的患者。

（2）冰冻血浆：新鲜冰冻血浆是抗凝新鲜全血于 6～8 h 内在 4 ℃环境下将血浆分离，并迅速在 −30 ℃低温下快速冷冻的血浆，有效期 1 年。普通冰冻血浆是从保存已超过 6～8 h 但在有效期内的全血中分离出来的血浆，并迅速在 −30 ℃低温下快速冷冻，有效期 5 年。使用时需在 37 ℃温水中融化，并在 6 h 内输完，适用于凝血因子缺乏的患者。

（3）干燥血浆：是冰冻血浆放在真空装置下加以干燥而成，保存期为 5 年，使用时加适量生理盐水或 0.1%枸橼酸钠溶液溶解即可。

2）红细胞制剂

（1）浓缩红细胞：新鲜全血经离心或沉淀分离血浆后的剩余部分，仍含少量血浆，适用于携氧能力缺陷及血容量正常的贫血患者。

（2）洗涤红细胞：红细胞经生理盐水洗涤 3 次后，再加适量的生理盐水，适用于一氧化碳中毒、器官移植、免疫性溶血性贫血等患者。

（3）红细胞悬液：提取血浆后的红细胞加入等量红细胞保养液制成，适用于战地急救及中、小手术患者。

3）白细胞浓缩悬液　新鲜全血经离心取其白膜层的白细胞，在 4 ℃温度下保存，48 h 内有效，适用于治疗粒细胞缺乏伴严重感染患者。

4）血小板浓缩悬液　全血离心后所得，在 22 ℃温度下保存，24 h 内有效，适用于血小板减少或血小板功能障碍性出血的患者。

5）各种凝血制剂　如凝血酶原复合物，抗血友病因子等，适用于各种凝血因子缺乏的出血性疾病。

3．其他血液制品

（1）白蛋白制剂：从血浆中提取制成，具有提高机体血浆蛋白及胶体渗透压的作用，适用于低蛋白血症患者。

（2）抗血友病球蛋白浓缩液：适用于血友病患者。

（3）纤维蛋白原：适用于纤维蛋白缺乏症及弥散性血管内凝血（DIC）的患者。

（三）静脉输血技术

1．输血前准备

（1）知情同意：输血前，应告知患者或患者家属输血目的及可能的不良反应，取得患者或患者家属的理解并征得患者的同意，签署知情同意书。

（2）备血：输血前根据医嘱抽取血标本 2 mL，与已填写好的输血申请单和配血单送往血库，做血型鉴定和交叉配血试验。

（3）取血：护士凭取血单到血库取血，与血库工作人员共同做好"三查八对"工作。"三查"：检查血液的有效期、血液的质量（表 5-34）、输血装置是否完好；"八对"：核对患者姓名、床号、住院号、血袋（瓶）号、血液种类、剂量、血型鉴定和交叉配血试验结果。查对准确无误后，护士在交叉配血试验单上签名后方可领取血液。

表 5-34　正常血液与异常血液的鉴别

	正常血液	异常血液
上层血浆	淡黄色、半透明	红色、混浊、有泡沫
下层血细胞	暗红色	暗紫色
两层界限	清楚、无凝块	不清楚、有凝块

（4）取血后：血液从血库取出后，勿剧烈振荡，以免红细胞被大量破坏而造成溶血；血液不能加温，防止血浆蛋白凝固变性而引起反应。输入库血时，应在室温下放置 15～20 min 后再输入。血液制品中不得加入其他药品，并避免和其他溶液相混，以防血液变质。

（5）输血前：输血前，操作者必须与另一名护士再次核对，确定无误后方可输入，一般 4 h 内输完。

静脉输血原则

1. 同型输血原则　除输入血浆及白蛋白以外,输入全血或其他成分血液前必须做血型及交叉配血试验,且均选用同型血液输注。

2. 成分输血原则　即缺什么补什么,针对性输入血液或血液制品,既可提高输血的效果,减少由输全血引起的不良反应,又可以节省血源。患者输入所需的特定成分血,如血小板、血浆、红细胞、白细胞、凝血因子等都比输全血更合适。因此输入成分血,无论从医学生理理论或是从免疫学角度都体现了极大的优越性。

2. 静脉输血法

静脉输血法可分为间接静脉输血法和直接静脉输血法,间接静脉输血法将已备好的血液按静脉输液法输给患者,是临床上最常用的静脉输血法。

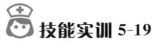

技能实训 5-19

静脉输血法

【目的】　同"静脉输血目的"。

【评估】

1. 核对医嘱　输液前认真核对医嘱、床号、姓名、血液制品等。

2. 评估患者

(1) 患者年龄、病情、输血目的、血型、既往输血史、过敏史。

(2) 患者意识状态,对输血的心理反应及合作程度。

(3) 患者穿刺局部皮肤及静脉血管状况。

【计划】

1. 护士准备　护士着装整洁,洗手,戴口罩。

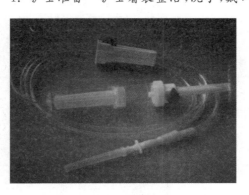

图 5-52　密闭式一次性输血器

2. 用物准备

(1) 间接静脉输血法:密闭式一次性输血器(图 5-52)一套、生理盐水、按医嘱备血液制品,余同密闭式静脉输液法。

(2) 直接静脉输血法:无菌治疗盘内放置 50 mL 注射器数具及 9 号针头(根据输血量而定)、3.8% 枸橼酸钠溶液、生理盐水、血液制品、血压计袖带,余同密闭式静脉输液法。

3. 患者准备　患者了解输血的目的,注意事项,并在知情同意书上签字。排空大小便,取舒适卧位。

4. 环境准备　清洁、安静、舒适、光线充足。

【实施】　见表 5-35。

表 5-35　静脉输血法操作流程

操作程序	操作步骤	要点说明
间接静脉输血法		·将已备好的血液按静脉输液法输给患者,是临床上最常用的静脉输血法
1.核对、解释	*护士携用物至床旁,核对床号、姓名,询问患者血型、输血史,解释输血的目的和注意事项	·取得患者的合作,防止发生差错
2.输入盐水	*按密闭式静脉输液法,穿刺固定后,先为患者输入少量生理盐水	·根据病情,输血量及患者年龄选用静脉输液 ·输入生理盐水冲洗输血器管道,避免发生溶血
3.再次核对	*两位护士按"三查八对"内容,再次认真核对	·严格查对,确保无误
4.消毒、输血	*轻轻将血液摇匀,常规消毒贮血袋上塑料管,拔出输液插瓶针,垂直插入消毒后的塑料管内(如为血瓶,则常规消毒血瓶塞后,取下插瓶针插入血瓶内),将贮血袋挂于输液架上	·勿剧烈振荡,以免红细胞被大量破坏而造成溶血
5.调节滴速	*输血开始速度宜慢,观察 15 min 后若无异常,则可根据病情、年龄调节滴速	·输血开始速度不超过 20 滴/分,一般成人 40～60 滴/分,老人、儿童酌减
6.核对、记录	*再次"三查八对",做好记录,向患者及家属交代注意事项,告知患者若有不适应及时反映	·以便发生输血反应及时处理,减轻不良反应的程度
7.严密观察	*加强巡视观察,注意有无输血反应	
8.再输盐水	*输血完毕或需输另一袋血,先再输入少量生理盐水,直至输血器下端管内的血液全部输入体内,拔针或更换另一袋血液继续输入	·输血完毕或更换另一袋血液前,应输入生理盐水,防止血液浪费及输血反应的发生
9.拔针按压	*输血完毕,核对床号、姓名,除去敷贴,关闭调节器,轻压穿刺点上方,迅速拔针,按压片刻至无出血	
10.整理、记录	*协助患者取舒适卧位,整理床单位,清理用物后洗手,取下口罩并做好记录	·用物按规定处理,避免交叉感染 ·输完的血袋要保留 24 h,以备查找输血反应发生的原因

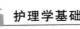

续表

操作程序	操作步骤	要点说明
直接静脉输血法		・将供血者血液抽出后,立即输给受血者,常用于无库存血而急需输血者或少量输入新鲜血的婴幼儿
1.核对、解释	＊认真执行查对制度,分别核对受血者和供血者姓名、血型、交叉配血试验结果 ＊解释输血目的及配合要求	・严格查对,避免差错
2.抽抗凝剂	＊按常规将备好的注射器吸入抗凝剂,放在无菌盘内备用	・每 50 mL 血液加 3.8% 枸橼酸钠溶液 5 mL
3.准备卧位	＊受血者和供血者分别卧于床上,暴露一侧手臂	
4.抽血输血	＊由三位护士协作进行,一人抽血,一人传递,一人输血	・一般选用粗大静脉,常用肘正中静脉
	＊将血压计的袖带缠于供血者上臂,充气至压力维持在 100 mmHg 左右,常规消毒穿刺局部,从供血者抽取血液,按静脉注射方法立即输给受血者	・抽取供血者的血液时不宜过快过急,并注意观察全身及局部情况,询问有无不适
	＊需连续抽血时,只需更换注射器,无需拔出针头,用手指压迫穿刺部位前端静脉,以减少出血	・给受血者输血时不宜过快,并随时观察患者的反应
5.拔针按压	＊输血完毕,用无菌纱布轻压穿刺点上方,迅速拔针,按压片刻至无出血	
6.整理、记录	＊协助患者取舒适卧位,整理床单位,清理用物后洗手,取下口罩并做好记录	・用物规范处理,避免交叉感染

【注意事项】

1. 根据输血申请单正确采集血标本,每次只能为一位患者采集血标本,以免发生差错。除输入血浆及白蛋白外,输入其他血液制品均在输血前进行交叉配血试验。

2. 严格执行查对制度和无菌操作规程,在取血时、输血前必须两人查对,准确无误方能输血。

3. 从血库取出的血液常温下放置时间不超过 30 min,并在规定时间内输完。

4. 如患者全血与成分血同时输入,应先输成分血再输全血,保证成分血新鲜输入。

5. 在输血前后及输两袋血液之间,都应输入少量生理盐水,以免出现不良反应;血液内不得加入其他药品,如钙剂、酸性或碱性药物、高渗或低渗溶液,以防血液变质。

6. 输血过程中加强巡视,尤其是输血开始 15 min,密切观察患者有无不良反应,注意倾听患者主诉,以便及时发现问题。一旦出现严重反应,应立即停止输血,采取相应的护理措施,并保留余血以备送检,查找原因。

7. 加压输血时必须有专人守护,避免发生空气栓塞。

8. 输完血袋送回输血科保留 24 h,以备患者出现输血反应时查找原因。

【评价】

1. 患者能理解静脉输血的目的,无不良反应,患者能主动配合。

2. 护士正确执行无菌技术操作及查对制度。

3. 操作规范、熟练,治疗安全、有效。

知识链接

自体输血法

自体输血法是指收集患者自身血液,在患者需要时输还给患者本人。自体输血不需做血型鉴定和交叉配血试验,不会产生免疫反应,既节省血源又可防止发生输血反应,同时避免了因输血而引起的疾病传播。自体输血有三种形式,包括术前预存自体血、术前稀释血液回输和术中失血回输。

1. 术前预存自体血　适用于择期手术患者,术前抽取患者的血液,在血库低温下保存,待手术时再输还给患者。一般于术前 2～3 周开始,每周或隔周采血一次,最后一次采血应在手术前 3 天,以利机体恢复正常的血浆蛋白水平。

2. 术前稀释血液回输　于手术开始前采血并同时输入等量的血浆代用品,维持血容量,使血液处于稀释状态,减少术中红细胞的丢失,采集的血液在术中或术后输给患者。

3. 术中失血回输　在手术中收集失血回输给患者,如脾破裂、输卵管破裂的患者,血液流入腹腔 6 h 内,无污染和凝血时,可将血液收集起来,加入适量抗凝剂,经过过滤后输还给患者。自体失血回输的总量应限制在 3500 mL 以内,大量回输自体血时,应适当补充新鲜血浆和血小板。

(四)常见输血反应与护理

1. 发热反应　发热反应是静脉输血过程中最常见的输血反应。

1)原因

(1)输入致热源所致:如血液、保养液、输血用具等被致热源污染。

(2)细菌污染所致:输血过程中,违反无菌技术操作原则,造成污染。

(3)免疫反应所致:多次输血后,受血者血液中产生的白细胞抗体或血小板抗体与供血者的白细胞或血小板发生免疫反应。

2)临床表现　通常在输血过程中或输血后 1～2 h 以内发生反应,患者起初畏寒或寒战,继而发热,体温升高至 38～41 ℃,持续时间不等,重者持续数小时,可伴有皮肤潮红、头痛、恶心、呕吐、肌肉酸痛等全身症状。

3)预防

(1)严格管理血液、保养液和输血用具,有效消除致热源。

(2)严格执行无菌操作,防止污染。

(3)多次输血,输血前遵医嘱给予抗过敏药物。

4）护理措施

（1）密切观察病情变化，反应轻者可减慢输血速度，给予对症处理；严重者应立即停止输血，静脉滴注生理盐水，以维持静脉通路。

（2）高热者行物理降温，畏寒者给予保暖、饮热饮料等。

（3）遵医嘱给予退热药、抗过敏药物或激素类药物。

（4）将输血器、剩余血连同贮血袋一并送检。

2．过敏反应

1）原因

（1）患者为过敏体质，输入血液中的异体蛋白与过敏机体的蛋白质结合，形成全抗原而引起过敏。

（2）供血者血液中含有变态反应性抗体传给受血者。

（3）输入血中含有致敏物质，如供血者在献血前使用过可致敏的药物、食物等。

（4）患者多次输血，体内产生过敏性抗体，当再次输血时，抗原抗体相互作用而发生过敏反应。

2）临床表现　过敏反应通常发生在输血后期或输血即将结束时，程度轻重不一。轻者出现皮肤瘙痒，局部或全身出现荨麻疹；中度反应出现血管神经性水肿，常见于眼睑、口唇水肿；严重者由于喉头水肿出现呼吸困难，支气管痉挛，两肺闻及哮鸣音，甚至出现过敏性休克。

3）预防

（1）正确管理血液与血液制品。

（2）勿选用有过敏史的供血者。

（3）供血者在献血前 4 h 不宜食高蛋白和高脂肪食物，如虾、鸡蛋、鱼等，可用少量清淡饮食或饮糖水。

（4）输血前对有过敏史和需多次输血的患者按医嘱给予抗过敏药物。

4）护理措施

（1）轻者减慢输血速度，按医嘱给予抗过敏药物，继续观察；重者立即停止输血，皮下注射 0.1％盐酸肾上腺素 0.5～1 mL，静脉注射地塞米松等抗过敏药物。

（2）对症处理，如呼吸困难者给予氧气吸入；严重喉头水肿者护士应配合医生行气管切开；循环衰竭者立即进行抗休克治疗。

（3）密切观察生命体征的变化。

（4）必要时保留余血送检。

3．溶血反应　溶血反应是由于受血者或供血者的红细胞发生异常破坏，而导致的一系列临床表现，是最严重的输血反应。

1）原因

（1）输入异型血：由于供血者和受血者血型不符所致，多由于 ABO 血型不相容而引起。反应发生快，输入 10～15 mL 即出现症状，后果严重。

（2）输入变质血：输血前红细胞已遭破坏出现溶血，如血液储存过久；血液保存不当，温度过高或过低；血液振荡过剧或受到细菌污染；血液中加入了高渗或低渗溶液或影响 pH 值的药物等，均可导致红细胞被大量破坏溶解。

（3）Rh 血型系统不符：Rh 阴性者首次输入 Rh 阳性血液不发生溶血反应，但输血 2～3 周后体内产生抗 Rh 阳性的抗体，再次输入 Rh 阳性血液，即可发生溶血反应。其反应发生较慢，一般在输血后几小时至几天后才发生。

2）临床表现 见表5-36。

表 5-36 溶血反应发生机理及临床表现

发生阶段	机理	临床表现
第一阶段	红细胞凝集成团,阻塞部分小血管	头部胀痛、四肢麻木、腰背部剧烈疼痛、胸闷、恶心、呕吐等
第二阶段	红细胞溶解,大量血红蛋白释放进入血浆	黄疸、血红蛋白尿(酱油色)、伴寒战、高热、呼吸困难、血压下降等
第三阶段	大量血红蛋白在肾小管遇酸性物质变成结晶,同时抗原抗体作用使肾小管内皮细胞缺血、缺氧,坏死脱落,导致肾小管阻塞	少尿、无尿、氮质血症等急性肾功能衰竭的表现

3）预防

(1) 严格执行查对制度和操作规程。

(2) 认真做好血型鉴定和交叉配血试验,杜绝差错事故发生。

(3) 严格执行血液采集、保存制度,防止血液变质。

4）护理措施

(1) 一旦发生溶血反应立即停止输血,维持静脉输液通道,通知医生及时处理。

(2) 保留余血并抽取患者血标本一同送检,重做血型鉴定和交叉配血试验。

(3) 双侧腰部封闭,双侧肾区用热水袋热敷,解除肾血管痉挛,保护肾脏。

(4) 遵医嘱口服或静脉滴注碳酸氢钠溶液,碱化尿液,以增加血红蛋白在尿液中的溶解度,防止肾小管阻塞。

(5) 密切观察生命体征及尿量变化,并做好记录。

(6) 对少尿、无尿者,按急性肾功能衰竭护理。出现休克症状,立即配合医生进行抗休克治疗。

(7) 做好患者的心理护理,以缓解患者的焦虑及恐惧。

4. 大量输血后反应 大量输血一般是指在 24 h 内输血量大于或相当于患者总血容量。

1）循环负荷过重 其原因、临床表现、预防及护理措施同静脉输液反应。

2）出血倾向

(1) 原因:由于库存血中缺乏血小板及凝血因子,长期反复输血或短时间内输入大量库存血即有出血的危险。

(2) 临床表现:输血过程中或输血后,皮肤、黏膜出现淤点或淤斑,穿刺部位可见大块淤血或手术伤口渗血,严重者出现血尿。

(3) 预防:在输入几个单位的库存血时,根据医嘱间隔输入新鲜血或血小板悬液,以补充血小板和凝血因子。

(4) 护理措施:在大量输入库存血时,应密切观察患者意识、血压、脉搏的变化,注意皮肤、黏膜或伤口有无出血。

3）枸橼酸钠中毒反应

（1）原因：当大量输血时，枸橼酸钠也随之大量进入体内，过量的枸橼酸钠尚未氧化便和血中游离钙结合使血钙下降。

（2）临床表现：患者手足抽搐、血压下降、出血倾向、心率缓慢甚至心搏骤停。

（3）预防：每输入库存血1000 mL时，遵医嘱静脉注射10％葡萄糖酸钙或氯化钙10 mL，以补充钙离子，防止血钙过低。

（4）护理措施：严密观察患者病情变化，出现症状及时通知医生处理。

5. 其他　由于输血不当还可引起空气栓塞、细菌污染反应及因输血传染的疾病，如病毒性肝炎、疟疾、艾滋病及梅毒等。为了保证患者输血安全，要严格管理血液及血液制品，严格把握采血、贮血和输血操作的各个环节。

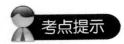
考点提示

血液制品的选择，输血前的准备，输血反应的判断与处理。

直通护考

一、A1/A2型题（以下每一道考题下面有A、B、C、D、E五个备选答案，请从中选择一个最佳答案）

1. 成人一般静脉输液速度为（　　）。

A. 20～40滴/分　　　　　　B. 30～40滴/分　　　　　　C. 40～60滴/分

D. 50～60滴/分　　　　　　E. 60～80滴/分

2. 输液过程中导致静脉痉挛的原因是（　　）。

A. 输液速度过快　　　　　　B. 液体注入皮下组织　　　　　　C. 针头阻塞

D. 患者肢体抬举过高　　　　E. 输入的药液温度过低

3. 对静脉炎的护理，哪项是错误的？（　　）

A. 患肢抬高，并制动　　　　　　　　　　B. 患肢应加强运动、按摩

C. 局部用50％硫酸镁湿热敷　　　　　　D. 超短波理疗

E. 必要时给予抗生素治疗

4. 对维持血浆胶体渗透压、增加血容量、升高血压有显著效果的溶液是（　　）。

A. 林格液　　　　　　　　B. 生理盐水　　　　　　　　C. 5％葡萄糖溶液

D. 10％葡萄糖溶液　　　　E. 中分子右旋糖酐

5. 血液病患者最适宜输入（　　）。

A. 血浆　　　B. 库存血　　　C. 新鲜血　　　D. 白蛋白　　　E. 水解蛋白

6. 使用前需放在37 ℃温水中提温的血液制品是（　　）。

A. 普通血浆　　　B. 干燥血浆　　　C. 冷冻血浆　　　D. 新鲜血　　　E. 库存血

7. 输液发热反应常见的原因是（　　）。

A. 输入液体过多　　　　　　B. 输入速度过快　　　　　　C. 输入致热物质

D. 输入液体过凉　　　　　　E. 输入时间过长

8. 下列哪项不属于输液反应范畴？（　　）

A. 发热反应　　　　　　　　　B. 空气栓塞　　　　　　　　C. 出血倾向

D. 静脉炎　　　　　　　　　　E. 循环负荷过重

9. 输液引起急性肺水肿的临床表现是（　　　）。

A. 咳嗽、咳痰、心悸　　　　　　　　　　B. 发绀、胸闷、烦躁不安

C. 心悸、恶心、咳泡沫痰　　　　　　　　D. 呼吸困难、胸闷、咳嗽,咳血性泡沫痰

E. 胸部异常不适,呼吸困难

10. 输液时以下哪项不会引起溶液不滴?（　　　）

A. 针头滑出血管外　　　　　　B. 针头阻塞　　　　　　　　C. 压力过低或静脉痉挛

D. 输入药液量过大　　　　　　E. 针尖斜面紧贴血管壁

11. 输入下列哪种血液制品不需做交叉配血试验?（　　　）

A. 全血　　　　B. 血小板　　　　C. 血浆　　　　D. 红细胞　　　　E. 白细胞

12. 患者,男,78岁。因上呼吸道感染诱发慢性阻塞性肺病急性发作,入院后给予抗感染、平喘、祛痰治疗,输液总量为 800 mL,计划 5 h 输完,输液器滴系数为 15,每分钟滴数为（　　　）。

A. 30 滴　　　　B. 35 滴　　　　C. 40 滴　　　　D. 45 滴　　　　E. 50 滴

13. 患者,男,18岁。连续输液10天后沿静脉走向出现一条索状红线,感觉局部灼热、疼痛,应考虑为（　　　）。

A. 动脉炎　　　　B. 静脉炎　　　　C. 发热反应　　　　D. 空气栓塞　　　　E. 静脉栓塞

14. 王某,36岁。输液时液体滴入不畅,注射部位无肿胀、疼痛。挤压输液管有回血,其原因是（　　　）。

A. 针尖滑出血管外　　　　　　　B. 针尖斜面一半在血管外,一半在血管内

C. 针梗阻塞　　　　　　　　　　D. 针梗穿破血管

E. 针尖斜面紧贴血管壁

二、A3/A4 型题(以下提供若干个案例,每个案例下设若干个考题。请根据各考题题干所提供的信息,在每道题下面的 A、B、C、D、E 五个备选答案中,选择一个最佳答案)

（15～16 题共用题干）

患者,女,68岁。静脉输液过程中,患者主诉胸骨后疼痛,随即出现呼吸困难,严重发绀,听诊心前区有"水泡音"。

15. 根据患者临床表现,该患者可能出现了（　　　）。

A. 急性肺水肿　　B. 心肌梗死　　　C. 过敏反应　　　D. 空气栓塞　　　E. 发热反应

16. 立即停止输液,协助患者取（　　　）。

A. 俯卧位　　　　　　　　　　B. 头高足低位　　　　　　　　C. 去枕仰卧位

D. 半坐卧位床尾抬高　　　　　E. 左侧卧位,头低足高

（17～20 题共用题干）

患者,女,45岁。因风湿性心脏病住院治疗,入院后查体心功能三级。在一次输液过程中,患者擅自将滴速调至80滴/分,输液进行 20 min 以后,患者出现呼吸困难,咳嗽、咳粉红色泡沫痰。

17. 根据患者的临床表现,护士应考虑患者出现了哪种输液反应?（　　　）

A. 急性肺水肿　　B. 静脉炎　　　　C. 空气栓塞　　　D. 发热反应　　　E. 过敏反应

18. 为了缓解症状,护士可协助患者取（　　　）。

A. 半卧位　　　B. 中凹卧位　　C. 平卧位　　　D. 端坐位　　　E. 头高足低位

19. 护士应首先采取的措施是（　　）。

A. 立即停止输液　　　　　　　　　　　B. 通知医生

C. 给予强心剂、扩血管等药物　　　　　D. 高流量给氧

E. 四肢轮流结扎

20. 为降低肺泡内泡沫的表面张力，护士可采用（　　）。

A. 10%～20% 的乙醇湿化给氧　　　　B. 20%～30% 的乙醇湿化给氧

C. 30%～40% 的乙醇湿化给氧　　　　D. 40%～50% 的乙醇湿化给氧

E. 50%～60% 的乙醇湿化给氧

（廖颖辉）

任务五　标本采集

 要点导航

重点：标本采集的原则，各种标本采集的目的及方法。

难点：各种标本采集的注意事项。

 案例引导

患者，李某，男，65 岁。患 Ⅱ 型糖尿病 15 年，高血压 12 年，近一个月因腰腿疼痛加剧、行走困难来院就诊，后收治入院。护理体检：T36.8 ℃，P80 次/分，R18 次/分，Bp180/96 mmHg，体重 54 kg。医嘱：查血、尿、粪三大常规、空腹血糖、肝功能、尿艾迪计数检查。问题：

1. 上述检验项目需要用到哪些标本容器？

2. 护士如何为患者正确采集血标本？

3. 做尿艾迪计数检查时，怎样指导患者留尿，留取的尿液如何防腐？

标本采集是指采集人体少许的血液、体液（胸水、腹水）、排泄物（尿液、粪便）、分泌物（痰、鼻咽分泌物）、呕吐物和脱落细胞（食管、阴道）等标本，运用物理、化学以及生物学的实验室技术和方法进行检验，为判断患者有无异常提供依据。

一、标本采集的意义和原则

（一）标本采集的意义

标本检验的结果可反映机体的正常生理功能和病理改变,各种标本的化验检查结果也是诊断疾病的重要方法之一,对明确诊断、观察病情、预测病程进展、制订防治措施以及判断预后起着重要作用。所以,护理人员必须了解各种标本的临床意义,掌握标本采集的基本知识和技能,确保标本采集的质量,以保证检验结果的准确。

（二）标本采集的原则

1. 遵照医嘱　各种标本的采集应按医嘱执行,由医生填写申请单,字迹清楚,目的明确,并签全名。

2. 准备充分

（1）护士准备:采集标本前,应明确检验项目及目的,选择采集的方法,确定采集标本的量,了解注意事项。

（2）用物准备:根据检验目的,选择适当容器,外贴标签,标明科别、床号、住院号、姓名、性别、检验项目、标本采集的日期和时间等。

（3）患者准备:向患者和家属解释留取标本的目的和要求,以消除顾虑,取得患者合作。

3. 严格核对　核对是保证标本采集无误的重要环节之一。采集前应认真核对医嘱,核对申请单的检验项目、患者姓名、性别、床号、住院号等,采集完毕及送检前应重复核对。

4. 正确采集

（1）要保证送检标本质量,必须掌握正确的采集方法、采集时间和采集量。如做尿妊娠试验,要留取晨尿,因为晨尿内绒毛膜促性腺激素的含量高,容易获得阳性检验结果。

（2）细菌培养标本应放入无菌容器内,且容器无裂缝,瓶塞干燥,采集时注意无菌操作,不可混入防腐剂、消毒剂或药物,培养液应足量,无混浊、变质,以免影响检验结果的准确性。培养标本应在患者高热寒战期或使用抗生素之前采集,如已使用,应在血药浓度最低时采集并在检验单上注明。

（3）需由患者自己留取标本(如痰标本、中段尿标本、24 h尿标本、大便标本中病理成分的采集等)时,要详细告知患者标本留取方法及注意事项,以保证采集到高质量符合要求的标本。

5. 及时送检　标本采集后应及时送检,不可放置过久,以避免标本污染或变质影响检验结果。特殊标本还应注明采集时间,立即送检。

二、各种标本的采集方法

（一）静脉血标本采集方法

静脉血标本可分为三类:全血标本、血清标本和血培养标本。

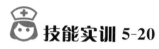

技能实训 5-20

静脉血标本采集方法

【目的】

1. **全血标本**　测定血常规、血沉及血液中某些物质(如血糖、血氨、尿素氮、尿酸、肌酐、肌酸等)的含量。

2．血清标本　全血自然凝固后析出的液体,用于生物化学、免疫学检测等,如血清酶、脂类、电解质、肝功能等。

3．血培养标本　查找血液中的致病菌(如伤寒杆菌培养等)。

【评估】

1．患者的年龄、病情、意识状态、治疗情况、肢体活动能力、采集静脉血标本的种类及要求、采集部位皮肤及血管的状况。

2．患者对静脉血标本采集的认识、心理反应及合作程度。

【计划】

1．护士准备　衣帽整洁,修剪指甲,洗手,戴口罩。

2．用物准备　检验单,注射盘内备消毒液、棉签、止血带、治疗巾、小垫枕及真空采血管和真空采血针(按检验项目选用,图5-53),或备一次性无菌注射器(按采血量备用),贴好标签的标本容器(干燥试管、抗凝试管、血培养瓶),手消毒液,生活垃圾桶,医疗垃圾桶,锐器回收盒,按需要备酒精灯、火柴。

3．患者准备

(1)患者需了解采集静脉血标本的目的和配合要点,做生化检验时应空腹。

(2)患者取舒适体位,暴露穿刺部位。

4．环境准备　病室环境安静、整洁、温湿度适宜,光线充足,必要时关闭门窗、拉窗帘、拉床帘或屏风遮挡。

【实施】　见表5-37。

表5-37　静脉血标本采集方法操作流程

操作程序	操作步骤	要点说明
1.选择容器	＊核对医嘱、检验单,备齐用物	・防止发生差错事故
2.核对、解释	＊携用物至患者床旁,核对床号、姓名并解释采血目的和配合方法	・核对床头卡、腕带并询问,确保核对无误
3.选择静脉	＊协助患者取舒适体位,选择合适静脉,将治疗巾铺于小垫枕上,置于穿刺部位下方,在穿刺点上方约6 cm处系止血带,常规消毒皮肤,嘱患者握拳	・系好的止血带尾端应远离穿刺点,避免穿刺点被污染 ・使静脉充盈,便于穿刺及抽血 ・穿刺一旦出现局部血肿,立即拔出针头,按压局部,另选其他静脉重新穿刺
4.采集标本	★真空采血器采血:取下护针套,手持真空采血针,按静脉注射法行静脉穿刺,见回血后,将真空采血针另一端拔掉针套,针头刺入真空采血管,松止血带,血液流入采血管至所需血量,取下采血管。如需继续采集,置换另一采血管,当最后一支采血管即将完毕(血流变慢),嘱患者松拳,用干棉签按压穿刺点,迅速拔针,嘱患者屈肘按压穿刺点1～2 min(以不出血为止)	・当血液流入采血管时,立即松开止血带,否则容易引起淤血、静脉扩张,并且因血液成分变化而影响某些指标的检查结果 ・真空采血管内有预留负压,血液至需要血量会自动停止 ・采血结束,先拔真空采血管,后自穿刺部位拔去针头,嘱患者按压,防止皮下出血或淤血

续表

操作程序	操作步骤	要点说明
	★注射器采血:按静脉注射法抽血至所需量,松止血带,嘱患者松拳,用干棉签按压穿刺点,迅速拔针,嘱患者屈肘按压穿刺点1～2 min(以不出血为止)	·采集血标本后,应回抽注射器活塞少许,以免血液凝固使注射器粘连和针头阻塞
	*取下针头,将血液注入标本容器内,同时抽取几个项目的标本时,注入血液顺序如下。 血培养标本:①注入密封瓶时,除去铝盖中心部,常规消毒瓶盖,更换针头后把血液注入瓶内,轻轻摇匀;②注入三角烧瓶时,先点燃酒精灯,松开瓶口纱布,取出塞子,迅速在酒精灯火焰上消毒瓶口,再取下针头,将血液顺瓶壁注入瓶内,轻轻摇匀,再将瓶口及瓶塞消毒后塞好,扎紧封瓶纱布	·标本应在使用抗生素前采集,如已使用,应在检验单上注明 ·一般血培养采集5 mL,但对于亚急性细菌性心内膜炎的患者,为提高细菌培养阳性率,采血量增至10～15 mL
	全血标本:将血液顺管壁缓慢注入盛有抗凝剂的试管内,立即轻轻颠倒8～10次 血清标本:将血液顺管壁缓慢注入干燥试管内	·使血液和抗凝剂混匀,以防血液凝固 ·勿注入泡沫,避免振荡,防止红细胞破裂造成溶血
5.整理、记录	*协助患者取舒适卧位,整理床单位和用物,洗手,记录	
6.送检标本	*按规定消毒处理用物,将静脉血标本分类连同检验单及时送检	·特殊标本须注明采血时间

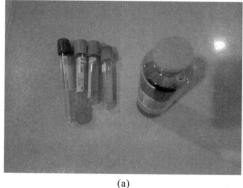 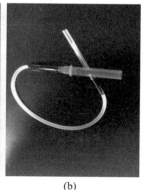

(a)　　　　　　　　　　　　(b)

图 5-53 真空采血管、真空采血针

【注意事项】

1. 需要做生化检查的患者应提前告知要空腹,在清晨空腹时采集,此时血液中的各种化学成分较为稳定,检验结果较为准确,未受饮食的影响。

2. 严禁在输液、输血的针头处采集血标本,影响检验结果,最好在对侧肢体采集。

3. 查找疟原虫应在患者发热时采集,并立即送检,因高热时检查疟原虫的阳性率高。

4. 用真空采血管采集血标本时,不可先将真空采血管与采血针头相连,以免试管内负压消失而影响采血。

【评价】

1. 患者能够理解静脉血标本采集的意义并积极配合。

2. 护士工作态度认真、操作熟练、无菌技术规范、采血过程顺利、送检及时。

(二)动脉血标本采集方法

动脉血标本采集是自动脉抽取动脉血标本的方法。常用动脉有股动脉、桡动脉。

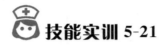

技能实训 5-21

动脉血标本采集方法

【目的】 做血液气体分析。

【评估】

1. 患者的年龄、病情、意识状态、治疗情况、肢体活动能力、采集部位皮肤及血管的状况。

2. 患者对动脉血标本采集的认识、心理反应及合作程度。

3. 患者用氧或呼吸机使用情况。

【计划】

1. 护士准备 衣帽整洁,修剪指甲,洗手,戴口罩,必要时戴手套。

2. 用物准备 检验单,注射盘内备消毒剂、无菌棉签、小沙袋、动脉血气针(图 5-54)、无菌纱布、无菌手套、无菌软木塞或橡胶塞、2 mL 或 5 mL 一次性无菌注射器、适量肝素,手消毒液,生活垃圾桶,医疗垃圾桶,锐器回收盒。

3. 患者准备

(1)患者需了解采集动脉血标本的目的和配合要点。

(2)患者取舒适体位,暴露穿刺部位。

4. 环境准备 病室环境安静、整洁、温湿度适宜,光线充足,必要时关闭门窗、拉窗帘、拉床帘或屏风遮挡。

【实施】 见表 5-38。

表 5-38 动脉血标本采集方法操作流程

操作程序	操作步骤	要点说明
1.选择容器	＊核对医嘱、检验单,备齐用物	·防止发生差错事故
2.核对、解释	＊携用物至患者床旁,核对床号、姓名并解释采血目的和配合方法	·核对床头卡、腕带并询问,确认患者,指导患者平静呼吸以取得合作
3.选择动脉	＊选择合适动脉,一般选取桡动脉、股动脉,以动脉搏动最明显处作为穿刺点	·桡动脉穿刺点为前臂掌侧腕关节上 2 cm 处 ·股动脉穿刺点为髂前上棘与耻骨结节连线中点处 ·选股动脉穿刺时,患者取仰卧位,下肢稍屈膝外展,以充分暴露穿刺部位

续表

操作程序	操作步骤	要点说明
4. 消毒皮肤	* 操作者站在穿刺侧,常规消毒皮肤	· 消毒范围大于 5 cm
5. 采集标本	* 再次核对,戴无菌手套	
	★动脉血气针采血:取出并检查动脉血气针,将活塞拉至所需的血量刻度,血气针筒自动形成吸引等量血液的负压,用左手示指和中指摸到动脉搏动最明显处,固定于两指间,右手持血气针,在两指间垂直刺入或与动脉走向呈 40°角刺入,有鲜红色回血,固定血气针,自动抽取所需血量	
	★普通注射器采血:取出并检查一次性注射器,抽吸肝素 0.5 mL 湿润注射器内壁,弃去余液,用左手示指和中指摸到动脉搏动最明显处,固定于两指间,右手持注射器,在两指间垂直刺入或与动脉走向呈 40°角刺入,见鲜红色血涌入注射器,右手固定注射器,左手抽取所需血量	· 以防血液凝固 · 操作者戴无菌手套或常规消毒左手的示指、中指后定位
6. 拔针按压	* 采血毕,迅速拔针,用无菌纱布按压穿刺点 5～10 min,必要时用沙袋压迫止血	· 以免出血或形成血肿
7. 隔绝空气	* 针头拔出后立即将针尖斜面刺入无菌软木塞或橡胶塞,以隔绝空气,同时轻轻转动注射器,使血液与肝素混匀	· 防止空气进入影响检验结果 · 防止血标本凝固
8. 整理、记录	* 协助患者取舒适卧位,整理床单位和用物,洗手,记录	
9. 送检标本	* 按规定消毒处理用物,将动脉血标本连同检验单一起送检	· 及时送检,以免影响检查结果

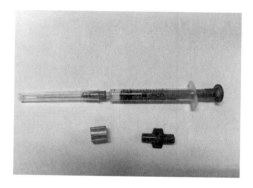

图 5-54　动脉血气针

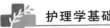

【注意事项】

1. 严格执行查对制度和无菌技术操作原则,以防感染。

2. 新生儿宜选择桡动脉穿刺,因股动脉穿刺垂直进针时易伤及髋关节。

3. 有出血倾向者慎用动脉穿刺法采集动脉血标本。

【评价】

1. 患者能够理解动脉血标本采集的意义并积极配合,患者无出血、感染发生。

2. 护士工作态度认真、操作熟练、无菌技术规范、采血过程顺利、送检及时。

(三)尿标本采集方法

尿标本分为三种:尿常规标本、12 h 或 24 h 尿标本、尿培养标本。

 技能实训 5-22

尿标本采集方法

【目的】

1. 尿常规标本　用于检查尿液的颜色、透明度,有无细胞及管型,测定尿比重,做尿蛋白和尿糖定性的检查等。

2. 12 h 或 24 h 尿标本　用于各种尿生化检查(如钠、钾、氯、肌酐、肌酸、17-羟类固醇、17-酮类固醇、尿糖、尿蛋白定量)和尿浓缩查结核杆菌等。

3. 尿培养标本　做细菌培养或细菌敏感试验,了解病情,协助诊断和治疗。

【评估】

1. 患者的年龄、病情、意识状态、肢体活动能力、泌尿系统功能、排尿情况。

2. 患者对尿标本采集的认识、心理反应及合作程度。

【计划】

1. 护士准备　衣帽整洁,修剪指甲,洗手,戴口罩。

2. 用物准备　检验单、手消毒液、生活垃圾桶、医疗垃圾桶,同时根据检验的目的不同,另备以下用物。

(1) 尿常规标本:一次性尿常规标本容器,必要时备便盆或尿壶。

(2) 12 h 或 24 h 尿标本:3000~5000 mL 的集尿瓶、防腐剂。

(3) 尿培养标本:无菌有盖标本容器、无菌手套、无菌棉签、消毒液、火柴、酒精灯、长柄试管夹、无菌导尿用物、便盆。

3. 患者准备　了解尿标本采集的目的、方法,患者取舒适体位,并能积极配合。

4. 环境准备　病室环境安静、整洁、温湿度适宜,光线充足,必要时关闭门窗、拉窗帘、拉床帘或屏风遮挡。

【实施】　见表 5-39。

表 5-39　尿标本采集方法操作流程

操作程序	操作步骤	要点说明
1. 选择容器	*核对医嘱、检验单,备齐用物	• 防止发生差错事故
2. 核对、解释	*携用物至患者床旁,核对床号、姓名并解释操作目的、注意事项、留取时间	• 核对床头卡、腕带并询问,确保核对无误

续表

操作程序	操作步骤	要点说明
3.留取标本	★尿常规标本 （1）能自理的患者,告知患者将次日晨起第一次尿液留于标本容器内 （2）不能自理的患者,协助患者在床上使用便器或尿壶,收集尿液于标本容器内 （3）留置导尿的患者,于集尿袋下方引流孔处打开橡胶塞,先消毒导尿管与集尿袋连接处上方,然后留取尿液 ★12 h或24 h尿标本 （1）将容器贴上检验单附联,注明起止时间 （2）留取12 h尿标本,指导患者于晚7时排空膀胱,弃去尿液,开始留取,至次晨7时排最后一次尿,将12 h全部尿液集于容器中送检;如留24 h尿标本,则自晨起7时始至次晨7时止,方法同12 h尿标本 （3）将容器置于阴凉处,根据检验要求加入防腐剂(常用防腐剂见表5-40)以免尿液变质 ★尿培养标本 （1）中段尿留取法:屏风或拉床帘遮挡,协助患者取合适体位放好便盆,确认膀胱充盈时留尿;按导尿术要求清洁,消毒外阴;嘱患者将前段尿液排入便盆,用试管夹夹住试管于酒精灯上消毒试管口后,接取5 mL中段尿液,再次消毒试管口和盖子,随即盖紧试管,熄灭酒精灯,余尿仍排入便盆 （2）导尿术留取法:按照无菌导尿术插入导尿管将尿液引流,留取标本	·晨尿浓度较高,未受饮食影响,所得检验结果较为准确 ·测尿比重需留尿100 mL,其余留取30～50 mL即可 ·此次尿液为检查前存留在膀胱内,不应留取 ·防腐剂应在患者留取尿液后加入,不可将粪便、卫生纸混于尿液中 ·适用于昏迷或尿潴留患者
4.整理、记录	＊协助患者穿衣裤,取舒适卧位,整理床单位和用物,洗手,记录	·将12 h或24 h尿标本的全部尿液倒入集尿瓶内,测量并记录尿液总量、性质等
5.送检标本	＊按规定消毒处理用物,将尿标本连同检验单及时送检	·确保检验结果的准确性

【注意事项】

1. 会阴部分泌物过多时,应先清洁或冲洗,再留取尿标本。

2. 女患者在月经期不宜留取尿标本,以免影响检验结果的准确性。

3. 嘱患者留取标本时不可将粪便混于尿液中,因粪便中的微生物可使尿液变质而影响检验结果的准确性。

4. 留取尿培养标本时,应严格无菌操作,防止标本污染,影响检验结果。

【评价】

1. 护士工作态度认真、尊重患者,保护患者的隐私,采集尿标本方法正确,量准确,标本无污染并及时送检。

2. 患者对尿标本采集的目的理解并能够主动配合,患者无不适、感染的发生。

表 5-40　常用防腐剂的用法

名称	作用	用法	举例
甲醛	固定尿中有机成分,抑制细菌生长	每 30 mL 尿液中加 40％甲醛 1 滴	艾迪计数(12 h 尿细胞计数)
浓盐酸	保持尿液在酸性环境中,防止尿中激素被氧化	24 h 尿液中加 5～10 mL	内分泌系统的检查,如 17-羟类固醇、17-酮类固醇等
甲苯	保持尿液的化学成分不变,并在尿液表面形成薄膜覆盖,防止细菌污染和延缓尿液中化学成分的分解	每 100 mL 尿液中加 0.5％～1％甲苯 2 mL(甲苯应在第一次尿液倒入之后再加),如果测定尿中钠、钾、氯、肌酐、肌酸等需加 10 mL	尿蛋白定量,尿糖定量,尿中钠、钾、氯、肌酐、肌酸定量检查

知识链接

艾迪计数

艾迪计数是尿沉渣中有形成分定量计数的经典方法,即测定夜间 12 h 浓缩尿液内的管型、红细胞、白细胞及小圆上皮细胞。受试前的 24 h 内要少饮水,试验日晚餐摄入的液体量应小于 200 mL,留取从晚间 8 点钟(先排空膀胱中的尿液)至次日晨 8 点钟的全部尿液。控制患者受试时入水量,主要是为了使尿液保持较高比重和渗透压,在尿比重 1.018 以上的尿标本内,细胞和管型能较好地保持其形态,否则,细胞和管型会在短时间内被破坏或变型,从而影响检查的准确性。

正常值:红细胞＜50 万个,白细胞(包括小圆上皮细胞)＜100 万个,管型＜5000 个。

(四) 粪便标本采集方法

粪便标本分为四种:常规标本、培养标本、隐血标本、寄生虫及虫卵标本。

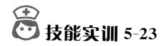 **技能实训 5-23**

粪便标本采集方法

【目的】

1. 常规标本　用于检查粪便的颜色、性状、混合物和细胞等。
2. 培养标本　用于检查粪便中的致病菌。
3. 隐血标本　用于检查粪便中肉眼不能察见的微量血液。
4. 寄生虫及虫卵标本　用于检查寄生虫、幼虫及虫卵计数。

【评估】

1. 患者的年龄、病情、意识状态、临床诊断、治疗情况、采集粪便标本的种类及要求。
2. 患者对粪便标本采集的认识及合作能力。

【计划】

1. 护士准备　衣帽整洁,修剪指甲,洗手,戴口罩。
2. 用物准备　检验单、手消毒液、生活垃圾桶、医疗垃圾桶,同时根据检验的目的不同,另备以下用物。

（1）常规标本:标本盒、棉签或检便匙、一次性手套、清洁便盆。

（2）培养标本:无菌培养管、无菌棉签、无菌手套、消毒便盆。

（3）隐血标本:标本盒、棉签或检便匙、一次性手套、清洁便盆。

（4）寄生虫及虫卵标本:标本盒、棉签或检便匙、一次性手套、清洁便盆、透明胶带、载玻片（查找蛲虫）。

3. 患者准备　了解粪便标本采集的目的、采集方法并能积极配合。
4. 环境准备　病室环境安静、整洁、温湿度适宜,光线充足,必要时关闭门窗、拉窗帘、拉床帘或屏风遮挡。

【实施】　见表5-41。

表 5-41　粪便标本采集方法操作流程

操作程序	操作步骤	要点说明
1. 选择容器	＊核对医嘱、检验单,备齐用物	·防止发生差错事故
2. 核对、解释	＊携用物至患者床旁,核对床号、姓名并解释操作目的、注意事项、留取时间	·核对床头卡、腕带并询问,确保核对无误
3. 排空膀胱	＊屏风遮挡,请患者排尿	·排空膀胱,避免排便时尿液排出,大小便混合,影响结果
4. 采集标本	★常规标本	
	（1）嘱患者排便于清洁便盆内	
	（2）用检便匙取粪便中央部分或取黏液、脓血等异常部分,量约5g,放入标本盒内	·防止粪便干燥 ·5g约蚕豆大小
	★培养标本	
	（1）嘱患者排便于消毒便盆内	

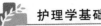

续表

操作程序	操作步骤	要点说明
	（2）用无菌棉签取粪便中央部分或取黏液、脓血部分粪便 2～5 g，放入培养管中，盖紧瓶塞	· 尽量多处取标本，提高检验阳性率
	（3）如患者无便意，可用无菌长棉签蘸无菌生理盐水，由肛门轻轻插入 6～7 cm，沿一方向边旋转边退出棉签，立即置于无菌培养管中，盖紧瓶塞	
	★隐血标本：按常规标本留取法采集	· 检查前三天嘱患者禁食肉类、肝类、动物血、绿色蔬菜、含铁丰富的药物或食物，以免造成假阳性
	★寄生虫及虫卵标本	
	（1）检查寄生虫及虫卵：嘱患者排便于清洁便盆内，用检便匙取粪便的不同部位、带血或黏液便 5～10 g 送检	· 服驱虫剂后或做血吸虫孵化检查，需留取全部粪便
	（2）检查蛲虫：嘱患者睡觉前或清晨未起床前，将透明胶带贴在肛门周围，取下透明胶带，并将已粘有虫卵的透明胶带面贴在载玻片上或将透明胶带对合	· 蛲虫常在午夜或清晨爬到肛门处产卵
	（3）检查阿米巴原虫：采集标本前，应先将便盆加温至接近人体的体温，排便后标本连同便盆立即送检	· 保持阿米巴原虫的活动状态，因阿米巴原虫在低温环境下易失去活力而难以查找 · 防止阿米巴原虫死亡
4.整理、记录	＊协助患者穿衣裤，取舒适卧位，整理床单位和用物，洗手，记录	· 记录粪便的颜色、形状、气味等
5.送检标本	＊按规定消毒处理用物，将粪便标本连同检验单及时送检	· 确保检验结果的准确性

【注意事项】

1. 患者腹泻时的水样便应放于容器内送检。

2. 检查阿米巴原虫时，在采集标本的前几天，禁忌给患者服用钡剂、油质或含金属的泻剂，以免金属制剂影响阿米巴原虫卵或胞囊的显露。

【评价】

1. 护士工作态度认真、尊重患者，保护患者的隐私，采集粪便标本方法正确，量准确，标本无污染并及时送检。

2. 患者对粪便标本采集的目的理解并能够主动配合，患者无不适。

（五）痰标本采集方法

痰标本分为三种：痰常规标本、痰培养标本、24 h 痰标本。

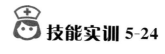

技能实训 5-24

痰标本采集方法

【目的】

1. 痰常规标本　检查痰液的一般性状，涂片检查痰中细菌、虫卵、癌细胞等。

2. 痰培养标本　检查痰液中的致病菌。

3. 24 h 痰标本　检查 24 h 痰液的量及性状，协助诊断。

【评估】

1. 患者的年龄、病情、意识状态、临床诊断、治疗情况、采集痰标本的种类及要求。

2. 患者对痰标本采集的认识及合作能力。

【计划】

1. 护士准备　衣帽整洁，修剪指甲，洗手，戴口罩。

2. 用物准备　检验单、手消毒液、生活垃圾桶、医疗垃圾桶，必要时备开口器、压舌板，根据检验的目的不同，另备以下用物。

（1）痰常规标本：标本盒或集痰器。

（2）痰培养标本：无菌培养皿或培养瓶、漱口溶液。

（3）24 h 痰标本：清洁广口集痰器，容量为 500 mL。

（4）无力咳痰者或不合作者需备吸引器、一次性收集型吸痰管（图 5-55）、一次性手套，如采集培养标本需备无菌物品。

3. 患者准备　了解痰标本采集的目的、采集方法并能积极配合。

4. 环境准备　病室环境安静、整洁、温湿度适宜，光线充足，必要时关闭门窗、拉窗帘、拉床帘或屏风遮挡。

【实施】　见表 5-42。

表 5-42　痰标本采集方法操作流程

操作程序	操作步骤	要点说明
1. 选择容器	＊核对医嘱、检验单，备齐用物	·防止发生差错事故
2. 核对、解释	＊携用物至患者床旁，核对床号、姓名并解释操作目的、注意事项、留取时间	·核对床头卡、腕带并询问，确保核对无误
3. 采集标本	★痰常规标本	
	（1）患者能自行留取标本：患者取坐位，晨起未进食前清水漱口，深呼吸数次后，用力咳出气管深处的第一口痰液置于痰盒中，盖好痰盒	·清水漱口，去除口腔中杂质 ·如痰液不易咳出，可雾化吸入稀释痰液，促进排痰

操作程序	操作步骤	要点说明
	（2）无力咳嗽或不能合作的患者：协助患者取适当卧位，由下向上叩击胸背部助其咳痰，使用一次性收集型吸痰管，按吸痰法将痰液吸入收集瓶中	
	★痰培养标本 （1）患者能自行留取标本：患者取坐位，晨起未进食前漱口，深呼吸数次后，用力咳出气管深处的痰液置于无菌痰盒中	·先用漱口液（如朵贝尔氏液）漱口，再用清水漱口 ·选用无菌物品采集培养标本
	（2）无力咳嗽或不能合作的患者：同痰常规标本采集	
	★24 h痰标本 （1）指导患者从晨起7时漱口后第一口痰开始留取，至次日晨起7时漱口后第一口痰作为结束	·广口集痰器内盛少量清水，防止痰液黏附在容器壁上
	（2）将24 h的全部痰液收入容器内	
4.整理、记录	＊协助患者取舒适卧位，整理床单位和用物，洗手，记录	·记录痰液的外观和性状，24 h痰标本计算痰液总量时应去除加入的水分
5.送检标本	＊按规定消毒处理用物，将痰标本连同检验单及时送检	·确保检验结果的准确性

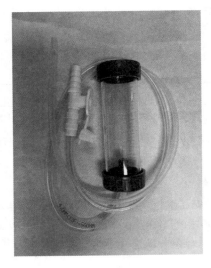

图 5-55　一次性收集型吸痰管

【注意事项】

1. 采集痰液的时间通常选择在清晨，因此时痰量较多，痰内细菌较多，阳性检出率较高。

2. 采集痰液时,告知患者勿将唾液、鼻涕、漱口水等混入痰液中。

3. 如需查癌细胞,应立即送检,或用 95% 乙醇或 10% 甲醛固定后送检。

【评价】

1. 护士工作态度认真、尊重患者,保护患者的隐私,采集痰标本方法正确,量准确,标本无污染并及时送检。

2. 患者对痰标本采集的目的理解并能够主动配合,患者无不适。

(六) 咽拭子标本采集方法

正常人咽峡部培养应有口腔正常菌群,而无致病菌生长。咽拭子细菌培养能分离出致病菌,有助于白喉、化脓性扁桃体炎、急性咽喉炎等的诊断。

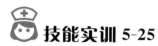 **技能实训 5-25**

咽拭子标本采集方法

【目的】　采集咽部及扁桃体处分泌物做细菌培养或病毒分离,协助诊断。

【评估】

1. 患者的年龄、病情、意识状态、临床诊断、治疗情况、采集咽拭子标本的种类及要求。

2. 患者对咽拭子标本采集的认识及合作能力。

【计划】

1. 护士准备　衣帽整洁,修剪指甲,洗手,戴口罩。

2. 用物准备　检验单、无菌咽拭子培养管、压舌板、酒精灯、火柴、手消毒液、生活垃圾桶、医疗垃圾桶。

3. 患者准备　了解咽拭子标本采集的目的、采集方法,并能积极配合。

4. 环境准备　病室环境安静、整洁、温湿度适宜,光线充足,必要时关闭门窗、拉窗帘或用屏风遮挡。

【实施】　见表 5-43。

表 5-43　咽拭子标本采集方法操作流程

操作程序	操作步骤	要点说明
1. 选择容器	＊核对医嘱、检验单,备齐用物	·防止发生差错事故
2. 核对、解释	＊携用物至患者床旁,核对床号、姓名并解释操作目的、注意事项、留取时间	·核对床头卡、腕带并询问,确保核对无误
3. 采集标本	＊点燃酒精灯,嘱患者张口发"啊"音 ＊用培养管内的长棉签轻柔而快速的擦拭两侧腭弓、咽及扁桃体上分泌物 ＊在酒精灯火焰上消毒试管口,接着将棉签插入试管中,塞紧	·充分暴露咽喉部,必要时可用压舌板 ·防止患者出现恶心、呕吐
4. 整理、记录	＊协助患者漱口,取舒适卧位,整理床单位和用物,洗手,记录	
5. 送检标本	＊按规定消毒处理用物,将咽拭子标本连同检验单及时送检	·确保检验结果的准确性

【注意事项】

1. 避免进食 2 h 内留取标本,以防发生呕吐。

2. 采集标本的过程中,注意不要把棉签触及其他部位,以防污染标本,影响检验结果。

3. 做真菌培养,应在口腔溃疡面上采集分泌物。

【评价】

1. 护士工作态度认真、尊重患者,保护患者的隐私,采集咽拭子标本方法正确,量准确,标本无污染并及时送检。

2. 患者对咽拭子标本采集的目的理解并能够主动配合,患者无不适。

考点提示

标本采集的原则;各种标本的采集目的、方法、注意事项;同时采集多个项目的血标本,注入容器的先后顺序及方法;采集 12 h 或 24 h 尿标本常用防腐剂及作用。

直通护考

一、A1/A2 型题(以下每一道考题下面有 A、B、C、D、E 五个备选答案,请从中选择一个最佳答案)

1. 关于标本采集原则的描述,错误的是(　　　)。

A. 遵医嘱采集标本　　　　　　　　　　　B. 应选择无菌容器,外贴标签

C. 认真做好核对工作　　　　　　　　　　D. 采集量和采集时间要正确

E. 标本不可放置时间过久

2. 做妊娠试验应留取晨尿的原因是(　　　)。

A. 尚未受饮食影响　　　　　　　　　　　B. 晨尿中绒毛膜促性腺激素的含量高

C. 晨尿量较多　　　　　　　　　　　　　D. 晨尿中尿素浓度较高

E. 尿中酸碱度尚未改变

3. 下列说法错误的是(　　　)。

A. 特殊标本需要注明采集时间　　　　　　B. 培养标本应在患者使用抗生素前采集

C. 采集前未用抗生素在检验单上注明　　　D. 采集方法正确、采集量准确

E. 培养标本不可混入防腐剂、消毒剂

4. 服驱虫剂后留取粪便标本的正确方法为(　　　)。

A. 取粪便颜色异常部分　　　　　　　　　B. 取全部粪便

C. 取中段粪便　　　　　　　　　　　　　D. 取不同部位粪便

E. 取 5～10 g 粪便

5. 痰培养标本采集时应采用的漱口液是(　　　)。

A. 朵贝尔溶液　　　　　　　　　　　　　B. 生理盐水

C. 0.1%醋酸溶液　　　　　　　　　　　 D. 1%～4%碳酸氢钠溶液

E. 1%～3%过氧化氢溶液

6. 采集粪便标本检查阿米巴原虫前,将便盆加温的目的是(　　　)。

A. 减少污染　　　　　　　　B. 保持原虫活力　　　　　　C. 降低假阳性率

D. 降低假阴性率　　　　　　E. 使患者舒适

7. 患者,男,50 岁。近一周感乏力、食欲不振、巩膜黄染,医嘱要求查碱性磷酸酶,取血时间是(　　)。

A. 饭前　　　　B. 饭后 2 h　　　　C. 即刻　　　　D. 睡前　　　　E. 晨起空腹时

8. 患者,男,46 岁。因尿路感染入院,需留取中段尿做尿培养,留取尿量应不少于(　　)。

A. 2 mL　　　　B. 5 mL　　　　C. 10 mL　　　　D. 15 mL　　　　E. 20 mL

9. 患者,男,14 岁。晨起眼睑水肿,排尿不适,疑为急性肾小球肾炎,需做尿蛋白定量检验,留取标本时,应加入的防腐剂是(　　)。

A. 甲醛　　　　B. 冰醋酸　　　　C. 甲苯　　　　D. 浓硫酸　　　　E. 浓盐酸

10. 患者,女,54 岁。需留取 24 h 尿标本进行 17-羟类固醇检验,护士向患者解释需在尿中加入浓盐酸的目的是(　　)。

A. 防止尿中激素被氧化　　　　　　　　　　B. 保持尿液的碱性环境

C. 保持尿液的化学成分不变　　　　　　　　D. 防止尿液变色

E. 固定尿中有机成分

11. 患者,男,58 岁。为查找癌细胞需留痰标本,固定标本的溶液宜选用(　　)。

A. 75％乙醇　　　B. 5％苯酚　　　C. 95％乙醇　　　D. 40％甲醛　　　E. 稀盐酸

12. 患者,女,28 岁。白血病,化疗过程中因口腔溃疡需做咽拭子培养,采集标本的部位应选(　　)。

A. 两侧腭弓　　　B. 扁桃体　　　C. 腭垂　　　D. 溃疡面　　　E. 咽部

13. 患者,男,18 岁。需留取粪便标本检查蛲虫,护士应告知患者标本采集的时间为(　　)。

A. 晚上睡觉前　　　　　　　　B. 餐后 2 h 内　　　　　　　　C. 上午 9 时

D. 午休后 2 h　　　　　　　　E. 早餐后立即采集

14. 区先生,82 岁。慢性阻塞性肺气肿合并呼吸衰竭,在治疗过程中需定期做血气分析,护士在采集标本中错误的操作是(　　)。

A. 可用桡动脉或股动脉

B. 应采集动脉血

C. 抽吸肝素湿润注射器内壁后,余液全部弃去

D. 右手持注射器,与股动脉走向呈 20°角刺入

E. 拔针后,立即将针尖斜面刺入软木塞

二、A3/A4 型题(以下提供若干个案例,每个案例下设若干个考题。请根据各考题题干所提供的信息,在每道题下面的 A、B、C、D、E 五个备选答案中,选择一个最佳答案)

(15～16 题共用题干)

患者,女,28 岁。一周来晨起眼睑水肿,排尿不适,尿色发红,血压偏高,疑为急性肾小球肾炎,需留 12 h 尿做艾迪计数。

15. 留取尿液时,应告知患者正确的方法是(　　)。

A. 晨 7 时开始留尿,至晚 7 时弃去最后一次尿

B. 晨 7 时排空膀胱弃去尿液,开始留尿,至晚 7 时留取最后一次尿

C. 晚 7 时开始留尿,至次晨 7 时弃去最后一次尿

D. 晚 7 时排空膀胱,弃去尿液,开始留尿,至次晨 7 时留取最后一次尿

E. 任意留取连续的 12 h 尿均可

16. 为了防止尿液久放变质,需在尿液中加入(　　)。

A. 甲醛　　　　B. 稀盐酸　　　　C. 浓盐酸　　　　D. 乙酸　　　　E. 甲苯

(17~20 题共用题干)

患者,女,23 岁,学生。10 天前出现发热、腰痛。体温 39.1 ℃、脉搏 140 次/分、血压 110/70 mmHg、急性面容、全身皮肤有多处出血斑及出血点。入院诊断:亚急性细菌性心内膜炎。

17. 为患者抽取血培养标本时,取血量为(　　)。

A. 1~3 mL　　　　　　B. 2~5 mL　　　　　　C. 5~10 mL

D. 10~15 mL　　　　　E. 15~18 mL

18. 应在什么时间采集血培养标本最佳?(　　)

A. 定时　　　　　　B. 空腹　　　　　　C. 夜间熟睡

D. 畏寒发热时　　　E. 经降温处理后

19. 患者还需查心肌酶、红细胞沉降率、血培养标本分别选择的容器是(　　)。

A. 干燥试管、抗凝试管、血培养瓶　　　　B. 干燥试管、血培养瓶、抗凝试管

C. 抗凝试管、干燥试管、血培养瓶　　　　D. 血培养瓶、抗凝试管、干燥试管

E. 血培养瓶、干燥试管、抗凝试管

20. 同时采集上述标本时,注入容器的顺序是(　　)。

A. 抗凝试管—干燥试管—血培养瓶　　　　B. 干燥试管—血培养瓶—抗凝试管

C. 干燥试管—抗凝试管—血培养瓶　　　　D. 血培养瓶—抗凝试管—干燥试管

E. 血培养瓶—干燥试管—抗凝试管

(周晓菁)

项目六　危重患者的抢救与护理

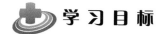

学 习 目 标

知识目标：

掌握危重患者病情评估及支持性护理，熟悉抢救工作管理。

能力目标：

能运用护理程序实施心肺复苏术、吸氧、吸痰、洗胃操作，能正确使用简易呼吸器。

危重患者，是指病情危重，随时可发生生命危险的患者。在护理和抢救危重患者的过程中，护士必须及时、准确地观察患者的病情变化，熟悉抢救流程，密切配合医生，有效实施抢救技术，保证抢救工作顺利进行，争分夺秒挽救患者的生命。

任务一　病情观察和危重患者的支持性护理

要 点 导 航

重点：危重患者病情评估及支持性护理。

难点：患者意识障碍的评估，支持性护理措施。

案例引导

患者，男，73岁。因"支气管哮喘合并严重肺部感染"收入重症监护病房，口唇发绀，呼吸急促，张口抬肩，持续睡眠，唤醒后答非所问。护理体检：T 38.5 ℃，P 96次/分，R 26次/分，Bp 160/95 mmHg，瞳孔等大等圆，光反射存在。听诊肺部干湿啰音。

问题：

1. 护士在护理该患者时，需要从哪些方面来观察病情？

2. 该患者病情评估中，可收集到哪些资料？

3. 针对该患者，应制订哪些护理措施？

观察患者的病情变化,是护士的重要职责之一。护士应熟悉病情观察的内容,在工作中努力培养主动观察病情的能力,准确判断危重患者的病情变化,及时为患者提供支持性护理,挽救患者生命。

一、病情观察

(一) 病情观察的概述

病情观察,即医护人员在诊疗和护理工作中运用视、触、嗅、听等感觉器官及辅助工具来获得患者信息的过程。护士需要从患者的生理、心理等各方面进行全面细致地观察,并通过有目的、有计划地观察,及时、准确地掌握病情并预见病情变化,为患者赢得抢救时间。

(二) 病情观察的内容

1. 一般情况

(1) 表情与面容:疾病和情绪变化会引起面容与表情的变化,如高热、急性感染性疾病或传染病患者常表现为面颊潮红、烦躁、表情痛苦、呼吸急促等急性病容;恶性肿瘤、肝硬化、严重结核病等疾病常表现为面色苍白、灰度、目光暗淡、憔悴、精神萎靡等慢性病容。

(2) 皮肤与黏膜:皮肤和黏膜常可反映某些全身疾病的情况,主要应观察皮肤的颜色、温度、湿度、弹性、完整性及有无出血、水肿、皮下结节、囊肿等情况。如严重缺氧患者口唇发绀;贫血患者面色、甲床及黏膜呈苍白色;休克患者皮肤湿冷等。

(3) 姿势与体位:观察患者的姿势与体位变化对病情的判断有一定的意义,如破伤风患者可出现角弓反张;急性腹痛常呈强迫体位;昏迷或极度衰竭的患者由于不能自行调整或变换肢体位置,常呈被动卧位。

(4) 饮食与营养:危重患者分解代谢增强,摄入量减少,消化、吸收功能减退。应观察患者进食量、进食后的反应及饮水情况,准确记录出入液量,评估营养、水分能否满足机体的基本需要。

(5) 休息与睡眠:注意观察患者睡眠的深度、持续时间,有无难以入睡、失眠或睡眠中易醒等现象。

(6) 呕吐与排泄:注意观察呕吐物、排泄物(引流物)的颜色、性状、气味、次数、量,呕吐和排泄方式等。如喷射呕吐常见于颅内压增高的患者,柏油样便常见于上消化道出血的患者。

2. 生命体征 生命体征的观察贯穿于对患者护理的全过程,在患者病情观察中占据重要的地位,当机体患病时,生命体征会发生不同程度的变化。

(1) 体温:体温低于 35 ℃,多见于休克及衰竭的患者;体温突然升高,多见于急性感染;体温持续不升、持续高热均提示病情严重。

(2) 脉搏:应观察脉搏的频率、节律、强弱的变化。脉率<60 次/分或>140 次/分、出现间歇脉、脉搏短绌均说明病情有变化,如严重的心脏疾病、电解质紊乱、药物中毒等。

(3) 呼吸:应观察呼吸的频率、节律、深浅度、呼吸音、呼吸困难和伴随气味。呼吸频率<8 次/分或>40 次/分,以及潮式呼吸、间断呼吸等,都是病情危重的征象。

(4) 血压:血压的观察对危重患者的病情观察具有重要意义,如血压过高、过低或不稳定均为病情严重的表现。收缩压、舒张压持续升高,应警惕发生高血压危象。

3. 意识状态 意识是大脑功能活动的综合表现,正常人应表现为意识清晰,反应敏捷、准确,语言流畅、准确,思维合理,情感活动正常,对时间、地点、人物的判断力和定向力正常。意识障碍是指个体对外界环境刺激缺乏正常反应的一种精神状态,按其程度可分为嗜睡、意识模糊、昏睡和昏迷。

（1）嗜睡：是最轻的意识障碍,患者处于持续的睡眠状态,能被语言或轻度刺激唤醒,醒后能正确、简单而缓慢地回答问题,但反应迟钝,刺激去除后又很快入睡。

（2）意识模糊：其程度较嗜睡重,表现为思维和语言不连贯,对时间、地点、人物的定向力完全或部分发生障碍,可有错觉、幻觉、谵妄或精神错乱。

（3）昏睡：患者处于熟睡状态,不易被唤醒,给予压迫框上神经等强刺激可唤醒,醒后答非所问,停止刺激后又进入熟睡状态。

（4）昏迷：是最严重的意识障碍,按其程度又可分为浅昏迷、深昏迷（表 6-1）。

表 6-1　浅昏迷、深昏迷判断

	浅昏迷	深昏迷
意识障碍	意识大部分丧失,无自主运动	意识完全丧失
对刺激的反应	对声、光刺激无反应,对疼痛刺激可有痛苦表情及躲避反应	对各种刺激均无反应
反射	瞳孔对光反射、角膜反射、吞咽反射、咳嗽反射存在	深浅反射均消失,偶有深反射亢进和病理反射出现
临床表现	生命体征无明显改变,可有大小便失禁或潴留	全身肌肉松弛,四肢瘫软,机体仅能维持呼吸、循环,但呼吸不规则,血压可下降,大小便失禁或潴留

4. 瞳孔　瞳孔的大小、形态变化及对光反射是许多疾病病情变化的一个重要指标。

（1）形状、大小和对称性：正常人瞳孔双侧等大,呈圆形居中,边缘整齐,在自然光线下直径为 2～5 mm。瞳孔散大（直径＞5 mm）,常见于颠茄类药物中毒、颅内压增高及濒死期患者;瞳孔缩小（直径＜2 mm）,常见于有机磷农药、氯丙嗪、吗啡等中毒;一侧瞳孔散大常见于脑疝、脑肿瘤、脑出血压迫一侧动眼神经等;双侧瞳孔不等大或忽大忽小,常是脑疝早期表现。

（2）对光反射：正常人瞳孔对光反应灵敏,若瞳孔大小不随光线刺激而变化,称瞳孔对光反应消失,常见于深度昏迷或濒死期患者。

5. 心理反应　患者的心理状态对疾病的转归有着重要的作用,积极的心态有助于疾病的康复。护士应从患者对健康的理解、对疾病的认识、处理和解决问题的能力、对疾病和住院的反应、价值观、信念等方面来观察患者的心理状态,消除患者恐惧、焦虑、绝望、抑郁、猜疑等心理反应。

二、危重患者的支持性护理

（一）病情观察与记录

要注意患者病情及生命体征的动态变化,准确及时做好各项护理记录。如患者出现呼吸停止、心搏停止等危急情况,要立即报告医生,并做好应急处理。

（二）保持呼吸道通畅

昏迷患者头偏向一侧,及时清理呼吸道分泌物,防止误吸;舌后坠者,用舌钳拉出,保持功能位;人工气道者应及时雾化、吸痰;如病情允许,及时为患者翻身、叩背,促进患者咳嗽、排痰,

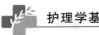

改善通气功能,预防继发感染。

(三)确保患者安全

对意识丧失、躁动不安、谵妄或昏迷的患者,要合理使用保护具,防止坠床和自行拔管,保证其安全;对牙关紧闭、抽搐的患者,可用牙垫或压舌板(裹上数层纱布)放于上、下臼齿之间,以免咬伤舌。室内光线宜柔和,工作人员动作要轻稳,避免引起患者抽搐,及时、准确执行医嘱,确保医疗安全。

(四)加强临床护理

1. 注意眼、口、鼻及皮肤的护理 危重患者眼、口、鼻常出现分泌物,应及时用湿棉球或纱布擦拭。眼睑不能自行闭合者易发生角膜干燥,导致结膜炎或并发角膜溃疡,可涂抗生素眼膏、覆盖凡士林纱布保护;做好口腔护理,每日 2~3 次;注意保持床褥、内衣整洁、舒适,定时协助患者翻身、擦洗,保持皮肤清洁干燥,防止发生压疮。

2. 补充营养及水分 应设法增进患者的食欲,帮助自理缺陷的患者进食、饮水。对不能进食者,给予鼻饲或胃肠外营养。

3. 保持排泄功能 保持大小便通畅,尿潴留或尿失禁者,可采取相应措施,必要时实施留置导尿。便秘者可酌情给予缓泻药物或灌肠;大便失禁者要保持床褥整洁,做好皮肤护理。

4. 保持各种导管通畅 危重患者身上常安置多种导管,如输液管、输血管、吸氧管、导尿管、术后引流管等,要妥善固定,安全放置,防止导管扭曲、受压、堵塞、脱落,确保通畅。

5. 维持肢体功能 要保持关节功能位,对于病情允许者,可指导并协助患者做肢体被动活动或主动活动,每日 2~3 次,同时进行按摩,促进血液循环,增加肌肉张力,预防肌肉萎缩或静脉血栓形成。

(五)提供心理护理

注意观察清醒患者的心理变化,及时满足患者的需要,尊重患者的权利,保护患者的自尊。解释说明各种抢救措施的目的,及时鼓励、安慰、疏导患者,关心理解患者,缓解患者的心理压力。

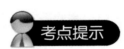

危重患者意识状态的评估、瞳孔的评估、支持性护理措施。

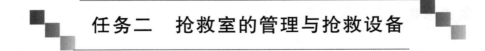

任务二 抢救室的管理与抢救设备

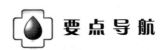

重点:抢救室设备的管理。

难点:抢救室的组织管理。

 案 例 引 导

　　小王,是心血管内科的一名护士,本周负责抢救室的工作。问题:
　　1. 抢救室有哪些物品需要清点整理?
　　2. 有患者发生紧急情况,应如何快速组织抢救?

　　危重患者病情复杂、变化快,抢救工作必须争分夺秒,有条不紊,需要有严密的组织、合理的分工和必要而完善的设备。因此,护士必须具备相应的组织管理能力,并管理好各种抢救设备。

一、抢救室的组织管理

　　抢救室的组织管理是抢救工作及时、准确、有效进行的基本保证,遇到紧急情况,病区应立即组织抢救。
　　(1) 指定抢救责任人,组成抢救小组。
　　(2) 立刻制订抢救护理方案。
　　(3) 配合医生抢救并做好查对和记录。
　　(4) 安排专人参与会诊、病例讨论分析。
　　(5) 抢救小组人员要分工明确、听从指挥。
　　(6) 抢救时,人员及器械位置(图 6-1)要合理。
　　(7) 抢救结束要及时整理核对抢救记录及医嘱,补足物品、药品。

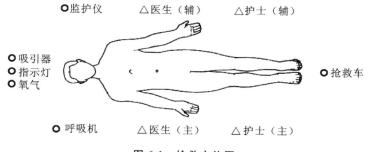

图 6-1　抢救方位图

二、抢救室的设备

　　抢救室应设在靠近医护办公室的单独房间内,以利于医护人员迅速集中到抢救现场。抢救室要求有专人负责,环境宽敞、光线充足、整洁、安静,一切急救药品、器械保持齐全,严格执行"五定"制度,即定数量品种、定点安置、定人保管、定期消毒灭菌、定期检查维修,确保完好率达 100%,未经批准一律不予外借。
　　1. 抢救床　最好为多功能床,另备胸外心脏按压板一块。
　　2. 抢救车　抢救车内需准备急救药品、无菌物品和其他物品。

（1）急救药品：见表6-2。

表6-2　常用急救药品

类别	常用急救药品
中枢兴奋药	尼可刹米、山梗菜碱
升压药	盐酸肾上腺素、去甲肾上腺素间羟胺、多巴胺
降压药	利血平等
强心剂	去乙酰毛花苷、毒毛花苷K等
抗心律失常药	利多卡因、普鲁卡因酰胺等
血管扩张药	硝酸甘油、硝普钠等
止血药	安特诺新、酚磺乙胺、维生素K1、氨甲苯酸、垂体后叶素等
止痛镇静药	哌替啶、苯巴比妥、氯丙嗪、吗啡等
解毒药	阿托品、解磷定、氯磷定、亚甲蓝、二巯丙醇、硫代硫酸钠等
抗过敏药	异丙嗪、苯海拉明、氯苯那敏等
抗惊厥药	地西泮、苯妥英钠、硫酸镁等
脱水利尿药	20%甘露醇、呋塞米等
碱性药	5%碳酸氢钠、11.2%乳酸钠等
其他	地塞米松、氢化可的松、生理盐水、各种浓度的葡萄糖溶液、氯化钾、10%的葡萄糖酸钙、氯化钙、代血浆等

（2）一般用物：血压计、听诊器、开口器、手电筒、压舌板、舌钳、止血带、多项电源插座等。

（3）各种无菌物品及无菌包：各种规格注射器、输液器及针头、静脉切开包、气管切开包、导尿包、开胸包、穿刺包、无菌导管、无菌手套、无菌敷料等。

3. 急救器材　包括供氧装置、吸引器、心电监护仪、心电图机、心脏除颤仪、简易呼吸器、人工呼吸机、电动洗胃机等。

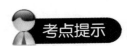

抢救室"五定"制度。

任务三　危重患者的常用抢救技术

一、心肺复苏技术

心肺复苏（cardio-pulmonary resuscitation,CPR）是对由于外伤、疾病、中毒、意外低温、淹溺和电击等各种原因，导致心搏骤停和呼吸停止，紧急采取的促进心脏、呼吸有效功能恢复的一系列措施。对呼吸、心搏骤停的患者,若能在 4 min 内进行心肺复苏基础生命支持,将大大提高患者的生存希望。因此,一旦判断患者呼吸、心搏停止,应立即现场实施抢救,主要包括 CAB 三个步骤:胸外心脏按压(Circulation,C)、开放气道(Airway,A)、人工呼吸(Breathing,B)。

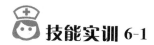 技能实训 6-1

心肺复苏技术

【目的】

1. 恢复猝死患者的呼吸、循环功能。

2. 用人工的方法保证重要器官的血液供应。

【评估】　评估事发地点、患者病情、意识状态、呼吸、脉搏、有无活动义齿等。

【计划】

1. 护士准备　衣帽整洁、洗手。

2. 用物准备　有条件可备治疗盘,盘内放血压计、听诊器、手电筒、简易呼吸器、纱布数块,必要时准备胸外按压木板、脚踏凳、屏风等。

3. 患者准备　意识不清,无需特殊准备。

4. 环境准备　就地抢救,不宜搬动。尽力创设宽敞、安静、光线适宜的环境条件,注意遮挡,尊重患者,避免影响其他患者。

【实施】　见表 6-3。

表 6-3　心肺复苏技术操作流程

操作程序	操作步骤	要点说明
1. 评估环境	*查看周围环境是否安全	
2. 判断意识	*轻拍患者肩部,于患者两侧耳边分别大声呼唤	·轻拍、重喊 ·判断时间
3. 寻求帮助	*如无意识立即大声呼救,寻求他人帮助 *记录时间	·请人拨打急救电话或通知医生,准备除颤器、急救车
4. 检查呼吸、脉搏	*检查呼吸:看患者胸部有无起伏 *检查动脉搏动:抢救者示指和中指指尖触及患者气管正中部(相当于喉结的部位)旁开两指(或向同侧下方滑动 2～3 cm)至胸锁乳突肌前缘凹陷处,触摸颈动脉搏动	·无起伏表示呼吸停止,偶尔叹息实为无效呼吸 ·检查呼吸、脉搏同时进行,判断时间<10 s
5. 安置体位	*迅速去枕平卧于硬板床或地面 *头、颈、躯干在同一轴线上,双手放于两侧,身体无扭曲	·若患者卧于软床上,肩背下须垫胸外心脏按压木板
6. 胸外按压	*解开衣领、领带、围巾及腰带 *抢救者立或跪于患者一侧	·暴露患者胸腹部

续表

操作程序	操作步骤	要点说明
	＊按压部位:胸骨的下半部(沿肋弓向中间滑移,胸骨与剑突交界处向上两横指)或胸骨中线与两乳头连线的相交处(图6-2)	·部位准确,避免偏移胸骨引起肋骨骨折
	＊按压手法:一手掌根部放于按压部位,另一手平行重叠于此手背上,上半身前倾,两臂伸直,用身体的力量垂直下压,每次按压后使胸廓充分回弹(图6-3)	·手指翘起不接触胸壁 ·不可在每次按压后倚靠在患者胸上 ·按压力度适度,间接压迫左右心室,以替代心脏的自主收缩
	＊按压幅度:胸骨下陷5～6 cm	
	＊按压频率:100～120(次/分)	
	＊按压和放松时间比＝1∶1	
7.开放气道	＊清除口鼻分泌物、呕吐物、异物等 ＊取出活动义齿	
	＊判断颈部有无损伤,根据不同情况采取合适方法开放气道	·颈部无损伤者,可采用仰头抬颏法或仰头抬颈法;颈部有损伤者,采用托下颌法
	★仰头抬颏法:抢救者一手的小鱼际置于患者前额,用力向后压使其头部后仰,另一手示指、中指置于患者的下颌骨下方,将颏部向前上抬起(图6-4)	·注意手指不要压向颏下软组织处,以免阻塞气道 ·患者头后仰,下颌、耳廓的连线与地面垂直
	★仰头抬颈法:抢救者一手抬起患者颈部,另一手以小鱼际置于患者前额,使其头后仰,颈部上托(图6-5)	·头颈部有损伤者禁用 ·患者头保持正中位,不能使头后仰,不可左右扭动
	★托下颌法:抢救者双肘置患者头部两侧,持双手示指、中指、环指放在患者下颌角后方,向上或向后抬起下颌(图6-6)	
8.人工呼吸	★口对口人工呼吸:用保持患者头后仰手的拇指、示指捏住患者鼻孔,正常吸一口气,屏气,双唇包绕密封患者口部,用力吹气,吹气时间1 s以上,见胸廓上抬	·防止吹气时气体从口鼻逸出 ·每次吹气时间应在1 s以上 ·潮气量要足以产生明显的胸廓起伏
	★口对鼻人工呼吸:一手将口唇闭紧,正常吸一口气,双唇包住患者鼻部吹气	·用于口腔严重损伤或牙关紧闭者 ·防止吹气时气体从口鼻逸出
	★口对口鼻人工呼吸法:将患儿头后仰,轻抬下颌部,使口鼻都张开;抢救者正常吸一口气,双唇全包住患儿口鼻,用力吹气	·用于婴幼儿 ·有效指标:患者胸廓起伏,且呼气时听到或感到有气体逸出
	＊吹气毕,松开口鼻1～2 s	·人工呼吸频率10次/分
	＊抢救者头稍抬起,侧转换气,同时注意观察胸廓复原情况	
	＊吹气两口后,立即进行胸外心脏按压	
	＊胸外心脏按压与人工呼吸比例＝30∶2	
	＊连续操作五个循环迅速观察判断一次,直至复苏为止	

续表

操作程序	操作步骤	要点说明
9.效果判断	* 有效指标:出现自主呼吸、可扪及大动脉搏动,收缩压在 60 mmHg 以上,皮肤、黏膜色泽转为红润,散大的瞳孔缩小,昏迷变浅,神经反射出现 * 复苏成功,安置患者	· 若颈动脉搏动及呼吸未恢复,继续上述操作五个循环后再次判断 · 撤去按压木板,头下垫枕,将患者头偏向一侧
10.整理记录	* 观察病情,实施进一步生命支持 * 整理用物,洗手,做好记录	

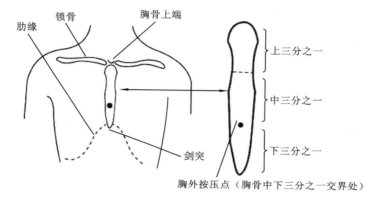

图 6-2　胸骨位置

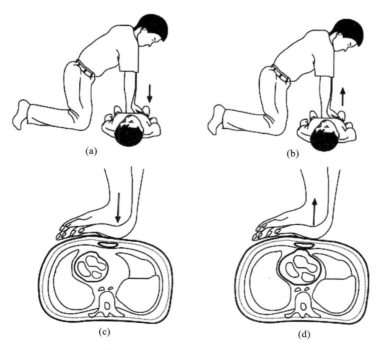

图 6-3　胸外心脏按压手法及姿势

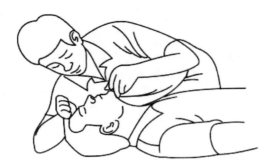
图 6-4　仰头抬颏法

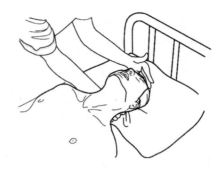
图 6-5　仰头抬颈法

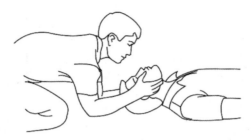
图 6-6　托下颌法

【注意事项】

1. 患者仰卧,争分夺秒就地抢救,避免因搬动而延误时机。

2. 遇有头颈、脊椎外伤者不宜抬颈或搬动,以免脊髓损伤。

3. 胸外心脏按压时力度要适宜,位置、手法要正确,两手手指不能触及患者胸壁。每次按压后,施救者应让胸廓完全回弹,以使心脏在下次按压前完全充盈。

4. 人工呼吸时要确保呼吸道通畅,取下活动义齿。吹气后,迅速将头转向患者胸的方向,避免吸入患者呼出的高浓度二氧化碳并观察患者呼吸情况。

5. 胸外心脏按压和人工呼吸同时进行,吹气应在放松按压的间歇进行,肺充气时,不可按压胸部,以免损伤肺部,降低通气效果。

6. 操作中途换人,不得使抢救中断时间超过 5~7 s,应在心脏按压、吹气间隙进行,人工呼吸与胸外心脏按压同时进行时,吹气应在放松按压的间歇进行,二人操作要配合默契。尽可能减少胸部按压中断的次数和持续时间,胸部按压在整个心肺复苏中的目标比例为至少 60%。

7. 实施复苏术中要准确评估患者情况,如意识状态、自主呼吸、皮肤黏膜温度及颜色变化、大动脉搏动、瞳孔变化等。

8. 遇有肋骨骨折、血气胸、心包填塞、心脏外伤等,应立即配合医生进行胸内心脏挤压术。

【评价】　护士工作态度认真、尊重患者,护患沟通有效,操作熟练,争分夺秒抢救患者生命,复苏成功。

二、吸氧法

吸氧法是指通过给氧提高患者的动脉血氧分压(PaO_2)和动脉血氧饱和度(SaO_2),预防和纠正各种原因引起的缺氧状态。

（一）缺氧程度判断

患者的缺氧临床表现和血气分析检验结果是判断缺氧程度（表6-4）的重要依据。

表6-4 缺氧程度判断

缺氧程度	呼吸困难	发绀	神志	PaO_2（mmHg）	SaO_2（%）
轻度	不明显	轻度	清楚	50～70	>80
中度	明显	明显	正常或烦躁不安	30～50	60～80
重度	严重，三凹征明显	显著	昏迷或半昏迷	<30	<60

（二）氧气成分、氧浓度和氧流量的换算方法

1. 氧气成分与吸氧浓度　氧气在空气中占20.93%，给氧时，浓度低于25%无治疗价值；在常压下吸入40%～60%的氧是安全的；高于60%的氧浓度，持续吸入时间超过1～2天，则会发生氧中毒，表现为眩晕、恶心、烦躁不安、面色苍白、进行性呼吸困难等。对慢性呼吸衰竭，缺氧和二氧化碳潴留并存者，应低流量、低浓度持续给氧，因此类患者呼吸中枢兴奋性主要靠缺氧维持，对二氧化碳刺激已不敏感，若吸入高浓度氧，解除缺氧对呼吸中枢的刺激作用，可使呼吸中枢兴奋性降低，甚至呼吸停止。

2. 氧浓度和氧流量的换算方法　公式如下。

$$吸氧浓度（\%）=21+4×氧流量（L/min）$$

（三）供氧装置

常用的供氧装置主要有中心供氧装置、氧气筒和氧气表装置等。

1. 中心供氧装置　由医院中心供应站将氧气通过管道输送到各病房、门诊、急诊。供应站有总开关控制，各用氧单位配氧气表，打开流量表即可使用（图6-7），此方法迅速、方便。

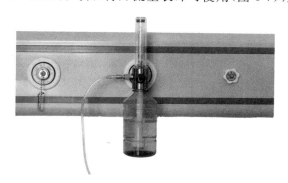

图6-7 中心供氧装置

2. 氧气筒与氧气表装置（图6-8）

（1）氧气筒：为圆柱形无缝钢筒，筒内可耐高压达15 MPa，容纳氧气约6000 L。在筒的顶部有一总开关，可控制氧气的流出。氧气筒颈部的侧面有一气门，可与氧气表相连，是氧气自筒中输出的途径。

（2）氧气表：由氧气压力表、氧气减压器、流量表、湿化瓶、安全阀组成。氧气压力表可测知氧气筒内的压力，以 MPa（kg/cm²）表示；氧气减压器可将来自氧气筒内的压力减低至0.2～0.3 MPa（2～3 kg/cm²），使流量平稳，保证安全；流量表测量氧气每分钟的流出量，流量表内有浮标，从浮标上端平面所指的刻度，可知氧气每分钟的流出量，用 L/min 表示；湿化瓶内

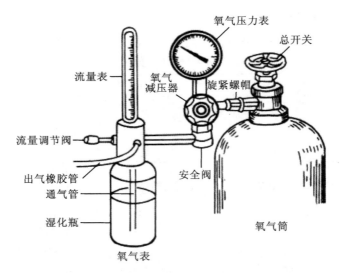

图 6-8　氧气筒与氧气表装置

盛 1/3～1/2 蒸馏水或冷开水,通气管浸入水中,用来湿化氧气,以免呼吸道黏膜受到干燥气体的刺激,湿化瓶的出口与鼻导管相连;安全阀的作用是当氧气流量过大、压力过高时,安全阀内部活塞自行上推,使过多的氧气由四周的小孔流出,以保证用氧安全。

(3) 装表法:将氧气表装在氧气筒上,以备急用。①吹尘:将氧气筒置于氧气架上,打开总开关随即迅速关上,放出少量氧气吹去气门处灰尘。②装表:将氧气表略向后倾斜,接在氧气筒的气门上,用手初步旋紧螺帽,再用扳手拧紧,使氧气表垂直于地面,直立于氧气筒旁。③接瓶:接湿化瓶,关闭流量表开关,打开总开关,再开流量表开关。④检查:检查氧气流出是否通畅,有无漏气,关闭流量表开关,推至病房备用。

氧气筒内氧气可供应时间可按下列公式计算。

$$氧气供应时间 = \frac{氧气筒容积(L) \times \left[压力表所指压力(kg/cm^2) - 应保留压力(5\ kg/cm^2) \right]}{氧流量(L/min) \times 60(min) \times 一个大气压(kg/cm^2)}$$

(4) 卸表法:氧气筒内氧气用完后(应剩余 0.5 MPa),需将氧气表卸下。卸表时,先关闭总开关,再放出流量表内余气,关闭流量表,用左手托稳氧气表,右手持扳手旋松氧气表螺帽,再用手旋开,将氧气表卸下。卸表后,氧气筒标明"空"的标志,存放于指定地点。

(四) 吸氧技术

氧气吸入技术是指通过给患者吸入高于空气中氧浓度的氧气,来提高患者肺泡内的氧分压,达到改善组织缺氧的一种治疗方法。

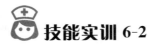
技能实训 6-2

吸 氧 法

【目的】

1. 提高血氧含量及动脉血氧饱和度。

2. 纠正各种原因引起的缺氧。

【评估】

1. 患者的年龄、病情、意识状态、治疗情况、鼻腔通畅程度。

2. 患者对氧疗的了解程度、心理状态及合作程度。

【计划】

1. 护士准备　衣帽整洁、洗手、戴口罩。

2. 用物准备　供氧装置、治疗盘内放鼻导管、纱布、棉签、小药杯或治疗碗内盛冷开水、弯盘、用氧记录单、笔，必要时备胶布。

3. 患者准备　了解吸氧的目的、注意事项、配合要点。

4. 环境准备　温湿度适宜、安静整洁、禁止明火、避开热源。

【实施】

1. 单侧鼻导管吸氧法　见表6-5。

2. 双侧鼻导管吸氧法　见表6-5。

表 6-5　吸氧法操作流程

操作程序	操作步骤	要点说明
1.核对、解释	＊携用物至床前,核对床号、姓名,说明目的,取得合作	·确认患者
2.装表连接	＊将流量表接入供氧装置内,湿化瓶盛蒸馏水或冷开水 1/3～1/2 满,连接好湿化瓶	·若使用中心供氧装置,将流量表插入床头中心管道供氧装置插孔内;若使用氧气筒,则按氧气筒装表法装好流量表
3.清洁鼻腔	＊检查鼻腔黏膜及通气情况 ＊棉签蘸水清洁鼻腔	·检查鼻腔有无分泌物堵塞及异常
4.调节流量	＊打开流量表,根据需要调节好流量 ＊鼻导管蘸水湿润并检查是否通畅	
5.插管固定	★单侧鼻导管吸氧法:测量插管长度,鼻尖至耳垂的2/3(图 6-9),轻轻插入,无呛咳,用胶布分别固定于鼻翼和面颊部,连接氧管和鼻导管 ★双侧鼻导管吸氧法:将鼻导管轻轻插入双侧鼻孔约 1 cm,再将导管绕过耳后,固定于下颌处,松紧适宜(图 6-10)	·此方法节省氧气,但刺激鼻腔黏膜。持续吸氧者,每日更换鼻导管 2 次以上,双侧鼻孔交替插管,并及时清除鼻腔内分泌物,防止鼻导管堵塞 ·此方法刺激性小,长期使用患者无不适,且使用方便,目前临床广泛使用 ·用氧期间,注意观察疗效
6.整理、记录	＊向患者及家属说明用氧期间不可自行调节流量 ＊整理用物归位,洗手,记录用氧时间及氧流量,签名	·以防流量突然增大引起组织损伤
7.停用氧气	＊先拔出鼻导管,再关闭流量表,再关总开关 ＊重开流量表,放出表内余气,再关闭流量表	·防止操作不当引起组织损伤

续表

操作程序	操作步骤	要点说明
8.整理、记录	＊帮助患者清洁鼻部,取舒适体位,嘱休息 ＊取下氧气表,整理用物归位,记录停用氧气时间	·一次性用物消毒后集中处理,湿化瓶浸泡消毒,防止交叉感染

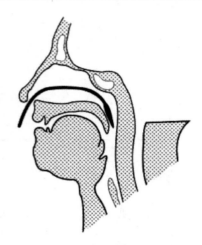

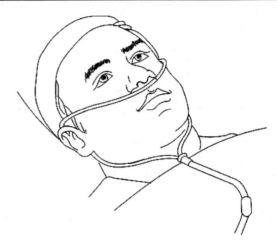

图 6-9　单侧鼻导管吸氧法插管位置　　　　**图 6-10　双侧鼻导管吸氧法**

3. 鼻塞法　将鼻塞(图 6-11)连接在供氧装置氧管上,检查是否通畅,调节好流量,轻轻插入鼻孔前庭内,固定,鼻塞大小以塞住鼻孔为宜。此法刺激性小,患者较为舒适,两侧鼻腔可交替使用,适用于长期吸氧的患者。

4. 面罩法　将面罩连接在供氧装置上,氧流量调至 $6\sim8$ L/min,接好氧气,将面罩置于患者口鼻部,固定(图 6-12),适用于张口呼吸及病情较重的患者。

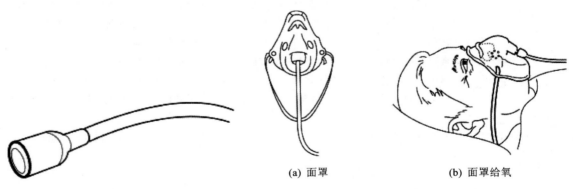

　　　　　　　　　　　　　　　　　(a) 面罩　　　　　　　　(b) 面罩给氧

图 6-11　鼻塞　　　　　　　**图 6-12　面罩及面罩给氧**

5. 头罩法　将氧气接于头罩氧气进孔处,患者头部置于头罩内,头罩与患者颈部之间要保持适当距离,防止呼出的二氧化碳再次吸入(图 6-13),适用于新生儿、婴幼儿供氧。

6. 氧气帐法　将氧气接于氧气进孔处,将患者头胸部置于氧气帐内给氧(图 6-14)。因设备复杂,造价高,仅用于烧伤患者和新生儿抢救。

7. 氧气枕法　氧气枕为一长方形橡胶枕,一角有导管与枕内相通,导管上有调节器可调

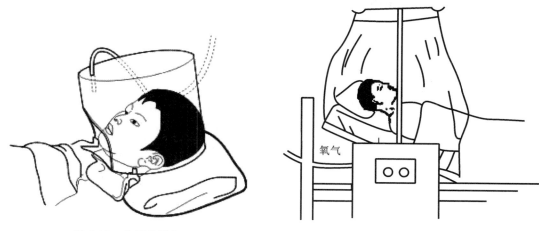

图 6-13　头罩法给氧　　　　　　　　　图 6-14　氧气帐给氧

节流量(图 6-15)。氧气枕充满氧气,连接鼻导管,接湿化瓶,打开调节器,患者头部枕于氧气枕上,借重力使氧流出,适用于急救和转运患者。使用过程中,湿化瓶要垂直放稳,新的氧气枕内有滑石粉,用前须反复冲洗,直至洗净为止,否则会引起吸入性肺炎,甚至窒息。

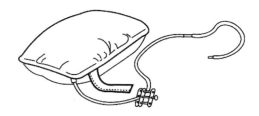

图 6-15　氧气枕

【注意事项】

1. 严格遵守操作规程,注意用氧安全,切实做好"四防"。①防震:搬运时应避免倾倒、撞击,防止爆炸。②防火:周围严禁烟火和易燃品,至少距火源 5 m。③防热:氧气筒应放于阴凉处,距离暖气 1 m 以上。④防油:氧气表及螺旋口上勿涂油,避免引起燃烧。

2. 为保证用氧安全,使用氧气时,应先调节流量而后应用;停用氧气时应先拔出鼻导管,再关闭氧气开关;中途改变流量时,先将氧气和鼻导管分离,调节好流量后再连接上,以免因开错开关使大量氧气突然冲入呼吸道,损伤肺组织。用氧过程中注意观察患者缺氧改善情况及用氧装置是否完好。

3. 氧气筒内氧气不可用尽,压力表指针降至 0.5 MPa(5 kg/cm^2),即不可再用,以防灰尘、杂质进入氧气筒内,再次充气时引起爆炸。

4. 持续用氧者,保证导管通畅,注意定时更换吸氧管;湿化瓶、面罩等用物定期消毒更换。

5. 严格掌握给氧浓度、流量和时间,做到准确及时给氧;注意观察缺氧症状改善情况、氧疗的副作用。

6. 未用或已用空的氧气筒,应分别悬挂"满"或"空"的标志,分开存放,以便及时调换,并避免急用时搬错而影响抢救速度。

【评价】

1. 护士工作态度认真、尊重患者,护患沟通有效,操作熟练,通过给氧治疗,患者缺氧状态有所缓解。

2．患者对使用吸氧的目的理解并能够主动配合，患者无不适。

三、吸痰法

吸痰法是用负压吸引的原理，经口、鼻或人工气道吸出分泌物，保持呼吸道通畅的一种方法。适用于新生儿、危重、昏迷、麻醉未清醒、气管切开等各种原因引起的不能有效咳嗽、排痰的患者，临床上常用中心负压吸引装置和电动吸引器作为动力源。

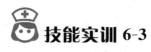

技能实训 6-3

吸 痰 法

【目的】

1．清除患者呼吸道分泌物，保持呼吸道通畅。

2．防止窒息和吸入性肺炎等并发症。

3．改善肺通气，促进呼吸功能。

【评估】　患者的年龄、病情、意识、治疗情况，有无将呼吸道分泌物排出的能力，心理状态及合作程度。

【计划】

1．护士准备　衣帽整洁、洗手、戴口罩。

2．用物准备

（1）电动吸引器（图 6-16）：主要由马达、偏心轮、气体滤过器、压力表、安全瓶、贮液瓶、连接管组成，多项电源插座。

（2）治疗盘内放：一次性吸痰管数根、无菌手套、无菌治疗碗、弯盘、无菌持物钳或镊子、无菌纱布、手电筒、治疗巾、0.9％氯化钠（瓶装），必要时备压舌板、开口器、舌钳、标本容器，盛有消毒液的浸泡筒、注射器等。

3．患者准备　了解吸痰目的、方法、注意事项及配合要点，体位舒适。

4．环境准备　光线充足、空气流通、温度适宜。

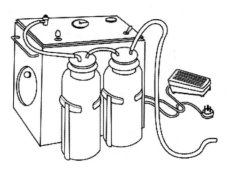

图 6-16　电动吸引器

【实施】

1．电动吸引器吸痰法　见表 6-6。

表 6-6　电动吸引器吸痰法操作流程

操作程序	操作步骤	要点说明
1.核对、解释	* 携用物至床旁,核对床号、姓名,说明目的,取得合作	· 确认患者
2.检查调压	* 接通电源,打开开关,检查吸引器性能,返折连接管前端,调节负压	· 一般成人 40.0～53.3 kPa(300～400 mmHg);小儿<40 kPa(300 mmHg)
3.安置体位	* 检查患者口、鼻腔情况 * 使患者去枕仰卧,头转向操作者	· 昏迷患者用开口器打开口腔,取下活动义齿;舌后坠者,用舌钳将舌拉出,评估口鼻
4.试吸检畅	* 连接吸痰管,试吸少量生理盐水	· 检查吸痰管是否通畅,同时润滑导管前端
5.抽吸痰液	* 一手将吸痰管末端返折,另一手用无菌持物钳夹持吸痰管前端,插入口咽部,放松返折处 * 先吸净口咽部分泌物,再吸出气管内分泌物	· 以免负压损伤黏膜 · 患者吸气时顺势将吸痰管插至气道约15 cm,吸出气管内分泌物抽吸时动作要轻柔、敏捷,从深部向上提拉,左右旋转,由浅入深,依次吸净分泌物 · 若气管切开吸痰,注意无菌操作,先吸气管切开处,再吸口(鼻)部 · 注意观察吸出液的色、质、量及患者反应,如有咳嗽反射,应轻轻拉出吸痰管。口腔吸痰有困难时,可由鼻腔吸引
6.冲管消毒	* 每次吸痰管退出后,应立即抽吸生理盐水冲洗吸痰管及导管 * 吸痰结束,关闭吸引器开关及电源开关,取下吸痰管放入盛有消毒液的桶中浸泡	· 以免分泌物堵塞吸痰导管
7.观察、记录	* 用纱布擦净患者面部分泌物,必要时做口腔护理,安置舒适体位,整理床单位 * 处理用物,洗手,记录	· 使患者舒适 · 记录吸痰时间、痰液性状、量、患者呼吸情况

2.中心负压吸引装置吸痰法　将压力表和贮液瓶装置插入墙壁中心负压吸引装置插孔,连接导管,打开开关,调节负压,检查吸引性能、管道有无漏气、是否通畅。具体吸痰的方法和要求同电动吸引器吸痰法。

3.注射器吸痰法　可用50～100 mL注射器连接吸痰管,抽吸出痰液或呕吐物,适用于家庭或无吸引装置、吸引器的紧急情况。

【注意事项】

1.严格执行无菌操作,治疗盘内吸痰用物每天更换1～2次,吸痰管每次更换,勤做口腔护理。

2. 注意观察病情,保持呼吸道通畅,听到患者喉头有痰鸣音或排痰不畅应及时抽吸。痰液黏稠可配合叩背、雾化吸入,气管插管或气管切开者也可向气管内滴入少量等渗盐水或化痰药物,使痰液稀释,便于吸出。

3. 吸痰时,每次插入吸引时间小于 15 s,人工气道者连续吸痰不可超过 3 次,以免引起缺氧。使用呼吸机或缺氧严重者,吸痰前后可根据病情增加氧流量。

4. 贮液瓶内的液体应及时倾倒,做好消毒处理,不得超过瓶的 2/3,以免痰液吸入损坏机器。

5. 为婴幼儿吸痰时,吸痰管要细、动作要轻、负压要小,以免损伤黏膜。

【评价】

1. 护士工作态度认真、尊重患者,护患沟通有效,操作熟练,为患者清除呼吸道分泌物,改善肺通气,达到治疗效果。

2. 患者对吸痰的目的理解并能够主动配合,患者无不适。

四、洗胃法

洗胃法是让患者口服引吐或将洗胃导管由口腔或鼻腔插入胃内,灌入洗胃液反复冲洗并排除胃内容物的方法。

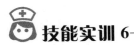 技能实训 6-4

洗 胃 法

【目的】

1. 解毒　清除胃内有毒物或刺激物,减少毒物吸收。

2. 减轻胃黏膜水肿　清除幽门梗阻患者胃内滞留食物,减轻胃黏膜充血水肿。

3. 术前或某些检查前的准备　如食管下段、胃、十二指肠术前准备。

【评估】

1. 患者的年龄、病情、意识状态、医疗诊断、生命体征等。

2. 患者口鼻黏膜有无损伤,有无活动义齿。

3. 患者的心理状态以及对洗胃的耐受能力、合作程度、知识水平、既往经验等。

【计划】

1. 护士准备　衣帽整洁、洗手、戴口罩。

2. 用物准备

(1) 口服催吐法:①治疗盘内放量杯、饮水杯、压舌板、毛巾、围裙、水温计、弯盘。②治疗车下放治疗碗、水桶 2 只(分别盛洗胃液和污水)。③洗胃液:遵医嘱根据毒物性质准备洗胃液(表 6-7),一般需备 25～38 ℃洗胃液 10000～20000 mL。

表 6-7　常见药物中毒的洗胃液和禁忌药物

毒物种类	洗胃液	禁忌药物
酸性物	镁乳、蛋清水①、牛奶	强酸药物
碱性物	5%醋酸、白醋、蛋清水、牛奶	强碱药物

续表

毒物种类	洗胃液	禁忌药物
氰化物	口服 3%过氧化氢溶液②引吐,1:20000~1:15000 的高锰酸钾溶液洗胃	
敌敌畏	2%~4%碳酸氢钠、1%盐水、1:20000~1:15000 高锰酸钾溶液	
1605、1059 4049(乐果)③	2%~4%碳酸氢钠	高锰酸钾
敌百虫④	1%盐水或清水,1:20000~1:15000 的高锰酸钾	碱性药物
DDT(灭害灵)、666	温开水或生理盐水洗胃,50%硫酸镁导泻	油性泻药
酚类、煤酚类	温开水、植物油洗胃至无酚味为止,洗胃后多次服用牛奶、蛋清保护胃黏膜	液体石蜡
巴比妥类⑤(安眠药)	1:20000~1:15000 高锰酸钾洗胃,硫酸钠导泻	硫酸镁
灭鼠药(磷化锌)⑥	1:20000~1:15000 的高锰酸钾;0.5%硫酸铜洗胃;0.5%~1%硫酸铜溶液每次 10 mL,每 5~10 min 口服一次,服后配合用压舌板刺激舌根诱吐	油类、脂肪类食物

①蛋清水可黏附于黏膜表面或创伤上,从而起到保护作用,并可减轻患者疼痛。②氧化物可将化学性毒物氧化,改变其性能,从而减轻或去除其毒性。③1605、1059、4049(乐果)等禁用高锰酸钾洗胃,否则可氧化成毒性更强的物质。④敌百虫遇碱性药物可分解出毒性更强的敌敌畏,其分解过程随碱性的增强和温度的升高而加速。⑤巴比妥类药物采用硫酸钠导泻,是利用其在肠道内形成的高渗透压,而阻止肠道水分和残存的巴比妥类药物的吸收,促其尽早排出体外。硫酸钠对心血管和神经系统没有抑制作用,不会加重巴比妥类药物的中毒。⑥磷化锌中毒时,口服硫酸铜可使其成为无毒的磷化铜沉淀,阻止吸收,并促使其排出体外。磷化锌易溶于脂肪性食物,禁用脂肪类食物以免促使磷的溶解吸收。

(2)自动洗胃机洗胃法:①自动洗胃机及装置(图 6-17)、多项电源插座。②治疗盘内放胃管、水温计、量杯、润滑油、开口器、牙垫、压舌板、舌钳、棉签、胶布。③治疗车下放治疗碗、水桶 2 只(分别盛洗胃液和污水)。④洗胃液(同口服催吐法)。

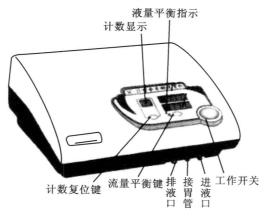

图 6-17 自动洗胃机

（3）电动吸引器洗胃法：电动吸引器、输液架、输液瓶、输液器、止血钳、Y形三通管,其余同自动洗胃机洗胃法。

3．患者准备　　了解洗胃的目的、方法、注意事项及配合要点,体位舒适。

4．环境准备　　整洁、安静、光线充足、空气流通、温度适宜,必要时屏风遮挡。

【实施】

1．口服催吐法　　见表6-8。

表6-8　口服催吐法操作流程

操作程序	操作步骤	要点说明
1.核对、解释	*携用物至床旁,核对解释,说明目的,取得合作	·适用于服毒量少的清醒合作者
2.安置体位	*患者取坐位,戴围裙,污水桶放于患者座位前	
3.口服催吐	*嘱患者自饮大量灌洗液后引吐,不易吐出时,用压舌板压其舌根引吐 *如此反复,直至吐出的灌洗液澄清无味	·每次饮液量300~500 mL ·表示毒物已基本洗干净
4.观察、记录	*协助患者漱口,整理用物,记录洗胃时间,洗胃液的名称、量及呕吐物的性质、颜色、气味、量及患者的一般情况等,必要时留取标本送检	

2．自动洗胃机洗胃法　　自动洗胃机洗胃法能自动、迅速、彻底清除胃内毒物,通过自控电路的控制,利用电磁泵为动力源,分别完成向胃内冲洗药液和吸出胃内容物(表6-9)。

表6-9　自动洗胃机洗胃法操作流程

操作程序	操作步骤	要点说明
1.核对、解释	*携用物至床旁,核对并解释,说明目的,取得合作	
2.检查连管	*接通电源,打开开关,检查机械功能连接导管,将三根橡胶管分别与机器的药管(进液口)、胃管(接胃管)、污水管(排液口)相连,将药管和污水管分别放于备好的洗胃液桶和污水桶内	·药管管口必须始终浸没在洗胃液的液面下
3.安置卧位	*患者取坐位或半坐位;中毒较重者取左侧卧位;昏迷患者应去枕平卧,头偏向一侧 *取下活动义齿,弯盘置于口角旁嘱患者张口	·昏迷或不合作者用张口器放在上下白齿之间打开口腔,放牙垫,用胶布固定

续表

操作程序	操作步骤	要点说明
4.插管、洗胃	*润滑胃管前端约1/3,由口腔插入55～60 cm(前额发际至剑突),证实胃管确实在胃内后,胶布固定胃管,将机器胃管的一端与插入患者体内的胃管连接,依次按键,先吸出胃内容物,再对胃进行冲洗,每次入量300～500 mL,待反复冲洗干净后,按"停机键"停止工作	
5.观察	*洗胃过程中,随时注意洗出液的性质、颜色、气味、量及患者的面色、脉搏、呼吸和血液的变化	·若患者有腹痛、休克、洗出液呈血性,应立即停止洗胃,采取相应的急救措施
6.拔管、整理	*洗胃完毕,反折胃管末端,迅速拔出,协助患者漱口、洗脸,采用舒适卧位,并嘱患者休息	·防止管内液体误入气管
	*将洗胃机的胃管、药管、污水管同时放在清水中,按清洗键清洗干净取出,放净机器内的水,关机	·以免各管道被污物堵塞或腐蚀
	*整理用物归位	
7.观察、记录	*洗手,记录洗胃的时间,灌洗液的名称、量及吸出液(呕吐物)的量、性状、颜色、气味、患者情况等	

3. 电动吸引器洗胃法 见表6-10和图6-18。

表6-10 电动吸引器洗胃法操作流程

操作程序	操作步骤	要点说明
1.核对、解释	*携用物至床旁,核对并解释,说明目的,取得合作	·利用负压吸引的原理进行洗胃
2.检查安装	*接通电源,检查吸引器功能	
	*装灌洗装置:分别将输液管、胃管、贮液瓶的引流管与Y形管相连	
	*夹闭导管,输液瓶内倒入灌洗液,将瓶挂于输液架上	
3.安置卧位	*同自动洗胃机洗胃法	
4.插管、洗胃	*插胃管(同自动洗胃机洗胃法)	·负压保持在13.3 kPa(100 mmHg)左右,压力不宜过大,以免损伤胃黏膜
	*将输液管与患者胃管相连,打开吸引器,吸出胃内容物,打开输液导管,使液体流入胃内300～500 mL,夹闭导管,打开吸引器,吸出灌洗液,如此反复至洗出液澄清无味为止	

续表

操作程序	操作步骤	要点说明
5.拔管、整理	＊同自动洗胃机洗胃法	
6.观察、记录	＊洗手,记录洗胃的时间,灌洗液的名称、量及吸出液(呕吐物)的量、性状、颜色、气味、患者情况等	

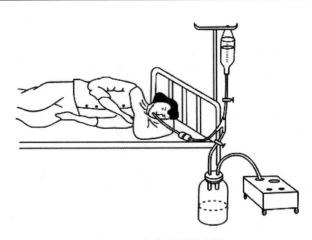

图 6-18　电动吸引器洗胃

4. 漏斗胃管洗胃法　见表 6-11 和图 6-19。

表 6-11　漏斗胃管洗胃法操作流程

操作程序	操作步骤	要点说明
1.核对、解释	＊携用物至床旁,核对并解释,说明目的,取得合作	·利用虹吸的原理,将洗胃液灌入胃内后再引出的方法
2.插管、洗胃	＊患者准备、插胃管(同自动洗胃机洗胃法)	
	＊将漏斗放置低于胃部水平的位置,挤压橡胶球,抽尽胃内容物举漏斗高过头部(坐位时)30～50 cm,将灌洗液缓慢倒入漏斗 300～500 mL,当漏斗内尚余少量液体时,迅速将漏斗降至低于胃部的位置,倒置于污水桶内,利用虹吸原理引出胃内灌洗液,反复灌洗至流出液澄清无味	·若引流不畅可挤压橡胶球加压吸引,每次灌入量和洗出量应基本相等,否则会导致胃潴留
3.拔管、整理	＊同自动洗胃机洗胃法	
4.观察、记录	＊洗手,记录洗胃的时间,灌洗液的名称、量及吸出液(呕吐物)的量、性状、颜色、气味、患者情况等	

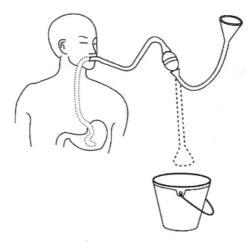

图 6-19　漏斗胃管洗胃

【注意事项】

1.急性中毒患者应立即采取口服催吐法进行洗胃,如患者不合作或合作困难者应迅速插管洗胃,以减少毒物的吸收,插管动作要轻柔、迅速,切勿损伤食道黏膜或误入气管。一般在服毒后 4～6 h 内洗胃有效,太长时间毒物已经吸收入血,洗胃效果差,洗胃越早越好。

2.中毒物质不明时应抽取少量胃内容物(洗胃前)送检。洗胃液可选用温开水或等渗盐水,待毒物性质明确后,再选用拮抗剂进行洗胃(常见药物中毒的洗胃液和禁忌药物见表 6-7)。

3.洗胃过程中注意观察患者的呼吸、脉搏、神志变化、倾听患者主诉,每次灌入量以 300～500 mL 为宜,灌入量与引出量需平衡。如患者感到腹痛,引出液呈血性或出现休克,应立即停止洗胃。

4.幽门梗阻患者洗胃宜在饭后 4～6 h 或空腹时进行。洗胃时,需记录胃内潴留量,以了解梗阻情况。

5.吞服强酸、强碱等腐蚀性物质,消化道溃疡,食管狭窄,食管静脉曲张,胃癌等患者禁忌洗胃;昏迷患者洗胃应谨慎。

【评价】

1.护士工作态度认真、尊重患者,护患沟通有效,操作熟练,及时为患者清除毒物,病情缓解,达到治疗效果。

2.患者对洗胃的目的理解并能够主动配合,患者无不适。

五、简易呼吸器使用法

使用简易呼吸器进行人工呼吸是抢救各种原因引起的呼吸停止和呼吸衰竭患者的最有效方法之一,常用于各种原因所致的呼吸停止或呼吸衰竭的抢救及麻醉期间的呼吸管理。

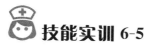

技能实训 6-5

简易呼吸器使用法

【目的】

1.维持和增加机体通气、换气功能。

2. 纠正低氧血症。

3. 手术患者麻醉期间的呼吸管理。

【评估】

1. 患者的年龄、病情、意识状态、体位、心理状况及配合程度等。

2. 患者呼吸状况(频率、节律、深浅度)、呼吸是否通畅、有无活动义齿等。

【计划】

1. 护士准备　衣帽整洁、洗手、戴口罩。

2. 患者准备　了解简易呼吸器使用的目的、方法、注意事项及配合要点,畅通呼吸道。

3. 用物准备　简易呼吸器(由呼吸囊、呼吸活瓣、面罩及衔接组成)(图 6-20)。

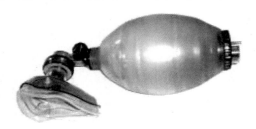

图 6-20　简易呼吸器

4. 环境准备　整洁、安静、空气流通、温湿度适宜。

【实施】　见表 6-12。

表 6-12　简易呼吸器操作流程

操作程序	操作步骤	要点说明
1. 核对、解释	＊携用物至床旁,核对床号、姓名,说明目的,取得合作	·确认患者
2. 安置体位	＊平卧、项下垫枕	
3. 畅通气道	＊清除上呼吸道分泌或呕吐物,松解衣领、腰带	·保证呼吸道畅通
4. 扣紧面罩	＊患者头后仰拖起下颌,扣紧面罩,不漏气	·避免漏气
5. 挤压气囊	＊一次挤压可有 500～1000 mL 空气进入肺内,速率 16～20 次/分,反复而有规律的进行	·婴幼儿以胸廓隆起为宜 ·患者若有自主呼吸,人工呼吸应注意与患者呼吸同步,即在患者吸气时,舒适挤压呼吸气囊,达到一定潮气量时,完全放松气囊,使患者自行完成呼气动作
6. 观察、记录	＊观察患者反应,记录	
7. 用物处理	＊做好呼吸器的消毒保养	

【注意事项】

1. 呼吸器使用时应保持呼吸道通畅,密切观察患者自主呼吸、生命体征、神志变化。

2. 简易呼吸器使用应注意呼吸活瓣有无漏气,患者出现自主呼吸应同步挤压呼吸囊。

3. 预防医源性感染,简易呼吸器、病室空气、设备应定期消毒、定期检查、保养、维修。

【评价】

1. 护士工作态度认真、尊重患者,护患沟通有效,操作熟练,患者呼吸困难有所缓解,达到治疗效果。

2. 患者对使用简易呼吸器的目的理解并能够主动配合,患者无不适。

知识链接

人工呼吸机

人工呼吸机(图 6-21)是临床抢救危重患者不可缺少的设备,它利用机械动力建立肺泡与气道通口的压力差,维持和辅助患者呼吸。使用前要根据患者病情调节呼吸机的各个参数,如潮气量,一般为 10~15 mL/kg,成人 600~800 mL;呼吸频率,成人一般 10~16 次/分,小儿酌情增加;呼吸时间比一般为 1∶1.5~1∶3.0;供氧浓度一般小于 50%,30%~40% 为宜。使用中要注意观察患者,吸气时能看到胸廓起伏、肺部呼吸音清晰、生命体征较平稳,则表示通气量合适。若患者皮肤潮红、多汗、烦躁、血压升高、脉搏加快、表浅静脉充盈消失,则表示通气量不足;若患者出现昏迷、抽搐等碱中毒的症状,则为通气过度。

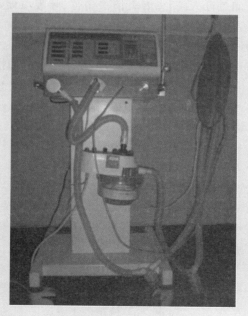

图 6-21　人工呼吸机

凡患者自主呼吸恢复有力、稳定;神志清楚,咳嗽反射恢复;呼吸衰竭的病因基本控制;血气分析正常或接近正常时,可考虑撤除呼吸机。首先调整呼吸机有关参数,逐渐降低频率,减少潮气量或进气压力,降低给氧浓度,直到停止氧疗;然后先于白天间歇使用呼吸机,逐渐延长停用呼吸机的时间,直到完全停用。如停用期间出现呼吸困难、发绀,应及时再用呼吸机。

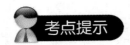 **考点提示**

心肺复苏技术、吸氧法、吸痰法和洗胃法的目的、实施过程及注意事项；常见药物中毒的洗胃液和禁忌药物。

直 通 护 考

一、A1/A2 型题（以下每一道考题下面有 A、B、C、D、E 五个备选答案，请从中选择一个最佳答案）

1. 患者，女，36 岁。车祸，头颅 CT 示脑出血，呼之不应，无自主运动，对声、光刺激无反应。该患者的意识为（   ）。

A. 嗜睡   B. 意识迷糊   C. 昏睡   D. 昏迷   E. 定向力障碍

2. 下列哪种疾病会出现双侧瞳孔缩小？（   ）

A. 有机磷农药中毒   B. 颅内压增高   C. 颅脑损伤

D. 颠茄类药物中毒   E. 脑出血合并脑疝

3. 患者，女，25 岁。夜间急诊入院，患者表情很痛苦、呼吸急促，伴有鼻翼翕动，口唇有疱疹，面色潮红，测体温 39 ℃，该患者属于（   ）。

A. 急性病容   B. 慢性病容   C. 病危病容   D. 休克病容   E. 恶性病容

4. 患者，女，77 岁。昏迷 4 天，眼睑不能闭合，护理眼部首选的措施是（   ）。

A. 滴眼药水   B. 热敷眼部   C. 干纱布遮盖

D. 按摩双眼睑   E. 生理盐水湿纱布遮盖

5. 下列哪项不属于吸氧的适应证？（   ）

A. 支气管哮喘   B. 急性心力衰竭   C. 一氧化碳中毒

D. 急性肠炎   E. 颅脑损伤后昏迷

6. 装氧气表前打开氧气筒总开关的目的是（   ）。

A. 检查筒内是否有氧气   B. 测试筒内氧气压力

C. 清洁气门，防止灰尘吹入氧气表内   D. 估计筒内氧气流量

E. 了解氧气流出是否通畅

7. 单侧鼻导管给氧，导管插入的长度为（   ）。

A. 鼻尖至耳垂   B. 鼻尖至耳垂的 1/3   C. 鼻尖至耳垂的 1/2

D. 鼻尖至耳垂的 2/3   E. 鼻尖至耳垂的 3/4

8. 采用面罩给氧时，氧流量一般为（   ）。

A. 2～4 L/min   B. 4～6 L/min   C. 6～8 L/min

D. 8～10 L/min   E. 10～12 L/min

9. 患者，男，56 岁。因肺心病需要吸氧，错误的是（   ）。

A. 插管前用湿棉签清洁鼻腔   B. 插管前检查导管是否通畅

C. 先调节好流量再插管   D. 给氧期间不可随意调节氧流量

E. 停用氧气时先关流量开关

10. 电动吸痰器吸痰的原理为（   ）。

A. 正压原理　　B. 负压原理　　C. 虹吸原理　　D. 空吸原理　　E. 静压原理

11. 急诊室接诊一位中毒患者,已意识模糊,陪同患者就医者不知患者服用何种物质而致中毒,护士应选择的洗胃液是(　　)。

A. 牛奶　　　　　　　　　　B. 肥皂水　　　　　　　　　C. 2%～4%碳酸氢钠

D. 1:15000 高锰酸钾　　　　E. 温开水或生理盐水

12. 患者,女,29 岁。口服安定 100 片,家人发现时呼之不应,意识昏迷,急诊来医院,错误的护理措施是(　　)。

A. 立即洗胃　　　　　　　　B. 立即催吐　　　　　　　　C. 硫酸镁导泻

D. 0.9%生理盐水洗胃　　　　E. 监测生命体征

13. 患者,男。因敌百虫中毒急送医院,护士为其洗胃,禁用的洗胃液是(　　)。

A. 高锰酸钾　　B. 生理盐水　　C. 碳酸氢钠　　D. 温开水　　E. 牛奶

14. 患者,女,35 岁。与家人争吵后喝下半瓶敌敌畏,洗胃时每次灌入的溶液量应为(　　)。

A. 100～200 mL　　　　　　B. 200～300 mL　　　　　　C. 300～500 mL

D. 400～600 mL　　　　　　E. 500～800 mL

二、A3/A4 型题(以下提供若干个案例,每个案例下设若干个考题。请根据各考题题干所提供的信息,在每道题下面的 A、B、C、D、E 五个备选答案中,选择一个最佳答案)

(15～16 题共用题干)

患者,男,70 岁。诊断为 COPD,血气分析结果:动脉血氧分压 1.6 kPa,二氧化碳分压12.4 kPa。

15. 该患者的吸氧要求是(　　)。

A. 高浓度,高流量,持续给氧　　　　　　B. 低浓度,低流量,持续给氧

C. 高浓度,高流量,间断给氧　　　　　　D. 低浓度,低流量,间断给氧

E. 低浓度与高流量交替持续给氧

16. 吸氧过程中需要调节氧流量时,正确的做法是(　　)。

A. 先关总开关,再调氧流量　　　　　　　B. 先关流量表,再调氧流量

C. 先拔出吸氧管,再调氧流量　　　　　　D. 直接调节氧流量

E. 先取下鼻导管,再调氧流量

(17～18 题共用题干)

患者,男,60 岁。因脑血管意外昏迷入院,查体:呼吸道有较多分泌物,肺部听诊呈湿啰音。

17. 护士为该患者吸痰时,错误的是(　　)。

A. 调节负压至 40.0～53.3 kPa　　　　　B. 患者头部转向操作者

C. 先插管再启动吸引器　　　　　　　　　D. 吸管从深部向上提出,左右旋转吸痰

E. 吸痰前采用超声雾化吸入

18. 为该患者吸氧时氧流量为 2 L/min,其氧浓度是(　　)。

A. 21%　　　B. 25%　　　C. 29%　　　D. 33%　　　E. 37%

(19～20 题共用题干)

患者,男,33 岁。因车祸致颅脑损伤,观察病情时发现患者呼吸突然停止。

19. 使用简易呼吸器时,每次挤压的气体量是(　　)。

A. 80~100 mL

B. 100~150 mL

C. 150~200 mL

D. 200~400 mL

E. 500~1000 mL

20. 应用简易呼吸器辅助患者呼吸,挤压、放松呼吸气囊的频率是(   )。

A. 6~8 次/分

B. 8~10 次/分

C. 10~12 次/分

D. 12~14 次/分

E. 16~20 次/分

(张钿钿)

项目七　临终患者的护理

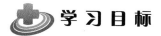

学习目标

知识目标：

掌握临终关怀的原则，临终患者的生理、心理变化与护理、脑死亡的诊断标准，死亡过程的分期；熟悉临终关怀、濒死与死亡的概念。

能力目标：

能按照护理程序为临终患者家属提供相应的身心支持；使用护理模型人正确熟练的实施尸体护理，操作过程中严肃、认真、细致、程序正确等。

任务一　临 终 关 怀

要点导航

重点：临终关怀的概念，临终关怀的基本原则。

难点：临终关怀的基本原则。

 案例引导

患者，刘某，71 岁。因食欲差，乏力，间断性黏液血便 3 月余到医院就诊，经检查后确诊为直肠癌晚期。病情日趋恶化，患者心情极差，对医务人员的工作不满意，常对陪伴的家属发脾气。问题：

护理人员在为患者护理时应遵循哪些基本原则？

人的一生要经历生老病死的自然过程，死亡是人生旅程的终点站，是不可避免的，是客观存在的必然规律。随着社会的发展和人们对生存质量的关注，当人面临着生命终结时，如何使临终前患者的生命质量得到提高,减轻其肉体及精神上的痛苦,愉快舒适地度过人生的最后时光,护理人员在其中发挥着重要的作用。因此护理人员应掌握相关的理论知识和技能,为临终患者提供临终关怀这种完整照顾的特殊服务,尊重临终患者的权利、尊严、价值,引导患者树立正确的死亡观,使其能坦然、平静地面对死亡。同时对临终患者的家属给予疏导、安慰和心理支持,缓解他们的悲伤情绪,以使其保持身心健康。

一、临终关怀的概念

临终关怀又称善终服务、安宁照顾、安息护理等。是指由社会各层次人员组成的团队向临终患者及其家属提供包括生理、心理和社会等方面的一种全面性支持和照料。其主要的护理目标在于维护临终患者的尊严,通过心理疏导、控制疼痛、处理症状,使临终患者的生命质量得以提高,能够舒适、安详有尊严地走完人生的最后旅程,并使其家属的身心健康得到维护和增强,平稳顺利地度过哀伤期。因此,临终关怀不仅是一种服务,更是以探讨临终患者生理、心理需求和为临终患者提供全面照料和减轻患者家属精神压力的一门新兴学科。

随着临终关怀事业的发展,当前世界范围内临终关怀形成了多样化的组织形式。美国以家庭临终关怀为主,即开展社区服务的模式;英国的临终关怀以住院照料为主,即注重临终关怀医院的模式;我国正在探索符合我国国情的临终关怀服务体系。目前我国临终关怀的组织形式主要包括三种:一是独立的临终关怀机构,如上海的南汇护理院;二是综合医院内附设的临终关怀病区或病房,如北京朝阳门医院临终关怀病区、沈阳中国医科大学附属中心医院的临终关怀病房,这是目前最为常见的一种临终关怀服务机构;三是居家照料,一般是以社区为基础,以家庭为单位开展临终关怀服务,如香港新港临终关怀居家服务部。

> **知识链接**
>
> ### 现代临终关怀的起源和发展
>
> 现代的临终关怀始于20世纪60年代,由英国桑德斯博士于1967年在英国伦敦创办了世界上第一所现代化的临终关怀医院——圣克里斯多费临终关怀医院,被赞誉为"点燃了世界临终关怀运动的灯塔"。此后,美国、日本、法国、德国、阿根廷、巴西、挪威、加拿大等60多个国家和地区相继开展了临终关怀服务和研究工作,也先后建起了临终关怀医院和相关机构。1974年美国首家临终关怀医院建立;2004年英国首先提出把2005年10月8日作为第一个世界临终关怀及舒缓治疗日;1988年7月我国天津医学院(现天津医科大学)在黄天中博士的资助下中国第一个临终关怀研究中心成立了,同年10月中国第一所临终关怀医院——南汇护理院在上海诞生了;1991年8月在北京松堂医院开设了京都第一家临终关怀病房。这些标志着我国已跻身于世界临终关怀研究与实践的行列。

二、临终关怀的内容

1. 临终患者及家属的需求　临终患者的需求包括生理、心理、社会方面的需求;临终患者家属的需求包括患者家属对临终患者治疗和护理方面的需求、心理需求及对其提供殡丧服务等。

2. 临终患者的全面照护　包括提供心理护理、生活护理、医疗护理,控制疼痛和不适。

3. 临终患者家属的照护　对其提供心理疏导和情感支持,与家属多沟通,建立良好的关系,鼓励家属说出内心的感受。

4. 死亡教育　死亡教育是临终关怀的一项重要内容,要教育患者及家属认识生老病死的规律,正确地对待和接受死亡。

5. 临终关怀的模式　由于东西方文化背景不同,所以导致人们对待死亡的态度差异较大,这决定了探讨符合我国国情的临终关怀模式和特点是临终关怀的重要内容之一。

6. 其他　包括临终关怀机构的管理、实施的研究与实践;临终关怀与其他学科的关系;临终关怀机构所采取的医疗体系等。

三、临终关怀的基本原则

（一）提供舒缓照护为主的原则

对于临终患者"治疗"对其没有意义,而是转向对患者全面照顾为主,对临终患者采取减轻痛苦,控制症状等姑息性治疗护理措施。

（二）提高生存质量的原则

不以延长患者的生存时间为主,而以减轻身心痛苦为宗旨,为临终患者提供优质的临终服务,做好生活护理并提供心理、社会支持,提高其生活质量。

（三）尊重生命的原则

正确的认识和尊重临终患者是对其整个生命价值的肯定。医护人员应注意维护并尊重患者的权利与尊严,尊重他们的信仰和习俗,维护患者的个人隐私和权利等。

（四）注重心理支持的原则

临终是人生旅途的最后阶段,在对临终患者全方位照护的同时,对临终患者和家属进行生死观教育,以消除患者及家属对死亡的恐惧心理。

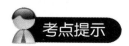

考点提示

临终关怀的基本原则。

任务二　临终患者的身心护理

🔵 要 点 导 航

重点:临终患者生理、心理变化与护理。

难点：正确分析临终患者心理变化分期。

案例引导

刘女士，62岁。肺癌晚期，治疗效果不佳，患者特别痛苦、悲伤、绝望，有自杀的念头。问题：

1. 分析该患者的心理反应处于哪一期？
2. 针对患者出现的心理反应，应该采取哪些护理措施？

一、临终患者的生理变化与护理

（一）临终患者的生理变化

1. 循环系统的改变 临终患者表现为皮肤苍白、湿冷，四肢发绀，脉搏快而弱、不规则甚至触不到，血压降低或测不出。

2. 呼吸系统的改变 呼吸频率不规则，呼吸困难，出现张口呼吸、潮式呼吸等。因分泌物无法或无力咳出，出现痰鸣音或鼾声呼吸。

3. 消化系统与泌尿系统的改变 临终患者表现为恶心、呕吐、食欲不振、口干、脱水、腹胀、便秘、尿潴留、大小便失禁、体重减轻等。

4. 肌张力的改变 临终患者表现为瞳孔散大，大小便失禁或便秘，肌肉软弱无力，不能进行自主活动，无法维持舒适的体位。

5. 面容与感知觉的改变 脸部外观改变呈希氏面容，即面部消瘦、面色呈铅灰或灰白、眼窝凹陷、双眼半睁、目光呆滞、下颌下垂、嘴微张；眼睑干燥、分泌物增多，视觉逐渐的减退，由视觉模糊发展到只有光感；听觉常是其最后消失的一个感觉。出现意识改变时可表现为意识模糊、嗜睡、昏睡、昏迷等。临终患者常常存在不同程度的疼痛症状，表现为烦躁不安、疼痛面容、血压和心率的改变等。

（二）临终患者生理变化的护理

（1）密切观察患者的生命体征，皮肤色泽等变化，注意保暖。当测不到桡动脉时，可以测颈动脉、股动脉或听心音。必要时吸痰，保持呼吸道通畅。根据呼吸困难程度给予氧气吸入，纠正缺氧状态，改善呼吸功能。

（2）根据患者的病情和饮食习惯调整饮食，补充营养，创造良好的进食环境，给予流质或半流质饮食，便于患者吞咽，必要时采用鼻饲或完全胃肠外营养，以保证患者的营养供给。做好口腔护理，使患者口腔清洁、促进食欲，预防口腔感染。加强患者排泄的护理，对于大小便失禁者，注意保持会阴、肛门周围皮肤的清洁和干燥，必要时留置导尿管。

（3）护士应注意观察其瞳孔与肌张力等改变，协助患者维持良好、舒适的体位。勤翻身、勤按摩，注意保持床单位的清洁、干燥、平整和无渣屑，防止压疮的发生。

（4）护士应及时用湿纱布拭去眼部分泌物，患者如果眼睑不能闭合，可涂红霉素、金霉素眼膏或覆盖凡士林纱布，以保护眼角膜，防止角膜干燥引起结膜炎或溃疡的发生。为患者提供安静，空气新鲜，温湿度适宜，有适当照明的环境，防止因视觉模糊产生恐惧心理，增加患者的安全感。护理工作中避免在患者周围窃窃私语,以免增加患者焦虑。注意观察患者疼痛的性质、部位、持续时间及程度。协助患者选择最有效的减轻疼痛的方法,可采用非药物方法,如音乐疗法、松弛术等。药物疗法可采用 WHO 推荐的三阶梯止痛疗法控制疼痛。

知识链接

三阶梯止痛疗法

对于癌症患者的药物治疗,目前 WHO 建议用三阶梯止痛疗法。具体方法为第一阶段:选用非麻醉性镇痛药,如阿司匹林、对乙酰氨基酚等。第二阶段:选用弱麻醉性镇痛药,如可待因、美沙酮等。第三阶段:选用强麻醉性镇痛药,如吗啡、哌替啶等。

二、临终患者的心理变化与护理

临终患者的心理变化是十分复杂的,因每个临终患者的年龄、性别、信仰、社会文化背景等方面的差别会表现出不同的心理体验。美国医学博士伊丽莎白·库勒·罗斯将身患绝症患者从获知病情到临终整个阶段的心理反应过程总结为五个阶段,这五个阶段并非完全的按顺序去发生和发展,有的可能提前,有的可能推后,甚至有的可以重合,每个阶段持续时间的长短不同,应根据实际情况进行分析与处理。

(一)临终患者的心理变化

1. 否认期　当患者得知自己患不治之症将面临死亡时,表现出震惊与否认,常会说"不,这不是真的,一定是搞错了!",不承认自己病情恶化或是患了绝症,希望是医生的误诊。会怀着侥幸的心理到处求医,试图去证实是误诊。否认是一种心理防御机制,这段时间的长短会因人而异,其中大部分的患者能很快停止否认,而有的患者则会持续的否认直至死亡时仍处于否认期。

2. 愤怒期　当临终患者对其病情和预后证实时,否认无法保持下去,患者常表现出现的心理反应是嫉妒、气愤、无助、怨恨。进入此阶段,患者常常因一些小事迁怒于家属、医护人员、朋友等身边的人,以此来发泄或责怪不公平。会愤愤地想"为什么会是我?""我为什么这么倒霉呢?"或"这太不公平了!"。患者常无缘无故地摔打东西,对医护人员的治疗和护理、医院的规章制度、环境等表示不满,甚至无端地指责、谩骂别人,以发泄内心的不平。

3. 协议期　临终患者的身体日渐虚弱,愤怒的心理逐渐消失,开始接受自己已患绝症的现实。处于此阶段的患者为了尽量的延长生命,会做出许多承诺来作为延长生命的交换条件,对生存还抱有希望,常会表示"如果能让我好起来,我会……"。此期的心理反应对患者是有利的,患者会积极努力地配合治疗和护理,试图延长生命。

4. 忧郁期　临终患者的病情更加恶化,患者清楚地认识到自己离死亡越来越近,任何努力都无济于事,从而产生"好吧,那就是我!"等一系列的心理反应,表现为退缩、悲伤、情绪低落、沉默、抑郁和绝望等,甚至有的人出现轻生的念头。有的患者会交代后事,并希望亲朋好友时刻陪伴在身边。

5. 接受期　此时患者经过一切的努力都没有效果后,从心理上开始接受即将面临死亡的事实。表现出平静、坦然,"好吧,既然是我,那就去面对吧。"喜欢独处,睡眠时间增加,情感减退,等待死亡的到来。

（二）临终患者的心理护理

1. 否认期护理　护理人员要以真诚的态度与患者进行坦诚的沟通,耐心的回答患者的询问,不要揭穿患者的心理防卫机制,并注意要与患者家属及其他医护人员保持口径一致。经常陪伴患者,在与患者沟通过程中合理的使用语言沟通和非语言沟通技巧。耐心倾听患者的诉说,因势利导,循循善诱,使患者逐步的面对现实,尽快以正确的态度积极配合治疗。

2. 愤怒期护理　患者的愤怒是来自于内心的恐惧与绝望的表现,不宜回避。护理人员应允许患者通过发怒、抱怨等行为来宣泄他们的情感,同时要密切注意患者的行为以防止意外事件的发生,并采取适当的安全防卫措施。做好患者家属和朋友等的工作,给予其充分的关爱,注意维护患者的自尊心。

3. 协议期护理　此期患者能积极地配合治疗试图延长生命,护理人员应尽量满足患者提出的合理需求,主动的关心,细致的照顾患者从而减轻其痛苦,控制症状,鼓励患者表达内心的感受,尊重他们的信仰,满足其心理需求,积极引导和教育,减轻其内心的压力。

4. 忧郁期护理　护理人员应给予患者精神支持,允许亲朋好友多陪伴、多鼓励患者,增加其生活的信心。运用适当的方法分散其注意力,如看书、听音乐等。对于患者表达的失落、悲伤的情绪,护理人员应该加以心理疏导和安慰,细心观察患者情感变化,做好安全保护,防止患者自杀。

5. 接受期护理　护理人员为患者提供安静、舒适的环境,减少外界的干扰。加强生活护理,进行适当的沟通,不强迫与患者交谈。尊重患者的意愿,使其安详、平和地走完人生最后的阶段。

三、临终患者家属的安抚与护理

临终患者家属的安抚与护理是临终关怀的重要组成部分。患者临终的过程家属往往处于心理应激期。医护人员不仅要做好临终患者的护理,同时也要做好临终患者家属的关怀与照顾工作。

1. 满足家属照顾患者的需要　护理人员应满足家属照顾患者的需要,理解家属的心情,给予相应的照护指导,提供必要的信息。

2. 鼓励家属表达内心情感　护理人员要与家属进行积极地沟通,取得家属的信任,建立起良好的关系,倾听家属诉说的内心感受和所遇到的困难,积极向家属介绍临终患者各方面变化的原因和治疗护理的情况,减轻心理疑虑。

3. 指导家属对患者进行生活照料　鼓励家属积极参与护理计划的制订,为家属耐心地示范、讲解有关临终患者所需护理技术,使家属在照顾过程中获得心理慰藉。

4. 协助家属维持其家庭的完整性　在医院的环境中,护理人员可协助家属安排适当的家庭活动,营造家庭生活氛围,维持家庭的完整性,增强患者心理调适能力。

5. 满足家属自身的生理、心理和社会方面的需求　应多关心体贴家属,帮助他们安排陪伴临终患者期间的生活。调动患者的社会关系,如好友、同事、领导等,帮助家属尽量解决其所遇到的实际困难,满足其合理需要。

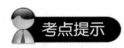 考点提示

临终患者心理反应过程的五个阶段。

任务三　死亡后的护理

要点导航

重点：濒死患者的临床表现及脑死亡的诊断标准。

难点：按操作规程对逝者进行尸体料理。

案例引导

　　张先生，59 岁。直肠癌晚期，意识模糊，肌张力减退，呼吸微弱，血压下降。

问题：

　　分析目前该患者处于死亡分期中的哪一期？

一、濒死和死亡的概念

　　濒死又称临终，是指由于各种疾病或损伤造成人体主要器官功能趋于衰竭，经积极治疗后仍然无生存希望，各种迹象显示生命即将终结的状态，是生命活动的最后阶段。

　　死亡是指个体生命活动和新陈代谢的永久性停止。

二、死亡的标准

　　传统的死亡概念是以呼吸和心跳的停止作为判断死亡的标准。随着医学科学技术的发展，各种维持生命的技术如人工呼吸机、心肺复苏术、器官移植、心内注射药物的应用等，对于心跳、呼吸停止的人也可能再度恢复心跳和呼吸而使其生命得以挽救。因此，传统的死亡标准并不适用现在的医学，医学界提出以脑死亡作为死亡的判断标准。

　　在 1968 年世界第 22 次医学大会上，美国哈佛大学医学院特设委员会提出了新的死亡概念——脑死亡，即全脑死亡，包括大脑、中脑、小脑和脑干的不可逆死亡。脑死亡的诊断标准：不可逆的深度昏迷；自发呼吸停止；脑干反射消失；脑电波消失（平直）。上述标准经 24 h 内多次复查后结果没有变化，并排除体温过低（<32.2 ℃）及中枢神经系统抑制剂的影响，即可宣告死亡。

三、死亡过程的分期

　　死亡不是生命的骤然发生的结束，而是一个渐进的过程。医学上将死亡分为三期，即濒死期、临床死亡期及生物学死亡期。

（一）濒死期

濒死期又称临终期,是死亡过程的开始阶段,此期机体的主要特点是中枢神经系统脑干以上部位的功能丧失或深度抑制状态,但脑干功能依然存在。表现为意识模糊或丧失,肌张力减退或消失,各种反射减弱或逐渐消失,呼吸微弱,出现潮式呼吸、间断呼吸,心跳减弱,血压下降,四肢发绀,皮肤湿冷,各种迹象表明生命即将结束。此期若得到及时有效的治疗和抢救,生命仍可复苏。

（二）临床死亡期

临床死亡期又称躯体死亡,此期中枢神经系统抑制的过程已经由大脑皮层扩散到了皮层以下的部位,延髓处于极度抑制状态。表现为呼吸、心跳完全停止,瞳孔散大,各种反射消失,但各种组织细胞仍有微弱而短暂的代谢活动,此期持续时间一般为 5～6 min,超过这个时间,大脑将发生不可逆的变化。如对触电、窒息等原因致死的患者,给予及时、有效的急救措施,患者的生命仍有复苏的可能;在低温条件下,临床死亡期可延长至 1 h 或更久。

（三）生物学死亡期

生物学死亡期又称细胞死亡或全脑死亡,是死亡过程的最后阶段。此期整个中枢神经系统及各器官新陈代谢完全停止,并出现不可逆的变化,机体不可能再复苏。而且,随着生物学死亡期的进展,会相继出现尸冷、尸斑、尸僵及尸体腐败等现象。

1. 尸冷　尸冷是死亡后最先发生的尸体现象,人死后由于体内的产热停止,而散热继续,所以尸体温度会逐渐下降,称为尸冷。测量尸体温度常以直肠温度为标准。一般情况下,死后 10 h 内尸体温度下降速度约为每小时 1 ℃,10 h 后尸体温度下降速度为每小时 0.5 ℃,大约经过 24 h,尸体温度与环境温度相同。

2. 尸斑　尸斑是指死亡后尸体皮肤呈现出的暗红色斑块或条纹。由于血液循环停止,在地心引力的作用下,血液向身体的最低处坠积形成了尸斑,一般死亡后 2～4 h 出现。

3. 尸僵　尸僵是指死亡后尸体出现肌肉僵硬,关节固定的现象。死后由于三磷酸腺苷（ATP）在肌肉中不断分解而不能再合成,肌肉收缩而使尸体变硬。尸僵一般在死后 1～3 h 开始出现,尸僵多从小块肌肉开始,表现为先从咬肌、颈肌开始,至躯干、上肢和下肢,4～6 h 扩展到全身,12～16 h 发展到最大程度僵硬,24 h 后尸僵开始减弱,肌肉逐渐变软,称为尸僵缓解。

4. 尸体腐败　死亡后机体组织的碳水化合物、蛋白质、脂肪在腐败细菌的作用下分解的过程称为尸体腐败,常见的表现为尸绿、尸丑等。一般死亡后 24 h 先在右下腹出现,逐渐扩展至全身。

四、尸体护理

尸体护理是对临终患者整体护理的继续,也是最后的步骤。做好尸体护理不仅体现出对死者的尊重,也是对死者家属最大的心灵上的安慰,同时做好这项护理工作也体现了人道主义精神和崇高的职业道德。在尸体护理的过程中,护理人员应以严肃认真的态度,尽心尽责地做好尸体护理,尊重死者和家属的民族习惯及要求。

技能实训 7-1

尸 体 护 理

【目的】

1. 使尸体整洁,维持良好的姿势,易于辨认。

2. 尊重死者,给家属心灵上的安慰,减轻哀痛。

【评估】

1. 死者的医疗诊断,死亡原因和时间,尸体的清洁程度,有无伤口、引流管等。

2. 死者家属对死亡的态度、宗教信仰及民族习惯等。

【计划】

1. 护士准备 洗手,戴口罩,态度严肃认真。

2. 用物准备 治疗盘、血管钳、绷带、剪刀、头梳、不脱脂棉适量、松节油、清洁衣裤、尸体识别卡(表7-1)三张、尸单;根据情况有伤口者准备敷料,必要时备好手套和隔离衣等;平车、擦洗用具等。

表 7-1 尸体识别卡

姓名_____	住院号_____	年龄_____	性别_____
病室_____	床 号_____	籍贯_____	诊断_____
住址_____			
死亡时间____年____月____日____时____分			
		护士签名_____	
		_____医院	

3. 环境准备 安排单独的房间或用屏风遮挡,安静肃穆。

【实施】 见表7-2。

表 7-2 尸体护理操作流程

操作程序	操作步骤	要点说明
1. 准备用物	* 护理人员衣帽整洁、洗手戴口罩、填写尸体识别卡三张,备齐用物携至床旁,酌情关窗,用屏风遮挡	· 安静肃穆,屏风遮挡,以维护死者的隐私
2. 劝慰家属	* 劝慰家属节哀,让家属暂时离开病房	· 安慰家属,配合工作,若家属不在医院,应及时通知家属
3. 撤去治疗	* 撤去一切抢救及治疗用物,如呼吸机、除颤仪等抢救仪器,去除各种导管如输液管、导尿管等	· 便于进行尸体护理
4. 安置体位	* 将尸体仰卧,双臂置于身体两侧,放平床支架,头下垫枕,留大单遮盖尸体	· 将尸体仰卧,垫好适宜高度的枕头,可防止面部淤血变色

续表

操作程序	操作步骤	要点说明
5.整理仪容	*清洁面部及颈部,闭合眼睑及口唇。如有义齿为其装好,眼睑不能闭合者,可用毛巾热湿敷,使其闭合。口不能闭合者,可轻柔下颌关节或用四头带托住下颌	·装上义齿可避免面部变形,使面部稍显丰满。将口、眼闭合,维持尸体的良好仪容,符合习俗
6.填塞孔道	*用血管钳将不脱脂棉塞于口、鼻、耳、阴道、肛门等孔道	·防止体液外溢,注意填塞的不脱脂棉勿外露
7.清洁全身	*脱去衣裤,依次擦洗双上肢、胸部、腹部、背部、臀部、双下肢。穿上清洁衣裤,梳理头发。有伤口的应更换敷料,留有胶布痕迹的可用松节油去除。有引流管者拔出后缝合伤口或者使用蝶形胶布封闭并包扎	·保持尸体的清洁,防止体液外渗,维持良好的尸体外观
8.包裹尸体	*系第一张尸体识别卡于死者的手腕部,撤去大单,用尸单包裹好尸体,分别在胸部、腰部、踝部用绷带固定好,系第二张尸体识别卡于死者胸前的尸单上	·便于对尸体的识别,防止辨认错误
9.运送尸体	*将尸体移至平车上,盖上大单,送至太平间,置于停尸屉内,将第三张尸体识别卡插于停尸屉的外面	·尸体冷藏,防止腐败
10.终末消毒	*按终末消毒原则对死者床单位及用过医疗器械等一切物品进行处理	·注意死者若为传染病的患者,需按终末消毒处理
11.整理病例	*填写死亡时间于当日体温单 40～42℃之间的相应时间栏内,按出院手续办理结账	·及时注销各种执行单如治疗、饮食卡等,整理及时、准确、规范
12.处理遗物	*整理好患者的遗物交给家属	·家属不在时,应由两人共同清点,核对无误,登记好详细的清单,交给护士长妥善保管

【注意事项】

1. 尸体护理必须在医生开出死亡通知书,并得到家属的许可之后,护士方可实施。

2. 尸体识别卡填写要清晰、准确,位置放置正确。

3. 以严肃、认真的态度进行尸体护理,尊重死者,维护死者的隐私。

4. 患者死亡后要及时地进行尸体护理,防止尸僵。

5. 对于传染病患者的尸体应按隔离原则进行处理。

【评价】

1. 尸体整洁,姿势良好,尸体识别卡放置正确,利于辨认。

2. 解释合理有效,家属对尸体护理感到满意,心灵得以安慰。

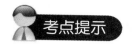

死亡过程的分期;尸体护理时,头下垫枕的目的。

五、丧亲者的护理

死者家属即丧亲者,患者去世后,患者家属的悲伤要延续很长的一段时间,这种悲伤对丧亲者的影响程度取决于死者病程的长短、年龄、对死者的依赖程度等。护理人员应充分的理解和同情他们的感受,给予必要的劝慰与帮助,使他们能尽快地从悲伤中解脱出来,恢复到正常生活状态。

1. 认真做好死者的尸体护理　严肃、认真、细致地做好尸体护理体现出对家属的尊重及心灵上的安慰,以缓解家属悲伤的情绪。

2. 进行心理疏导与支持,鼓励家属宣泄情感　安慰家属面对现实,并提供相关的知识,使家属认识到安排好以后的生活和工作是对逝去亲人最好的悼念,鼓励他们宣泄情感,耐心认真的倾听他们的倾诉。

3. 满足其需要,鼓励丧亲者参加各种活动　尽量满足丧亲者的需求,对于没办法满足的需求,适当给出合理的解决方案,耐心的为其解释,取得家属的谅解。协助丧亲者培养新的兴趣,鼓励其参加各种社会活动,分散其注意力,逐渐的减轻悲伤。

4. 尽量提供生活指导和建议　根据丧亲者的实际情况,给予家庭组合、社会支持系统等方面适度的指导和建议,使其感受到人与人之间的温情。

直通护考

一、A1/A2 型题(以下每一道考题下面有 A、B、C、D、E 五个备选答案,请从中选择一个最佳答案)

1. 临终患者最先出现的心理反应是下列哪一期?(　　)
A. 忧郁期　　　　　　　　B. 愤怒期　　　　　　　　C. 否认期
D. 临床死亡期　　　　　　E. 接受期

2. 患者,女,63 岁。宫颈癌晚期,面色呈铅灰色,眼窝凹陷,呼吸微弱,血压下降,分析该患者属于下列哪一期?(　　)
A. 脑死亡期　　　　　　　B. 生物学死亡期　　　　　C. 濒死期
D. 临床死亡期　　　　　　E. 死亡期

3. 尸斑一般于死亡后多长时间出现?(　　)
A. 1～3 h　　　　　　　　B. 3～4 h　　　　　　　　C. 2～4 h
D. 2～3 h　　　　　　　　E. 3～5 h

4. 濒死期患者最后消失的感觉是(　　)。
A. 视觉　　　B. 味觉　　　C. 听觉　　　D. 嗅觉　　　E. 触觉

5. 患者,男,59 岁。膀胱癌,随着病情发展,患者接受自己患病事实,积极接受治疗,对自己的病情充满希望,此患者心理反应属于下列哪一期?(　　)
A. 忧郁期　　　B. 否认期　　　C. 接受期　　　D. 愤怒期　　　E. 协议期

6. 护理人员在进行尸体护理时,头下垫枕头的目的是(　　)。

A. 保持姿势良好　　　　B. 防止面部淤血变色　　　C. 鉴别尸体

D. 便于尸体护理　　　　E. 有利于彻底清洁面部

7. 患者,男,75岁。因心梗抢救无效死亡,对其家属的护理下列哪项不正确?(　　)

A. 制止家属向护理人员哭诉　　　　B. 做好尸体护理

C. 提供生活指导及建议　　　　　　D. 心理疏导

E. 精神支持

8. 患者,女,70岁。诊断为直肠癌,病情日趋恶化,患者感觉治愈无望,忧郁和悲伤,向家属交代后事,分析该患者此时心理反应属于(　　)。

A. 忧郁期　　B. 愤怒期　　C. 否认期　　D. 濒死期　　E. 接受期

9. 随着生物学死亡期的进展,会相继出现一些尸体现象,下列顺序正确的是(　　)。

A. 尸斑、尸冷、尸僵、尸体腐败　　　　B. 尸僵、尸斑、尸冷、尸体腐败

C. 尸冷、尸僵、尸斑、尸体腐败　　　　D. 尸冷、尸斑、尸僵、尸体腐败

E. 尸斑、尸僵、尸冷、尸体腐败

10. 在为患者进行尸体护理时下列哪项做法不正确?(　　)

A. 撤去一切抢救及治疗用物　　　B. 清洁面部及颈部,闭合眼睑及口唇

C. 不装上义齿　　　　　　　　　D. 按终末消毒原则对死者床单位及用过器械处理

E. 清理患者遗物交给家属

二、A3/A4 型题(以下提供若干个案例,每个案例下设若干个考题。请根据各考题题干所提供的信息,在每道题下面的 A、B、C、D、E 五个备选答案中,选择一个最佳答案)

(11~12 题共用题干)

王女士,71岁。肝癌晚期,治疗效果不理想,腹水,呼吸困难,肝区剧烈疼痛。患者特别痛苦、难过,有轻生的念头。

11. 分析该患者目前的心理反应属于下列哪一期?(　　)

A. 愤怒期　　B. 忧郁期　　C. 协议期　　D. 否认期　　E. 接受期

12. 护理患者的过程中,下列哪项措施是错误的?(　　)

A. 允许家属的陪伴　　　　　B. 加强安全的护理

C. 尽可能地满足患者的需求　　D. 尽量不要让患者流露出失落的情绪

E. 多给患者同情和照顾

(李　敏)

附　　录

附录 A　201 项护理诊断一览表(2009—2011)

领域 1:健康促进

1. 健康维护能力低下
2. 自我健康管理无效
3. 持家能力障碍
4. 有免疫状态改善的趋势
5. 忽视自我健康管理
6. 有营养改善的趋势
7. 家庭执行治疗方案无效
8. 有自我健康管理改善的趋势

领域 2:营养

9. 无效性婴儿喂养型态
10. 营养失调:低于机体需要量
11. 营养失调:高于机体需要量
12. 有营养失调的危险:高于机体需要量
13. 吞咽障碍
14. 有血糖不稳定的危险
15. 新生儿黄疸
16. 有肝功能受损的危险
17. 有电解质失衡的危险
18. 有体液平衡改善的趋势
19. 体液不足
20. 体液过多
21. 有体液不足的危险
22. 有体液失衡的危险

领域 3:排泄

23. 排尿障碍

24. 功能性尿失禁

25. 溢出性尿失禁

26. 反射性尿失禁

27. 压力性尿失禁

28. 急迫性尿失禁

29. 有急迫性尿失禁的危险

30. 尿潴留

31. 有排尿功能改善的趋势

32. 排便失禁

33. 便秘

34. 感知性便秘

35. 有便秘的危险

36. 腹泻

37. 胃肠动力失调

38. 有胃肠动力失调的危险

39. 气体交换障碍

领域 4:活动/休息

40. 失眠

41. 睡眠型态紊乱

42. 睡眠剥夺

43. 有睡眠改善的趋势

44. 有废用综合征的危险

45. 缺乏娱乐活动

46. 久坐的生活方式

47. 床上活动障碍

48. 躯体活动障碍

49. 借助轮椅活动障碍

50. 移动能力障碍

51. 行走障碍

52. 术后康复迟缓

53. 能量场紊乱

54. 疲乏

55. 活动无耐力

56. 有活动无耐力的危险

57. 有出血的危险

58. 低效性呼吸型态

59. 心输出量减少

60. 外周组织灌注无效

61. 有心脏组织灌注不足的危险

62. 有脑组织灌注无效的危险

63. 有胃肠道灌注无效的危险

64. 有肾脏灌注无效的危险

65. 有休克的危险

66. 自主呼吸障碍

67. 呼吸机依赖

68. 有自理能力增强的趋势

69. 沐浴/卫生自理缺陷

70. 穿着/修饰自理缺陷

71. 进食自理缺陷

72. 如厕自理缺陷

领域5：感知/认知

73. 单侧身体忽视

74. 环境认知障碍综合征

75. 漫游状态

76. 感知觉紊乱（具体说明：视觉、听觉、方位感、味觉、触觉、嗅觉）

77. 急性意识障碍

78. 慢性意识障碍

79. 有急性意识障碍的危险

80. 知识缺乏

81. 有知识增进的趋势

82. 记忆功能障碍

83. 有决策能力增强的趋势

84. 活动计划无效

85. 语言沟通障碍

86. 有沟通增进的趋势

领域6：自我感知

87. 有个人尊严受损的危险

88. 无望感

89. 自我认同紊乱

90. 有孤独的危险

91. 有能力增强的趋势

92. 无能为力感

93. 有无能为力感的危险

94. 有自我概念改善的趋势

95. 情境性低自尊

96. 长期性低自尊

97. 有情境性低自尊的危险

98. 体像紊乱

领域 7：角色关系

99. 照顾者角色紧张

100. 有照顾者角色紧张的危险

101. 养育功能障碍

102. 有养育功能改善的趋势

103. 有养育功能障碍的危险

104. 有依附关系受损的危险

105. 家庭运作过程失常

106. 家庭运作过程改变

107. 有家庭运作过程改善的趋势

108. 母乳喂养有效

109. 母乳喂养无效

110. 母乳喂养中断

111. 父母角色冲突

112. 有关系改善的趋势

113. 无效性角色行为

114. 社会交往障碍

领域 8：性

115. 性功能障碍

116. 性生活型态无效

117. 有生育进程改善的趋势

118. 有母体与胎儿双方受干扰的危险

领域 9：应对/应激耐受性

119. 创伤后综合征

120. 有创伤后综合征的危险

121. 强暴创伤综合征

122. 迁移应激综合征

123. 有迁移应激综合征的危险

124. 焦虑

125. 对死亡的焦虑

126. 有威胁健康的行为

127. 妥协性家庭应对

128. 无能性家庭应对

129. 防卫性应对

130. 应对无效

131. 社区应对无效

132. 有应对增强的趋势

133. 有社区应对增强的趋势

134. 有家庭应对增强的趋势

135. 无效性否认

136. 恐惧

137. 悲伤

138. 复杂性悲伤

139. 有复杂性悲伤的危险

140. 个人恢复能力障碍

141. 有恢复能力受损的危险

142. 有恢复能力增强的趋势

143. 持续性悲伤

144. 压力负荷过重

145. 自主性反射失调

146. 有自主性反射失调的危险

147. 婴儿行为紊乱

148. 有婴儿行为紊乱的危险

149. 有婴儿行为调节改善的趋势

150. 颅内调适能力降低

领域 10：生活准则

151. 有希望增强的趋势

152. 有精神安适增进的趋势

153. 抉择冲突

154. 道德困扰

155. 不依从行为

156. 宗教信仰减弱

157. 有宗教信仰增强的趋势

158. 有宗教信仰减弱的危险

159. 精神困扰

160. 有精神困扰的危险

领域 11：安全 / 防护

161. 有感染的危险

162. 清理呼吸道无效

163. 有误吸的危险

164. 有婴儿猝死综合征的危险

165. 牙齿受损

166. 有跌倒的危险

167. 有受伤害的危险

168. 有手术期体位性损伤的危险

169. 口腔黏膜受损

170. 有外周神经血管功能障碍的危险

171. 防护能力低下

172. 皮肤完整性受损

173. 有皮肤完整性受损的危险

174. 有窒息的危险

175. 组织完整性受损

176. 有外伤的危险

177. 有血管损伤的危险

178. 自伤

179. 有自伤的危险

180. 有自杀的危险

181. 有对他人施行暴力的危险

182. 有对自己施行暴力的危险

183. 受污染

184. 有受污染的危险

185. 有中毒的危险

186. 乳胶过敏反应

187. 有乳胶过敏反应的危险

188. 有体温失调的危险

189. 体温过高

190. 体温过低

191. 体温调节无效

领域 12：舒适

192. 有舒适增进的趋势

193. 舒适度减弱

194. 恶心

195. 急性疼痛

196. 慢性疼痛

197. 社交孤立

领域 13：生长/发展

198. 成人身心功能衰退

199. 生长发展迟缓

200. 有发展迟缓的危险

201. 有生长比例失调的危险

附录 B 体温单

| 科别 | 胸外科 | 床号 | 00039 | 年龄 86岁 | | 住院病历号 | 01301459 |
| 姓名 | 代×× | 性别 | 女 | 诊断 肝癌多发转移 | | 入院日期 | 2013-01-20 |

日期	2013.01.20	21	22	23	24	25	26
住院天数	1	2	3	4	5	6	7
手术后天数						1	2
时间	3 7 11 3 7 11	3 7 11 3 7 11	3 7 11 3 7 11	3 7 11 3 7 11	3 7 11 3 7 11	3 7 11 3 7 11	3 7 11 3 7 11

体温脉搏图表区域：
- 脉搏（次/分）刻度：180、160、140、120、100、80、60、40
- 体温（℃）刻度：41.0、40.0、39.0、38.0、37.0、36.0、35.0、34.0
- 1月20日标注：入院于十五时四十分
- 1月24日标注：手术
- 1月25日标注：转入于十五时三十分

呼吸/（次/分）	20	19 19	19 19	23 20 21 20	21 19 20 21 22 20	18 18 20 21 20 20	20 20 20 22 20
血压/mmHg	120/80			129/65	90/60 134/72	110/60 109/68	115/68 128/70
大便/（次/日）		0	0	0	0	0	0
入量/mL				1978	20h:2793		1423
出量/mL				175	2190		1380
尿量/mL				175	1070		1200
小便/次		4	5	4	c	c	c
体重/kg	轮椅						
药物过敏							
备注							

第1周

附录 C　长期医嘱单

姓名<u>张文</u>　科室<u>神经内科</u>　病室<u>五</u>　床号<u>20</u>　住院号<u>123456</u>

起始		医生签名	护士签名	核对者	长期医嘱	停止		医生签名	护士签名	核对者	备注
日期	时间					日期	时间				
2.1	14:00				按神经内科护理常规						
					一级护理						
					低盐低脂饮食						
					病危						
					持续中流量吸氧						
					持续心电监测						
					测 BP、R、P、神志、瞳孔 q2h						
					留置导尿						
					20%甘露醇 125 mL iv q8h	2.1	18:00	丁云	朱芳	王荣	
					NS100 mL ivgtt						
					瑞普欣 1.0 q8h						
					5%Glucose 250 mL ivgtt						
					EACA 10.0 qd						
		董兵	谭敏	王蓉	10%KCl 5 mL						
2.1	18:00	林喜	朱云	王蓉	20%甘露醇 125 mL iv q9h						
2.2	09:00				NS 100 mL ivgtt						
					Penicillin 480 万 U bid						
		林喜	陈双	谭敏	富洛克 250 mL ivgtt qd						

附录 D　临时医嘱单

姓名<u>张文</u>　科室<u>神经内科</u>　病室<u>五</u>　床号<u>20</u>　住院号<u>123456</u>

日期	时间	临时医嘱	医生签名	执行时间	执行者	核对者	备注
2.1	14:00	急查血常规、生化		14:00	朱芳		
		自主神经功能检查		14:30	李涛		
		大小便常规		07:00	肖丽		
		插导尿管		14:10	朱敏	杨敏	
		瑞普欣　皮试(一)	董兵	15:30	朱敏	杨敏	
2.2	09:00	Penicillin 皮试(一)	林喜	09:15	朱敏	杨敏	
	14:00	地西泮　10 mg iv st	曾谨	14:00	王荣	朱敏	

附录 E　特别护理记录单

日期	时间	生命体征				神志	瞳孔	入量		出量			其他			病情观察、护理措施及效果	签名
		体温	脉搏	呼吸	血压			项目	量	大便	小便		卧位	皮肤			

附录 F 入院患者护理评估表

姓名_____ 性别_____ 年龄_____ 科别_____ 病室_____

床号_____ 住院号_____ 职业_____ 民族_____ 出生地_____

婚姻_____ 信仰_____ 医疗费负担形式_____ 文化程度_____

工作单位_____ 联系方式_____ 家庭住址_____ 联系人姓名_____

与患者关系_____ 联系人单位(住址)_____ 联系方式_____

入院日期____年____月____日

入院方式:步行 扶入 背入 轮椅 平车 担架 其他_____

病历记录日期____年____月____日

病史陈述者_____可靠程度:可靠 基本可靠 不可靠

入院医疗诊断_____

主诉(入院求医的主要原因):_____

现病史:_____

_____

既往病史:住院史、手术史及外伤史、流行病史_____

药物依赖:无/有_____ 过敏史:_____

目前用药史:无/有 药物名称_____使用时间_____用法与剂量_____疗效_____

饮食:主食(面条 米 杂粮)_____ 两/天 菜(肉食 鱼 蔬菜) 口味(咸 辣 甜)

嗜好:吸烟 无/有____年____支/天 饮酒 无/偶尔/经常____年____两/天

意识状态:清楚 嗜睡 模糊 昏睡 昏迷 谵妄 其他_____

瞳孔:正常/异常_____

思维:正常 注意力分散 幻想 幻觉 其他_____ 语言:正常/沟通障碍_____

营养状态:良好 过剩 中等 差 体重:无改变/增加/减少____kg____天

体位:自动体位 被动体位 强迫体位 卫生状况:良好 一般 差

睡眠:____小时/天(安稳 入睡困难 易醒 早睡 多梦 失眠)辅助药物:无/有

排便:正常/异常_____ 缓泻剂:无/有_____ 排尿:正常/异常_____

活动能力:正常/改变_____ 自理能力:完全自理 完全不能自理 部分自理

皮肤及黏膜:正常 水肿 黄染 苍白 发绀 破损(部位/大小_____)

舒适度:无不适 舒适改变 疼痛部位_____程度_____

视力:正常/左、右、双目异常_____ 听力:正常/左、右、双耳异常_____

对疾病的认识:不知道 一知半解 完全明白 所需医疗保险信息:有 无 不准确

近期事件:无/有 描述_____

应对能力:较强 无法做出选择 无力应对 描述_____

应对方式:逃避现实 否认现实 推卸责任 寻求促进健康信息 描述_____

应对效果:问题解决 适应新角色 应对无效 描述_____

情绪状态:乐观 震惊 紧张 焦虑 沮丧 易激动 忧伤 恐惧 其他_____

心理感受:害羞 负罪感 无助感 自我否认 其他_____

治疗信心:充分　怀疑　缺乏　信仰:无/有_____　信仰危机或困惑:无/有_____

兴趣爱好:音乐　体育　绘画　跳舞　看书　看报　听收音机　其他_____

家庭状况:独居　与家人同居　与亲友同居　与朋友同居　福利院　其他_____

家庭关系:和睦　一般　有矛盾　紧张　支持系统来自:家人　亲友　朋友_____

家庭对患者的健康需要:忽视　不能满足　能满足　社交范围:广泛　一般　狭窄

就业状态:固定职业　短期丧失劳动力　长期丧失劳动力　失业　其他_____

专科护理评估:体温_____℃　脉搏_____次/分　呼吸_____次/分　血压_____mmHg

　　　　　　身高_____cm　体重_____kg

辅助或实验室检查:_____

主要护理问题:_____

签名_____

日期____年____月____日

附录 G　住院患者护理评估表

姓名_____　病室_____　床号_____　诊断_____　住院号_____

项　目		日期							
神经系统	神志:A.清楚　B.嗜睡　C.昏睡　D.昏迷								
	定向力:A.准确　B.障碍(时间　地点　人物)								
	语言:A.清楚　B.模糊　C.失语								
	其他								
心血管系统	心律:A.规则　B.不规则								
	脉搏:A.存在　B.未触及								
	水肿:A.指凹性　B.非指凹性								
	其他								
呼吸系统	呼吸:A.正常　B.困难(轻　中　重)								
	咳痰:有痰(白　黄色　稀　稠)								
	其他								
肌肉骨骼系统	活动:A.正常　B.受限　C.辅助活动								
	牵引:A.肢体固定　B.血运(好　差)								
	神经血管:A.完整　B.损伤								
	其他								
神经系统	腹部:A.软　B.硬　C.触痛　D.腹胀								
	呕吐:A.胃内容物　B.咖啡色液								
	管道:A.无　B.有								
	排便:A.正常　B.便秘　C.腹泻　D.失禁　E.未解便　其他								
泌尿生殖系统	尿:A.黄　B.血　C.白　D.清　E.混浊　F.沉淀　G.凝块								
	排尿:A.失禁　B.导尿　C.尿频　D.尿急　E.尿痛　其他								
皮肤系统	皮色:A.正常　B.苍白　C.淤血　D.发绀　E.黄疸　F.潮红								
	温度:A.温　B.凉　C.多汗								
	弹性:A.正常　B.松弛　C.紧张								
	完整性:A.完整　B.损伤								
	其他								

续表

项　　目		日期					
心理资料	情绪状态:A.平静　B.焦虑　C.恐惧　D.易激动　E.抑郁						
	其他						
舒适	舒适:A.轻度疼痛　B.剧烈疼痛　C.不适						
	睡眠:A.正常　B.紊乱　睡眠____h						
护理级别	A.特级　B.Ⅰ级　C.Ⅱ级　D.Ⅲ级						
饮食护理	A.禁食　B.禁水　C.流质　D.半流质　E.软食　F.普食						
	A.喂饭　B.自理						
	食欲:A.好　B.不好						
卧位	A.主动　B.被动　C.被迫　其他						
卫生状况	A.自理　B.协助　C.不能自理						
	A.口腔护理　B.皮肤护理　C.会阴护理　D.管道护理　其他						
安全	A.床栏　B.约束　C.呼叫系统						
治疗测试	A.吸氧　B.输液　C.呼吸机　D.心电监护　E.吸引器						
签名							

附录 H 健康教育计划实施记录单(心内科)

病区_____ 床号_____ 姓名_____ 住院号_____ 诊断_____

	教育内容	日期	患者/家属签名	护士签名
住院第一天	入科介绍			
	卧位、休息与活动指导			
	饮食要求与注意事项			
	氧气吸入的健康教育			
	心电监护仪应用的注意事项			
	压疮危险因素评估及预防指导			
	预防跌倒、坠床健康教育			
	辅助检查的目的及注意事项			
	卫生处置的要求及标准			
住院期间的指导	卧位、休息、活动的要求			
	进食的时间、种类及要求			
	主要用药的名称、作用及注意事项			
	协助患者完成辅助检查			
	有利于疾病康复的心理指导			
	进行戒烟限酒建议和指导			
	观察患者一般情况及病情变化时予以合理指导			
	咳嗽咳痰的健康指导:有效排痰的方法,观察痰液的色、质、量			
	水肿的观察、体位的放置			
	缓解呼吸困难的方法			
	缓解疼痛的方法			
	硝酸甘油/速效救心丸的使用方法			
	各种口服药的服用时间、方法			
	心电监护仪上各指标的意义			
	疾病有关健康教育			
	各种辅助检查复查的目的及注意事项			
	各种不同药物输液速度的要求			
	保持大便通畅的方法			
	胰岛素注射的注意事项			
	预防并发症的方法及注意事项			

续表

教育内容		日期	患者/家属签名	护士签名
出院指导	保持情绪稳定,预防不良刺激			
	保持良好的生活习惯			
	合理膳食			
	适当、合理锻炼的方法、意义及注意事项			
	出院带药用药方法、注意事项			
	自测脉搏的方法			
	复诊的时间和地点			
	出院手续办理方法			
	出现异常情况,及时就诊			
	专科指导			

References | 参考文献

[1] 李晓松.护理学基础[M].2版.北京:人民卫生出版社,2010.

[2] 李玲,蒙雅萍.护理学基础[M].3版.北京:人民卫生出版社,2015.

[3] 周葵.护理学基础[M].2版.北京:科学出版社,2015.

[4] 刘美萍.护理学基础[M].北京:科学出版社,2011.

[5] 李晓松.基础护理技术[M].2版.北京:人民卫生出版社,2011.

[6] 苏玉琴,赵卿.护理学导论[M].北京:人民卫生出版社,2013.

[7] 李小妹.护理学导论[M].3版.北京:人民卫生出版社,2012.

[8] 陈双春.护理学基础[M].西安:第四军医大学出版社,2015.

[9] 杨巧菊,陈丽.基础护理学[M].2版.北京:人民卫生出版社,2013.

[10] 李丽娟,邢爱红.护理学导论[M].北京:高等教育出版社,2015.

[11] 杨新月.护理学导论[M].2版.北京:高等教育出版社,2015.

[12] 罗先武,王冉.护士执业资格考试轻松过[M].北京:人民卫生出版社,2014.

[13] 李小寒,尚少梅.基础护理学[M].5版.北京:人民卫生出版社.2012.

[14] 王静,宋建华,龙亚香.护理学基础[M].武汉:华中科技大学出版社,2011.

[15] 周春美,张连辉.基础护理学[M].3版.北京:人民卫生出版社,2014.

[16] 全国护士执业资格考试用书编写专家委员会.全国护士执业资格考试指导同步练习题集[M].北京:人民卫生出版社,2013.

[17] 李小萍.基础护理学[M].2版.北京:人民卫生出版社,2007.

[18] 吕淑琴,尚少梅.护理学基础[M].北京:中国中医药出版社,2005.

[19] 尚少梅,周更苏,张萍萍.护理学基础[M].北京:北京协和医科大学出版社,2011.

[20] 殷磊.护理学基础[M].3版.北京:人民卫生出版社,2002.

[21] 陶丽云.护理基本技术[M].北京:高等教育出版社,2008.

[22] 李晓松.基础护理技术[M].北京:人民卫生出版社,2004.

[23] 张美琴,邢爱红.护理综合实训[M].北京:人民卫生出版社,2014.

[24] 贾丽萍,宫春梓.基础护理[M].3版.北京:人民卫生出版社,2015.

[25] 周更苏,刘莉华,秦淑英.护理学基础[M].3版.西安:第四军医大学出版社,2016.

［26］　谢秀茹,王君华.基础护理学［M］.3 版.西安:第四军医大学出版社,2015.

［27］　邹金梅.护理学基础［M］.南京:南京大学出版社,2014.

［28］　程江平,陈晓燕,施成良.护理技术(上册)［M］.北京:北京师范大学出版社,2015.

［29］　姜安丽.新编护理学基础［M］.2 版.北京:人民卫生出版社.2012.

［30］　陶丽云.护理基本技术［M］.2 版.北京:高等教育出版社,2014.